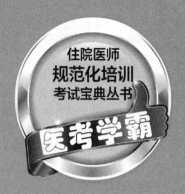

住院医师规范化培训

麻醉科
模拟试题及精析

住院医师规范化培训考试宝典编委会　编

第2版

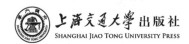
上海交通大学出版社
SHANGHAI JIAO TONG UNIVERSITY PRESS

内容提要

本书系麻醉科住院医师规范化培训考试辅导教材,试题设计紧扣《住院医师规范化培训结业理论考核大纲》和《住院医师规范化培训结业实践技能考核指导标准》,总结全国住院医师规范化培训考试的经验,以模拟试题为媒介,对相关考点进行解析,并对相对较难的知识点进行扩展解读,以帮助考生了解考试形式和内容,顺利地通过出科考核。

本书可供参加麻醉科住院医师规范化培训的住院医师及相关带教老师参考。

图书在版编目(CIP)数据

住院医师规范化培训麻醉科模拟试题及精析/梁轶群,张夏青主编. —2 版. —上海:上海交通大学出版社,2022.1

(住院医师规范化培训考试宝典丛书)

ISBN 978-7-313-26972-0

Ⅰ.①住… Ⅱ.①梁…②张… Ⅲ.①麻醉—岗位培训—解题 Ⅳ.①R614-44

中国版本图书馆 CIP 数据核字(2022)第 108532 号

住院医师规范化培训麻醉科模拟试题及精析(第 2 版)

ZHUYUAN YISHI GUIFANHUA PEIXUN MAZUIKE MONI SHITI JI JINGXI

主 编:梁轶群 张夏青			
出版发行:上海交通大学出版社		地 址:上海市番禺路 951 号
邮政编码:200030		电 话:021-64071208
印 制:苏州市越洋印刷有限公司		经 销:全国新华书店
开 本:787mm×1092mm 1/16		印 张:26.25
字 数:664 千字		
版 次:2019 年 1 月第 1 版 2022 年 1 月第 2 版		印 次:2022 年 1 月第 7 次印刷
书 号:ISBN 978-7-313-26972-0		
定 价:65.00 元		

住院医师规范化培训麻醉科模拟试题及精析

编 委 会

前　言

医疗是关系国人身家性命的大事。完整的医学教育包括院校教育、毕业后教育和继续教育，而住院医师规范化培训是毕业后教育的重要组成部分，是医学生成长为合格医生的必由阶段，是合格医师成才的关键培养时期。培训水平的高低直接决定了医生今后的医疗水平，其重要性不言而喻。根据《关于建立住院医师规范化培训制度的指导意见》，要求到 2015 年，各省（区、市）全面启动住院医师规范化培训工作；到 2020 年，基本建立住院医师规范化培训制度，所有新进医疗岗位的本科及以上学历临床医师均接受住院医师规范化培训。参加住院医师规范化培训对全国各地的新进住院医师来说已是大势所趋。

对参加培训的年轻医师来说，培训考核（包括过程考核和结业考核）则是一道必经的门槛，未能通过结业考核的医师则可能面临延期出站甚至重新培训的后果。但是，目前国内关于住院医师规范化培训考核的辅导教材尚不多见，考生往往缺乏理想的复习资料。为此，上海交通大学出版社在上海市卫生和计划生育委员会的支持下，汇集多年住院医师规范化培训的经验，组织 300 多位专家，编写了一套《住院医师规范化培训示范案例》。图书一经推出，获得了巨大反响，深受住院医师欢迎，为解决住院医师实践不足的问题提供了抓手。但也有反馈，希望能够获得指导住院医师规范化培训考试的专门指导书。为此，在充分调研的基础上，上海交通大学出版社委托本丛书编委会，以国家出台的《住院医师规范化培训结业理论考核大纲》和《住院医师规范化培训结业实践技能考核指导标准》要求掌握的考点为标准，总结全国住院医师规范化培训考试的经验，以广西英腾教育股份有限公司《住院医师考试宝典》的庞大题库为平台，强调高效、精准的练习，编写了此套"住院医师规范化培训考试宝典"丛书，以适应住院医师规范化培训考核的需要，帮助住院医师了解考试形式和内容，更好地掌握相关知识点，顺利地通过出科考核。

本套图书有以下特点：

（1）学科体系完整。本套丛书暂定推出 10 册，包括内科、外科、妇产科、儿科、全科医学科、急诊科等 9 个住院医师规范化培训热门专业以及实践技能的训练。今后还将陆续出版精神科、耳鼻咽喉科、眼科、医学检验科、临床病理科等，全面涵盖住院医师规范化培训所要求的各个专业。

（2）题量丰富，题型全面。本套丛书所选题目经历了市场的多年检验，不乏各省乃至全国住院医师规范化培训考试中的仿真题，题量大，涵盖各个科目结业考核的各种题型。

（3）模拟真实考试，精准复习。本套丛书以《住院医师规范化培训结业理论考核大纲》所要求掌握的内容进行章节练习，同时附有模拟考卷，不仅包含专业理论知识考核，还有公共理论、心电图及 X 线结果判读等，题型接近真实考试，覆盖各类知识点，以达到高效、全面、精准的复习效果。

　　本套丛书的编者来自全国各地的高校及医院,具有丰富的教学及临床工作经验,为本系列丛书的编写提供了质量保证。本书在编写过程中得到了上海交通大学出版社和广西英腾教育股份有限公司的大力支持,在此表示感谢。本版次对第1版中存在的一些差错和疏漏之处进行了修正,请广大读者继续对本书的编写提出宝贵建议,以便我们不断修改完善。

"住院医师规范化培训考试宝典"编委会

目　录

题 型 说 明

A1 型题:单句型最佳选择题

每道试题由一个题干和 A、B、C、D、E 五个备选答案组成。备选答案中只有一个答案为正确答案,其余四个均为干扰答案。

例:胃急诊手术患者选择全麻时,预防误吸的最好措施是
A. 快速诱导,气管插管
B. 放置粗大胃管,排空胃内容物
C. 刺激咽喉,诱发患者呕吐
D. 待胃排空后再手术
E. 清醒气管插管
正确答案:E

A2 型题:病历摘要型最佳选择题

每道试题由一个简要病历作为题干,一个引导性问题和 A、B、C、D、E 五个备选答案组成。备选答案中只有一个答案为正确答案,其余四个均为干扰答案。

例:女性患者,57 岁,因胆囊结石伴慢性胆囊炎行经腹腔镜胆囊切除术。术中以 1.5% 的异氟烷维持麻醉,辅以小剂量芬太尼。手术进行到 1 h 后患者的血压升高、心率增快,将异氟烷的浓度升至 2%,效果不良。该患者血压升高、心率增快最可能的原因为
A. 缺氧
B. 镇痛药剂量不够
C. 麻醉过浅
D. 恶性高热
E. 二氧化碳蓄积
正确答案:E

A3 型题:病历组型最佳选择题

每道试题先叙述一个以患者为中心的临床场景,然后提出若干个相关问题,每个问题均与开

始叙述的临床场景有关,但测试要点不同,且问题之间相互独立。每个问题下面都有 A、B、C、D、E 五个备选答案。备选答案中只有一个答案为正确答案,其余四个均为干扰答案。

例:患者男性,38 岁。尿毒症,血压 185/110 mmHg。心率 60 次/分,ECG 显示 ST - T 段改变,维持血液透析 4 年,拟行同种异体肾移植手术。

1. 移植肾的血管吻合开放前,为了保证良好的肾灌注可采用下列措施,但除外

A. 甲泼尼龙 6～8 mg/kg 静脉注射

B. 呋塞米 100 mg 静脉注射

C. 肾上腺素 1 μg/min

D. 20% 甘露醇 100 ml 静脉滴注

E. 多巴胺 2～3 μg/(kg・min)

正确答案:C

2. 为了术中液体管理有的放矢,最重要的是

A. 出凝血时间

B. 肝功能

C. 心电图

D. 透析后的“干体重”

E. 血常规

正确答案:D

A4 型题:病历串型最佳选择题

每道试题先叙述一个以患者为中心的临床场景,然后提出若干个相关问题。当病情逐渐展开时,可以逐步增加新的信息。每个问题均与开始叙述的临床场景有关,也与新增加的信息有关,但测试要点不同,且问题之间相互独立。每个问题下面都有 A、B、C、D、E 五个备选答案。备选答案中只有一个答案为正确答案,其余四个均为干扰答案。

例:患者女性,25 岁,转移性右下腹痛 1 天。入院体检:体温 39.7℃,呼吸 30 次/分,心率 122 次/分,血压 98/55 mmHg,神志模糊,面色苍白,呼吸有酮味,右下腹压痛明显。

1. 术前检查除常规外,还应检查

A. 血糖、尿糖

B. 血糖、尿糖、尿酮体

C. 腹部 B 超

D. 脑电图

E. 腹部 CT

正确答案:B

2. 查血糖 25.2 mmol/L,pH 7.10,临床诊断为急性阑尾炎伴腹膜炎、糖尿病、酮症酸中毒。正确的治疗方案是

A. 胰岛素控制血糖正常后,再行阑尾切除术

B. 即刻行阑尾切除术

C. 即刻行阑尾切除术,术中用胰岛素降低血糖水平

D. 即刻行阑尾切除术,术中用胰岛素降低血糖水平,适量 $NaHCO_3$ 纠正酸中毒

E. 先用胰岛素控制血糖水平,适量 $NaHCO_3$ 纠正酸中毒后,再行阑尾切除术

正确答案:E

3. 术中 ECG 监测发现 T 波改变,应即刻查血浆

A. Na^+

B. Ca^{2+}

C. K^+

D. Mg^{2+}

E. Cl^-

正确答案:C

X 型题:多项选择题

每道试题由一个题干和 A、B、C、D、E 五个备选答案组成。备选答案中有两个或两个以上的正确答案。多选、少选、错选均不得分。

例:颅内肿瘤麻醉时应考虑的问题包括

A. 术前有颅内高压

B. 病灶部位顺应性降低

C. 电解质失衡

D. 长期卧床、瘫痪、厌食而致体弱、营养不良

E. 麻醉不当可致急性脑肿胀

正确答案:ABCDE

第一章

麻醉基础知识

第一章

一、A1/A2 型题

1. 首先提出乙醚麻醉分期的是
   A. Guedel
   B. John Snow
   C. Lundy
   D. Horace Wells
   E. William

2. 临床麻醉学属于
   A. 一级学科
   B. 二级学科
   C. 三级学科
   D. 四级学科
   E. 五级学科

3. 世界上第一个有麻醉医师协会的国家是
   A. 美国
   B. 英国
   C. 德国
   D. 法国
   E. 中国

4. 首先使用的局部麻醉药是
   A. 可卡因
   B. 甲哌卡因
   C. 普鲁卡因
   D. 罗哌卡因

E. 布比卡因

5. 我国卫生部把麻醉科规定为与内、外科相并列的一级临床科室是在
   A. 1984 年
   B. 1985 年
   C. 1989 年
   D. 1992 年
   E. 1995 年

6. 我国最早的一部比较完整的针灸专著是
   A. 黄帝内经
   B. 医宗金鉴
   C. 针灸甲乙经
   D. 铜人针灸俞穴图经
   E. 针灸大成

7. 我国古代最著名的麻醉药是
   A. 曼陀罗
   B. 乌头
   C. 草乌散
   D. 羊踯躅
   E. 麻沸散

8. 我国古代首先用全麻行剖腹术的是
   A. 扁鹊
   B. 华佗
   C. 张景岳

D. 孙思邈

E. 李时珍

9. 麻醉的概念为

A. 镇静

B. 睡眠

C. 无痛

D. 肌松

E. 整个或部分机体暂时失去感觉

10. 将肌松药首先应用于临床的有

A. King

B. Griffiths 和 Johnson

C. Bovet

D. Ginzel

E. Theolff

11. 首先合成利多卡因的是

A. Halstead

B. Dogliotti

C. Lofgren 和 Lundguist

D. Einhom

E. Fournean

12. 普鲁卡因是谁发现的？

A. Koller

B. Sicard

C. Schleich

D. Einhorn

E. Halstead

13. 首先将钠石灰用于麻醉的是

A. Rovenstine

B. Snow

C. Lavoisier

D. Jiuporob

E. Guedel

14. 首先将硫喷妥钠用于临床麻醉的是

A. Bier

B. Wease

C. Gre

D. Lundy

E. Scharpff

15. "吸入麻醉药的一次革命"是指哪种药的应用？

A. 恩氟烷

B. 异氟烷

C. 氟烷

D. 七氟烷

E. 地氟烷

16. 关于妊娠合并外科疾病时是否能施行麻醉和手术，下列错误的是

A. 必须考虑孕妇和胎儿的安全性

B. 妊娠头 3 个月易导致胎儿畸形或流产，尽可能避免手术

C. 择期手术可在妊娠 4 个月以后施行

D. 妊娠 4～6 个月是手术治疗的最佳时机，必要时可施行限期手术

E. 急诊手术在麻醉时充分供氧，循环稳定的情况下才能施行手术

17. 有关患者术前状况，以下叙述正确的是

A. 体温上升常表示体内存在炎症，麻醉药用量需加大

B. 不足 3 个月的婴儿，术前 Hb 超过 80 g/L

C. 基础代谢率可明显影响麻醉药用量和麻醉耐受性

D. 超过标准体重 10% 以上者，麻醉剂量比一般人小

E. 尿蛋白阳性提示泌尿系统存在炎症

18. 麻醉后体位改变易导致反流，下列不正确的是

A. 侧卧位较仰卧位容易发生反流

B. 仰卧位较侧卧位容易发生反流

C. 头低位时最易发生反流，但误吸的发生率较平卧位少

D. 麻醉后保持腹肌松弛不易发生反流

E. 麻醉后胃内压维持在 18 cmH$_2$O 时不易引起反流

19. 关于昏迷不正确的是

　　A. 有哈欠、吞咽等反射动作,提示尚无损害脑干功能

　　B. 意识消失、呼吸、瞳孔反应和眼球活动仍正常,提示代谢抑制或药物中毒

　　C. 昏迷伴上肢肘部呈屈曲位肌强直者,提示双大脑半球功能障碍,但脑干无损害

　　D. 昏迷伴上下肢均呈伸直位肌强直提示双上位脑干结构损害或深部大脑半球损害

　　E. 昏迷伴癫痫大发作,可能与术前应用麻醉前用药有关

20. 计算基础代谢率(%),下列正确的是

　　A. 基础代谢率(%)=0.75×(脉率数+0.74×脉压)−72

　　B. 基础代谢率(%)=0.76×(脉率数+0.75×脉压)−73

　　C. 基础代谢率(%)=0.77×(脉率数+0.76×脉压)−74

　　D. 基础代谢率(%)=0.78×(脉率数+0.77×脉压)−75

　　E. 基础代谢率(%)=0.79×(脉率数+0.78×脉压)−76

21. 关于临床麻醉工作的目的正确的是

　　A. 消除疼痛

　　B. 保证安全

　　C. 便利外科手术

　　D. 意外情况的预防与处理

　　E. 以上全部

22. 基础代谢率的正常值是

　　A. −4%～+4%

　　B. −6%～+6%

　　C. −10%～+10%

　　D. −8%～+8%

　　E. −12%～+12%

23. 胃急诊手术患者选择全麻时,预防误吸的最好措施是

　　A. 快速诱导,气管插管

　　B. 放置粗大胃管,排空胃内容物

　　C. 刺激咽喉,诱发患者呕吐

　　D. 待胃排空后再手术

　　E. 清醒气管插管

24. 显露声门的第一标志是

　　A. 会厌

　　B. 门齿

　　C. 腭垂

　　D. 咽后壁

　　E. 软腭

25. 喉的 9 条肌肉及其功能错误的是

　　A. 环杓后肌司声带外展

　　B. 环杓侧肌司声带内收

　　C. 杓状软骨间肌司声带内收

　　D. 甲杓肌中心部分为声带,外周部分司喉前庭收缩和松弛

　　E. 环甲肌司喉头紧张度,兴奋时松弛,喉痉挛解除

26. 如图,纤维光导喉镜杆的外径相当于

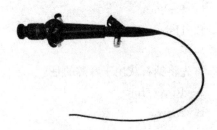

　　A. F20 号纤维光导喉镜杆的外径,能顺利通过内径 F28 号气管导管

　　B. F22 号纤维光导喉镜杆的外径,能顺利通过内径 F30 号气管导管

　　C. F24 号纤维光导喉镜杆的外径,能顺利

通过内径 F32 号气管导管

D. F26 号纤维光导喉镜杆的外径,能顺利通过内径 F34 号气管导管

E. F28 号纤维光导喉镜杆的外径,能顺利通过内径 F36 号气管导管

27. 成人男性门齿至隆突的距离是
    A. 10～14 cm
    B. 15～18 cm
    C. 19～22 cm
    D. 23～27 cm
    E. 28～32 cm

28. 下列说法错误的是
    A. 刺激会厌的喉面会引起喉痉挛
    B. 一侧喉返神经损伤出现声音嘶哑
    C. 双侧喉返神经损伤出现呼吸困难
    D. 咽神经丛仅由舌咽神经组成
    E. 呼吸道最敏感的部位是隆突

29. 关于气管套囊的作用,错误的是
    A. 防止漏气、通气不足
    B. 防止胃内容物反流误吸
    C. 防止口、咽、鼻腔手术血液误吸
    D. 防止导管刺激气管
    E. 防止吸入麻醉气体外逸,维持麻醉平稳

30. 如图,修正式喉镜头位是

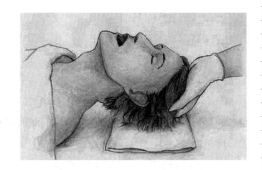

    A. 头朝向地面
    B. 头下垂 10 cm
    C. 头位呈水平位

D. 头垫高 10 cm
E. 头垫高 20 cm

31. 清醒插管成功的关键是
    A. 充分氧合
    B. 口腔喷雾表面麻醉
    C. 对患者做好解释工作
    D. 环甲膜穿刺表面麻醉
    E. 完善的咽喉和气管内表面麻醉

32. 目前国内全麻诱导药使用率正在上升的是
    A. 氯胺酮
    B. 依托咪酯
    C. 丙泊酚
    D. 咪达唑仑
    E. 羟丁酸钠

33. 下列不属于气管插管的绝对适应证的是
    A. 开胸手术
    B. 巨大甲状腺肿手术
    C. 全麻用肌松药
    D. 时间长于 5 h 的下腹部手术
    E. 小儿肠梗阻手术

34. 全麻快诱导插管的做法错误的是
    A. 自肌颤完毕后开始给氧控制通气
    B. 诱导前预吸氧 2～3 min
    C. 诱导中一有呼吸抑制即给辅助或控制通气
    D. 过度纯氧通气大于 1 min,可允许呼吸暂停 2～3 min
    E. 做控制呼吸时可按压环状软骨以关闭食管

35. 下列不适于清醒气管插管的是
    A. 气道不全梗阻
    B. 肠梗阻者
    C. 饱胃者
    D. 情绪紧张的患儿
    E. 高龄危重者

36. 插双腔管时错误的是

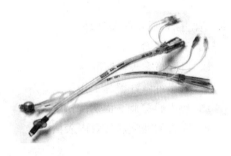

A. 明视下插管

B. 可辅以气管、隆突表面麻醉

C. 到位时应充起气囊,两肺上下分别通气听诊

D. 翻身改变体位后应再次两肺分别通气听诊

E. 快诱导时肌松剂量应酌减

37. 下列各项叙述错误的是

A. 插管 2 h 即有纤毛倒伏和破坏

B. 插管 4 h 即有纤毛倒伏和破坏

C. 拔管后 6 h 有纤毛坏死脱落

D. 拔管后 2 天纤毛逐渐修复

E. 插管超过 24 h 气管黏膜呈片状剥脱

38. 喉镜显露声门时,下列错误的是

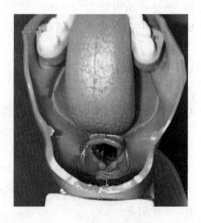

A. 根据解剖标志循序推进喉镜

B. 显露声门的操作要迅速准确,轻柔

C. 麻醉转浅时应重新加深

D. 将上门齿作为支点显露声门

E. 上提喉镜显露声门

39. 气管导管插入气管的长度为

A. 成人 22 cm,儿童 16 cm

B. 成人 21 cm,儿童 10 cm

C. 成人 14 cm,儿童 16 cm

D. 成人 5 cm,儿童 3 cm

E. 成人 10 cm,儿童 3 cm

40. 气管环和气管黏膜毛细血管 MAP 为

A. 16 mmHg

B. 18 mmHg

C. 20 mmHg

D. 26 mmHg

E. 32 mmHg

41. 如图,临床上最常见的气管导管标号是

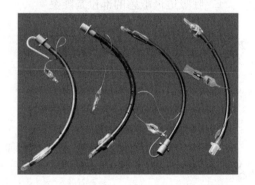

A. 法制(F)标号

B. 内径(ID)标号

C. 外径(ED)标号

D. 长度(L)标号

E. 以 00~10 Magil 专利标号

42. 如图所示,成年男子门齿至声门的距离最接近

A. 4~6 cm

B. 6~8 cm

C. 8~10 cm

D. 10~12 cm

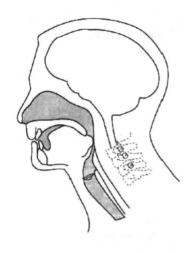

E. 13～15 cm

43. 如图,气管隆突的高度相当于

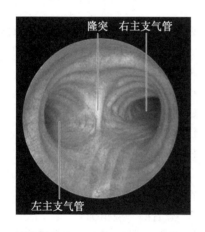

A. 颈静脉切迹
B. 第2肋间
C. 第3肋间
D. 胸骨柄
E. 胸骨角

44. 如图,有关导管气囊充气正确的是
A. 充气2～3 ml
B. 充气4～5 ml
C. 充气6～7 ml
D. 充气8～9 ml
E. 充气至吸气、呼气刚好不漏气为准

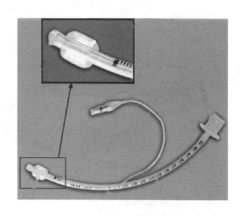

45. 如图所示,下列提示气管导管误入食管的是

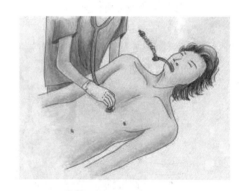

A. 挤压胸廓时导管有气流流出
B. 听诊只有一侧有呼吸音
C. 两肺呼吸音均匀一致
D. 挤压气囊时两侧胸廓同时均匀抬起
E. 挤压气囊时腹部隆起

46. 如图,经鼻气管插管正确的插入方向是

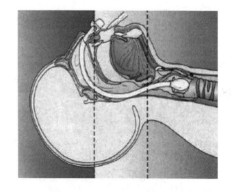

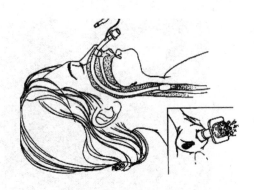

A. 与患者冠状面平行插入

B. 与矢状面呈 45°角

C. 保持水平方向插入

D. 与面部作垂直方向插入

E. 向对侧倾斜 10°角插入

47. 如图所示,在成人,颈过伸时,前端可向咽喉方向移动平均

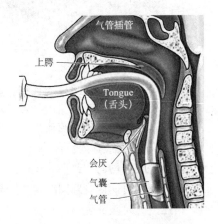

A. 2.0 cm

B. 1.0 cm

C. 1.6 cm

D. 1.9 cm

E. 2.5 cm

48. 气管套囊的压力不能超过

A. 18 mmHg

B. 25 mmHg

C. 30 mmHg

D. 32 mmHg

E. 40 mmHg

49. 会厌的神经支配是

A. 舌咽神经

B. 迷走神经

C. 舌下神经

D. 副神经

E. 舌咽神经和迷走神经

50. 气管插管遇到困难而反复插管的最严重的并发症是

A. 气道损伤

B. 喉头水肿,喉痉挛

C. 高血压

D. 心搏骤停

E. 低氧血症

51. 西方国家 1 万例麻醉期间死亡的病例中,完全由麻醉引起的约

A. 1～2 例

B. 3～4 例

C. 5～6 例

D. 7～8 例

E. 9～10 例

52. 在决定麻醉意外的诸因素中,最根本的是

A. 患者的一般情况

B. 麻醉医师的理论知识和操作水平

C. 麻醉药品的合理使用

D. 麻醉仪器的正确使用

E. 手术操作过程

53. 判断气管导管误入食管的最佳方法是

A. 听诊未闻及呼吸音

B. 手控通气阻力大

C. 通气时腹部隆起

D. 氧饱和度下降

E. 呼气末 CO_2 曲线消失

54. 为预防吸痰、拔管时的呛咳反应,宜选

A. 丙泊酚 5 mg/kg 静脉注射

B. 利多卡因 1.5 mg/kg 静脉注射

C. 芬太尼 2 μg/kg 静脉注射

D. 氯胺酮 2 mg/kg 静脉注射

E. 地西泮 1 mg/kg 静脉注射

55. 消除咽喉反射的麻醉深度为

A. 麻醉Ⅰ期

B. 麻醉Ⅱ期

C. 麻醉Ⅲ期 1 级

D. 麻醉Ⅲ期 2 级

E. 麻醉Ⅲ期 3 级

56. 快诱导气管插管最常用的肌松药是

A. 琥珀胆碱

B. 阿曲库铵

C. 罗库溴铵

D. 维库溴铵

E. 哌库溴铵

57. 关于配体门控离子通道,下列叙述正确的是

A. 均由 5 个亚基构成

B. 每一亚基各有一跨膜氨基酸片段

C. M2 功能区可能是全麻药的作用部位

D. 全麻药直接与通道蛋白结合产生通道阻滞

E. 肌型和神经型乙酰胆碱受体、甘氨酸受体、GABA 受体、5 - HT 受体及离子型谷氨酸受体等同属配体门控通道家族

58. 下述对吸入麻醉药的苏醒速度影响不大的是

A. 麻醉药在组织中的溶解度

B. 麻醉药的作用强度

C. 肺循环血量

D. 肺泡通气量

E. 麻醉维持时间

59. 下列最不可能是 5 - HT 的作用的是

A. 睡眠

B. 感觉

C. 呼吸

D. 行为

E. 情绪

60. 全麻机制研究中认为全麻药-神经组织脂质发生物理化学结合,导致神经细胞各组分的正常关系发生改变而产生麻醉的全麻机制属于

A. 亲水区作用学说

B. Meyer-Overton 法则

C. 容积膨胀学说

D. 蛋白质作用学说

E. 多部位膨胀学说

61. 麻醉药分压在两相中达到平衡时的麻醉药浓度比为

A. LD_{50}

B. 分配系数

C. ED_{50}

D. T1

E. 可靠安全系数

62. 下列关于临界容积学说的描述正确的是

A. 神经膜疏水区容积膨胀超过临界值阻塞离子通道或改变神经元的电生理特性而产生麻醉

B. 温度降低时临界容积下降

C. 温度增加时膜膨胀易达到临界值

D. 压力增加时临界容积被压缩减少

E. 上述均不正确

63. 第二信使应除外

A. IP3

B. Ca^{2+}

C. cGMP

D. cAMP

E. ATP

64. 下述不符合 Meyer-Overton 法则的是

A. 脂溶性相似的化合物具有相同的麻醉效能

B. 化合物的脂溶性越高,麻醉效能越强

C. 烃链长的化合物出现麻醉作用减弱甚至截止现象

D. 全麻作用与直接进入脂质膜的药物分子数无关

E. 受体激动剂通过作用在受体周围脂质产生麻醉协同作用

65. 相同条件下,吸入麻醉药的麻醉诱导速度与下述因素成正比,但除外

A. 饱和蒸气压

B. 分子量

C. 最低肺泡气浓度

D. 血/气分布系数

E. 油/水溶解比率

66. 下列哪项不是影响吸入麻醉药从肺泡弥散入血液的速度的因素?

A. 肺泡气中麻醉药浓度

B. 麻醉药在血中的溶解度

C. 心输出量

D. 通气/灌流比值

E. 麻醉药的作用强度

67. 全麻药对脂质膜的作用下述正确的是

A. 降低通透性,增加阳离子外流

B. 减少膜流动性

C. 膜膨胀,容积增加

D. 降低侧向压力

E. 使脂肪酸排列紊乱减少

68. 对于 Meyer-Overton 法则,下列说法正确的是

A. 全身麻醉状态的产生与吸入气体中麻醉药的分子数量及分子形态有关

B. 全身麻醉状态的产生与吸入气体中麻醉药脂溶性的高低有关,也与分子存在形态有关

C. 全身麻醉状态的产生与吸入气体中麻醉药分子数量有关,而与分子形态无关

D. 全身麻醉状态的产生与吸入气体中麻醉药拢合物数量及分子形态有关

E. 全身麻醉状态的产生与全麻药效能及其热力学活性的相关性的高低有关

69. 全麻药对电压门控钙通道的影响主要是

A. 抑制钙内流

B. 促进钙内流

C. 促进钙失活

D. 抑制钙外流

E. 抑制钙分泌

70. 关于抑制性突触后电位(IPSP),下述错误的是

A. Cl^- 通道开放可降低 IPSP

B. 多由抑制性中间神经元发放的冲动产生

C. IPSP 常由抑制性递质与突触后膜上的受体结合产生超极化

D. IPSP 使神经元的兴奋性增加

E. IPSP 主要是抑制性神经递质与突触后膜受体结合后增加后者对 K^+ 和 Cl^- 的通透性有关

71. 全麻药主要作用于哪个部位产生麻醉作用?

A. 脑干网状结构

B. 中脑结构

C. 大脑皮质

D. 脊髓背角

E. 上述全部

72. 下述全麻假说正确的是

A. 膜流体化假说认为,全麻药使流动性降低,脂质膜变"硬",通道不能变形开放

B. 相转换假说认为,全麻药使脂质膜从"液"相变为"固"相,影响通道开放

C. 侧向分离假说认为,全麻药使侧向分离

界面接近蛋白质,通道无法开启

D. 质子泵假说认为,全麻药使膜内质子外漏增加,膜功能受抑制

E. 上述均不正确

73. 全麻药对脂质膜的相互作用正确的是

A. 膜通透性增加及进入膜内水分增加

B. 膜容积增加,通道受挤压,

C. 外界压力增加时细胞膜的侧向压力增加,促进通道关闭

D. 温度升高使膜容积增加

E. 使跨膜电场发生改变并使离子经通道流到膜外

74. 成人黄韧带至硬膜的距离错误的是

A. 腰间隙 5～6 mm

B. 中胸部 3～5 mm

C. 下颈部 1.5～2 mm

D. 在颈屈时 T_1 间隙可达 3～4 mm

E. 在 L_4～L_5 间隙可达 7～8 mm

75. 如图示,关于脊柱的组成错误的是

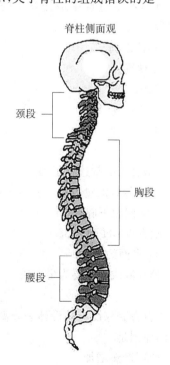

脊柱侧面观

颈段

胸段

腰段

A. 颈椎 8 节

B. 胸椎 12 节

C. 腰椎 5 节

D. 骶椎 5 节

E. 尾椎 4 节

76. 如题 75 图所示,成人脊柱有 4 个生理弯曲,不包括

A. 颈曲

B. 胸曲

C. 腰曲

D. 骶曲

E. 尾曲

77. 如图所示,有关脊神经的组成错误的是

A. 颈神经 7 对

B. 胸神经 12 对

C. 腰神经 5 对

D. 骶神经 5 对

E. 尾神经 1 对

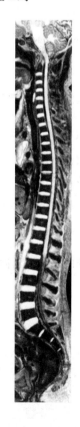

78. 如图所示,硬膜外腔内充满以下哪种组织?

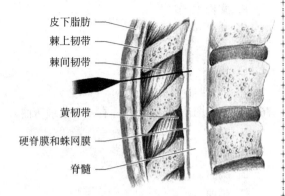

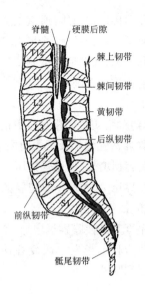

  A. 血管

  B. 淋巴管

  C. 脂肪组织

  D. 网状组织

  E. 以上全部

79. 新生儿的脊髓通常伸展到哪一部位?

  A. L_1

  B. T_{12}

  C. 椎管的全长度

  D. L_3

  E. L_5

80. 孕妇硬膜外阻滞平面扩散较广的主要机制是

  A. 体弱平面易扩散

  B. 硬膜外间隙是负压

  C. 硬膜外间隙是正压

  D. 硬膜外血管充盈间隙变小

  E. 通气量大

81. 如图所示,脊髓的硬膜囊延伸到哪一部位?

  A. L_4

  B. L_5

  C. S_2

  D. S_4

  E. 尾骨

82. 麻醉平面达剑突,达到哪一脊神经高度?

  A. T_4

  B. T_6

  C. T_8

  D. T_{10}

  E. T_{12}

83. 全脊麻演变过程中最先发生的致命并发症为

  A. 脉搏细弱

  B. 心搏骤停

  C. 意识消失

  D. 呼吸停止

  E. 血压下降

84. 关于脑脊液的叙述不正确的是

  A. 成人脑脊液量为 120～150 ml

  B. 脊蛛网膜下腔内 25～30 ml

  C. 脑脊液 pH 为 7.35

  D. T_{10} 平面约 15 ml

  E. 脑脊液成分主要为蛋白质

85. 机体自身御寒反应减慢体表降温速度最主要的原因是

  A. 肌肉产热增加

B. 末梢血管收缩

C. 热屏障增加

D. 内分泌反应增强

E. 内脏产热增加

86. 静息状态下,单位质量产热最多的器官是

A. 肌肉

B. 皮肤

C. 心脏

D. 胃肠道

E. 脑

87. 手术室相对湿度应保持在

A. 10%～20%

B. 20%～30%

C. 30%～40%

D. 40%～50%

E. 50%～60%

88. 脑血流自动调节的最重要的因素是

A. 交感缩血管神经

B. 副交感舒血管神经

C. 交感舒血管神经

D. 副交感缩血管神经

E. 动脉血二氧化碳分压

89. 正常成人的脑灌注压为

A. 70～90 mmHg

B. 50～60 mmHg

C. 100～115 mmHg

D. 30～70 mmHg

E. 110～140 mmHg

90. 髋关节的感觉主要由哪一神经支配?

A. 生殖股神经(L_1～L_2)

B. 股外侧皮神经(L_2～L_3)

C. 闭孔神经(L_2～L_4)

D. 坐骨神经(L_4～L_5和S_3)

E. 上述全部不正确

91. 腓深神经支配

A. 足背旁侧

B. 整个足背

C. 足背内侧

D. 大踇趾和第2趾的蹼间

E. 第3趾和第4趾的蹼间

92. 关于神经损伤的叙述不正确的是

A. 鹰爪手是由尺神经损伤所致

B. 垂腕是由桡神经损伤所致

C. "猿手"是由正中神经与尺神经合并损伤所致

D. 叩击鹰嘴上方肱三头肌,患者不出现前臂伸展反应,神经损害高度相当于C_3～C_4

E. 叩击置于肱二头肌腱上检查者的拇指,患者无前臂屈曲反应时,神经损害相当于C_6

93. 足距面的皮肤神经支配是

A. 腓长神经

B. 胫后神经

C. 腓浅神经

D. 隐神经

E. 腓深神经

94. 下列因素决定心肌自律性高低的是

A. 动作电位1相复极速率

B. 动作电位2相除极速率

C. 动作电位3相除极速率

D. 动作电位4相去极速率

E. 最大复极电位水平

二、X型题

95. 手术体位不当,可导致哪些呼吸系统并发症?

A. 通气不足

B. 呼气性呼吸停止

C. 上呼吸道阻塞

D. 肺部病变播散

E. 反流、误吸

96. 麻醉器械检查应包括
A. 气源
B. 麻醉机
C. 监护仪
D. 全麻插管用品或穿刺用包
E. 吸引器

97. 选择气管导管下述说法正确的是

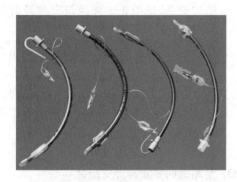

A. 成年男子较同龄女子大 0.5~1.0 ID
B. 发音低沉者较发音高尖者大 0.5~1.0 ID
C. 喉头高者较喉头低者大 0.5~1.0 ID
D. 鼻孔大者选用导管相对较细
E. 经鼻插管比经口小 0.5~1.0 ID

98. 上呼吸道的 3 条轴线是

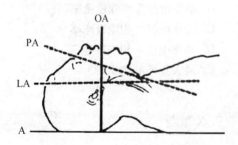

A. 口轴线
B. 咽轴线
C. 喉轴线
D. 鼻轴线
E. 气管轴线

99. 下列因素造成麻醉意外属管理不当所致的为
A. 氧流量过低
B. 术中突然大动脉瘤破裂出血
C. 气管导管被分泌物堵塞
D. 气管导管脱出气管滑入食管
E. 气管导管与麻醉机回路脱离

100. 关于电压门控 Ca^{2+} 通道下述正确的是
A. 已发现有 T、L、N 和 P 4 种亚型
B. N 和 P 型分布在神经元
C. N 型 Ca^{2+} 通道与神经递质释放有关
D. 中枢 Ca^{2+} 通道对全麻药敏感
E. 外周 Ca^{2+} 通道对全麻药敏感

101. 全麻药对神经递质的影响主要是
A. 抑制递质再摄取
B. 干扰递质释放
C. 改变递质与受体的结合效应
D. 影响递质合成
E. 阻碍递质与受体结合

102. 关于第二信使,下述正确的是
A. 全麻药对细胞内静息 Ca^{2+} 无影响
B. 临床浓度全麻药明显抑制蛋白激酶 C 的活性
C. 临床浓度全麻药明显减少脑内 IP3 含量
D. 全麻药可使脑内 cGMP 减少
E. 抑制第二信使系统是全麻药重要作用机制之一

103. 下列属于中枢神经递质的为
A. 乙酰胆碱
B. 谷氨酸
C. 去甲肾上腺素
D. 多巴胺
E. 5-羟色胺

104. 下列属于氨基酸类神经递质的是
A. 谷氨酸

B. 门冬氨酸

C. 色氨酸

D. 氨基丁酸

E. 甘氨酸

105. 目前普遍认为,中枢神经递质大体可分为

A. 传统神经递质

B. 肾上腺皮质激素类递质

C. 氨基酸类递质

D. 阿片类递质

E. 神经肽类递质

106. 下列属于神经肽类神经递质的是

A. P 物质

B. GABA

C. 脑啡肽

D. 促甲状腺激素释放激素(TRH)

E. 多巴胺

107. 蛛网膜绒毛分型包括

A. Ⅰ型绒毛

B. Ⅱ型绒毛

C. Ⅲ型绒毛

D. Ⅳ型绒毛

E. Ⅴ型绒毛

108. 紧闭式麻醉的优点有

A. 减少手术室污染

B. 节省麻醉药

C. 增加对患者情况了解

D. 不适于地氟烷

E. 保持呼吸道湿度与温度

109. 低流量吸入麻醉的缺点为

A. 初学者从紧闭法开始有困难

B. 环路内有麻醉气体以外的气体蓄积

C. 使用 N_2O 时可引起缺氧

D. 吸气浓度不易控制

E. 须有适用的麻醉机和蒸发器

110. 下述有助于维持心肌氧供需平衡的是

A. 消除紧张焦虑

B. 提高动脉压

C. 提高吸入氧浓度

D. 适当减慢心率

E. 降低后负荷

111. 下述指标可提示心肌缺血的为

A. ST - T

B. PAP

C. CI

D. QRS

E. RPP

112. 体外循环中泵压的监测能反映

A. 动脉插管是否插入主动脉夹层

B. 动脉插管的位置是否适宜

C. 动脉管路有无凝血

D. 动脉输出管道的通畅与否

E. 灌流量

113. 下列因素可以增加冠状血管的阻力的是

A. 去氧肾上腺素

B. β 受体阻滞剂

C. 氧分压升高

D. 乏氧及低通气

E. 迷走神经兴奋

114. 二尖瓣脱垂综合征多伴发于

A. Marfan 综合征

B. 冠心病

C. 先天性心脏病

D. 心肌病

E. 高血压

115. 瓣膜患者维护循环稳定必须

A. 增加前负荷

B. 降低后负荷

C. 加强心肌收缩力

D. 维护心率正常范围

　　E. 降低前负荷

116. 洋地黄化患者行过度通气会造成哪些危险？
　　A. 呼吸性碱中毒
　　B. 低血钾
　　C. 洋地黄毒性增加
　　D. 室颤
　　E. 血钙降低

117. 合并有血钙升高的疾病有
　　A. Paget 病
　　B. 骨髓癌
　　C. 骨癌
　　D. 脊柱结核
　　E. 长期卧床的截瘫患者

118. 骨折的专有体征不包括
　　A. 肿胀
　　B. 畸形
　　C. 功能障碍
　　D. 反常活动
　　E. 疼痛与压痛

119. 容易并发动脉损伤的四肢骨折有
　　A. 胫骨上段骨折
　　B. 肱骨髁上骨折
　　C. 股骨上段骨折
　　D. 肱骨中段骨折
　　E. 桡骨中段骨折

120. 有关骨黏合剂的应用,以下叙述错误的是
　　A. 骨黏合剂为高分子聚合物,由聚甲基丙烯酸甲酯粉剂和甲基丙烯酸甲酯单体构成
　　B. 在将粉剂和液态单体混合的过程中,产热可高达100℃以上
　　C. 单体具有挥发性,有刺激味,能吸收入血,为减少单体的吸收,应在混合时作充分的搅拌
　　D. 骨黏合剂的血管扩张作用和可能产生

的肺栓塞、低氧血症是造成心血管不良反应的主要原因
　　E. 膝关节置换术中应用骨黏合剂时,捆扎止血带能减少不良反应的发生

121. 关于糖尿病酮症酸中毒,说法错误的有
　　A. 常见于非胰岛素依赖性糖尿病
　　B. 患者有过度换气
　　C. 血糖一般在 $16.8 \sim 28$ mmol/L($300 \sim 500$ mg/dl)
　　D. 血酮体在 $300 \sim 500$ mg/L
　　E. 只有严重酸中毒或循环衰竭时,才须给予碱性溶液

122. ACTH 垂体瘤有以下哪些表现?
　　A. 蛋白质代谢异常
　　B. 向心性肥胖
　　C. 高血压
　　D. 低钾、高氯
　　E. 性功能障碍

123. 下列不是嗜铬细胞瘤临床特征的有
　　A. 高血糖
　　B. 高代谢
　　C. 高血压
　　D. 向心性肥胖
　　E. 夜尿增多

124. 影响钙磷代谢的激素有
　　A. 雄激素
　　B. 雌激素
　　C. 甲状腺激素
　　D. 甲状旁腺激素
　　E. 胰岛素

125. 糖皮质激素对下列何种化学介质的生成和释放具有抑制作用
　　A. 前列腺素
　　B. 白三烯
　　C. 5 -羟色胺

D. 缓激肽

E. 肾上腺素

126. 所谓基础状态是指

A. 清晨空腹

B. 环境温度在 20～25℃

C. 清醒安静

D. 静卧

E. 肌肉松弛

127. 如图,关于臂丛神经组成,以下正确的是

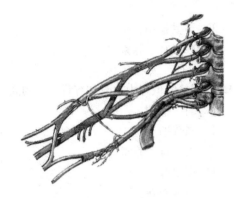

A. 臂丛神经主要由 C_5、C_6、C_7、C_8、T_1 脊神经的前支组成

B. 有时外加 C_4 及 T_2 的一部分组成

C. 上干由 C_4～C_6 前支构成

D. 中干由 C_7 构成

E. 下干由 C_8～T_2 构成

128. 表面麻醉可使用的部位为

A. 鼻

B. 眼

C. 气管

D. 直肠

E. 皮肤

129. 如图所示,确定肌间沟位置的体表标志有

A. 前中斜角肌

B. C_6 横突

C. 胸锁乳突肌

D. 环状软骨

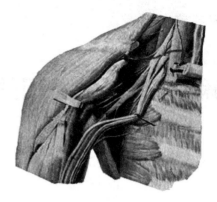

E. 锁骨下动脉搏动

130. 可引起传导阻滞的因素有

A. 膜电位降低

B. 不应期传导

C. 不均匀传导

D. 心动周期缩短

E. 前负荷过大

131. 针麻具有的优点有

A. 安全、简便、经济、易学

B. 无麻醉药干扰生理功能

C. 术中患者清醒,可主动配合

D. 针刺有调整生理功能的功效,不良反应轻

E. 针麻后效应有利于患者康复

132. 下列情况易发生呕吐误吸的为

A. 急诊剖宫产

B. 上消化道出血

C. 肠梗阻

D. 脑外伤昏迷

E. 麻醉苏醒期

133. 功能残气量包括

A. 潮气量

B. 补吸气量补呼气量

C. 补呼气量

D. 残气量

E. 通气量

第二章

麻醉常用药物及相关药物

一、A1/A2 型题

1. β₁ 肾上腺素受体的内源性配体是
   A. 儿茶酚胺
   B. 乙酰胆碱
   C. 5 - HT
   D. 多巴胺
   E. 肾上腺素

2. 对 α 受体和 β 受体均有强大的激动作用的是
   A. 去甲肾上腺素
   B. 多巴胺
   C. 可乐定
   D. 肾上腺素
   E. 多巴酚丁胺

3. 青霉素过敏性休克抢救应首选
   A. 肾上腺素
   B. 去甲肾上腺素
   C. 抗组胺药
   D. 多巴胺
   E. 头孢氨苄

4. 下列属于 α 受体阻断剂的药物是
   A. 多巴胺
   B. 硝酸甘油
   C. 山莨菪碱
   D. 酚妥拉明
   E. 去甲肾上腺素

5. 能直接降低阻力血管和容量血管的药物是
   A. 肾上腺素
   B. 硝普钠
   C. 去甲肾上腺素
   D. 多巴胺
   E. 山莨菪碱

6. 过量最易引起心动过速、心室颤动的药物是
   A. 肾上腺素
   B. 多巴胺
   C. 去甲肾上腺素
   D. 麻黄碱
   E. 间羟胺

7. 下列只能静脉给药的是
   A. 麻黄碱
   B. 去甲肾上腺素
   C. 间羟胺
   D. 异丙肾上腺素
   E. 肾上腺素

8. 下列属扩血管抗休克药的是
   A. 硝酸甘油,间羟胺,多巴胺
   B. 去氧肾上腺素,去甲肾上腺素,东莨

莺碱

C. 山莨菪碱,硝酸甘油,多巴胺

D. 硝酸甘油,去甲肾上腺素,山莨菪碱

E. 去甲肾上腺素,多巴胺,山莨菪碱

9. 有解除血管痉挛、兴奋呼吸中枢、提高窦性心律、稳定溶酶体膜、抑制血小板和中性粒细胞集聚作用的抗休克药物为

A. 多巴胺

B. 间羟胺

C. 酚妥拉明

D. 东莨菪碱

E. 异丙肾上腺素

10. 14 岁患者,寒战高热、头痛、喷射性呕吐持续 5 小时,精神萎靡,面色苍白,血压 47/30 mmHg(6.2/4.0 kPa),心率 120 次/分。该病例临床诊断为

A. 中毒型菌痢

B. 爆发型流脑(休克型)

C. 流行性乙型脑炎

D. 脑型疟疾

E. 钩端螺旋体病脑膜脑炎型

11. 东莨菪碱和阿托品药理作用的区别正确的是

A. 阿托品的镇静作用强

B. 东莨菪碱抑制腺体分泌作用强

C. 阿托品散大瞳孔的作用弱

D. 东莨菪碱对基础代谢影响大

E. 阿托品拮抗吗啡的呼吸抑制作用较强

12. 地西泮术前用药的主要作用是

A. 降低麻醉药和催眠药的作用

B. 防止体位变动时的低血压

C. 单独应用可防止烦躁不安

D. 安定情绪

E. 作为催眠剂

13. 静脉注射吗啡后,呼吸抑制最明显的时间

是在注射后

A. 1～2 min

B. 3～7 min

C. 8～10 min

D. 11～15 min

E. 16～20 min

14. 如图所示为丙泊酚,对其描述正确的是

A. 抗惊厥作用最强

B. 抑制喉反射,喉痉挛很少见

C. 代谢产物主要是胆汁排泄

D. 苏醒时兴奋现象明显

E. 肝功能受损时其清除无影响

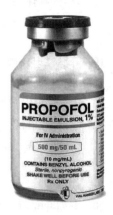

15. 下列巴比妥类药有选择性抗惊厥作用,且与镇痛作用无关的是

A. 硫喷妥钠

B. 戊巴比妥钠

C. 苯巴比妥钠

D. 硫烯丙巴比妥钠

E. 丙烯硫喷妥钠

16. 下列关于巴比妥类药物的描述错误的是

A. 安眠剂量可使基础代谢率明显降低

B. 小剂量时也引起心肌抑制

C. 先少尿继而多尿

D. 小剂量时不会抑制颈动脉窦反射

E. 增加分钟通气量

17. 对安泰酮的描述,下列正确的是

A. 主要是胆系排泄

B. 心功能不全、肝功能受损时应慎用或禁用

C. 镇痛作用完善

D. 可使周围血管收缩,中心静脉压上升

E. 过敏反应的发生率低于硫喷妥钠

18. 硫喷妥钠"超短效作用时间"的机制是
    A. 药物迅速从脑内转出到肌肉
    B. 药物迅速从脑内分布到脂肪
    C. 药物迅速从脑内转移到内脏
    D. 药物体内迅速破坏
    E. 药物体内迅速排泄

19. 静脉注射硫喷妥钠的绝对禁忌证为
    A. 产科分娩
    B. 嗜铬细胞瘤
    C. 小儿麻醉
    D. 卟啉症
    E. 休克

20. 下列麻醉药对循环影响最小的是
    A. 氯胺酮
    B. γ - OH
    C. 丙泊酚
    D. 硫喷妥钠
    E. 咪达唑仑

21. 下列属于硫喷妥钠中枢作用的是
    A. 小剂量镇静和催眠,大剂量麻醉
    B. 静脉注射后15~30 min神志消失,约1 h
       可达其最大效应,睡眠持续约 15 ~
       20 min
    C. 硫喷妥钠麻醉时,脑耗氧量、脑代谢均
       不降低,颅内压稍有升高
    D. 硫喷妥钠可降低大脑皮质神经元的兴
       奋阈,故有抗惊厥作用
    E. 硫喷妥钠离子化程度高,脂溶性低,不
       易通过血-脑脊液屏障

22. 下列静脉麻醉药中较少出现注射点疼痛
    的是
    A. 地西泮
    B. 依托咪酯
    C. 丙泊酚

D. 氯胺酮
E. 丙泮尼地

23. 苯二氮䓬类药物主要作用于
    A. GABA 受体
    B. 氯离子通道
    C. BZ 受体
    D. 5 -羟色胺受体
    E. 阿片受体

24. 如图所示,目前麻醉应
    用最广的苯二氮䓬类药
    物是
    A. 咪达唑仑
    B. 地西泮
    C. 奥沙西泮
    D. 氯硝西泮
    E. 硝西泮

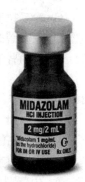

25. 下列哪种药物麻醉时兴奋延髓和边缘系统
    抑制丘脑功能?
    A. 咪达唑仑
    B. 硫喷妥钠
    C. 氯胺酮
    D. 丙泊酚
    E. 依托咪酯

26. 潜在性紫质症(卟啉症)患者宜选用下列哪
    种静脉麻醉药?
    A. 戊巴比妥钠
    B. 硫喷妥钠
    C. 依托咪酯
    D. 丙泊酚
    E. 丙泮尼地

27. 静脉麻醉最突出的优点表现为
    A. 起效快
    B. 可控性强
    C. 体内代谢少
    D. 安全性大

E. 苏醒迅速

28. 下列静脉麻醉药作用时间最短，清醒后定向力、自我感觉与判断力均恢复正常的是
    A. 丙泊酚
    B. 丙泮尼地
    C. 硫喷妥钠
    D. 氯胺酮
    E. 戊巴比妥钠

29. 下列不是丙泊酚和硫喷妥钠相似点的是
    A. 对心血管系统均有一定程度的抑制作用
    B. 起效迅速
    C. 长时间静脉使用未发现有明显的蓄积现象
    D. 无镇痛作用
    E. 可用于麻醉诱导和麻醉维持

30. 下列药物不宜用于减轻氯胺酮精神症状效果的是
    A. 氟哌利多
    B. 地西泮
    C. 劳拉西泮
    D. 硫喷妥钠
    E. 氯丙嗪

31. 下述是硫喷妥钠药理作用的是
    A. 对心血管的影响主要是动脉系统收缩与末梢循环淤血
    B. 对呼吸深度无明显影响，但可使呼吸频率加快
    C. 对肝功能有损害
    D. 神经肌肉接头阻滞作用
    E. 抗惊厥作用

32. 下述与理想的静脉全麻药相符合的是
    A. 全麻药为气体
    B. 可在体内滞留较长时间不会代谢

C. 在体内不断再分布
D. 绝大部分从体内以原形排出
E. 对呼吸循环无明显影响

33. 下述符合硫喷妥钠理化性质的为
    A. 系淡黄色，结晶粉末，略带甜味
    B. 不可溶于水
    C. 水溶液呈中性
    D. 水溶液稳定
    E. 不能用乳酸钠林格液作溶媒

34. 下述对咪达唑仑的描述正确的是
    A. 具有苯二氮䓬类所具有的抗焦虑、催眠、抗惊厥、肌松和顺行性遗忘作用
    B. 对 BZ 受体的结合力约为地西泮的 1/2
    C. 有轻微的镇痛作用
    D. 临床剂量对心血管系统影响轻微，对心肌收缩力有轻度抑制作用
    E. 呼吸抑制不明显

35. 目前临床麻醉药中最常用的镇静催眠药是
    A. 巴比妥类
    B. 苯二氮䓬类
    C. 吩噻嗪类
    D. 丁酰苯类
    E. 类固醇

36. 目前静脉全麻药中作用时间最长者是
    A. γ-羟丁酸钠
    B. 依托咪酯
    C. 丙泊酚
    D. 氯胺酮
    E. 丙泮尼地

37. 有关氯胺酮麻醉后的精神和运动不良反应不正确的是
    A. 主观有飘然感或肢体离断感，但不会导致胡言乱语
    B. 苏醒后精神症状常立即消失，但有的数日或数周后再发

C. 其原因是氯胺酮可使脑特定部位兴奋

D. 其精神症状成人多于儿童,女性多于男性,短时间手术多于长时间手术

E. 合用氟哌利多,苯二氮䓬类或吩噻嗪类药时症状也不减轻

38. 下列吸入麻醉药减少肝脏血流,但除外
   A. 氟烷
   B. 恩氟烷
   C. 异氟烷
   D. 氧化亚氮
   E. 七氟烷

39. 关于异氟烷麻醉的优缺点,正确的是
   A. 诱导及苏醒较恩氟烷慢
   B. 循环稳定性较恩氟烷好
   C. 无刺激性异味,宜全凭诱导
   D. 肌松作用不强
   E. 无论吸入浓度高低均产生冠状循环窃血

40. 以下吸入麻醉药最小麻醉浓度(MAC)值正确的是
   A. 甲氧氟烷 2.0
   B. 地氟烷 1.3
   C. 七氟烷 1.71
   D. 异氟烷 1.4
   E. 恩氟烷 2.8

41. 异氟烷心血管作用的特征是
   A. 心律稳定
   B. 增加心脏对儿茶酚胺的敏感性
   C. 减慢心率
   D. 增加每搏输出量
   E. 减少心输出量

42. 以下人体血/气分配系数正确的是
   A. 甲氧氟烷 10.8
   B. 地氟烷 0.47
   C. 七氟烷 1.0

D. 异氟烷 1.4

E. 恩氟烷 2.91

43. 七氟烷的代谢产物是
   A. 六氟异丙醇
   B. CO_2
   C. CF^-
   D. 三氟乙酸
   E. 六氟异丙醇+CO_2+F^-

44. 对吸入麻醉药的描述正确的是
   A. 吸入麻醉药的麻醉深度与脑内的分压无关
   B. 通气量在吸入麻醉药的摄取过程中起至关重要的作用
   C. 用肺泡气体浓度代表血中浓度或麻醉深度是精确的
   D. 麻醉诱导时过度通气可加速脑内麻醉药浓度升高
   E. 麻醉诱导时过度通气可延缓脑内麻醉药浓度升高

45. 对吸入麻醉药的概述正确的是
   A. 凡经气道吸入而产生全身麻醉的药物,均称吸入全身麻醉药
   B. 气体吸入性麻醉药包括氟烷、恩氟烷、异氟烷
   C. 挥发性吸入麻醉药分烃基醚、卤代烃基醚2类
   D. 卤代烃基醚有氟烷、甲氧氟烷、恩氟烷、异氟烷、七氟烷、地氟烷
   E. 气体吸入麻醉药不包括氧化亚氮、乙烯和环丙烷

46. 下列升高 MAC 的因素,除外
   A. 体温升高
   B. 体温降低
   C. 输入高渗液
   D. 右苯丙胺
   E. 长期饮酒非肝硬化患者

47. 不影响 MAC 的因素，除外

A. 麻醉时间

B. 性别

C. 昼夜变化

D. 甲状腺功能降低

E. 代谢性酸中毒

48. 有关吸入麻醉药跨肺泡扩散到肺毛细血管内血液的过程的说法正确的是

A. 吸入麻醉药的气体分压差越大，摄取越慢

B. 吸入麻醉药的血/气溶解系数越大，摄取越少

C. 心输出量越大，摄取越少

D. 肺泡通气量增加，摄取量增加

E. 肺泡通气量增加，摄取量减少

49. 下列药物对呼吸道刺激最强的是

A. 氟烷

B. 恩氟烷

C. 异氟烷

D. 七氟烷

E. 地氟烷

50. 下列药物肝毒性最强的是

A. 氟烷

B. 甲氧氟烷

C. 恩氟烷

D. 异氟烷

E. 七氟烷

51. 下列有关肌松药的叙述错误的是

A. 胶原病患者对非去极化肌松药敏感性增高

B. 多发性神经纤维瘤患者应用非去极化肌松药时，作用增强

C. 六烃季铵、三甲噻吩等神经节阻滞剂都有神经肌肉接点阻滞作用

D. 预先箭毒化可减少降压药物的需要量

E. 洋地黄对琥珀胆碱的作用无任何影响

52. 导致组胺释放的阿曲库铵阈剂量为

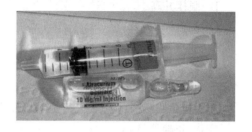

A. 0.1 mg/kg

B. 0.3 mg/kg

C. 0.5 mg/kg

D. 0.6 mg/kg

E. 0.8 mg/kg

53. 关于肌松药的作用，下列叙述最正确的是

A. 呼吸性酸中毒可增强神经肌肉接点的阻滞效应

B. 呼吸性碱中毒可加速神经肌肉接点阻滞的恢复

C. PCO_2 上升可增强加拉碘铵阻滞作用

D. PCO_2 上升可轻度增强琥珀胆碱的阻滞效应

E. 以上全部正确

54. 下列哪种药物不是抗胆碱酯酶药？

A. 毒扁豆碱

B. 新斯的明

C. 依酚氯铵

D. 阿托品

E. 加兰他敏

55. 下列药物不会引起神经肌肉接点的传导阻滞的是

A. 琥珀酰胆碱

B. 链霉素

C. 乙醚

D. 阿曲库铵

E. 地西泮

56. 使用琥珀胆碱预先应用非去极化肌松药对于减轻琥珀胆碱的不良反应效果最差的是
A. 胃内压升高
B. 眼压升高
C. 高血钾
D. 肌痛
E. 心动过缓

57. 非去极化肌松药与乙酰胆碱受体结合后的变化,正确的是
A. 受体构型改变,离子通道开放
B. 受体构型改变,离子通道不开放
C. 受体构型不改变,离子通道不开放
D. 受体构型不改变,离子通道开放
E. 以上全不正确

58. 对肌松药相对不敏感的肌群是
A. 膈肌
B. 肋间肌
C. 腹肌
D. 肢体肌
E. 颈部肌

59. 54岁男性患者行择期胆囊切除术,麻醉维持用异氟烷、N_2O、芬太尼和筒箭毒碱。术毕应用溴吡斯的明和阿托品拮抗残余肌松后拔除导管,术后静脉注射吗啡给予镇痛。术后1 h,患者心率为40次/分,最可能的原因是
A. 吗啡
B. 溴吡斯的明
C. 普萘洛尔
D. 阿托品的反常效应
E. 芬太尼的后遗效应

60. 下面局麻药属酯类的为
A. 利多卡因
B. 甲哌卡因
C. 布比卡因
D. 罗比卡因

E. 氯普鲁卡因

61. 下面局麻药属酰胺类的为
A. 普鲁卡因
B. 氯普鲁卡因
C. 罗哌卡因
D. 丁卡因
E. 可卡因

62. 静脉注射利多卡因最常见的不良反应是
A. 舌或唇麻木
B. 头痛,头晕
C. 惊厥
D. 视力模糊
E. 意识不清

63. 局部浸润麻醉产生中毒反应的原因,下列错误的是
A. 一次用药量超过最大剂量
B. 注射部位血管丰富
C. 误将麻醉药注入血管内
D. 患者对局麻药过敏
E. 患者对局麻药的耐药量降低

64. 关于酰胺类局麻药正确的是
A. 中间链为羟基
B. 亲酯基为苯甲胺
C. 在肝内被胆碱酯酶分解
D. 能形成半抗原,引起变态反应
E. 此类药有利多卡因、布比卡因

65. 表面麻醉常用药物有
A. 可卡因
B. 普鲁卡因
C. 利多卡因
D. 丁卡因
E. 布比卡因

66. 下列局麻药中,作用时效最长的是
A. 普鲁卡因

B. 氯普鲁卡因

C. 利多卡因

D. 丙胺卡因

E. 布比卡因

67. 影响局麻药弥散的最重要屏障是

A. 神经束膜

B. 神经内膜

C. 周膜

D. 髓鞘

E. 神经外膜

68. 对一体重 60 kg 的患者,使用含肾上腺素的利多卡因行神经阻滞麻醉,最大的安全剂量不超过

A. 2 000 mg

B. 150 mg

C. 500 mg

D. 300 mg

E. 400 mg

69. 成人用 1‰丁卡因行表面麻醉,每次用量不超过

A. 10 mg

B. 20 mg

C. 80 mg

D. 120 mg

E. 160 mg

70. 对于脊髓损伤的患者,下列肌松药不宜使用的是

A. 泮库溴铵

B. 琥珀胆碱

C. 筒箭毒碱

D. 阿曲库铵

E. 维库溴铵

71. 青年男性患者,在臂丛麻醉下行断指再植术,下列药物应避免使用的是

A. 咪达唑仑

B. 晶体液

C. 全血

D. 间羟胺

E. 芬太尼

72. 感染性高热休克患者,中心静脉压为 4 cmH₂O,血压 80/57 mmHg,心率 124 次/分,首先应给予下列哪种药物治疗?

A. 多巴胺

B. 毛花苷丙

C. 低分子右旋糖酐

D. 乳酸林格氏液

E. 5％葡萄糖溶液

73. 气管插管全身麻醉中,如发生支气管哮喘,需加深麻醉,最好使用的药物为

A. 丙泊酚

B. 芬太尼

C. 舒芬太尼

D. 氯胺酮

E. 依托咪酯

74. 女性患者,58 岁,青光眼 10 年,近日眼胀痛明显,有高血压病史 4 年,拟在全麻下行手术治疗,下列全麻药不宜采用的是

A. 羟丁酸钠

B. 氯胺酮

C. 丙泊酚

D. 恩氟烷

E. 氧化亚氮

75. 患者男性,56 岁,以反复高热 2 个月入院,诊断为膈下脓肿。近月一直进食,入院后拟急诊剖腹探查。该患者在麻醉中不宜使用的药物是

A. 咪达唑仑

B. 芬太尼

C. 琥珀胆碱

D. 依托咪酯

E. 羟丁酸钠

76. 患者,男,36 岁,因从高处坠地致四肢麻木、不能行走 5 天入院,经检查诊断为第 2 颈椎骨折并脱位,拟急诊行椎管探查,骨折复位固定术。该患者禁用下列肌松药中的

A. 维库溴铵

B. 潘库溴铵

C. 筒箭毒碱

D. 琥珀胆碱

E. 阿曲库铵

77. 男性患者,70 岁,BMI>35,既往有支气管哮喘病史,因冠心病需行冠脉搭桥术。由于气管插管困难导致反复插管,心率上升至 165 次/分,血压升高至 188/105 mmHg,此时最适合的药物为

A. 普萘洛尔

B. 吲哚洛尔

C. 艾司洛尔

D. 酚妥拉明

E. 多巴酚丁胺

78. 女,48 岁,有风湿性心脏病史,活动后出现气急、咳嗽、咳粉红色泡沫样痰伴烦躁。术前体检:血压 140/80 mmHg,两肺哮鸣音,两下肺湿啰音,心率 140 次/分,心律不齐。首选的增强心肌收缩力药物为

A. 地高辛

B. 多巴酚丁胺

C. 毛花苷丙

D. 米力农

E. 多巴胺

79. 患儿,男性,2 岁,诊断为嵌顿疝、巨幼红细胞性贫血,拟在全麻下行手术治疗。关于术中麻醉药物,下列应禁用的为

A. 氯胺酮

B. 阿托品

C. 芬太尼

D. N_2O

E. 七氟烷

80. 女性患者,62 岁,出现室性心动过速。当利多卡因治疗无效时,可应用

A. 胺碘酮

B. 普萘洛尔

C. 苯妥英钠

D. 毛花苷丙

E. 美托洛尔

81. 男性 35 岁患者,在气管内全麻下行腹腔镜胆囊切除术,麻醉诱导时,给予肌松药后出现血压降低,心率 135 次/分,该肌松药最可能是

A. 阿曲库铵

B. 维库溴铵

C. 顺式阿曲库铵

D. 潘库溴铵

E. 哌库溴铵

82. 患者男性,5 岁,因先天性尿道下裂在全麻下行尿道下列成形术。必须使用的麻醉前用药为

A. 镇吐药

B. 抗胆碱药

C. 镇静药

D. 抗组胺药

E. 镇痛药

83. 男性患者,急腹症,体温 40℃,术前用药应避免使用

A. 哌替啶

B. 咪达唑仑

C. 阿托品

D. 苯巴比妥钠

E. 东莨菪碱

84. 男性,55 岁,因肝内外胆管结石,在全麻下行肝内外胆管切开取石术,既往有冠心病史,长期服用 β 受体阻滞剂。术中心率 49~51 次/分,但血压尚能维持,这种情况该如何处理?

A. 给予阿托品

B. 给予多巴胺

C. 给予麻黄碱

D. 给予东莨菪碱

E. 给予肾上腺素

85. 女性患者,因风湿性心脏病、二尖瓣重度狭窄,需在全麻体外循环下行二尖瓣置换术,其麻醉前用药最佳方案是

A. 地西泮 10 mg、阿托品 0.5 mg,麻醉前 30 min 肌内注射

B. 地西泮 5 mg,麻醉前 1 h 口服;东莨菪碱 0.3 mg,麻醉前 1 h 肌内注射

C. 苯巴比妥 1 mg/kg,东莨菪碱 0.3 mg,麻醉前 30 分钟肌内注射

D. 吗啡 0.05 mg/kg,戊乙奎醚 0.5 mg,麻醉前 1 小时肌内注射

E. 地西泮 10 mg,麻醉前 1 h 口服;戊乙奎醚 0.5 mg,麻醉前 1 h 肌内注射。

86. 全身 90% Ⅱ～Ⅲ度烧伤患者行异体皮移植术时,不宜应用

A. 哌库溴铵

B. 琥珀胆碱

C. 维库溴铵

D. 罗库溴铵

E. 阿曲库铵

87. 女性患者,42 岁,有癫痫史,拟行腹腔镜下子宫肌瘤挖出术。住院后脑电图检查仍然有癫痫波出现,不宜使用的静脉麻醉药是

A. 硫喷妥钠

B. 丙泊酚

C. 咪达唑仑

D. 芬太尼

E. 依托咪酯

88. 一患者手术中发生室性心动过速,动脉血压监测显示为 70/30 mmHg。首选的治疗方法是

A. 静脉注射利多卡因

B. 静脉注射胺碘酮

C. 静脉注射硫酸镁

D. 静脉注射普罗帕酮

E. 直流电复律

89. 一名产妇在行剖宫产时应用下列哪种药物可能出现"婴儿松软综合征"?

A. 丁卡因

B. 地西泮

C. 普鲁卡因

D. 布比卡因

E. 罗哌卡因

90. 患者男性,70 岁,因高度房室传导阻滞入院。晚 8 时突感胸闷、心悸。心电图示室性自主性心律,30 次/分。血压 140/85 mmHg。此时应首选

A. 肾上腺素

B. 利多卡因

C. 阿托品

D. 胺碘酮

E. 硫酸镁

91. 女性,45 岁,有心肌缺血病史,经治疗后几年来一直健康。近日突然出现心悸、气短,数分钟后可以自然缓解,如此每日均有发生,发作时有心绞痛的症状,经心电图检查诊断为阵发性室上性心动过速。此时最好选用

A. 普罗帕酮

B. 索他洛尔

C. 硝苯地平

D. 普鲁卡因胺

E. 维拉帕米

92. 男性,39 岁,在心脏手术过程中,突然出现三度房室传导阻滞,术者检查无心脏传导束缝扎。此时该用哪种药作为急救处理?

A. 静脉注射阿托品

B. 静脉滴注异丙肾上腺素

C. 静脉注射肾上腺素

D. 静脉滴注麻黄碱

E. 静脉滴注去甲肾上腺素

93. 男性,40岁,因车祸致颅脑外伤,脾破裂,手术后需在ICU长期镇静,不宜选用的药物是

A. 依托咪酯

B. 丙泊酚

C. 咪达唑仑

D. 硫喷妥钠

E. 吗啡

94. 患儿3岁,因法洛四联症拟行全麻、体外循环下手术,最适合的麻醉诱导药是

A. 丙泊酚

B. 硫喷妥钠

C. 氯胺酮

D. 哌替啶

E. 氟哌利多

95. 患者,女性,45岁,术前诊断胃癌。拟在全麻下行胃大部切除术。在诱导时患者出现胸、腹肌肉僵硬,考虑是以下哪种药物引起?

A. 咪达唑仑

B. 丙泊酚

C. 芬太尼

D. 维库溴铵

E. 以上都不是

96. 女性患者,25岁,因心脏手术、麻醉药过量,出现呼吸心脏骤停,此时除了进行人工呼吸和心脏按压外,应采取哪项急救措施?

A. 静脉注射毛花苷丙

B. 静脉滴注去甲肾上腺素

C. 阿托品心内注射

D. 经颈内静脉注射肾上腺素

E. 静脉注射异丙肾上腺素

97. 男性,50岁,患者突发呼吸困难,咳大量粉红色泡沫样痰,血压200/115 mmHg,应选何种药物?

A. 维拉帕米

B. 异丙肾上腺素

C. 硝普钠

D. 洛贝林

E. 卡托普利

二、A3/A4型题

(98～103题共用题干)

患者25岁,车祸致脑外伤昏迷30分钟,清醒5小时后又转入昏迷并伴右侧瞳孔散大,左侧肢体瘫痪入院。经多项检查诊断后3小时后入手术室。入室时仍昏迷,呼吸10次/分,血压140/95 mmHg,心率60次/分,室性早搏4次/分。

98. 入院时应优先处理或应用

A. 气管内插管术

B. 使用呼吸兴奋剂

C. 脑室引流降颅压

D. 快速静脉滴注甘露醇降颅压

E. 纳洛酮催醒

99. 该患者在诱导前的室性早搏治疗不适合的是

A. 静脉注射山莨菪碱5 mg

B. 静脉注射阿托品0.5 mg

C. 静脉注射利多卡因70 mg

D. 静脉注射氟哌利多5 mg

E. 静脉注射维拉帕米1 mg

100. 如室性早搏已纠正,在诱导中加入利多卡因70 mg静脉注射,其主要目的是

A. 防止呛咳

B. 稳定心率

C. 控制性降压

D. 加深麻醉

E. 预防颅内压升高

101. 该患者的麻醉方式宜选
A. 气管插管全麻
B. 表面麻醉后气管插管局麻
C. 非气管插管麻醉
D. 局麻强化
E. 针刺麻醉

102. 如选用气管插管全麻，首选
A. 慢诱导插管
B. 七氟烷诱导插管
C. 快诱导肌松下插管
D. 快诱导肌松下喉罩插管
E. 以上均错

103. 临床诊断首先考虑
A. 脑挫伤
B. 脑水肿
C. 脑震荡
D. 脑室梗阻
E. 急性硬脑膜外血肿

三、X 型题

104. 支气管哮喘患者禁用的药物是
A. 普萘洛尔
B. 吗啡
C. 新斯的明
D. 异丙肾上腺素
E. 多巴胺

105. 治疗房室传导阻滞可选用的药物是
A. 多巴胺
B. 麻黄碱
C. 阿托品
D. 异丙肾上腺素
E. 间羟胺

106. 去甲肾上腺素用于治疗

A. 休克
B. 药物中毒性低血压
C. 上消化道出血
D. 外周血管痉挛性疾病
E. 支气管哮喘

107. 主动转运的药物有
A. 氟尿嘧啶
B. 利多卡因
C. 甲基多巴
D. 氯丙嗪
E. 肾上腺素

108. 普萘洛尔抗心律失常作用机制包括
A. 阻断心脏受体
B. 降低窦房结、蒲肯野纤维自律性
C. 减少儿茶酚胺所致的迟后除极
D. 减慢房室结传导，延长有效不应期
E. 增强肾上腺素对心脏 β 受体的激动作用

109. 肾上腺素的禁忌证是
A. 高血压
B. 脑动脉硬化
C. 器质性心脏病
D. 糖尿病
E. 甲状腺功能亢进症

110. 临床试验方法中的对照方法包括
A. 随机平行对照试验
B. 交叉对照试验
C. 序贯对照试验
D. 安慰剂对照试验
E. 盲法对照试验

111. 与巴比妥类静脉麻醉作用有关的有
A. 第 1 位氮上氢原子被替代
B. 第 5 位碳上两个氢原子被替代
C. 药物立体异构现象
D. 第 2 位碳上氧原子被替代

E. 药物的半衰期

112. 关于地西泮的药理作用,以下正确的是
　　A. 小剂量口服只产生抗焦虑作用,不影响意识
　　B. 大剂量静脉注射则产生嗜睡,甚至意识消失
　　C. 与哌替啶等药物合用时,有显著的遗忘作用
　　D. 可增强其他全麻药的效力
　　E. 静脉注射地西泮 0.2 mg/kg 可使氟烷的 MAC 从 0.73％下降至 0.48％

113. 有关羟丁酸钠的描述下述正确的是
　　A. 无镇痛作用
　　B. 是一种催眠性静脉麻醉辅助药
　　C. 对呼吸系统无明显影响,很少发生呼吸抑制
　　D. 可使肌肉松弛,能满足腹腔内手术、骨折或脱臼复位手术的需要
　　E. 可使血清钾降低

114. 地氟烷的特点是
　　A. 油/气分配系数小,麻醉效能弱
　　B. 血/气分配系数小,诱导和苏醒快
　　C. 气味好,不刺激气道,适于小儿麻醉诱导
　　D. 蒸气压高,需用特殊挥发器
　　E. 有冠脉窃血现象

115. 氧化亚氮的优点有
　　A. 只要不缺氧,氧化亚氮无毒性
　　B. 麻醉诱导及苏醒均迅速
　　C. 镇痛效果强
　　D. 对气道无刺激
　　E. 无燃烧性

116. 氧化亚氮的不良反应有
　　A. 抑制呼吸
　　B. 抑制白细胞和血小板

C. 增大体内气体容积
D. 恶心呕吐
E. 弥散性缺氧

117. 常规剂量的右旋筒箭毒碱对心脏的影响,可能有
　　A. 减少可能发生的心律失常
　　B. 抗室颤作用
　　C. 引起心动过速
　　D. 兴奋自律神经功能
　　E. 诱发室颤

118. 在深度非去极化阻滞下,哪些方法可监测神经-肌肉阻滞的程度?
　　A. 强直刺激
　　B. 4 个成串刺激
　　C. 单次颤搐刺激
　　D. 强直后计数
　　E. 强直后单爆发刺激

119. 关于低温对肌松药的影响错误的是
　　A. 体温在 30～37℃时,去极化肌松药作用强度增加,时效延长
　　B. 体温在 30～37℃时,可部分拮抗非去极化肌松药的作用强度,但时效少受影响
　　C. 体温在 26℃以下时,各种肌松药作用强度和时效均增强
　　D. 体温在 26℃以下时,各种肌松药作用强度和时效均减弱
　　E. 低温对肌松药无影响

120. 主要经肾排除的肌松药包括
　　A. 泮库溴铵
　　B. 哌库溴铵
　　C. 多库氯铵
　　D. 法扎溴铵
　　E. 维库溴铵

121. 可使冠脉血流量增多的物质有

A. 硝酸甘油

B. 前列环素

C. 异丙肾上腺素

D. 去甲肾上腺素

E. 肾上腺素

122. 可使冠脉血流量减少的物质有

A. 去氧肾上腺素

B. 血管紧张素Ⅱ

C. 异丙肾上腺素

D. 去甲肾上腺素

E. 肾上腺素

123. M胆碱受体激动时的临床表现不包括

A. 心率减慢

B. 腺体分泌增加

C. 瞳孔括约肌和睫状肌松弛

D. 支气管和胃肠道平滑肌收缩

E. 肾上腺髓质释放肾上腺素

124. N胆碱受体激动时的临床表现不包括

A. 血管扩张

B. 骨骼肌收缩

C. 腺体分泌减少

D. 胃肠道和泌尿道平滑肌舒张

E. 肾上腺髓质释放肾上腺素

125. 关于儿茶酚胺的叙述正确的是

A. 儿茶酚胺包括肾上腺素、去甲肾上腺素和多巴胺

B. 异丙肾上腺素主要兴奋心肌 β_1 受体，因而是心肺复苏主要药物

C. 麻黄碱兼有 β_1 和 α 受体作用

D. 多巴胺主要为 β_1 受体激动剂，对小受体也有直接兴奋作用

E. 肾上腺素兼有 β_1 和 β_2 受体兴奋作用，在心肺复苏中最主要的作用是 β_1 受体作用

126. 下丘脑的功能包括

A. 节律性呼吸

B. 合成垂体前叶激素

C. 稳定血压

D. 稳定体温

E. 调节垂体前叶激素

127. 适用于过敏性休克治疗的是

A. 肾上腺素

B. 辅助呼吸

C. 输液

D. 氨茶碱

E. 肾上腺皮质激素

128. 某35岁男性患者，胸部刀刺伤、休克，行急诊开胸手术，使用氯胺酮麻醉。下列叙述正确的是

A. 有拟交感神经作用，有利于维持循环功能的稳定

B. 作用快

C. 对哮喘患者有支气管解痉作用

D. 和其他手术一样，术后患者苏醒时有精神症状

E. 单肺通气时能抑制低氧性肺血管收缩（HPV）

129. 患者男，67岁，因车祸致股骨开放性骨折急诊入院。入院时患者已呈浅昏迷，手心湿冷，心电监护示 HR 136 次/分，BP 69/40 mmHg，SpO_2 91%，拟于气管内全麻下行清创缝合术。麻醉过程中不宜选用

A. 氯胺酮

B. 芬太尼

C. N_2O

D. 氟哌利多

E. 硫喷妥钠

130. 患者男，56岁，因腹胀、腹痛、恶心、呕吐7天入院，入院诊断为肠梗阻，拟行手术治疗。下列吸入全麻药可以使用

A. 氟烷

B. 氧化亚氮

C. 异氟烷

D. 七氟烷

E. 地氟烷

131. 动脉导管结扎术中结扎动脉导管时需采

用控制性低血压,下列药物可以使用的是

A. 三磷酸腺苷

B. 丙泊酚

C. 硝普钠

D. 氯胺酮

E. 多巴酚丁胺

第三章

麻醉前评估与准备

一、A1/A2 型题

1. 孕妇并发外科疾病,施行限期手术的最佳时间是

A. 妊娠 2 个月以内

B. 妊娠 2~3 个月

C. 妊娠 4~6 个月

D. 妊娠 7~8 个月

E. 生产以后

2. 美国麻醉医师协会(ASA)Ⅳ级是指

A. 麻醉手术危险性很大

B. 重要脏器病变严重,虽在代偿范围,但对麻醉手术的耐受性差

C. 重要脏器轻度病变,代偿健全,对麻醉手术的耐受性一般

D. 各器官功能正常,对麻醉手术的耐受性良好

E. 重要脏器病变严重,功能代偿不全并已威胁生命安全,麻醉手术均有危险

3. 麻醉前对患者的分级,其 ASA 的意义为

A. American Society of Anesthesiologists

B. American Stomatological Association

C. American Surgical Association

D. American Standard Association

E. American Statistical Association

4. 有关 ASA 分级与麻醉死亡率正确的是

A. ASA Ⅰ~Ⅱ级,麻醉死亡率近 1/10 000

B. ASA Ⅲ级,麻醉死亡率近 28/10 000

C. ASA Ⅳ级,麻醉死亡率近 74/10 000

D. ASA Ⅴ级,麻醉死亡率近 155/10 000

E. 以上都对

5. 有关术前禁食,下列正确的是

A. 成人麻醉前禁食 6~8 h

B. 麻醉前 1 天午餐后开始禁食以使胃完全排空

C. 对于孕妇麻醉前可以饮用清水(<150 ml)

D. 择期麻醉前 24 h 可不禁饮

E. 幼小儿不用禁饮以避免哭闹

6. 以下哪项是容易发生吸入性肺炎的因素?

A. 胃内充满胃内容物

B. 服用抗酸剂

C. 胃液 pH 在 2.5 以下

D. 胃液量在 2 ml/kg 以上

E. Sellick 法(压迫环状软骨)

7. 关于术前用药的注意事项正确的是

A. 老年人一般用量要大些

B. 小儿按体重,阿托品的用量要比成人小

C. 即使手术时间推迟,也不必重复给药

D. 用药后保持安静,但不可疏忽观察

E. 阿托品的镇静作用比东莨菪碱强

8. 高血压患者的术前准备,下列正确的是
   A. 凡舒张压持续超过 100 mmHg,必须给抗高血压药治疗
   B. 舒张压超过 110 mmHg,抗高血压药治疗必须延续到手术日晨
   C. 长期用抗高血压药治疗,如血压稳定,术前 3 天可以停药
   D. 高血压并存心肌缺血者,择期手术应列为禁忌
   E. 单纯慢性高血压患者,对麻醉的耐受力较差

9. 关于麻醉前焦虑,以下叙述不正确的是
   A. 手术前多数患者处于不同程度焦虑状态
   B. 解除焦虑有药物性和非药物性两类方法
   C. 解除焦虑不能单纯依靠麻醉前用药而忽视精神准备
   D. 术前焦虑状态对术后康复无任何影响
   E. 术前焦虑状态并不能全部都在手术前解除

10. 择期手术患者术前准备中不妥的是
    A. 成人禁食 6~8 h
    B. 婴儿术前 2~3 h 可喂少量糖水
    C. 老年人应做肺功能评估
    D. 急性上呼吸道感染者手术应推迟至治愈 2 周后
    E. 成人 Hb 应不低于 80 g/L

11. 关于麻醉前用药下列不正确的是
    A. 甲亢患者镇静剂应加大剂量
    B. 高热患者宜用东莨菪碱
    C. 卟啉病患者应常规使用苯巴比妥
    D. 体重小于 10 kg 的小儿不用镇静剂
    E. 迷走神经张力高的患者应常规使用阿托品

12. 正确摆放体位可减少并发症,下列不正确的是
    A. 仰卧位时,应头部垫高,保持颈前屈,双上肢伸直置于体侧
    B. 俯卧位时支撑垫的上垫应放在肩及胸骨柄处,下垫以髂前上棘及耻骨联合为负重点
    C. 俯卧位颜面支持点就为前额及双颧骨
    D. 侧卧位时,腋下垫软枕
    E. 侧卧位时为防体位改变,可在腹背处对称放置沙袋

13. 有关术前准备,下述错误的是
    A. 并存急性上呼吸道感染者,择期手术应推迟到治愈 1 周以后
    B. 过度肥胖者,宜采用清醒气管内插管
    C. 拟行椎管内麻醉者,需常规检查脊柱情况和脊髓功能
    D. 瓣膜病心脏扩大者,对麻醉耐受性好
    E. 拟行神经阻滞麻醉者,应检查局部解剖标志是否清楚

14. 非药物性解除患者术前焦虑最有效的是
    A. 手术医师耐心的术前解释与安慰
    B. 麻醉医师的术前访视
    C. 给患者阅读手术须知
    D. 给患者放映相关手术录像
    E. 快通道麻醉,缩短患者等待时间

15. 术前准备中,下列处理不正确的是
    A. 心力衰竭患者需控制 3~4 周后才施行手术
    B. 哮喘经常发作的患者,可口服地塞米松 0.75 mg,每日 3 次
    C. 肝功能衰竭者,不宜施行任何择期手术
    D. 肾功能重度损害者,只要在有效的透析下,仍能安全地耐受手术
    E. 糖尿病患者大手术前,必须将血糖控制到正常,尿糖阴性水平才能手术

16. 有关肥胖患者的叙述错误的是
   A. 过度肥胖可导致肺活量、深吸气量和呼气储备量减少
   B. 58％肥胖患者并发高血压,但多数属轻度和中度
   C. 肥胖伴高血压者易继发冠心病和脑血管意外
   D. 肥胖患者易并发糖尿病和脂肪肝
   E. 超过标准体重15％～20％为重度肥胖

17. 下列有关心功能的临床评估不正确的是
   A. 心功能Ⅰ级,屏气试验＞30 s,心功能正常
   B. 心功能Ⅱ级,屏气试验20～30 s,心功能较差
   C. 心功能Ⅲ级,屏气试验10～20 s,心功能不全
   D. 心功能Ⅳ级,屏气试验＜10 s,心功能衰竭
   E. 心功能Ⅴ级,屏气试验＜5 s,濒临死亡

18. 在炎热的环境中实施全身麻醉,下述导致体温升高的因素最不重要的是
   A. 皮肤辐射受阻
   B. 对流受阻
   C. 蒸发受阻
   D. 热传导受阻
   E. 中枢调节受抑制

19. 降温过程中与防止室颤无关的因素为
   A. 降温平稳
   B. 防止缺氧
   C. 防止二氧化碳蓄积
   D. 防止酸碱失衡
   E. 使用肌松药

20. 低温麻醉时身体各部位的温差变化错误的是
   A. 低温时身体各部位组织温度下降的速度与其血运有关

B. 表层组织的温度下降依靠组织的直接传导失热
   C. 内脏组织的温度下降依靠血运的传递失热
   D. 体表降温时各部位的温差小
   E. 降温前予以氯丙嗪可使各部位的温差缩小

21. 低温对肾脏的影响错误的是
   A. 肾小球滤过率随体温的下降而降低
   B. 低温时肾小管重吸收能力下降
   C. 如发生寒战,有效肾血流量则可上升
   D. 低温时肾血流量增加
   E. 低温对肾缺血有保护作用

22. 手术中易引起体温升高的是
   A. 髓内钉
   B. 钛夹
   C. 吻合钉
   D. 骨黏合剂
   E. 止血胶

23. 中度低温时的ECG改变,描述最正确的是
   A. PR、QRS和QT间期延长
   B. 窦性心动过缓
   C. 游走性节律
   D. A＋B
   E. A＋B＋C

24. 体温每下降1℃,肾小球滤过率约下降
   A. 1.3％
   B. 2.3％
   C. 3.3％
   D. 4.3％
   E. 5.3％

25. 低温时,脑组织每下降1℃,脑血流量下降
   A. 3.7％
   B. 4.7％
   C. 5.7％

D. 6.7%

E. 7.7%

26. 低温时使脑波变成直线的温度为

A. 36～34℃

B. 32～30℃

C. 28～26℃

D. 24～22℃

E. 20～18℃

27. 用体表冰浴或冰毯降温法降温时,直肠温较鼻咽温高

A. 0.5～1℃

B. 2～3℃

C. 4℃

D. 5℃

E. 6℃

28. 低温麻醉防止脑血管痉挛的临界温度为

A. 30℃

B. 28℃

C. 26℃

D. 24℃

E. 22℃

29. 测量中心温度最合理的方法

A. 多点皮肤温度公式计算

B. 测出直肠温度+1℃

C. 食管温度

D. 深静脉测温

E. 肺动脉导管测温

30. 关于控制性降压下述正确的是

A. 在满足手术的前提下,尽可能维持较低的血压

B. 健康患者收缩压 80～90 mmHg 不宜超过 20 min

C. 老年或高血压患者的降压幅度不超过术前值的 10%～20%

D. 老年人或高血压患者保持收缩压值在

术前舒张压水平是安全的

E. 降压幅度应以数值或术野出血情况为目标

31. 有关控制性降压对脑的影响正确的是

A. 非全麻患者可通过血压判断脑血流是否合适

B. 颅内高压患者用尼莫地平降压停止后易加剧颅内高压

C. 血压下降至出现脑电图缺血改变时,脑血流自动调节功能丧失

D. 局部脑血流与脑电图改变呈正相关

E. 降压时脑静脉回流受阻易加重脑缺血

32. 下述不属于控制性降压的适应证的是

A. 垂体瘤

B. 坐位麻醉下后颅窝手术

C. 大量输血受限制的手术

D. 严重开放性颅脑外伤

E. 右肝叶切除术

33. 有助于了解患者是否耐受开胸或全肺切除手术的是

A. 胸部磁共振检查

B. 支气管造口术

C. 胸部 CT 扫描

D. 胸部 X 线检查

E. 肺功能检查

34. 长期吸烟患者,最可能伴发

A. 肺动脉高压,右心室肥厚

B. 肺动脉高压,心脏不变

C. 肺动脉高压,双心室肥厚

D. 肺动脉高压,双心室缩小

E. 肺动脉高压,左心室肥厚

35. 体液机制中对 HPV 无关的是

A. 儿茶酚胺

B. 血栓素

C. 内皮素

D. 白三烯

E. 前列腺素类

36. 肺癌晚期手术会引起如下症状,但可除外

A. 食管压迫

B. 胸壁转移

C. 上腔静脉综合征

D. 胸膜腔积液

E. 颈丛神经压迫

37. 促进低氧性肺血管收缩很可能的介质是

A. 血小板活化因子

B. 前列腺素

C. 白三烯

D. 内皮素(ET)

E. 肿瘤坏死因子

38. 能生存的最小二尖瓣口面积是

A. 2.6 cm²

B. 1.1～1.5 cm²

C. 1.0 cm²

D. 0.3～0.4 cm²

E. 0.1～0.2 cm²

39. 关于冠心病患者左室功能评估下述错误的是

A. 射血分数(EF)低于 0.25 时休息时也有症状

B. 无心衰的心肌梗死者 EF 可达 0.4～0.55

C. EF 为 0.25～0.40 时,活动时出现症状

D. EF 达 0.55 者,左室功能正常

E. EF 低于 0.20 时患者不能生存

40. 关于先天性心脏病患者的麻醉诱导不妥的是

A. 非发绀性患者可采用氧化亚氮等吸入诱导

B. 发绀性患者宜采用丙泊酚静脉注射诱导

C. 不配合患儿可先肌注氯胺酮诱导

D. 发绀性患者可采用氯胺酮静脉注射诱导

E. 较大儿童可采用硫喷妥钠静脉注射配合吸入诱导

41. 缩窄性心包炎的病理生理改变错误的是

A. 右室压力曲线出现方根波形

B. 心房压力曲线不随呼吸而变动

C. 4 个心腔的舒张压均升高

D. 动静脉血氧差缩小

E. 主要依靠增快心率来提高心排血量

42. 重症二尖瓣狭窄患者的监测错误的是

A. PCWP 往往过高地反映 LVEDP 值

B. 术后当出现急性肺动脉收缩时,PCWP 不能正确反映 LAP

C. 心率减慢时 PCWP 与 LVEDP 差值加大

D. 心率增快时 PCWP 与 LVEDP 差值加大

E. 同步检测 CVP、PAP 及 LAP 对判断右心衰竭尤其重要

43. 下列哪点不是二尖瓣或主动脉瓣关闭不全患者迅速恶化的原因?

A. 异常的左室对后负荷增加的反应是急性扩张

B. 此时交感神经代偿失调,血管扩张

C. 阻力血管收缩

D. LVEDP 上升,前向每搏量下降

E. 扩张的心室收缩力不增加

44. 主动脉瓣关闭不全诱导时最不合适的药物是

A. 芬太尼

B. 泮库溴铵

C. 依托咪酯

D. 咪达唑仑

E. 艾司洛尔

45. 主动脉瓣狭窄患者的麻醉特点错误的是
   A. 对术前药敏感
   B. 心肌应激性高,易发生严重心律失常
   C. 左室顺应性差,宜维持低的 PCWP
   D. 易发生心绞痛,且对硝酸甘油反应差
   E. 吗啡可增加心输出量

46. 关于主动脉瓣狭窄的说法错误的是
   A. 正常的左房收缩对主动脉瓣狭窄患者十分必要
   B. 主动脉瓣狭窄的三大症状是心绞痛、晕厥和呼吸困难
   C. 主动脉瓣狭窄时左室向心性肥厚是主要代偿机制
   D. 冠状动脉正常的主动脉瓣狭窄患者不会有心绞痛
   E. 主动脉瓣狭窄患者术中心肌保护较一般心脏病手术更重要

47. 心肺转流后常有末梢阻力升高,其主要原因为
   A. 氧合器充氧不足使周围组织乏氧
   B. 灌注流量过大使外周血管反射性痉挛
   C. 吸入麻醉变浅,儿茶酚胺及血管紧张素-肾素系统激活
   D. 转流后给予升压药所致
   E. 血容量暂时不足,血管代偿性收缩

48. 二尖瓣关闭不全术后哪一种情况处理上十分困难?
   A. 外周血管痉挛,左室后负荷加大
   B. 外周血管反应性差,对升压药不敏感
   C. 肺动脉高压致右心衰竭
   D. 左心衰竭肺水肿
   E. 肺血流显著增加导致通气/血流比值失常

49. 预防心肌梗死的措施最好的是
   A. 防止血压波动和心动过速
   B. 纠正脱水和低钾

   C. 充分供氧,防止肺部并发症
   D. 避免体温波动和疼痛
   E. 以上均是

50. 监测心肌氧供需平衡最简单的方法是
   A. 心率
   B. 血压
   C. 血气
   D. 心率血压乘积
   E. 食管超声

51. 关于二尖瓣狭窄患者的陈述错误的是
   A. 可常伴房颤
   B. 可导致右心衰竭
   C. 并发急性肺水肿
   D. Ⅰ~Ⅱ级患者麻醉手术耐受力好
   E. 有心力衰竭史者一般不易再患心力衰竭

52. 法洛四联症患者气管插管时的处理错误的是
   A. 血压低选用去氧肾上腺素
   B. 保持高气道压
   C. 连续监测 SpO_2
   D. 选用氯胺酮基础麻醉并非不妥
   E. 心动过速或心肌收缩力过强可用 β 受体阻滞剂

53. 关于门脉高压症手术麻醉前用药正确的是
   A. 大剂量阿托品
   B. 大剂量东莨菪碱
   C. 一般剂量阿托品
   D. 一般剂量镇静镇痛药
   E. 大剂量镇静镇痛药

54. 关于急性坏死性胰腺炎,错误的是
   A. 可选用硬膜外阻滞
   B. 常伴水电解质平衡紊乱
   C. 常伴高钙血症
   D. 可发生循环衰竭

E. 容易诱发肺间质水肿

55. 下列哪一种药物禁用于有肝损害的门脉高压症手术的麻醉?
    A. 氟芬合剂
    B. 地西泮
    C. 氯胺酮
    D. 哌替啶
    E. 氟烷

56. 关于肝硬化患者的麻醉用药,下列错误的是
    A. 使用琥珀胆碱作用增强
    B. 禁忌大剂量使用箭毒类药
    C. 应用阿曲库铵可无影响
    D. 使用酰胺类局麻药分解作用延迟
    E. 酯类局麻药分解无影响

57. 患者女性,28 岁,患甲状腺功能亢进症。经抗甲状腺药物治疗后症状得到控制,但唯有心率不下降(105 次/分),决定外科手术。宜选下列哪项?
    A. 卢戈液
    B. 地西泮
    C. 普萘洛尔+卢戈液
    D. 甲状腺素片
    E. 普萘洛尔

58. 单独使用东莨菪碱作为术前用药不适用于哪类患者?
    A. 急性胆囊炎
    B. 脑血管功能不全
    C. 重症肌无力
    D. 原发性高血压
    E. 剧烈疼痛

59. 大于 1 岁小儿体重的计算公式是
    A. 年龄(岁)×2+4(kg)
    B. 年龄(岁)×2+4.5(kg)
    C. 年龄(岁)×2+6(kg)
    D. 年龄(岁)×2+7(kg)

E. 年龄(岁)×2+8(kg)

60. 小儿收缩压按年龄计算是
    A. 年龄(岁)×2+80(mmHg)
    B. 年龄(岁)×6+20(mmHg)
    C. 年龄(岁)×4+20(mmHg)
    D. 年龄(岁)×2+40(mmHg)
    E. 年龄(岁)×4+40(mmHg)

61. 贫血最早出现的症状是
    A. 吞咽困难
    B. 恶心呕吐
    C. 低热
    D. 晕厥
    E. 疲乏无力

62. 在成年男性中,最常见的贫血原因是
    A. 饮食摄入不足
    B. 肿瘤
    C. 睡眠不足
    D. 慢性失血
    E. 胃溃疡

63. 铁的吸收主要在
    A. 胃
    B. 十二指肠及空肠上段
    C. 各段小肠
    D. 升结肠
    E. 降结肠

64. 发育良好,无其他器官疾病的患者施行阑尾切除术,ASA 分级为
    A. Ⅰ级
    B. Ⅱ级
    C. Ⅲ级
    D. Ⅳ级
    E. Ⅴ级

65. 梗阻性黄疸患者经维生素 K 治疗 3 天以上,凝血酶原时间仍较对照值延长 5s,

说明
- A. 血友病
- B. 脾功能亢进
- C. 血小板异常
- D. 胆道肿瘤
- E. 存在肝细胞病变

66. 患者男性,34 岁,因车祸 4 h 后入院。查体:BP 100/60 mmHg, HR 110 次/分,R 30 次/分,T 39℃,WBC 18×10⁹/L。最可能的诊断是
- A. 全身炎性反应综合征
- B. 脓毒症
- C. 菌血症
- D. 败血症
- E. 脓毒性休克

67. 对拟行心导管检查和造影术的心脏病患者,首先应充分了解
- A. 呼吸功能
- B. 既往病史
- C. 心率
- D. 心脏功能、心肌缺血程度
- E. 过敏状态

68. 患者 55 岁,女性,体重 67 kg,血压 180/100 mmHg,拟行择期胆囊切除手术,高血压未经正规治疗,其 ASA 应为
- A. Ⅰ级
- B. Ⅱ级
- C. Ⅲ级
- D. Ⅳ级
- E. Ⅴ级

69. 40 岁男性患者,因"甲亢"准备在颈丛阻滞下行甲状腺部分切除术,哪种术前用药是不合适的?
- A. 地西泮
- B. 咪达唑仑
- C. 芬氟合剂

- D. 阿托品
- E. 东莨菪碱

70. 患儿男性,5 岁,咳嗽 4 个月,凌晨及活动后加剧,服用多种抗生素无效,服用特布他林后有缓解。查体:无发热、面及颈部散在湿疹。两肺呼吸音粗。该患儿最可能的诊断是
- A. 毛细支气管炎
- B. 支气管异物
- C. 咳嗽变异性哮喘
- D. 支气管淋巴结结核
- E. 儿童哮喘

71. 患者男性,76 岁。因左腹股沟斜疝拟行修补术,患者 3 个月前曾因心肌梗死住院治疗得到控制,你认为最佳的手术时机为
- A. 现在
- B. 1 个月后
- C. 2 个月后
- D. 3 个月后
- E. 6 个月后

72. 男,49 岁,入院诊断为肝内外胆管结石,拟行肝内外胆管切开取石术。既往有胸闷,心前区不适 8 年。术前准备中的检查最重要的是
- A. 血压
- B. 心电图
- C. 肾功能
- D. 血气分析
- E. 肝功能

73. 患者女性,28 岁,车祸致骨盆骨折,有股骨干开放性骨折。体温 39.1℃,血压 55/25 mmHg,脉搏 136 次/分,呼吸 22 次/分。术前未置肠胃减压管,拟行急诊股骨干骨折切开复位内固定术。术前抗胆碱药宜选
- A. 阿托品
- B. 东莨菪碱

C. 山莨菪碱

D. 戊乙奎醚

E. 格隆溴铵

74. 男性患者,35 岁,诊断为重度主动脉瓣狭窄,拟行心内直视手术。术前 1 天突感左心前区疼痛,伴冷汗,恶心。最可能的情况是

A. 伴有冠心病而发生心绞痛

B. 狭窄部痉挛,心输出量减少

C. 伴有渗出性心包炎摩擦所致

D. 冠脉病变严重导致心肌梗死

E. 心肌耗氧量增加,使心内膜下血流灌注减少

75. 患者男性,35 岁。进行性高血压 8 年。近 4 年来昏倒 3 次,过去心电图曾记录到室扑、室颤。体检:血压高达 240/140 mmHg,血钾 2.2 mmol/L,24 h 尿醛固酮 100.8 μg,香草扁桃酸(VMA)正常高限,心电图示心肌损害。术前高血压的控制首选

A. 利血平

B. 螺内酯

C. 氢氯噻嗪

D. 酚苄明

E. 复方降压片

76. 女,18 岁,2 周前上呼吸道感染,1 天来出现胸闷、气短、头晕,行走时出现黑矇。查体:血压 85/50 mmHg,心律不齐,心率 37 次/分,心电图为三度房室传导阻滞、多源性室性心律。应选用的最佳治疗方案是

A. 阿托品静脉注射

B. 异丙肾上腺素静脉滴注

C. 利多卡因静脉滴注

D. 多巴胺静脉滴注

E. 植入心内膜起搏电极行临时心脏起搏

77. 经产妇36 岁,孕40 周,晨 3 时突然大量阴道出血,急诊来院,体检:血压 120/75 mmHg,尿蛋白(一),腹部检查:子宫高 35 cm,胎头高浮,子宫前壁无压痛。阴道检查:阴道内有拳头大的凝血块,宫颈软,宫口开大一指,先露部未及胎盘组织。该产妇分娩后 5 min 突然发生烦躁不安,寒战,呕吐,咳嗽,呼吸困难,发绀,血压 80/40 mmHg,脉细弱。首先应考虑

A. 失血性休克

B. 脑血管意外

C. 羊水栓塞

D. 感染与休克

E. 子宫破裂

78. 一老年患者治疗中出现烦躁和意识模糊,查血清钠 156 mmol/L,诊断应为

A. 低渗性脱水

B. 等渗性脱水

C. 轻度高渗性脱水

D. 中度高渗性脱水

E. 重度等渗性脱水

79. 男,31 岁,左前胸被人用刀刺伤,烦躁不安,面色苍白,继而反应淡漠,脉搏细弱,血压测不到,左前胸第 4 肋间胸骨有 2 cm 伤口不断流血。诊断为

A. 闭合性气胸

B. 开放性气胸

C. 肺爆震伤

D. 心脏损伤

E. 多根多处肋骨骨折

80. 老年人术前心率低于 60 次/分,其处理应首选

A. 超声心动图检查

B. 安装心脏起搏器

C. 心电图检查

D. 阿托品试验

E. 如运动能力正常,可不做特殊处理

81. 17 岁患者,Ⅲ度烧伤面积>25%,预定在热损伤后 12 天行清创和皮肤移植术,该患者对肌松药的反应,正确的说法是
    A. 对去极化和非去极化肌松药的敏感性都增加
    B. 对去极化和非去极化肌松药的敏感性都降低
    C. 对去极化肌松药的敏感性升高,对非去极化肌松药的敏感性降低
    D. 对去极化肌松药的敏感性降低,对非去极化肌松药的敏感性升高
    E. 对非去极化肌松药的敏感性不变,对去极化肌松药的敏感性升高

82. 男,45 岁,因粘连性肠梗阻 5 天入院。出现呼吸深快,血浆 pH 7.0,给予 5%碳酸氢钠纠正酸中毒后,患者出现手足抽搐,应立即给予
    A. 5%碳酸氢钠
    B. 10%氯化钾
    C. 盐酸
    D. 醋酸钾
    E. 10%葡萄糖酸钙

83. 患者女性,30 岁。经停 45 天,突发腹痛、恶心、呕吐 2 h、呕吐物为胃内食物。血压 90/80 mmHg,心率 110 次/分,腹胀,后穹隆穿刺抽出不凝血性液体 5 ml,拟行剖腹探查术。最合适的处理是
    A. 抗呕吐
    B. 抗休克治疗
    C. 抗过敏治疗
    D. 抗休克的同时,立即手术治疗
    E. 继续观察

84. 一伴有支气管痉挛病史的患者,需要全麻手术,术前准备最重要的是
    A. 支气管扩张药
    B. 抗生素治疗
    C. 心肺功能检查

    D. 过敏原检查
    E. 免疫治疗

85. 一女性患者 30 岁,患有甲状腺功能亢进,需在全身麻醉下行甲状腺次全切除术,其麻醉前用药最佳方案是
    A. 地西泮 10 mg、阿托品 0.5 mg,麻醉前 30 min 肌内注射
    B. 地西泮 5 mg,麻醉前 1 h 口服;东莨菪碱 0.3 mg,麻醉前 1 h 肌内注射
    C. 苯巴比妥 1 mg/kg、东莨菪碱 0.3 mg,麻醉前 30 min 肌内注射
    D. 苯巴比妥 2 mg/kg、戊乙奎醚 0.5 mg,麻醉前 1 h 肌内注射
    E. 地西泮 10 mg,麻醉前 1 h 口服;戊乙奎醚 0.5 mg,麻醉前 1 h 肌内注射

86. 老年患者术前 ECG 提示心肌缺血,术前用药应避免
    A. 地西泮
    B. 咪达唑仑
    C. 苯巴比妥钠
    D. 东莨菪碱
    E. 阿托品

87. 患儿 2 岁。右颈胸肿物 1 个月余,诊断为右中纵隔、右颈淋巴管肿物,择期行肿物切除术。麻醉医师术前准备不适宜的是
    A. 了解配血情况
    B. 术前肌注阿托品
    C. 术前 2 h 禁食
    D. 访视患儿,与家长交代麻醉情况
    E. 备皮

88. 女性,34 岁,急诊入院。查体:神志模糊,脉搏细弱,皮肤湿冷,瞳孔呈针尖样,对光反射减弱,呼吸频率 6 次/分,心率 65 次/分,血压 75/30 mmHg。可能的诊断为
    A. 有机磷中毒
    B. 阿片类药物中毒

C. 酒精中毒

D. 宫外孕

E. 煤气中毒

89. 患者男性,78 岁。拟行胆囊切除术。有活动后胸前不适感。围术期要重点预防
    A. 心肌梗死
    B. 肺栓塞
    C. 脑栓塞
    D. 肺水肿
    E. 脑出血

90. 拟行全麻的患者,术前应从哪些方面估计气管插管难易程度?
    A. 病史
    B. 头颈活动度
    C. 甲颏距离
    D. Mallampati 气道分级
    E. 以上都是

91. 患者男性,70 岁,因左侧中叶肺癌,每日咯血 20 ml 左右,拟行肺癌根治术。麻醉医师欲了解呼吸功能,最简易的测定方法是
    A. 末梢循环颜色
    B. 吹火柴试验
    C. 量胸廓周径
    D. 床边 X 线检查
    E. 肺部听诊

92. 患者男性,45 岁,诊断为肝炎肝硬化,其凝血功能结果异常的是
    A. PT 16 s
    B. APTT 35 s
    C. Fg 3.9 g/L
    D. FDP 5.6 mg/L
    E. ACT 62 s

93. 患者男性,46 岁。身高 1.65 m,体重130 kg。胆总管结石、梗阻性黄疸。拟行胆总管探查术。患者既往有 6 年高血压、冠心病、糖

尿病史,3 年前诊断为睡眠呼吸暂停综合征。术前检查血压 180/110 mmHg,心率 65 次/分,ECG 检查示不正常 ST 段、T 波改变。查体发现患者颈短粗,下颌及颈部脂肪赘积,气管触摸不清,椎体及椎间隙触摸不清。预计可能发生气管插管或硬膜外穿刺困难。为防止发生插管困难,最有效的准备措施是
    A. 开口器
    B. 舌钳
    C. 口咽或舌咽通气道
    D. 纤维支气管镜
    E. 气管切开

94. 患儿 $PaCO_2$ 32 mmHg, pH 7.26,应该是
    A. 代谢性酸中毒,呼吸性碱中毒
    B. 代谢性碱中毒,呼吸性碱中毒
    C. 代谢性酸中毒,呼吸性酸中毒
    D. 代谢性碱中毒,呼吸性酸中毒
    E. 正常

95. 66 岁女性,既往体健,4 天前股骨颈骨折,欲明日于连硬外麻醉下行全髋置换术,术前哪项检查是必要的?
    A. 脑电图
    B. 双下肢彩超
    C. 冠状动脉造影
    D. 脑血流图
    E. 肺功能

96. 患者烟龄 30 年,平均 30 支/日。近 12 年来每年冬季均有咳嗽、咳痰,清晨尤重。该患者极可能患有
    A. 肺炎
    B. 肺源性心脏病
    C. 慢性支气管炎合并肺气肿
    D. 肺不张
    E. Ⅱ型呼吸衰竭

二、A3/A4 型题

(97～99 题共用题干)

患者女性,28 岁,右胸腋中线第 4、5 肋间刀刺伤 1 h 入院,伤口长 5 cm,活动性出血,鲜血外溢,患者呼吸急促,神志淡漠,面色苍白,血压 63/30 mmHg,麻醉后血压为 0。

97. 有关处理措施正确的是(多选)
   A. 放弃麻醉和抢救
   B. 快速输血输液
   C. 静脉注射多巴胺
   D. 持续机械通气,保证供氧
   E. 头部冰帽,减低脑代谢

98. 患者诊断应是
   A. 胸部刀伤
   B. 肺挫裂伤
   C. 血气胸
   D. 失血性休克
   E. 以上全部

99. 麻醉方案首选
   A. 局麻
   B. 非气管插管静脉全麻
   C. 硬膜外阻滞
   D. 肋间神经阻滞
   E. 气管插管全身麻醉

(100～102 题共用题干)

患者,女,45 岁,高空坠落致"复合性损伤",入院神志清楚,清创缝合术后第 3 天出现昏迷,呼出气有"烂苹果"味。

100. 既往病史可能有
   A. 高血压
   B. 冠心病
   C. 糖尿病
   D. 慢性肾炎
   E. 风湿性心脏病

101. 合适的治疗措施为
   A. 给予 10% 葡萄糖
   B. 神经外科手术
   C. 给予碳酸氢钠
   D. 甘露醇脱水治疗
   E. 给予胰岛素、碳酸氢钠及氯化钾

102. 该患者治疗过程中必须严密观察
   A. 尿糖
   B. 心电图
   C. 脑电图
   D. 血糖、血电解质及血 pH
   E. 尿钠

(103～106 题共用题干)

患者男性,45 岁。上消化道大出血,血压 70/35 mmHg,面色苍白,神清。

103. 该患者既往最可能患有
   A. 慢性肾炎
   B. 冠心病
   C. 左心衰竭
   D. 肝硬化
   E. 甲状腺功能亢进症

104. 术前了解病情哪一项是次要的?
   A. 全身状况
   B. 血压、脉搏
   C. 肝肾功能的状况
   D. 血球压积
   E. T_3、T_4 浓度

105. 该患者麻醉前准备不正确的是
   A. 已无继续出血时,改善休克后再麻醉
   B. 维持血压在 80 mmHg 以上
   C. 维持血细胞比容在 30% 以上
   D. 不进行胃肠减压
   E. 出血不止时应尽早手术

106. 最适宜的麻醉方法是

A. 连续硬膜外阻滞

B. 蛛网膜下腔阻滞

C. 气管内插管全麻

D. 局麻与强化

E. 针刺麻醉

(107～110 共用题干)

患者男性,41 岁,巨脾。诊断为脾功能亢进,拟行脾切除术。术前检查:Hb 50 g/L, RBC 1.8×10^{12}/L, WBC 3×10^9/L, PLT 60×10^9/L, APTT 35 s, PT 11 s。

107. 术前准备最重要的是

A. 输白蛋白

B. 输全血

C. 输氨基酸

D. 输新鲜全血

E. 输血浆

108. 下列哪项是选择气管内全麻的注意事项?

A. 脑梗死

B. 气管内出血

C. 心力衰竭

D. 喉头水肿

E. 哮喘

109. 如选连续硬膜外麻醉,下列最正确的是

A. 不宜复合镇痛镇静药

B. 加大局麻药的肾上腺素用量

C. 用细穿刺针,避免反复多次穿刺

D. 不宜用酯类局麻药

E. 用较低浓度的局麻药

110. 术中发生出血不止,最正确的处理措施是

A. 静脉注射地塞米松 10～20 mg

B. 输新鲜血小板

C. 补钙

D. 补充因子Ⅷ

E. 应用止血药物

(111～118 题共用题干)

患者男性,38 岁,尿毒症,血压 185/110 mmHg。心率 60 次/分,ECG 显示 ST - T 波改变,维持血液透析 4 年,拟行同种异体肾移植手术。

111. 患者最可能有

A. 慢性气管炎

B. 肺水肿

C. 脑水肿

D. 贫血

E. 肝功能衰竭

112. 如果采用硬膜外麻醉最重要的是

A. 出、凝血时间

B. 肾功能

C. 肝功能

D. 心电图

E. 血常规

113. 如果采用硬膜外麻醉错误的是

A. 局麻药用利多卡因

B. 局麻药用布比卡因

C. 应适当提高局麻药浓度

D. 局麻药中不加去甲肾上腺素

E. 局麻药中加肾上腺素

114. 采用硬膜外麻醉最佳穿刺点是

A. $L_4 \sim L_5$

B. $T_{12} \sim L_1$ 和 $L_1 \sim L_2$ 间隙

C. $L_3 \sim L_4$

D. $T_{11} \sim T_{12}$

E. $T_{11} \sim T_{12}$ 和 $L_3 \sim L_4$

115. 哪种麻醉方法最容易出现血压波动?

A. 全麻

B. 硬膜外阻滞-全麻联合

C. 脊麻

D. 脊麻、硬膜外联合阻滞

E. 硬膜外麻醉

116. 开放吻合的血管后移植肾灌注不良不宜采用
- A. 吸氧
- B. 快速输血输液
- C. 肾上腺素 0.5 mg/min
- D. 25％葡萄糖 100 ml 静脉推注
- E. 多巴胺 2～3 μg/(kg·min)

117. 移植肾的血管吻合开放前,为了保证良好的肾灌注可采用下列措施,但除外
- A. 甲基泼尼松龙 6～8 mg/kg 静脉注射
- B. 呋塞米 100 mg 静脉注射
- C. 肾上腺素 1 μg/min
- D. 20％甘露醇 100 ml 静脉滴注
- E. 多巴胺 2～3 μg/(kg·min)

118. 为了术中液体管理有的放矢,最重要的是
- A. 出凝血时间
- B. 肝功能
- C. 心电图
- D. 透析后的"干体重"
- E. 血常规

三、X 型题

119. 麻醉方案的选择,应考虑
- A. 强调以患者安全为前提
- B. 根据手术部位选择麻醉方法
- C. 根据术者特殊要求实施麻醉
- D. 根据麻醉医师的经验与技术能力
- E. 根据可能发生的手术意外

120. 为减少术后呼吸系统并发症,术前相关准备应包括
- A. 戒烟 2 周
- B. 减肥
- C. 慢支患者,控制痰量,预防性使用药敏抗生素
- D. 急性呼吸道感染者推迟择期手术
- E. 深呼吸,咳嗽排痰训练

121. 预防气管插管心血管反应的方法有
- A. 喉上神经阻滞与环甲膜穿刺气管内表面麻醉
- B. 静脉注射阿托品
- C. 静脉注射艾司洛尔
- D. 静脉注射乌拉地尔
- E. 静脉注射尼卡地平

122. 下列情况可使肌肉接头以外的乙酰胆碱受体大量增加的是
- A. 神经脱髓鞘病变
- B. 下运动神经元损伤
- C. 烧伤患者
- D. 贫血患者
- E. 感染以致肌纤维失去神经支配时

123. 与琥珀胆碱诱发心律失常的发生率和严重程度有关的是
- A. 给药途径
- B. 术前是否使用阿托品
- C. 所用的挥发性麻醉药
- D. 剂量
- E. 反复给药

124. 为防止发生急性肾上腺皮质功能不全,下列患者应在麻醉前适当补充肾上腺皮质激素的是
- A. 术前证实有肾上腺皮质功能减退
- B. 近期连续应用激素超过 1 周
- C. 术前 6 个月曾用过皮质激素治疗
- D. 行垂体手术
- E. 行肾上腺手术

125. 甲状腺功能亢进症患者术前准备不充分,常表现为
- A. 脉率波动剧烈
- B. 心房颤动
- C. 体重减轻
- D. 精神紧张

E.　血压下降

126.　手术前对糖尿病患者的病情控制,下列说法正确的是
　　A.　无酮血症,尿酮体阴性或弱阳性
　　B.　空腹血糖应控制在 6.7 mmol/L 以下
　　C.　尿糖检查为阴性或弱阳性
　　D.　对过去采用口服降糖药的患者,最好在术前改用正规胰岛素治疗
　　E.　对于胰岛素依赖型糖尿病患者,术前应维持过去的治疗方案以免引起血糖剧烈波动

127.　下列哪些是新生儿复苏常规设备?
　　A.　氧气加压面罩
　　B.　插管盘
　　C.　远红外线保暖床
　　D.　吸引设备
　　E.　急救药盘

128.　下列哪些是气管插管指征?
　　A.　心率经面罩给氧后未改善者
　　B.　出生后 1 min Apgar 评分≤2 分
　　C.　羊水混有胎粪
　　D.　Apgar 评分进行性下降
　　E.　哭声响亮

129.　下列有关新生儿 Apgar 评分叙述错误的有
　　A.　90% 以上新生儿 1 min 评分常是 5 分
　　B.　3~4 分为中度抑制,应立即心脏按压
　　C.　出生后 1 min 评分与酸中毒及存活率无关
　　D.　出生后 5 min 评分与神经系统预后有关
　　E.　出生时新生儿如严重窒息应立即复苏,不应等待 Apgar 评分

130.　下列哪些是新生儿复苏的主要措施?
　　A.　保暖

　　B.　吸引
　　C.　吹氧
　　D.　张肺
　　E.　气管插管

131.　新生儿心脏复苏方法错误的有
　　A.　按压胸骨的下部
　　B.　加压深度 1~2 cm,频率 100~120 次/分
　　C.　胸外心脏按压与人工呼吸之比为 5∶2
　　D.　可用电除颤
　　E.　复苏用药时采取心脏穿刺给药

132.　小儿 Ayre T 型装置的优点有
　　A.　气流量足够时可无 CO_2 重复呼吸
　　B.　无活瓣
　　C.　呼吸阻力小
　　D.　结构简单
　　E.　湿化好

133.　关于新生儿肾功能,正确的描述包括
　　A.　肾小球滤过率为成人的 30%
　　B.　肾浓缩功能较好而稀释功能较差
　　C.　保钠低于失钠,易致低钠血症
　　D.　对液体过量及脱水耐受性低
　　E.　可保钾

134.　具有骨髓抑制功能的药物有
　　A.　阿司匹林
　　B.　苯海拉明
　　C.　吲哚美辛
　　D.　双嘧达莫
　　E.　氯霉素

135.　下列血液病患者的描述,正确的有
　　A.　并存高血压或红细胞增多症的患者,术前通过血液稀释可以降低血压和 Hct
　　B.　对因子Ⅷ缺乏的血友病患者,为预防手术出血,术前应输因子Ⅷ制品

C. 对血液病患者一般应以保守治疗为
主,必须手术治疗时,以简短手术为宜
D. 高碳酸血症会加重术野渗血
E. 低温体外循环术后渗血不止,与肝素
反跳、鱼精蛋白过量致血小板及纤维
蛋白减少有关

136. 血液病患者的麻醉前用药,正确的是
A. 经全面治疗全身情况改善者可常规用药
B. 全身情况差,应免用吗啡
C. 应尽量避免皮下或肌内注射用药
D. 麻醉前 30 min 用药以口服为佳
E. 有脑出血或严重出血者,可以用哌
替啶

137. 冠心病患者术前治疗的常用药物有
A. 阿司匹林
B. 阿替洛尔
C. 钙通道阻滞剂
D. 硝酸甘油
E. 卡托普利

138. 对稳定型心绞痛患者,下列哪些因素增加
围术期急性心肌缺血的可能性?
A. 日常活动就可诱发心绞痛

B. 心率较快
C. 频发的室早
D. 多次的心肌梗死
E. 兼有高血压

139. 术前需要纠正的心律失常包括
A. 心房颤动和心房扑动伴快速室率
B. 频发室早
C. 偶发房早
D. 二度以上房室传导阻滞
E. 无症状的右束支传导阻滞

140. 麻醉前访视应了解
A. 过敏史
B. 既往史
C. 手术麻醉史
D. 治疗用药史
E. 家族史

141. 麻醉前评估中体格检查应包括
A. 体重
B. 营养状况
C. 心血管功能及指标
D. 呼吸系统功能及相关指标
E. 肝肾功能

第四章

麻 醉 实 施

一、A1/A2 型题

1. 下列不适合气管插管的是
   A. 呼吸道不全梗阻
   B. 巨大甲状腺肿手术患者
   C. 主动脉瘤压迫气管
   D. 喉头黏膜下水肿
   E. 前纵隔肿瘤

2. 如图所示,低位腰麻是指阻滞平面在

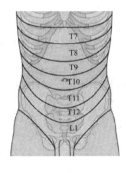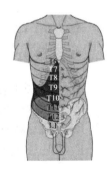

   A. T_4 以下
   B. T_6 以下
   C. T_8 以下
   D. T_{10} 以下
   E. T_{12} 以下

3. 硬膜外阻滞上界平面达 T_9,则上界运动平面在
   A. T_9

   B. T_{10}
   C. T_{11}
   D. L_1
   E. L_2

4. 骶管穿刺必须经过下列结构中的
   A. 骶棘韧带
   B. 后骶尾韧带
   C. 骶管
   D. 骶骨前筋膜
   E. 以上都是

5. 有关硬膜外阻滞的说法不正确的是

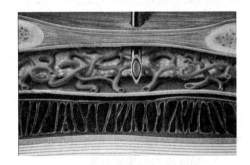

   A. 糖尿病及动脉硬化者用药量减少
   B. 脱水、休克者用药量减少
   C. 只阻滞感觉神经,不阻滞运动神经
   D. 可用于支气管哮喘患者
   E. 麻药容量和注药速度决定阻滞平面

6. 如图,临床上所谓高位腰麻是指阻滞平面达

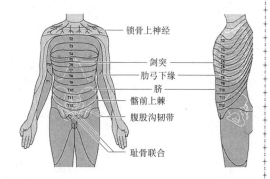

A. T_2

B. T_6

C. T_8

D. T_4

E. T_{10}

7. 有关腰麻后发生的脑神经麻痹,说法正确的是

A. 以第Ⅵ对脑神经发生率高

B. 第Ⅸ对脑神经麻痹多见

C. 原因为无菌性脊髓膜炎

D. 50%的病例须经1年以上才能恢复

E. 以上都不对

8. 关于脑脊液的生化,下列错误的是

A. pH 为 7.4

B. 比重 1.003～1.009

C. 脑脊液似淋巴液,有少量红细胞

D. 葡萄糖 450 mg/L

E. 蛋白质 100～250 mg/L

9. 对局麻药在硬膜外腔扩散没有影响的是

A. 局麻药的容积和浓度

B. 局麻药注射的速度

C. 年龄

D. 身高

E. 脑脊液压

10. 脊麻不宜用于

A. 胸部手术

B. 腹部手术

C. 盆腔手术

D. 肛门会阴手术

E. 下肢手术

11. 如图所示,下述指征表明穿刺针进入硬膜外间隙,除外

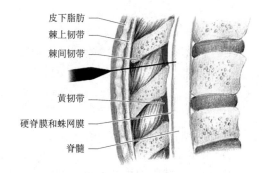

A. 遇阻力

B. 突破感

C. 负压现象

D. 回抽无液体流出

E. 注气注水后气泡外溢

12. 腰麻时有关血压的描述错误的是

A. 脊麻平面在 T_4 以上者,血压约下降 14%

B. 在 T_4 以下者下降 21%

C. 肺动脉压下降 35%～50%

D. 全身静脉压下降 4%～10%

E. 左房压下降 15%～35%

13. 脊麻时患者容易发生恶心、呕吐最主要的原因是

A. 从未被阻滞的迷走神经传入冲动所诱发

B. 胃肠蠕动增强,胆汁反流入胃

C. 患者精神因素

D. 低血压,脑缺氧

E. 术前用药没有影响

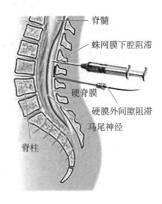

14. 脊麻时引起恶心、呕吐的原因可能性最小的是
    A. 收缩压低于 70 mmHg 导致脑缺血
    B. 迷走神经传入纤维未被阻断
    C. 手术中的牵拉反射
    D. 吗啡的特异反应
    E. 血浆肾上腺素浓度过高

15. 关于硬膜外腔下列说法不正确的是
    A. 硬脊膜外腔（epidural）、硬脊膜周围腔（peridural）、硬脊膜外腔（extradural space）是同义词
    B. 硬脊膜周围腔是硬脊膜和椎骨骨膜之间的腔
    C. 硬脊膜外腔向颅侧通过枕骨大孔与颅内相通
    D. 尾端与骶管相连
    E. 硬脊膜外腔终止于横跨骶裂孔的膜

16. 关于腰麻药比重下列不正确的是
    A. 等比重药液作用时间较短
    B. 重比重可用 5%～10% 葡萄糖配制
    C. 重比重药液作用时间最长
    D. 轻比重可用注射用水配制
    E. 等比重可用生理盐水配制

17. 下列有关骶管阻滞的叙述错误的是
    A. 硬膜囊的尖端达第 2～3 骶孔的高度
    B. 骶管解剖变异较多，成人约占 20%
    C. 骶管穿刺可出现负压
    D. 穿刺点可选两骶角连线的中点
    E. 是硬膜外阻滞的一种方法

18. 如图，关于硬膜外间隙错误的是
    A. 是一充满脂肪、血管和淋巴管的潜在间隙
    B. 在腰处最宽 5～6 mm
    C. 在中胸部宽 3～5 mm
    D. 在下颈部宽 1.5～2 mm
    E. 上自枕骨大孔，下至 S_2

19. 下列哪项不是中高位脊麻引起？
    A. 血压下降，心率减慢
    B. 胃肠道蠕动增加
    C. 尿潴留
    D. 呼吸加快
    E. 胃酸分泌减少

20. 对脊麻后低脊髓压力性头痛的处理错误的是
    A. 大量输液
    B. 静脉或口服咖啡因
    C. 硬膜外自体血充填
    D. 静脉注射高张葡萄糖液
    E. 硬膜外大剂量输注生理盐水

21. 为防止误入蛛网膜下腔，骶管穿刺针尖深度不应超过
    A. 第 5 腰椎棘最高点
    B. 第 2 骶椎平面
    C. 第 1 对骶后孔水平
    D. 第 4 对骶后孔水平
    E. 髂嵴最高点连线

22. 如图所示，对蛛网膜的描述错误的是
    A. 含有网状纤维和弹力纤维
    B. 为一层韧带
    C. 与软膜之间为蛛网膜下腔
    D. 与软膜之间有丝状小梁相连
    E. 薄而透明

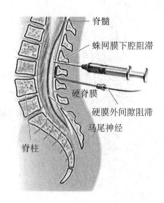

B. 10 min

C. 15 min

D. 20 min

E. 25 min

26. 硬膜外阻滞完善的时间需

 A. 3~5 min

 B. 8~10 min

 C. 12~20 min

 D. 25~30 min

 E. 40 min 以上

23. 腰麻时血压下降的主要原因是

 A. 心动过缓

 B. 术前脱水

 C. 交感神经节前纤维阻滞

 D. 肌张力下降

 E. 副交感神经阻滞

27. 腰麻穿刺进入蛛网膜下腔的部位俗称

 A. 脊髓

 B. 终池

 C. 马尾

 D. 腰膨大

 E. 脊髓后根

24. 如图,腰麻平面达 T_6,则其交感阻滞平面至少达

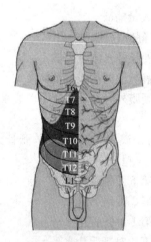

28. 椎管内麻醉血压下降的主要原因是

 A. 肌肉松弛

 B. 心交感神经节阻滞

 C. 交感神经阻滞

 D. 副交感神经阻滞

 E. 中枢交感神经介质释放减少

29. 如图,成人仰卧位时脊柱最低部位为

 A. C_3

 B. L_1

 C. L_3

 D. T_6

 E. T_{10}

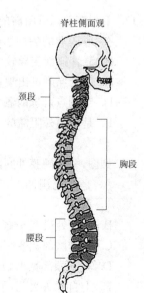

 A. T_4

 B. T_5

 C. T_6

 D. T_7

 E. T_8

25. 硬膜外给药后药液扩散停止需

 A. 5 min

30. 脊麻时下列哪一项下降最大?

 A. 右房压

 B. 左房压

 C. 心排血指数

D. 平均动脉压

E. 肺动脉压力

31. 腰麻平面达 T_4,心率减慢的主要原因是

A. 支配心脏交感神经节前纤维阻滞

B. 血压下降

C. 右房压下降

D. 窦弓反射

E. 肾上腺素能神经纤维阻滞

32. 丁卡因脊麻的起效时间为

A. 1～2 min

B. 3～4 min

C. 5～9 min

D. 10～15 min

E. 20 min 以上

33. 布比卡因脊麻的起效时间同

A. 利多卡因

B. 丁卡因

C. 普鲁卡因

D. 罗哌卡因

E. 地布卡因

34. 椎管内麻醉时出现死亡的主要原因是

A. 循环抑制

B. 呼吸抑制

C. 神经反射

D. 低血容量

E. 药物中毒

35. 硬膜外穿刺产生负压的主要原因是

A. 硬膜外间隙原为负压

B. 硬脊膜突然顶开

C. 黄韧带突然顶开

D. 穿刺针进入静脉

E. 穿刺针进入蛛网膜下间隙

36. 连续骶管阻滞后,容易发生哪种并发症?

A. 头痛

B. 感染

C. 硬膜外脓肿

D. 蛛网膜炎

E. 马尾神经综合征

37. 正常人直立时,哪些椎体的棘突为水平位?

A. 颈椎、胸椎和上 4 个腰椎

B. 颈椎、上 4 个胸椎和下 4 个腰椎

C. 前 2 个颈椎、胸椎和下 4 个腰椎

D. 颈椎和腰椎

E. 颈椎、上 3 个胸椎和腰椎

38. 侧路穿刺进入蛛网膜下隙所遇到的唯一韧带是

A. 棘上韧带

B. 棘间韧带

C. 黄韧带

D. 后纵韧带

E. 前纵韧带

39. 如 29 题图,成人仰卧位时脊柱最高部位为

A. C_6

B. T_6

C. L_3

D. L_4

E. L_5

40. 下述哪种药物易出现快速麻醉耐药现象?

A. 丁卡因

B. 普鲁卡因

C. 利多卡因

D. 罗哌卡因

E. 布比卡因

41. 局麻药中加入 1：200 000 肾上腺素是指 20 ml 药液中加入肾上腺素

A. 0.1 mg

B. 0.2 mg

C. 0.3 mg

D. 0.4 mg

E. 0.01 mg

42. 注药后,各类脊神经纤维被阻滞的顺序是
A. 感觉神经、运动神经、交感神经
B. 运动神经、感觉神经、交感神经
C. 交感神经、感觉神经、运动神经
D. 运动神经、交感神经、感觉神经
E. 交感神经、运动神经、感觉神经

43. 下列情况可采用腰麻的是

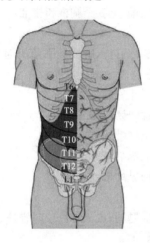

A. 脊髓前角灰质炎
B. 脊髓肿瘤
C. 慢性贫血(血红蛋白 70 g/L 以上)
D. 盆腔肿瘤
E. 严重高血压

44. 配制含有 1∶200 000 肾上腺素的 1% 利多卡因溶液 20 ml,应加入 0.1% 的肾上腺素溶液
A. 0.2 ml
B. 1.0 ml
C. 1.5 ml
D. 2.0 ml
E. 0.1 ml

45. 硬膜上穿刺孔的愈合时间为
A. 24 h
B. 48 h

C. 72 h
D. 1~2 周
E. 3 周以上

46. 腰麻下行剖宫产术,发生严重低血压的原因是
A. 麻醉平面过高
B. 缩宫素剂量不足
C. 儿茶酚胺释放
D. 下腔静脉受压
E. 输入液体过多

47. 纠正脊麻引起的低血压,最好兴奋
A. α 肾上腺素能受体
B. β 肾上腺素能受体
C. α 和 β 肾上腺素能受体
D. 心肌的 α 肾上腺素能受体
E. 心肌的 β 肾上腺素能受体

48. 关于再次硬膜外麻醉,下列叙述不正确的是
A. 48 h 内重复进行硬膜外阻滞时,麻醉扩散的范围比第 1 次广泛
B. 1 周内重行硬膜外麻醉时,其腰麻效果可能不如第 1 次
C. 如前几次硬膜外穿刺有出血或注药后回流较多,则此次硬膜外麻醉的不成功的机会增加
D. 反复进行硬膜外麻醉对麻醉效果无任何影响
E. 多次硬膜外麻醉对麻醉效果有影响

49. 若脊麻没有引起并发症,1 周脑脊液应该是
A. 正常
B. 白细胞计数增加
C. 蛋白含量增加
D. 压力仍高于正常
E. 比重稍大于 1.009

50. 脊麻患者注入局麻药 7 min 后,脉搏由 85

次/分降至 45 次/分,原因是

A. 反射性迷走神经兴奋

B. 心交感神经受抑制

C. 用药量过大

D. 双下肢肌肉瘫痪

E. 副交感神经受到抑制

51. 脊麻平面达 T_4,平均动脉压下降可达

A. 21%

B. 30%

C. 44%

D. 56%

E. 65%

52. 椎管麻醉时,哪种神经功能最先被阻断?

A. 血管舒缩神经纤维

B. 温度觉

C. 深部感觉(本体感觉)

D. 触觉

E. 痛觉

53. 硬膜外麻醉术中突然出现心率减慢,与哪项相对无关?

A. 麻醉平面过高

B. 牵拉反应

C. 全脊髓麻醉

D. 低血压,缺氧

E. 误吸

54. 硬膜外间隙负压最明显的是

A. 颈段

B. 上胸段

C. 下胸段

D. 腰段

E. 骶段

55. 下列手术硬膜外穿刺点不当的是

A. 髋关节置换术 $L_1 \sim L_2$

B. 阑尾切除 $T_{11} \sim T_{12}$

C. 输尿管中下段切开取石术 $T_8 \sim T_9$

D. 乳房切除术 $T_4 \sim T_5$

E. 降结肠肿瘤切除术 $L_1 \sim L_2$

56. 脊麻后头痛的特点不包括

A. 平卧时加重,坐起时减轻

B. 平卧时减轻,坐起时加重

C. 头痛部位多见于枕部

D. 疼痛性质属胀满性且程度不一

E. 疼痛时可伴恶心呕吐

57. 硬膜外麻醉致脊髓或神经根损伤的描述,不正确的是

A. 神经根损伤时即有"触电"或痛感

B. 脊髓损伤为剧痛,偶伴一过性意识障碍

C. 神经根损伤以运动障碍为主

D. 脊髓损伤的感觉障碍与穿刺点不在同一平面

E. 神经根损伤后感觉缺失仅限于 $1 \sim 2$ 根脊神经支配的皮区,且与穿刺点棘突的平面一致

58. 行低流量吸入麻醉时

A. 吸入浓度易于控制

B. 流量表的 N_2O/O_2 比与肺泡气 N_2O/O_2 更一致

C. 长时间紧闭麻醉,回路内有氮气蓄积

D. 使用 N_2O 不必监测氧浓度

E. 钠石灰温度升高较少

59. 硫喷妥钠全麻进入Ⅲ期 2 级的标志是

A. 呼吸正常或渐弱

B. 神志模糊

C. 血压微降

D. 脉搏无明显变化

E. 眼球固定

60. 联合应用 0.5MAC 异氟烷＋0.5MAC 氧化亚氮可起到

A. 拮抗作用

B. 增强作用

C. 相加作用

D. 协同作用

E. 无作用

61. 吸入麻醉药用于控制性降压的缺点是

A. 增加灌注压

B. 氟烷致癫痫样脑电活动

C. 增加心肌血流

D. 抑制器官血流的自身调节作用

E. 与剂量相关

62. 与年龄相关的量效关系是

A. 小儿麻醉诱导慢

B. MAC 随年龄增大而增大

C. 老年人麻醉药需要量小

D. 老年人麻醉后恢复快

E. 老年人产生 EEG 爆发抑制需要的吸入
麻醉药浓度更大

63. 不属于全凭静脉麻醉的优点的是

A. 麻醉加深快而容易,呼吸道无刺激

B. 多种药物相复合,可取长补短

C. 诱导快,患者无痛苦

D. 麻醉深度明确且易判定

E. 手术室空气无污染

64. 下列哪项宜用氯胺酮、羟丁酸钠复合麻醉?

A. 中枢神经系统病变需颅内手术患者

B. 较严重的高血压患者

C. 烧伤手术伴哮喘患者

D. 整形外科手术伴心血管疾病未经很好
控制者

E. 颌面外科手术伴癫痫患者

65. 给高颅压患者行吸入麻醉,能缓解高颅压
的是

A. 选用不增加脑血流的药物,如异氟烷

B. 吸入麻醉药前先过度通气

C. 用全吸入麻醉

D. 吸入麻醉药浓度尽量低

E. 以上都不是

66. 有关七氟烷 MAC,正确的是

A. 小儿最高

B. 老年人降低

C. 低温时降低

D. 应用氧化亚氮时降低

E. 以上都对

67. 不可用氯胺酮、羟丁酸钠复合麻醉的是

A. 烧伤换药及切痂术

B. 整形外科手术

C. 小儿五官科手术

D. 高血压、冠心病患者

E. 休克患者

68. 下列复合麻醉患者不可能产生锥体外系症
状的是

A. 羟丁酸钠＋氟哌利多＋芬太尼

B. 氯丙嗪＋哌替啶

C. 氟哌利多＋芬太尼

D. 地西泮＋氯胺酮

E. 硫喷妥钠＋哌替啶

69. 下列不是全麻肌松下麻醉深度的客观参考
指标的是

A. 食管内压力

B. 血浆药物浓度

C. 听觉诱发电位

D. 脑电图

E. 患者无体动反应

70. 下列不能作为判断复合麻醉深度变浅的指
标的是

A. 瞳孔逐渐变大

B. 血压较基础值高 20～40 mmHg

C. 心率逐渐变快

D. 眼眶中含有泪珠

E. 角膜反射存在,眼球不固定

71. 以下不能使用氯胺酮的是
A. 术中麻醉维持
B. 儿童术前用药
C. 基础麻醉
D. 控制癫痫样发作
E. 用于支气管哮喘患者的麻醉

72. 关于氟芬合剂的叙述错误的是
A. 能加强巴比妥类的中枢抑制作用
B. 能加强吸入麻醉药的镇痛作用
C. 术后患者安静,无锥体外系并发症
D. 具有较好的镇吐作用
E. 具有一定的抗心律失常作用

73. 普鲁卡因与琥珀胆碱复合麻醉时
A. 药效增强,作用时间延长
B. 药效增强,剂量不变
C. 药效减弱,毒性增强
D. 药效不变,作用时间延长
E. 药效不变,剂量不变

74. 普鲁卡因静脉复合麻醉时成年人普鲁卡因第 1 小时用量应为
A. 3.5～4 g
B. 3～4 g
C. 2～3 g
D. 1～2 g
E. 0.5～1.5 g

75. 下列哪些不是低流量紧闭麻醉的优点?
A. 减少呼吸道水分和热量丢失
B. 节省麻醉药
C. 减少环境污染
D. 容易发现回路故障
E. 易于加深麻醉

76. 应用光导纤维内镜经口插管时,常需使用 9 号和 10 号插管专用口咽通气道,9 号通气道适用于内径(ID)为多少的导管?
A. ID＜6.0 mm
B. ID＜6.5 mm
C. ID＜7.0 mm
D. ID＜7.5 mm
E. ID＜8.0 mm

77. 除下列哪项外麻醉时优先选用清醒鼻腔盲探插管?
A. 舌体部巨大肿瘤
B. 颞颌关节强直
C. 面颊部缺损
D. 颈部血管瘤或单纯颈淋巴结清扫手术
E. 双下颌骨折伴口内有多处开放性伤口

78. 三叉神经第 2 支阻滞麻醉口外进针点为
A. 颧弓和下颌升支之间
B. 下颌升支外侧 0.5 cm
C. 颧弓中点上 0.5 cm
D. 颧弓和下颌升支乙状切迹之间的中点
E. 耳屏前

79. 一患者主诉左颞部皮肤感觉过敏,触摸耳屏部可诱发剧烈疼痛,此种情况应阻滞哪条神经?
A. 左侧面神经
B. 左上颌神经
C. 左下颌神经
D. 左第 2 对颈神经
E. 左第 3 对颈神经

80. 眶上神经阻滞进针点在
A. 额骨眶上嵴内 1/4
B. 额骨眶上嵴外 1/3
C. 额骨眶上嵴中点
D. 额骨眶上嵴内 1/3
E. 额骨眶上嵴切迹

81. 面颊部分缺损患者手术麻醉时通常采用
A. 经鼻腔清醒盲探插管
B. 气管切开后插管
C. 经鼻腔快速诱导插管

D. 经口腔清醒盲探插管

E. 经口腔快速诱导插管

82. 颈丛神经阻滞后,患者发生声音嘶哑和失音,最可能的原因是

A. 舌神经阻滞

B. 颈交感神经节阻滞

C. Horner 征的一种临床表现

D. 局麻药毒性反应

E. 迷走神经阻滞

83. 下列不属于眶下神经分支的是

A. 鼻外侧神经

B. 上颌神经

C. 前上牙槽神经

D. 上唇神经

E. 鼻内侧神经

84. 下列不属于三叉神经第 2 支或第 3 支阻滞的并发症的是

A. 面颊部血肿

B. 一过性耳聋

C. 可逆性面神经瘫痪

D. 有时有霍纳征

E. 眼眶淤血

85. 外耳支配神经不包括

A. 枕大神经

B. 耳大神经

C. 耳颞神经

D. 枕神经

E. 枕神经乳突分支

86. 在臂丛神经阻滞中,最不会引起气胸的是

A. 腋路臂丛阻滞法

B. 锁骨上臂丛阻滞法

C. 锁骨下血管旁阻滞法

D. 肌间沟阻滞法

E. 喙突下臂丛阻滞法

87. 如图示,哪种臂丛神经阻滞法血、气胸并发症发生率最高?

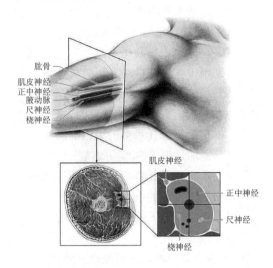

A. 腋路臂丛阻滞法

B. 锁骨上臂丛阻滞法

C. 肌间沟阻滞法

D. 锁骨下臂丛阻滞法

E. 经颈路臂丛阻滞法

88. 布比卡因在神经阻滞中产生中枢神经系统症状的阈剂量是

A. 1.0 mg/kg

B. 2.0 mg/kg

C. 3.0 mg/kg

D. 4.0 mg/kg

E. 5.0 mg/kg

89. 对脑炎及各种原因的头晕头痛及进行性下肢瘫痪的患者,禁用

A. 浸润麻醉

B. 脊麻

C. 吸入麻醉

D. 神经安定镇痛术

E. 全身麻醉

90. 男性患者,22 岁,70 kg,在全身麻醉下行右鼻息肉摘除术。为减少鼻黏膜出血,局部注射 1% 利多卡因(含 1/100 000 肾上腺

素）。该患者可注射的最大局麻药量为

A. 65 ml

B. 60 ml

C. 55 ml

D. 50 ml

E. 45 ml

91. 颈丛阻滞后发生声嘶和失音,最可能是

A. 局麻药的毒性反应

B. 颈交感神经节阻滞

C. 迷走神经阻滞

D. 高位脊麻

E. 舌咽神经阻滞

92. 胸壁手术麻醉,错误的是

A. 胸壁手术不涉及开胸时,麻醉管理较为简单

B. 胸壁手术实行硬膜外阻滞时,局麻醉药浓度比腰段低

C. 非气管插管全身麻醉中应注意呼吸变化

D. 乳癌根治术麻醉方式有多种

E. 麻醉手术后,存在呼吸功能不足的可能

93. 胸椎旁神经阻滞的并发症是

A. 恶心、呕吐和胃肠道反应

B. 气胸、支气管胸膜瘘和霍纳综合征

C. 感染、排尿困难和大便失禁

D. 血压升高、支气管痉挛和喉痉挛

E. 气胸、局麻药中毒和蛛网膜下腔阻滞

94. 腭前神经阻滞麻醉又称为

A. 腭前孔注射法

B. 腭大孔注射法

C. 翼下颌注射法

D. 卵圆孔注射法

E. 眶下管注射法

95. 男性,45 岁,拟在全麻下行胃大部切除术。患者有闭角型青光眼病史,以下麻醉方法

错误的是

A. 氯胺酮静脉麻醉

B. 丙泊酚静脉麻醉

C. 丙泊酚-异氟烷(异氟醚)复合麻醉

D. 丙泊酚静脉-硬膜外复合麻醉

E. 芬太尼静脉麻醉

96. 以吗啡或芬太尼为主的静脉复合麻醉多用于

A. 颅内手术患者

B. 心脏直视手术

C. 颌面部手术患者

D. 上腹部手术患者

E. 四肢和脊柱手术患者

97. 正中神经阻滞的适应证是

A. 用于扳机指的治疗

B. 用于肩周炎的治疗

C. 用于网球肘的治疗

D. 用于正中神经支配的区域的小手术和疼痛性疾病的诊断和治疗

E. 用于肱骨内上髁炎的治疗

98. 女性,40 岁,在西藏旅游,出现恶心呕吐、发热、转移性右下腹痛,送入当地医院诊断为急性阑尾炎,需行急诊阑尾切除术。体检心率、血压正常,准备选用连续硬膜外麻醉。该患者连续硬膜外麻醉管理中正确的是

A. 应严格防止麻醉平面过高

B. 麻醉前用药剂量宜加大

C. 为防止手术牵拉反应,术中加用较大剂量的阿片类药物

D. 阑尾切除术,术中无须吸氧

E. 高原地区,术中无须保温

99. 下列哪项是判断全身麻醉深度最基本的临床体征?

A. 流泪

B. 瞳孔

C. 心率和血压

D. 呼吸频率

E. 肢体运动反应

100. 在妇科腔镜手术中采用硬膜外麻醉的优
点不包括

A. 镇痛效果好,肌松满意

B. 有效解除人工气腹带来的不适

C. 有效控制麻醉平面时,清醒患者可代
偿性增加每分钟通气量

D. 术后无需常规送入麻醉后恢复室

E. 较全身麻醉减少患者手术费用

101. 患者女性,46 岁,因阵发性高血压,尿
VMT(尿 3-甲氧基 4-羟苦杏仁酸)升高、
CT 扫描示右肾上腺占位,诊断为嗜咯细
胞瘤,准备行肾上腺肿瘤切除术,下列麻
醉方法对患者最有利的是

A. 连续硬膜外阻滞

B. 腰麻

C. 气管插管全身麻醉

D. 局部麻醉

E. 腰硬联合阻滞

102. 患者男性,55 岁,反复咳嗽、咳痰、气喘 10
余年,并胸闷、气促 1 周。体检:半卧位,
口唇发绀,体温 38.5℃,脉搏 120 次/分,
血压 95/50 mmHg,呼吸 36 次/分,颈静脉
怒张,双肺散在干湿性啰音,双下肢水肿,
胸部 X 线片检查提示:双肺透亮度增加,
肋间隙增宽,左下肺片状阴影,右房、右室
增大。血气分析:pH 7.20, PaO_2
40 mmHg, $PaCO_2$ 55 mmHg。机械通气
方式不能使用

A. 压力控制通气

B. 呼气末正压

C. 反比通气

D. 同步间歇指令通气

E. 双水平气道正压通气

103. 关于颈丛阻滞正确的是

A. 颈深丛与颈浅丛均属感觉神经丛

B. $C_2 \sim C_4$ 神经构成颈丛

C. 颈丛阻滞其骨性标志为 C_4 横突

D. 甲状腺手术颈丛阻滞应同时阻滞颈浅
丛、颈深丛

E. 颈丛阻滞最易发生喉上神经阻滞

104. 患者男性,70 岁。因前列腺肥大于连续硬
膜外麻醉下行经尿道前列腺电切术。术
前一般情况好,心率 86 次/分,心律齐,血
压 139/80 mmHg。手术开始 90 min 后,
患者出现烦躁,轻度呼吸困难,测血压
160/100 mmHg,心率 68 次/分。最可能
的原因为

A. 手术部位出血

B. 心肌梗死

C. 神经阻滞不全

D. 血容量过多

E. 高钠血症

105. 颈丛神经阻滞时,患者出现眼睑下垂,瞳
孔缩小,眼球下陷,面微红及不出汗等表
现是由于何神经阻滞?

A. 颈交感神经

B. 颈迷走神经

C. 三叉神经

D. 面神经

E. 喉返神经

106. 某 50 kg 患者拟行面部手术,用 1% 利多卡
因 35 ml(含 1∶400 000 肾上腺素)局部浸
润麻醉后,患者出现烦躁、多语、寒战、面
部肌肉抽搐,最可能的原因是

A. 超过一次最大剂量

B. 术前未用巴比妥类药

C. 面部血运丰富,未减量

D. 直接注入血管

E. 患者低蛋白血症

107. 支气管扩张患者,每天咳痰 150 ml,拟行肺叶切除术,最合理的麻醉方式是
   A. 清醒气管插管
   B. 慢诱导气管插管
   C. 硬膜外麻醉复合气管内插管全麻
   D. 支气管内插管全麻
   E. 全凭静脉麻醉

108. 男性患者,患有急性阑尾炎,需急诊行阑尾切除术,患者要求全身麻醉,而值班麻醉医师只熟悉硬膜外麻醉,不熟悉全身麻醉,下列处理正确的是
   A. 向患者解释硬膜外麻醉也是安全有效的,说服患者接受硬膜外麻醉
   B. 先用地西泮或咪达唑仑等使患者安静后行硬膜外穿刺,进行硬膜外麻醉
   C. 先用丙泊酚或吸入七氟烷,待患者意识消失后,再行硬膜外穿刺,进行硬膜外麻醉
   D. 拒绝给患者麻醉,手术改日进行
   E. 请示上级医师,请熟练掌握全身麻醉的麻醉医师到场给该患者进行全身麻醉

109. 患者女性,30 岁。停经 45 天,突发腹痛、腹胀、恶心、呕吐 2 h,呕吐物为胃内食物。血压 90/80 mmHg,心率 110 次/分,后穹隆穿刺抽出不凝血性液体 5 ml,拟行剖腹探查术。最好的麻醉方法是
   A. 局麻
   B. 针麻
   C. 气管插管全麻
   D. 腰麻
   E. 腰麻合并硬膜外麻醉

110. 全麻和非全麻复合麻醉的优点众多,其中包括免用或少用
   A. 肌松药
   B. 镇痛药
   C. 局麻药
   D. 静脉麻醉药
   E. 吸入麻醉药

111. Guedel 将全身麻醉分为几期? 外科手术在第几期做合适?
   A. 四期,外科手术在第三期
   B. 四期,外科手术在第二期
   C. 四期,外科手术在第四期
   D. 三期,外科手术在第三期
   E. 三期,外科手术在第二期

112. 某 73 岁患者在连续硬膜外加腰麻联合麻醉下行腹股沟疝修补术,腰麻后 10 min 麻醉平面 T_{10},手术开始后一直平稳,患者未诉疼痛,40 min 患者心跳、呼吸骤停,其原因可能是
   A. 麻醉平面过高
   B. 麻醉平面过低
   C. 补液不及时,血容量不足
   D. 肺栓塞
   E. 心肌梗死

113. 近年来,国外行剖宫产术的首选麻醉方法是
   A. 局部浸润
   B. 局麻强化
   C. 脊麻
   D. 硬膜外麻醉
   E. 全身麻醉

114. 老年患者麻醉处理不正确的是
   A. 颈部、上肢手术,选用局部或神经阻滞麻醉
   B. 下腹、下肢手术选用脊麻或硬膜外麻醉
   C. 上腹、胸内、颅内手术选择气管内全麻
   D. 全麻较硬膜外麻醉血流动力学改变更明显
   E. 选用硬膜外麻醉,平面一般应控制在 T_6 以下

115. 2岁男性患儿需气管插管全身麻醉,其气管导管最佳选择可能为
    A. ID 3.5带套囊导管
    B. ID 4.0带套囊导管
    C. ID 4.5带套囊导管
    D. ID 3.5不带套囊导管
    E. ID 4.5不带套囊导管

116. 肌间沟法臂丛神经阻滞,其穿刺点定位是
    A. 胸锁乳突肌与前斜角肌之间
    B. 前斜角肌与中斜角肌之间
    C. 中斜角肌与后斜角肌之间
    D. 胸锁乳突肌外侧缘中点
    E. 斜方肌与中斜角肌之间

117. 临床上所谓阻滞平面是指
    A. 交感神经阻滞平面
    B. 温觉阻滞平面
    C. 痛觉神经阻滞平面
    D. 运动神经阻滞平面
    E. 压力感觉神经阻滞平面

118. 静脉普鲁卡因复合麻醉时,普鲁卡因达稳态血药浓度需
    A. 50~60 min
    B. 20~30 min
    C. 30~40 min
    D. 10~20 min
    E. 5~10 min

119. 颈丛神经阻滞时,患者出现发音嘶哑或失音,呼吸困难,是由于何神经受阻滞?
    A. 颈交感神经
    B. 颈迷走神经
    C. 三叉神经
    D. 面神经
    E. 喉返神经

120. 男,25岁,阑尾切除术。硬膜外穿刺取T_{12}~L_1间隙,穿刺成功,回抽无血液,头

向置管3 cm后,一次性注入2%利多卡因15 ml,5 min后患者突感胸闷,后呼吸、心跳停止,抢救无效死亡。此病例可能诊断是
    A. 局麻药中毒
    B. 全脊椎麻醉
    C. 广泛硬膜外麻醉
    D. 急性脑卒中
    E. 硬膜下阻滞

121. 下列哪项不是腋路臂丛阻滞的优点?
    A. 不会引起气胸
    B. 不会阻滞膈神经
    C. 不会误入椎管
    D. 位置表浅,易于阻滞
    E. 桡神经阻滞完全

122. 椎管麻醉时对心血管系统的影响主要是由于
    A. 血容量的改变
    B. 节后交感神经阻滞
    C. 节前交感神经阻滞
    D. 体位改变
    E. 禁食水的影响

123. 男,65岁,肠梗阻10天,剧烈呕吐3天,拟行剖腹探查术。患者一般情况差,血压80/60 mmHg,心率120次/分,血气分析示代谢性酸中毒。此患者麻醉选择应是
    A. 全麻
    B. 硬膜外麻醉
    C. 腰麻
    D. 局麻
    E. 局麻加强化

124. 颈丛阻滞患者出现声音嘶哑或失音,最可能的原因是
    A. 药液误入硬脊膜外腔间隙
    B. 局麻药的毒性作用
    C. 膈神经阻滞

D. 迷走神经阻滞

E. 星状神经节阻滞

125. 拇指基底部手术,神经阻滞应首选

　　A. 腋路臂丛神经阻滞

　　B. 锁骨上路或肌间沟臂丛神经阻滞

　　C. 尺神经阻滞

　　D. 桡神经阻滞尺神经阻滞

　　E. 正中神经肌皮神经阻滞

126. 有关臂丛神经阻滞,下列说法错误的是

　　A. 肌间沟法适用于上臂及肩部手术

　　B. 肌间沟法尺神经阻滞起效快

　　C. 锁骨上法气胸发生率较高

　　D. 腋路法局麻药毒性反应发生率较高

　　E. 腋路法无误入蛛网膜下隙和硬膜外间隙的可能

127. 患者男性,50 岁,体重 60 kg,心肺功能正常,门诊行整个面部激光换肤术,手术时间拟 2 h。麻醉方法首选

　　A. 局部浸润麻醉

　　B. 局部涂膏表面渗透麻醉

　　C. 针刺强化镇痛麻醉

　　D. 非气管插管全麻

　　E. 气管插管全麻

128. 患者男性,24 岁。右肾上腺肿瘤。查体:一般情况好,心率 110 次/分,律齐,血压 160/100 mmHg,两肺听诊清晰。其他检查均正常,择期在硬膜外麻醉下行肿瘤切除。术中探查肿瘤时出现呼吸困难应考虑

　　A. 神经损伤

　　B. 胸膜损伤引起的气胸

　　C. 麻醉平面过高

　　D. 血压下降

　　E. 辅助药物的作用

129. 臂丛神经阻滞穿刺点的定位错误的是

　　A. 腋路法以腋动脉搏动定位

　　B. 锁骨上法以锁骨中点定位

　　C. 锁骨下血管旁法以锁骨下动脉搏动定位

　　D. 肌间沟法主要以 C_6 横突定位

　　E. 喙突下法以喙突定位

130. 患者男性,79 岁。腹胀、呕吐 4 天,诊断为粘连性肠梗阻,有肠绞窄可能,拟行急诊剖腹探查。麻醉选择最佳为

　　A. 连续硬膜外阻滞

　　B. 局麻加静脉辅助用药

　　C. 气管内插管全麻

　　D. 神经安定镇痛麻醉

　　E. 腰麻

131. 患者男性,59 岁。右上肺支气管扩张症,痰液每天超过 50 ml,行右上肺叶切除。麻醉诱导时首先防止出现

　　A. 心动过速

　　B. 血压升高

　　C. 心律失常

　　D. 血压降低

　　E. 咳嗽

132. 关于四肢神经阻滞描述不正确的是

　　A. 凡在手指、足趾等末端局麻时,避免加用肾上腺素

　　B. 经锁骨上途径行臂丛阻滞,可行上臂内侧手术

　　C. 小腿内侧手术,仅行骶丛阻滞常阻滞不全

　　D. 经腋路行臂丛神经阻滞,桡神经和肌皮神经阻滞效果较差

　　E. 臂丛神经由 $C_5 \sim C_8$ 和 T_1 脊神经前支组成

133. 女性,75 岁,有陈旧性下壁心梗病史,心功能Ⅳ级,诊断为乙状结肠癌,拟在全麻下行乙状结肠癌根治术,最适宜的麻醉诱导

药是

A. 氯胺酮

B. 羟丁酸钠

C. 依托咪酯

D. 硫喷妥钠

E. 以上都不是

134. 当患者接受全身麻醉使用呼吸机及肌松剂,临床上使用何种方式来监视患者麻醉深度?

A. 患者脸上表情

B. 患者体动

C. 呼吸反射被抑制程度

D. 循环反射被抑制程度

E. 脑电图

135. 氯胺酮宜用于

A. 各种体表的短小手术,烧伤清创

B. 高血压患者

C. 心肌供血不足

D. 癫痫患者

E. 颅内高压患者

136. 采用肌间沟作臂丛神经阻滞时,最常见阻滞不全的是

A. 桡神经

B. 正中神经

C. 尺神经

D. 正中神经和桡神经

E. 桡神经和尺神经

137. 某婴儿诊断动脉导管未闭,拟全麻下行导管结扎术。入手术室后哭闹不止,监测体温 34.5℃。麻醉用药首先考虑

A. 常规用药

B. 增加用药量

C. 稍微减量

D. 大量减少

E. 停止用药

138. 患者男性,22 岁,因右肾上腺肿瘤于硬膜外麻醉下行肿瘤切除术。术前查体:一般情况好,心率 100 次/分,血压 160/95 mmHg,两肺呼吸音清。术中肿瘤切除后出现呼吸困难,应首先考虑为

A. 血压下降

B. 麻醉平面过高

C. 胸膜损伤

D. 辅助药的作用

E. 神经损伤

139. 下列不是东莨菪碱复合麻醉缺点的是

A. 肌肉紧张

B. 镇痛不全

C. 呼吸道并发症多

D. 苏醒缓慢

E. 手术区渗血多

140. 腰椎旁交感神经阻滞的一个危险并发症是

A. 周围神经阻滞

B. 腹膜内麻醉

C. 腹膜后出血

D. 高血压

E. 低血压

141. 下列神经阻滞局麻药吸收速率最快的是

A. 臂丛神经阻滞

B. 骶管阻滞

C. 肋间神经阻滞

D. 硬膜外腔阻滞

E. 坐骨-股神经阻滞

142. 为确保患者安全,实施静吸复合麻醉时必须

A. 吸氧

B. 机械通气

C. 气管内插管

D. 控制麻醉深度

E. 实施心电监护

143. 不属于肌间沟臂丛神经阻滞常见并发症的是

A. 气胸

B. 膈神经麻痹、声音嘶哑、霍纳综合征

C. 出血及血肿、局麻药毒性反应

D. 吞咽困难,口角歪斜

E. 高位硬膜外阻滞或全脊麻

144. 呼吸衰竭时最常发生的酸碱平衡紊乱是

A. 代谢性酸中毒

B. 呼吸性酸中毒

C. 代谢性碱中毒

D. 呼吸性碱中毒

E. 混合性酸碱紊乱

145. 男性患者,45 岁。于硬膜外麻醉下行全髋置换术。术中输同种异体血约 5 min 即出现寒战、高热、头痛、心前区压迫感,全身可见散在性荨麻疹,血压 75/50 mmHg,手术创面严重渗血。下面治疗措施不妥的是

A. 静脉注射地塞米松 30 mg

B. 静脉注射呋塞米 60 mg

C. 静脉滴注碳酸氢钠 150 ml

D. 静脉滴注酚磺乙胺

E. 输入新鲜同型血

146. 某 60 岁患者在连续硬膜外麻醉下行腹股沟疝修补术,硬膜外置管后即给予 1% 利多卡因和 0.2% 丁卡因混合液(含肾上腺素)8 ml,数分钟后患者心跳、呼吸骤停。最可能的原因是

A. 局麻药对心脏的毒性

B. 迷走反射

C. 心肌梗死

D. 全脊麻

E. 局麻药误入血管中毒反应

147. 有关四肢神经阻滞错误的是

A. 凡在手指、足趾等末梢局麻时,避免加肾上腺素

B. 经锁骨上途径行臂丛神经阻滞时,可行上臂内侧手术

C. 经腋路行臂丛神经、桡神经和肌皮神经阻滞效果差

D. 臂丛神经由 $C_5 \sim C_8$ 和 T_1 脊神经前支组成

E. 小腿内侧手术,仅行骶丛阻滞常阻滞不全

148. 身高 171 cm 的男性患者,双腔气管导管插入深度应为

A. 26 cm

B. 29 cm

C. 25 cm

D. 23 cm

E. 以上都不对

149. 睾丸手术时为减轻睾丸牵拉痛,硬膜外麻醉阻滞范围最好达到

A. S_4

B. S_2

C. L_2

D. T_{12}

E. T_{10}

150. 腹部手术采取硬膜外麻醉时,平面高于 T_4 后易出现心率减慢,其发生机制是

A. 血压下降

B. 肾上腺素能神经纤维阻滞

C. 右房压下降

D. 支配心脏交感神经节前纤维阻滞

E. 窦弓反射

151. 气管插管控制呼吸后,SpO_2 低,穿刺侧胸部呼吸音弱,可能是出现了

A. 气胸

B. 心包填塞

C. 血胸

D. 空气栓塞

E. 血肿

152. 关于产科麻醉,下列说法错误的是
A. 氧化亚氮用于产科,不易通过胎盘
B. 仰卧时易引起低血压综合征
C. 全身麻醉时要注意呕吐
D. 氯胺酮禁用于妊娠中毒症者
E. 硬膜外阻滞为国内首选

153. 男,49岁,入院诊断为肝内外胆管结石,拟行肝内外胆管切开取石术,既往有胸闷,心前区不适8年。哪种麻醉方法最合适该患者?
A. 复合静脉麻醉
B. 硬膜外麻醉
C. 硬膜外联合腰麻
D. 气管内插管全麻
E. 针麻加肋间神经阻滞

154. 置管前导管端有"吱"声,患者突然出现发绀、神志消失,随后心搏骤停,说明出现
A. 气胸
B. 心包填塞
C. 血胸
D. 空气栓塞
E. 血肿

155. 下列有关肾移植患者硬膜外麻醉的叙述不正确的是
A. 有硬膜外腔出血和血肿危险
B. 可诱发代谢性酸中毒
C. 局麻药作用时间较正常人延长
D. 局麻药中毒危险性比正常人大
E. 肺部感染发生率较全麻低

156. 女,79岁,长期患有慢性支气管炎,本次因急性胆囊炎入院,拟行胆囊切除术。术前查血压170/135 mmHg,心率120/分,动脉血气检查 PaO_2 为61 mmHg, $PaCO_2$ 为48 mmHg,麻醉选择气静全麻。

该患者麻醉机呼吸参数的调节不正确的是
A. 潮气量500 ml
B. 呼吸频率16次/分
C. 吸呼比为2:1
D. 呼气末压力为0(PEEP=0)
E. 通气方式:间歇性正压通气(IPPV)

157. 脊麻平面指
A. 感觉-运动复合平面
B. 感觉神经阻滞平面
C. 交感神经阻滞平面
D. 运动神经阻滞平面
E. 本体神经阻滞平面

158. 某48岁女性患者,在气管插管全麻下行右枕部脑肿瘤切除术,手术医师给患者固定头架后气道压明显上升, SpO_2 下降,最有可能的原因是
A. 气管导管插入过深,误入一侧支气管
B. 气管移位致麻醉过浅,气道痉挛
C. 呼吸道分泌物堵塞
D. 气管导管打折
E. 患者可能有肺大泡破裂,导致气胸

159. 如果气管受压变形,选用哪种麻醉为好?
A. 局麻
B. 清醒插管,全麻
C. 针麻
D. 颈部硬膜外麻醉
E. 颈丛阻滞

160. 氯胺酮静脉复合麻醉诱导中,小儿的单次静脉注射诱导剂量为
A. 2 mg/kg
B. 4 mg/kg
C. 6 mg/kg
D. 8 mg/kg
E. 10 mg/kg

161. 椎管内麻醉时胃肠蠕动增加导致恶心、呕吐,主要原因为
   A. 低血压
   B. 迷走神经功能亢进
   C. 辅助用药的不良反应
   D. 中枢缺氧
   E. 心率减慢

162. 如果 X 线片示气管受压及软化,麻醉方式最好选择
   A. 硬膜外麻醉
   B. 针刺麻醉
   C. 颈丛麻醉
   D. 局部麻醉
   E. 气管插管全麻

163. 硬膜外麻醉时使用试验剂量的主要目的是
   A. 判断是否有过敏
   B. 判断患者对局麻药的耐受情况
   C. 判断药物是否在硬膜外腔
   D. 判断是否误入血管
   E. 判断硬膜外腔用药量

164. 非发绀型先心病哪种诱导方法最为理想?
   A. 七氟烷
   B. 恩氟烷
   C. 地氟烷
   D. 异氟烷
   E. 氯胺酮

165. 某患者在连续硬膜外麻醉下行胆囊切除术,手术开始前测麻醉平面为 $T_4 \sim T_{12}$,血压、脉搏正常。术中探查胆囊时患者诉恶心,血压降至 86/50 mmHg,心率减慢至 52 次/分。最可能的原因是
   A. 低血容量性休克
   B. 全脊椎麻醉
   C. 迷走神经反射
   D. 局麻药对心肌抑制
   E. 药物中毒

166. 不符合锁骨下血管旁臂丛神经阻滞法的特点的是
   A. 用较小剂量可得到较高水平的阻滞
   B. 误入血管的可能性较小
   C. 无误入椎管的可能
   D. 起效较其他方法快
   E. 对 $C_5 \sim T_1$ 阻滞均较好

二、A3/A4 型题

(167~170 题共用题干)

患者男性,42 岁,63 kg。因右手锐器伤,行清创、屈肌腱、神经吻合术。

167. 下列处理合适的是
   A. 拍胸片,除外气胸
   B. 吸氧,注意病情变化
   C. 开放静脉,维持循环稳定
   D. 肌注镇静药
   E. 按局麻药中毒处理

168. 首选麻醉方法为
   A. 局部浸润麻醉
   B. 静脉全麻
   C. 臂丛阻滞
   D. 静吸复合麻醉
   E. 静脉局部麻醉

169. 如选臂丛神经阻滞,首选入路为
   A. 锁骨上法
   B. 肌间沟法
   C. 经颈入路臂丛阻滞
   D. 腋入法
   E. 喙突下法

170. 30 min 后作用仍不完全,追加肌间沟 1% 利多卡因 20 ml。5 min 后患者自诉憋气,最可能为

A. 局麻药中毒

B. 气胸

C. 膈神经麻痹

D. 误入蛛网膜下腔

E. 变态反应

(171～172题共用题干)

女性患者,56岁,体重60 kg,拟喉罩通气全麻下行左眼眶肿瘤切除术。

171. 下列哪种规格喉罩适用该患者?

A. 1号

B. 2号

C. 3号

D. 4号

E. 2.5号

172. 如插入喉罩后通气阻力很大,处理应为

A. 旋转喉罩管,调整喉罩位置

B. 更换小一号喉罩

C. 更换大一号喉罩

D. 拔出喉罩重新插入

E. 增加潮气量,克服气道阻力

(173～175题共用题干)

患者男性,23岁,急性阑尾炎发作3天,血压120/75 mmHg,心率70次/分,拟行阑尾切除术。

173. 麻醉方式宜首选

A. 局麻

B. 腰骶丛神经阻滞

C. 气管不插管全麻

D. 气管插管全麻

E. 椎管内麻醉

174. 如选硬膜外麻醉,其穿刺点最恰当的为

A. $T_8 \sim T_9$

B. $T_9 \sim T_{10}$

C. $T_{10} \sim T_{11}$

D. $T_{11} \sim T_{12}$

E. $L_2 \sim L_3$

175. 在行椎管内麻醉时应备好

A. 地西泮

B. 麻黄碱或多巴胺

C. 硫喷妥钠

D. 甲氧氯普胺

E. 哌替啶

三、X型题

176. 气管插管的心血管反应包括

A. 血压升高

B. 心率加快

C. 心律失常

D. 外周血管阻力升高

E. 肺血管阻力升高

177. 下列哪些患者必须预防气管插管反应?

A. 高血压、冠心病

B. 瓣膜性心脏

C. 动脉血管瘤

D. 颅内高压或颅内出血

E. 嗜铬细胞瘤

178. 气管插管心血管反应出现时下列哪些激素水平升高?

A. ACTH

B. 胰岛素

C. 5-羟色胺

D. 去甲肾上腺素

E. 肾上腺素

179. 患者男性,28岁,双侧鼻孔充满鼻息肉,拟在全麻下鼻息肉摘除术,下列麻醉诱导方法不当的是

A. 常规快诱导

B. 置入口咽通气道

C. 清醒、表面麻醉下慢诱导

D. 全凭吸入诱导

E. 诱导后不行气管插管

180. 硬膜外麻醉时下述哪些必须处于良好的备用状态?

A. 麻醉机

B. 氧气

C. 喉镜

D. 合适的气管导管及面罩

E. 麻黄碱

181. 硬膜外麻醉血压下降的机制不包括

A. 交感神经阻滞

B. 血管扩张血容量相对不足

C. 心交感神经抑制

D. 中枢交感活性下降

E. 动脉粥样硬化

182. 硬膜外麻醉术中常见的并发症有

A. 呼吸抑制

B. 血压下降

C. 心动过缓

D. 恶心呕吐

E. 寒战反应

183. 不宜做硬膜外麻醉的是

A. 高血压、心脏病

B. 低血容量休克

C. 椎管内转移癌

D. 妊娠高血压症

E. 出凝血机制障碍

184. 全脊麻刚出现,应立即

A. 静脉注射琥珀胆碱气管插管控制呼吸

B. 面罩给氧控制呼吸

C. 静脉注射硫喷妥钠保护大脑

D. 静脉注射升压药维持血压

E. 快速输液维持有效血容量

185. 在困难气道处理中,如果患者发生面罩不

能通气且气管插管困难,ASA 推荐的 3 种快速气道维持方法是

A. 食管封闭式气管(EOA)

B. 联合导气管(ETC)

C. 喉罩气道(LMA)

D. 带套囊口咽通气道

E. 经气管喷射通气(TTJV)

186. 接受上肢手术的类风湿性强直性关节炎患者,如果因脊椎间与脊肋关节的固定使胸廓活动受限,肺活量明显降低,应选用下述哪些麻醉方法,以避免膈肌麻痹?

A. 颈部硬膜外间隙阻滞

B. 腋路臂丛神经阻滞

C. 肌间沟臂丛神经阻滞

D. 锁骨上臂丛神经阻滞

E. 全身麻醉

187. 硬膜外麻醉下行肾移植手术,下列措施错误的是

A. 适当提高局麻药的浓度

B. 开放肾动脉后血压下降首先使用升压药维持血压

C. 为减少局麻药的吸收局麻药常规加用肾上腺素

D. 开放前后应适当输血和平衡液维持正常血压

E. 必须气管插管,防止低氧的发生

188. 肌间沟法臂丛阻滞的缺点有

A. 尺神经阻滞不全或较迟

B. 有损伤椎动脉的可能

C. 有误入蛛网膜下腔和硬膜外下腔的危险

D. 低位法可刺破胸膜产生气胸

E. 不宜同时进行两侧阻滞

189. 颈丛神经阻滞的并发症包括

A. 局麻药毒性反应

B. 高位硬膜外阻滞或全脊麻

C. 膈神经阻滞

D. 喉返神经阻滞

E. Horner 综合征

190. 某患者普鲁卡因过敏,需行神经阻滞麻醉,最好选用

A. 布比卡因

B. 丁卡因

C. 利多卡因

D. 罗哌卡因

E. 均不宜使用

191. 以下为臂丛神经阻滞入路的是

A. 腋入臂丛阻滞

B. 喙突下臂丛阻滞

C. 肌间沟臂丛阻滞

D. 锁骨上臂丛阻滞

E. 经颈入路臂丛阻滞

192. 星状神经节阻滞可出现的并发症为

A. 药物误入血管引起毒性反应

B. 药液误入蛛网膜下腔

C. 气胸

D. 膈神经阻滞

E. 喉返神经麻痹

193. 自主神经系统对内脏活动调节的特点有

A. 具有紧张性作用

B. 均有双重神经支配

C. 一般情况下,双重神经拮抗作用是对立统一的

D. 调节作用的效果往往与效应器的功能状态有关

E. 交感神经阻滞则副交感神经效应加强

194. 有关甲状腺手术,说法正确的包括

A. 甲状腺大部切除术后应注意是否有低钙性手足抽搐

B. 若甲状腺肿大压迫气管,气管插管深度应超过气管狭窄处

C. 切除胸骨后甲状腺,应避免发生气胸

D. 可致双侧喉返神经损伤,严重者发生窒息

E. 甲状腺大部切除术中极少发生高血压

195. 颈部巨大肿物切除术需气管插管的情况有

A. 胸骨后甲状腺肿

B. 甲亢伴有心脏病

C. 气管受压移位,呼吸困难

D. 疑有气管软化者

E. 因肿瘤巨大而不能气管切开者

196. 女性,31 岁,头痛伴喷射性呕吐 1 天,意识障碍 5 h,急诊平车入院。行腰穿抽出血性脑脊液,诊断为蛛网膜下腔出血,行脑血管造影显示,大脑中动脉动脉瘤破裂出血。现拟行动脉瘤夹闭术,术前应

A. 了解是否存在颅内高压

B. 了解水、电解质情况

C. 维持血流动力学稳定

D. 行气管插管术

E. 对患者充分镇静

197. 关于蛛网膜下腔的描述正确的是

A. 蛛网膜和硬脊膜之间

B. 蛛网膜和软脊膜之间

C. 充满脑脊液

D. 下部扩大为终池

E. 终池为硬膜外麻醉的部位

198. 下列情况禁忌在局麻药中加肾上腺素的是

A. 哮喘患者

B. 甲状腺功能亢进

C. 背部肿瘤局麻下切除

D. 重度高血压患者

E. 指神经阻滞患者

199. 女性患者,58 岁,在硬膜外加腰麻下行经皮肾镜碎石术,历时 5 h,手术结束前 40 min患者血压下降,经静脉注射麻黄碱上升至术前水平,但心率偏快。手术结束后送患者至手术室门口时发现患者呼吸停止,立即退回手术间,经喉镜和气管导管进行气管插管抢救,后发现心跳停止,立即胸外按压,虽经抢救 1 周,终告不治。在此过程中,可能的失误有
- A. 对出血量估计不足,经皮肾镜手术视野太小,不能全面观察出血量
- B. 手术结束送患者前没有进一步评估病情
- C. 发现患者呼吸停止时没有进一步判断心跳是否存在
- D. 发现呼吸停止没必要找喉镜和气管导管,直接面罩通气即可,延误抢救时机
- E. 经治医师没有随同一起护送患者回病房,导致抢救时人员不足

200. 耳鼻喉科手术麻醉特点有
- A. 麻醉和手术共用同一通道
- B. 可能出现气管插管困难
- C. 易发生心律失常
- D. 出血多
- E. 中耳及鼻窦腔压力改变

201. 局麻药内加很小量的肾上腺素的目的,下列叙述正确的是
- A. 收缩作用部位血管,延缓局麻药吸收
- B. 轻局麻药对心肌抑制
- C. 预防局麻药中毒
- D. 防止过敏反应
- E. 延长局麻药作用时间

202. 对于有巨大甲状腺肿和呼吸道梗阻的患者,以下处理正确的是
- A. 术前行颈、胸部 X 线及 CT 扫描确定气管压迫程度
- B. 术前用药避免过度镇静,以保持呼吸

道通畅
- C. 气管插管前端应通过气管狭窄部分
- D. 在呼吸充分恢复,较为清醒的条件下拔管
- E. 拔管后应密切观察患者,以防气管软化塌陷

203. 38 岁产妇,需行剖宫产术,术前 2 h 进大量牛奶和饮料,现胎心 70 次/分,下列处理正确的是
- A. 可在局部麻醉下手术,术中保持产妇意识清醒,备好吸引设备
- B. 违反医疗常规关于术前禁食的规定,应至少在 2 小时后再行手术
- C. 可在硬膜外麻醉下手术,术中注意防止血压过低引起呕吐,备好吸引设备
- D. 可先放置较粗的胃管,引流胃内容物后再手术
- E. 可在非气管插管全凭静脉麻醉下手术,胎儿娩出如呼吸功能差可辅助呼吸,直至呼吸功能恢复正常

204. 11 岁男童出现困难气道,下列处理恰当的是
- A. 插入喉罩,人工通气
- B. 先充分预氧,在纤支镜引导下气管插管
- C. 先充分预氧,用 GEB 引导气管插管
- D. 插入气管-气管联合导管人工通气
- E. 紧急环甲膜切开置管,用高频喷射呼吸机人呼吸

205. 局麻药全身中毒反应处理正确的是
- A. 停用局麻药
- B. 吸氧
- C. 用镇静剂
- D. 必要时使用肌松药气管插管
- E. 用抗组织胺药

206. 某产妇在连续硬膜外麻醉下行剖宫产术,

给药后 2 min 产妇出现头晕、心悸,血压降至 80/56 mmHg,心率增至 120 次/分。下列处理措施合适的是

A. 鼻导管给氧

B. 将产妇右臀部垫高

C. 加快输血输液

D. 将产妇左侧卧

E. 肌内注射麻黄碱 30 mg

207. 下列哪种局麻药的一次最大剂量是正确的?

A. 普鲁卡因 1 000 mg

B. 罗哌卡因 200 mg

C. 丁卡因 300 mg

D. 利多卡因 500 mg

E. 布比卡因 250 mg

208. 影响局麻药作用的因素包括

A. 注药部位

B. pH

C. 药液中加碳酸氢钠

D. 药物剂量

E. 局麻药混合应用

209. 一产妇在硬膜外麻醉下行剖宫产术,硬膜外麻醉效果不理想,产妇诉疼痛并烦躁,胎儿尚未娩出,下列处理不正确的是

A. 给予地西泮 5 mg 静脉注射

B. 给予吗啡 5 mg 静脉注射

C. 给予哌替啶 25~50 mg 静脉注射,以观后效

D. 给予咪达唑仑 5 mg 静脉注射

E. 改用氯胺酮 100 mg,爱可松 50 mg,芬太尼 0.1 mg 加吸入七氟烷后气管插管全身麻醉

210. 下列方法属于全身麻醉的是

A. 小儿男性,3 岁,不配合 CT 检查,由儿科医生肌注氯胺酮入睡

B. 男性,20 岁,硬膜外麻醉下行阑尾切除

术,因牵拉阑尾时不适加用丙泊酚 50 mg 静脉注射

C. 男性,25 岁,在右臂丛麻醉下行右尺骨鹰嘴骨折切开内固定术,因局部疼痛加用芬太尼 0.05 mg,静脉注射

D. 女性,20 岁,需做无痛人流,麻醉方法是,持续静脉注射丙泊酚和瑞芬太尼,在不做气管插管的情况下保留自主呼吸

E. 男性,3 岁,因硬币滞留食道入口处需在麻醉下取出,方法为吸入七氟烷,不行气管内插管

211. 预防局麻药中毒的措施有

A. 加入微量肾上腺素

B. 最低有效局麻药浓度

C. 麻醉前应用镇静药

D. 减小局麻药用量

E. 加快注药速度

212. 阻塞性睡眠呼吸暂停综合征行悬雍垂腭咽成形术,其麻醉特点有哪些?

A. 该病常引起全身各系统的病理生理改变

B. 常伴有气管插管困难

C. 避免应用氧化亚氮

D. 要使用控制性降压

E. 要防止气管拔管后的呼吸抑制

213. 全身麻醉的药物作用方式有

A. 吸入

B. 肌内注射

C. 静脉注射或静脉滴注

D. 椎管内注射

E. 直肠灌注

214. 全身麻醉的基本要求包括

A. 意识消失

B. 镇痛良好

C. 肌松适度

D. 应激反应控制在适当水平

E. 内环境相对稳定

呼吸机,查两肺有细湿啰音,下列处理正确的有

A. 呋塞米 10 mg 静脉注射

B. 加用镇静剂或麻醉药

C. 静脉注射氨茶碱 250 mg,尽早拔除气管导管,减少刺激

D. 留置导尿

E. 使用催醒剂

215. 下列属于硬膜外麻醉术后并发症的有

A. 全脊椎麻醉

B. 硬膜外血肿

C. 硬膜外脓肿

D. 神经损伤

E. 脊髓前动脉综合征

216. 硬膜外阻滞后血压下降合并心率减慢的原因有

A. 心肌缺氧

B. 交感神经阻滞

C. 左心衰竭

D. 迷走张力增加

E. 术前用药的影响

220. 男性患者,20 岁,术前检查有右侧肺大疱,在双腔支气管插管全麻下经胸腔镜检查,全麻插管后改左侧卧位,突然出现气道压明显上升,其有可能的原因是

A. 气管导管移位

B. 气管导管误入食管

C. 分泌物阻塞

D. 气管导管打折

E. 肺大疱破裂

217. 男性,49 岁,双侧鼻孔充满鼻息肉,拟在全麻下鼻息肉摘除术,下列麻醉诱导方法不当的是

A. 常规快诱导,无须做困难气道准备

B. 常规快诱导中放入口咽通气道

C. 清醒、表面麻醉下慢诱导

D. 全凭吸入诱导

E. 诱导后不行气管插管

221. 关于术中吸痰操作,下列说法正确的是

A. 如气管内有过多痰或血,必要时应暂停手术操作多次吸引

B. 因气管插管吸入麻醉,可导致气管内分泌物增多,应常规用吸痰管定时吸痰,以免阻塞气管

C. 如发现气管内有少许血凝块,吸出困难,可用吸痰管将血凝块推入支气管内

D. 吸痰时应避免时间过长,引起低氧血症

E. 新生儿吸痰时间过长,负压过大可导致突然死亡

218. 某男性患者,因呼吸睡眠暂停综合征在气管插管全麻下行咽成形术,下列哪种情况是其拔管指征?

A. 咽喉反射、吞咽反射已恢复

B. 潮气量、分钟通气量恢复正常

C. 咳嗽反射已恢复

D. 患者吸空气 20 min,血气分析指标正常

E. 患者在镇静状态下呼之不应

222. 肌间沟臂丛神经阻滞常见并发症有

A. 气胸

B. 膈神经麻痹,声音嘶哑

C. 出血及血肿,局麻药毒性反应

D. 吞咽困难,口角歪斜

E. 高位硬膜外阻滞或全脊麻

219. 女性患者,78 岁,在气管插管全麻下行胃镜检查,全麻后血压下降明显,即加快输液,胃镜检查 30 min,共输入林格氏液 500 ml,患者苏醒后出现呼吸浅快,不能脱

223. 下列哪些是经鼻气管插管的禁忌证?

　　A. 颅底骨折

　　B. 鼻腔感染

　　C. 鼻腔内有不明肿物

　　D. 凝血功能异常

　　E. 面部烧伤致鼻变形

224. 下列情况不属于急诊气道的是

　　A. 急性白血病男童,因上呼吸道感染导致急性喉水肿,吸气时有三凹症,鼻导管吸氧SpO_2维持91%

　　B. 男性患者,因呼吸睡眠暂停综合征,在全麻下行咽成形术,全麻诱导后置入口咽通气道,在助手帮助下仍不能进行面罩人工呼吸,紧急气管插管4次均失败

　　C. 强直性脊柱炎男性患者,需在全麻下行全髋置换术,全麻诱导后能面罩通气,但经口鼻气管内插管5次均失败,后改用插入喉罩人工通气

　　D. 女性患者,因乳腺癌在全麻下行乳腺癌根治术,全麻诱导后,插入喉罩人工通气,至手术结束

　　E. 20岁男性患者,因车祸至头面部外伤,气管插管时见口腔内有大量血性液体,无法看清声门

第五章

麻 醉 监 测

用已完全恢复

一、A1/A2 型题

1. 观察图中神经刺激器,有关神经刺激器的描述错误的是

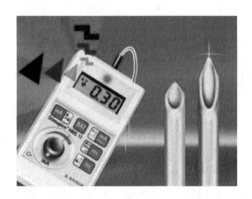

- A. 是一个脉冲发生器
- B. 产生刺激的波形为正弦波
- C. 频率都相同
- D. 可产生不同的刺激方式
- E. 用于机体不同部位神经的刺激

2. 关于 4 个成串刺激不正确的是

- A. 为 4 次一组的超强刺激,频率为 2 Hz
- B. 能区别神经、肌肉阻滞的性质
- C. 第 4 次反应消失应有效占据 $80\% \sim 90\%$ 的突触后膜受体
- D. 不能用于鉴定去极化阻滞向脱敏阻滞转变
- E. TOF 比恢复至 0.9,亦不能认为肌松作用已完全恢复

3. 关于单次颤搐刺激,以下叙述错误的是

- A. 频率为 $0.1 \sim 1.0$ Hz,刺激间隔为 0.2 ms
- B. 用于粗略判断程度较深的神经肌肉阻滞
- C. 能够区分神经、肌肉阻滞的性质
- D. 用于判断呼吸抑制的原因是中枢性或外周性
- E. 敏感性较差

4. 如图,下列关于神经刺激器的要求的叙述,错误的是

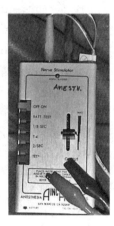

- A. 刺激电流呈恒流,线性输出,不受其他电器干扰
- B. 输出电压限制在 $300 \sim 400$ mV,最大电流 $60 \sim 80$ mA
- C. 最好以交流电做电源
- D. 输出线路与电极应有极性标志,并设有报警系统
- E. 神经刺激器的超强刺激电流强度应在给予肌松药前确定

5. 临床麻醉中最常用的肌松药监测装置是
   A. 肌电图仪
   B. 加速度仪
   C. 肌机械图仪
   D. 神经刺激器
   E. 加速度仪

6. 常用于监测深部温度的部位是
   A. 血液
   B. 肺
   C. 口腔
   D. 腋窝
   E. 食管

7. 下述关于温度监测的描述,错误的是
   A. 鼻咽温度反映脑部温度
   B. 食管温度反映中心温度
   C. 直肠温度反映腹内脏器温度
   D. 肺动脉温度为中心温度
   E. 体表降温时鼻咽温度下降最慢

8. 冠脉搭桥术体外循环中平均动脉压应维持在
   A. 40～50 mmHg
   B. 50～60 mmHg
   C. 60～80 mmHg
   D. 80～90 mmHg
   E. ＞90 mmHg

9. 心率收缩压乘积(RPP)可用来反映心肌耗氧情况。冠心病患者容易发生心绞痛的 RPP 值是
   A. ＞9 000
   B. ＞10 000
   C. ＞11 000
   D. ＞12 000
   E. ＞13 000

10. 与左室收缩功能关系最小的是
    A. 体循环阻力

B. 前负荷
C. 心肌收缩力
D. 左室舒张末压
E. 舒张压

11. 反映左心室前负荷的最佳指标是
    A. LVEDV
    B. 右房平均压
    C. PCWP
    D. LAP
    E. LVEDP

12. 监测心肌缺血最敏感和准确的是
    A. 中心静脉压
    B. 肺动脉楔压
    C. 心电图监测
    D. 食管二维超声心动图
    E. 以上均不是

13. 关于二尖瓣关闭不全换瓣术后调整左房压,下列错误的是
    A. 正性肌力药物虽使左房压下降,但心输出量亦随之降低
    B. 血管扩张药可使左房压下降而心输出量不变
    C. 转流后可找到一左房压水平,低于该水平则血压降低
    D. 慢性患者术后应维持较高的左房压
    E. 术前左室功能正常,术后只需较低的左房压即可维持适当的心输出量

14. 关于左室的压力-容量关系,以下错误的是
    A. 后负荷及心室收缩力不变,前负荷增加时,SV 及 EF 增加
    B. 前、后负荷不变,收缩力减弱,SV 及 EF 下降
    C. 前负荷及收缩力不变,后负荷增加时,SV 及 EF 下降
    D. 前负荷及收缩力不变,后负荷降低时,SV 及 EF 增加

E. 前、后负荷不变,收缩力增加时,SV 及 EF 增加

15. 对于冠心病患者围术期的监测,下列哪个指标能更敏感地反映心肌缺血?
    A. 心率收缩压的乘积
    B. 心率、收缩压、PCWP 三者的乘积
    C. 食管超声
    D. 平均动脉压与心率的比值
    E. 心电图

16. 室上性期前收缩在心电图上的改变正确的是
    A. P 波早期出现
    B. 室性复合波多无改变
    C. 不完全代偿间歇
    D. P 波正常,双相或倒置
    E. 以上全部

17. 手术中为何常用 II 导联监测心电图?
    A. 无须接地线
    B. 比 III 导联容易分析
    C. 心室复合波描画的最好
    D. 能观察到心房收缩的最大波幅
    E. 导联连接在左下肢和右上肢

18. 下列关于心电图的叙述错误的是
    A. 心房兴奋产生 P 波
    B. PR 间期为 0.12~0.20 s
    C. QRS 时间不应超过 0.1 s
    D. PR 间期反映希氏束的传导时间
    E. T 波在心室收缩时出现

19. 心电图上反映心室绝对不应期的是
    A. PR 间期
    B. RT 间期
    C. QT 间期
    D. QR 间期
    E. T 波

20. 正常胎儿心率是
    A. 75~100 次/分
    B. 100~120 次/分
    C. 120~160 次/分
    D. 160~180 次/分
    E. 180~200 次/分

21. 正常新生儿的呼吸频率应该是
    A. 12 次/分左右
    B. 12~16 次/分
    C. 16~25 次/分
    D. 25~30 次/分
    E. 30~50 次/分

22. 以下关于低血钾的说法正确的是
    A. 心率变缓
    B. 心电图 T 波高尖
    C. 与碱中毒有关
    D. 尽量不用口服补钾
    E. 补钙可以缓解

23. 关于低钾血症的说法错误的是
    A. 常见于胃肠道失液
    B. 补钾时应见尿补钾
    C. 应从静脉内大量补充钾溶液
    D. 肾衰竭应限制补钾
    E. 低血钾诊断应依据临床表现和血清钾测定

24. 临床上常测定哪项指标来反映心室肌的后负荷?
    A. 左室舒张末期压力(LVEDP)
    B. 心室内压力
    C. 中心静脉压
    D. 大动脉压力
    E. 胸膜腔内压力

25. 动脉压力曲线中呈现的重搏切迹相当于心动周期的
    A. 快速充盈期

B. 等容收缩期

C. 快速射血期

D. 减慢射血期

E. 等容舒张期

26. 如图,中心静脉压是测定

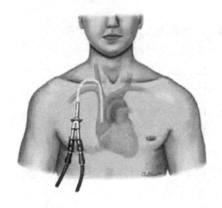

A. 左心室内压力

B. 位于胸腔内的上、下腔静脉近右心房口的压力

C. 右心房的压力

D. 下腔静脉的压力

E. 颈外静脉的压力

27. 左室功能不全时 PCWP 的改变为

A. 高于 LVEDP

B. 低于 LVEDP

C. 等于 LVEDP

D. 与 LVEDP 无一定关系

E. 与 LVEDP 负相关

28. 如图示,下述用漂浮导管不能直接测出的是

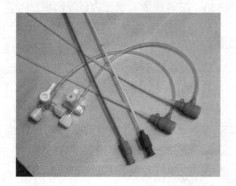

A. 右房压

B. 肺毛细血管楔压

C. 右室压

D. 肺动脉压

E. 左房压

29. CVP 测定的常见并发症不包括

A. 心包填塞

B. 气胸

C. 血胸、胸腔积液

D. 脂肪栓塞

E. 血肿

30. 关于心脏指数,下述错误的是

A. 正常值为 $4 \sim 8\ L/(min \cdot m^2)$

B. 有年龄差异

C. 无性别差异

D. 无体重差异

E. 无人种差异

31. 周围动脉穿刺首选

A. 肱动脉

B. 腋动脉

C. 股动脉

D. 尺动脉

E. 桡动脉

32. SvO_2 的正常值是

A. ＞97％

B. 60％～80％

C. 50％

D. 60％

E. 70％

33. CVP 的高低主要取决于

A. 血容量

B. 静脉血回流量

C. 静脉血回流量和右心室输出量

D. 肺循环阻力

E. 胸膜腔内压

34. 如图所示，目前最多采用的 CVP 插管途径是

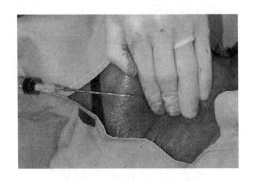

 A. 大隐静脉

 B. 颈外静脉

 C. 锁骨下静脉或颈内静脉

 D. 股静脉

 E. 贵要静脉

35. CVP 插管的指征是

 A. 严重创伤、休克及急性循环功能衰竭等危重患者

 B. 需长期输液或接受全胃肠外营养治疗

 C. 经导管安置心脏临时起搏器

 D. 先天或后天心脏病手术

 E. 以上均是

36. 某患者 PAP 60/40 mmHg, CI 2.5 L/(min·m²), PCWP 30 mmHg, RAP 12 mmHg, 最可能的诊断是

 A. 主动脉瓣狭窄

 B. 肺动脉瓣狭窄

 C. 三尖瓣关闭不全

 D. 二尖瓣狭窄

 E. 房间隔缺损

37. Swan-Ganz 导管在插管过程中如果没有遇到预期压力波形应该

 A. 用肝素水冲洗导管腔

 B. 退回到右心室水平再试

 C. 在患者深呼气时快速推送导管

 D. 向导管内注入冷溶液

 E. 立即放弃置管

38. 体外循环后 CI 5.0 L/(min·m²), SVR 2 000 mmHg/(s·L), RAP 15 mmHg, 最佳处理为

 A. 静脉滴注硝普钠

 B. 静脉注射呋塞米

 C. 加深麻醉

 D. A+B

 E. B+C

39. 患者 CI 1.8 L/(min·m²), PCWP 28 mmHg, SVR 750 mmHg/(s·L), 最佳处理是

 A. 强心

 B. 扩血管

 C. 利尿

 D. A+C

 E. A+B+C

40. 关于有创测压和无创测压的比较，下面正确的是

 A. 一般认为测得值前者略高于后者

 B. 休克、低血压时，间接测压更精确

 C. 休克、低血压时测得值两者无差别

 D. 直接测压无创性

 E. 一般认为测得值前者略低于后者

41. 如图示，漂浮导管监测最严重的并发症是

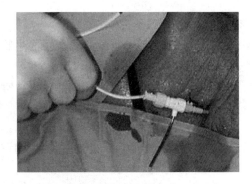

 A. 房室传导阻滞

 B. 肺梗死

C. 瓣膜损伤

D. 感染

E. 肺动脉破裂

42. 无法测到 PCWP 时,可参照下述何者估计?

A. 右房压

B. 右室舒张压

C. 肺动脉舒张压

D. 右室平均压

E. 肺动脉平均压

43. 关于 CVP 颈内静脉置管,最不恰当的描述为

A. 颈内静脉位于胸锁乳突肌三角的中心位置

B. 进路分别在胸锁乳突肌的前、中、后

C. 多选右颈内静脉

D. 右颈内静脉与无名静脉和上腔静脉几呈一直线

E. 中路的进针点选胸锁乳突肌三角的中心

44. 下列不是脑电功率谱的显示方式的是

A. 双谱指数

B. 压缩谱阵

C. 致密谱阵

D. 相干性

E. 谱边界谱率

45. 关于诱发电位不正确的是

A. 是中枢神经受刺激后所产生的生物电活动

B. 根据刺激形式分:体感诱发电位、听觉诱发电位和视觉诱发电位 3 类

C. 年龄、性别和身高影响诱发电位

D. 血压、体温和血液气体分压不影响诱发电位

E. 刺激正中神经记录到的 SLSEP 之 $N_8 \sim N_{13}$ 表示臂丛到背索的传导时间,$N_{13} \sim N_{19}$ 为背索到感觉中枢的传导时间

46. 脑电图出现等电位线,下面哪种情况不是诱发因素

A. 麻醉过深

B. 脑缺血

C. 体温 22℃

D. 体温 30℃

E. 脑死亡

47. 下列有关 $PaCO_2$ 的变化引起脑血管舒缩的叙述,错误的是

A. 脑血管对二氧化碳反应敏感

B. 高二氧化碳导致脑血管扩张

C. 脑血管扩张的直接原因是血管周围 pH 改变

D. 升高二氧化碳引起的脑血管扩张与降低二氧化碳时的脑血管收缩程度相同

E. 脑血管对二氧化碳变化的反应可在 30 s 中出现

48. 下列关于经颅多普勒(TCD)的描述中错误的是

A. 不能定量反映脑血流量

B. 可反映局部血流分布变化

C. 可反映某一动脉供应区脑灌注变化

D. 正确定出 V_{mean}(平均流速)自动调节的上下限

E. 可反映出脑血流的 CO_2 反应性

49. 关于激光多普勒脑血流监测的优点不正确的是

A. 无创连续监测

B. 不受局部血细胞比容改变的影响

C. 监测较大范围内血流动力学变化

D. 可反映皮质局部脑血流快速变化

E. 适用床旁监测

50. 下列不能使颅内容积-压力关系曲线右移的是

A. 低温

B. 琥珀酰胆碱

C. 芬太尼

D. 硫喷妥钠

E. 吗啡($PaCO_2$ 稳定)

51. 对休克患者监测补液的最佳指标是

A. 血压

B. 脉压

C. 尿量

D. 中心静脉压

E. 肺动脉楔压

52. 下列监测对指导临床输液意义相对较小的是

A. CVP

B. PCWP

C. MAP

D. RR

E. Hct

53. 血氧饱和度(SaO_2 或 SAT)的概念,以下哪项错误

A. SaO_2 =(Hb 氧含量/Hb 氧容量)× 100%

B. SaO_2 的高低与 Hb 量的多少呈正比

C. SpO_2 与 SaO_2 呈显著相关,相关系数为 $0.90\sim0.98$

D. SaO_2 与 Hb 和氧的结合能力有关

E. SaO_2 与 PaO_2 在一定范围内呈线型相关

54. 吸空气时 PvO_2 应是

A. 20 mmHg

B. 30 mmHg

C. 40 mmHg

D. 50 mmHg

E. 60 mmHg

55. $TcPO_2$、$TcPCO_2$ 监测的主要适用范围是

A. 新生儿、婴儿

B. 儿童

C. 青壮年

D. 孕妇

E. 老人

56. 脉搏血氧饱和度仪的原理和使用,下述不恰当的是

A. 仪器包括光电感受器、微处理机和显示器 3 部分

B. 基本原理是血红蛋白吸收光线的能力与其含氧浓度的相关性

C. 如严重低氧,当氧饱和度低于 70% 时,其测定数据可能不准确

D. 因肢体活动发生接触不良时也可能有误读

E. 不论氧分压多高,SpO_2 均能反映 PaO_2 的变化

57. 吸纯氧时 PvO_2 应是

A. 26 mmHg

B. 30 mmHg

C. 36 mmHg

D. 40 mmHg

E. 46 mmHg

58. 呼吸指数的正确计算公式是

A. 呼吸指数=$(A-aDO_2)/PaCO_2$

B. 呼吸指数=$(A-aDCO_2)/PaCO_2$

C. 呼吸指数=$(A-aDO_2)/PaO_2$

D. 呼吸指数=$(A-aDCO_2)/PaO_2$

E. 呼吸指数=FiO_2/PaO_2

59. 气体分压指的是

A. 组成混合气体的各气体所占容积的压力的总和

B. 组成混合气体的各气体所占的容积的总和

C. 组成混合气体的各气体所占的压力的总和

D. 组成混合气体的各气体所占的比重的总和

E. 组成混合气体的各气体所占的重量的

　　总和

60. 肺活量≥12 ml/kg,吸气负压>20 cmH₂O,仰卧位下,抬头维持时间 5 s 等,用这些指标判断呼吸肌,下列哪项正确

A. 根据这些指标不能推断呼吸功能

B. 达到上述指标就可肯定呼吸肌做功正常

C. 达到上述指标就可肯定呼吸肌功能正常

D. 虽达到上述指标,但若呼吸功增大,则仍有可能发生呼吸功能衰竭

E. 以上都不对

61. 哮喘患者术中常规监测项目是

A. BP

B. $PetCO_2$

C. SpO_2

D. 胸前或食管听诊

E. 以上全部

62. 麻醉期间观察呼吸运动,错误的是

A. 直接观察呼吸运动类型

B. 观察呼吸节律、频率、幅度

C. 观察鼻翼活动情况

D. 观察膈肌或胸廓活动状况

E. 观察呼吸囊的活动状况

63. 动脉血 CO_2 分压轻度升高引起的分钟通气量增加的反应中,最重要的是

A. 颈动脉体化学感受器

B. 主动脉体化学感受器

C. 肺牵张感受器

D. 肺血管化学感受器

E. 延髓化学感受器

64. 慢性支气管炎伴小气道阻塞时最早出现的肺功能改变是

A. 流速-容量曲线降低(MEFV↓)

B. MVV↓(<预计值80%)

C. $FEV_1/FVC<70\%$

D. RV/TLC 明显 ↑

E. PEF 明显 ↓

65. 下列哪项是肺通气的动力?

A. 肺泡表面活性物质的多少

B. 肋间内肌的舒缩活动

C. 呼吸肌的舒缩引起肺内压变化

D. 支气管平滑肌的舒缩

E. 肺内压和胸膜腔内压之差

66. 下列指标评价肺通气功能较好的是

A. 无效腔气量

B. 潮气量与肺活量之比

C. 功能残气量

D. 肺活量

E. 时间肺活量

67. 关于 VA/Q 比值正确的是

A. VA/Q 比值为 0.84

B. 正常直立位时肺顶部 VA/Q 为 0.83。肺底部为 0.33

C. 正常直立位肺部从上到下,VA/Q 值由小变大

D. 全部 VA/Q 是肺中央 VA/Q 比值

E. 单肺通气不会使 VA/Q 比值失调

68. 下列哪种方法最能直接了解组织有效供氧量?

A. DO_2

B. PaO_2

C. SaO_2

D. $PaCO_2$

E. 甲床颜色

69. 关于呼吸性碱中毒的处理正确的有

A. 必须纠正缺氧和低钾

B. 以治疗原发病为主

C. 可适当增加吸入气中的 CO_2

D. 可使用镇静药和肌松药控制呼吸

E. 上述全都正确

70. 高血钙的 ECG 表现为
A. PR 间期延长
B. QRS 波增宽
C. T 波倒置
D. QT 间期缩短
E. ST 段延长

71. 下列哪项不是房性期前收缩的心电图特征?
A. 心律不规则
B. 搏动(P′)提前出现,P′R 间期通常大于 0.12 秒
C. P′波形态与窦性 P 波相同
D. 不完全性代偿间歇
E. 有时 QRS 波增宽变形

72. 有关心电导联的叙述错误的是
A. 单极导联由无关电极和探查电极组成
B. V_1、V_2、V_3 代表右心室壁外电压变化
C. V_4、V_5、V_6 代表左心室壁外电压变化
D. aVL、aVR、aVF 分别代表左右上肢和左下肢加压单极肢体导联
E. 单极导联还包括标准肢体导联

73. 下列哪项不是心房扑动的心电图特征?
A. 心房率 350~600 次/分
B. P 波消失,代之连续的大锯齿状扑动波 F
C. F 波大多不能全部下传
D. 心室律可规则
E. QRS 波群宽大畸形

74. T 波的宽度一般为
A. 0.1~0.2 s
B. 0.2~0.25 s
C. 0.15~0.20 s
D. 0.1~0.25 s
E. 0.1~0.3 s

75. 心电图是用以监测下列哪种功能?
A. 心脏的收缩功能
B. 心脏兴奋的产生、传布和恢复过程
C. 心脏的舒张功能
D. 电流沿希氏束传导形成的各种波形
E. 心脏的传导功能

76. 冠状动脉供血不足时 ECG 出现
A. T 波高耸
B. 对称倒置的 T 波
C. T 波消失
D. T 波双相
E. T 波正常

77. 支气管镜检时应该避免
A. 浅麻醉、心动过速
B. 深麻醉、心动过缓
C. 过度换气
D. 缺氧、支气管痉挛
E. 恶心、呕吐

78. 早期诊断心腔气栓最有效的手段是
A. X 线检查
B. B 超检查
C. CT 检查
D. TEE 检查
E. MRI 检查

79. 以食管超声心动图测量 CO,下述不是必须条件的是
A. 环形二尖瓣瓣口
B. 血流层流
C. 无反流
D. 心律规则
E. 心率 50~100 次/分

80. 关于自动化间断测压法错误的是
A. 基本原理是采用振荡技术
B. 不能反映每一心动周期的血压
C. 无创性、重复性好

D. 有动脉压波形显示

E. 低温、血容量不足时均会影响测量结果

81. 超声心动图测量心输出量时常将左室视为

A. 椭圆体

B. 长方体

C. 球体

D. 台形圆锥体

E. 圆锥体

82. 经食管超声心动图不可用于

A. 早期诊断心肌缺血

B. 心内气栓检测

C. 同时检测食管疾病,如食管狭窄等

D. 需体外循环的先心病手术

E. 指导瓣膜手术

83. 最简单基本的心血管监测是

A. 心输出量

B. 中心静脉压

C. 心率

D. 肺动脉压

E. 心电图

84. 麻醉中循环监测最常用和最简单的工具是

A. 血压计

B. 听诊器

C. 血气分析仪

D. 心电监测仪

E. 脉搏血氧饱和度监测仪

85. 关于"手指扪脉"错误的是

A. 可监测心率快慢、不规则心律及房颤

B. 检测部位多为浅表的动脉

C. 是临床上判断心搏骤停的经典方法

D. 低血压时,浅表动脉的搏动微弱

E. 心动过速时脉率计数不准确

86. 关于食管听诊器错误的是

A. 不能用于新生儿和重症婴儿

B. 因位于食管内,会导致气道阻塞

C. 直径有 F12、F13 和 F24 三种

D. 听诊器头靠近心脏,心音响且清楚

E. 容易损伤新生儿食管黏膜

87. 袖套测压时错误的是

A. 弹簧表针出现摆动为搏动法的收缩压

B. 出现响亮柯氏音为听诊法测压的收缩压

C. 柯氏音变音时为听诊法的收缩压

D. 搏动出现时的压力值是触诊法的收缩压

E. 触诊法适用于低血压或低温时,听诊有困难者

88. 下列哪项不是食管超声心动图的适应证?

A. 食管病变、静脉曲张

B. 瓣膜成形术

C. 需体外循环的先心病手术

D. 肥厚性心肌病左室流出道疏通术

E. 先心病诊断

89. 对于静息肺功能测定,错误的是

A. 最常用的是肺活量和潮气量

B. 用于推断单位时间的肺容量变化

C. 肺容量测定是静息肺功能测定

D. 不能动态反映通气变化

E. 不能反映换气功能

90. 下列哪项肺功能检查结果符合阻塞性通气功能障碍?

A. RV 增加

B. VC 减低或正常

C. FEV_1/FVC 减低

D. TLC 正常或增加

E. 以上均是

91. 关于肺静态顺应性,下列说法错误的是

A. 正常值是 60~100 cmH_2O

B. 潮气量/(平台压- PEEP)

C. 潮气量/(峰压- PEEP)

D. 肺实质病变时顺应性下降

E. 它也受胸廓顺应性的变化的影响

92. 有关通气储备,下列正确的是

A. 通气储备<86%为通气功能不佳

B. 通气储备<70%为通气功能严重受损

C. 临床上主要用于估价通气储备

D. 有严重心肺疾患者不宜进行此项检查

E. 以上都正确

93. 在临床麻醉中和 ICU 内下列哪项是必备的常规监测项目?

A. 脉搏血氧饱和度监测

B. 氧浓度监测

C. CO_2浓度监测

D. 动脉血气监测

E. 氮气浓度监测

94. PETCO₂不具备

A. 无创伤

B. 可连续

C. 可监测气道压力波形

D. 可在床旁实施监测

E. 可定量

95. 人体储存的 CO_2量约

A. 100 L

B. 120 L

C. 140 L

D. 200 L

E. 250 L

96. 患者女性,35 岁。功能性子宫出血 1 年,血红蛋白低于 50 g/L,则说明

A. 出现发绀

B. 不出现发绀

C. 出现休克

D. 出现抽搐

E. 禁忌手术

97. 某人在麻醉状态下 $PaCO_2$ 40 mmHg,其动脉血中 CO_2 的溶解量为

A. 0.12 mmol/L

B. 1.20 mmol/L

C. 12 mmol/L

D. 2.25 mmol/L

E. 22.5 mmol/L

98. 以眼征判断麻醉深度应除外

A. 流泪

B. 眼裂大小

C. 瞳孔大小

D. 眼球运动

E. 眼睑反射

99. 下列哪种电生理指标反映未用肌松药者麻醉出现过浅效果较好?

A. 脑电图

B. 额肌电

C. 食管下段括约肌收缩性

D. 指端容积描记图

E. 以上均是

100. 应用肌松药失去了判断麻醉深度的哪种体征?

A. 心率

B. 瞳孔

C. 流泪

D. 呼吸频率

E. 出汗

101. 有关呼吸系统体征,下列描述正确的是

A. 深麻醉时分钟通气量显著降低

B. 乙醚麻醉第 4 期出现呼吸麻痹

C. 呛咳和支气管痉挛常为麻醉过浅的表现

D. 呼吸系统体征受肌松剂的影响

E. 以上均是

102. 定量脑电图(qEEG)监测伪差来源于

A. 生理干扰

B. 外环境干扰

C. 仪器功能失常

D. 电极和导联伪差

E. 以上均是

103. 旁气流通气监测法的缺点是

A. 不能完全代替术前肺功能检查

B. 不能测功能残气量和全肺容量

C. 不能测吸(呼)气补量

D. 不能测肺活量

E. 以上均是

104. 下列哪种方法监测气道压最灵敏?

A. 气压法

B. 压力电传感器法

C. U形管水柱法

D. 电子测压法

E. 金属气鼓法

105. 胸肺顺应性的简易计算方法是潮气量除以

A. 平台压-呼气末压

B. 峰压

C. 呼气末压

D. 平台压

E. 气道阻力

106. 为什么 SpO_2 只测定动脉血氧饱和度

A. 动脉氧分压高

B. 动脉血流速度快

C. 动脉血氧含量高

D. 动脉有搏动

E. 动脉压高

107. 测定呼吸气体二氧化碳所采用的红外光波长是

A. 3 300 nm

B. 3 900 nm

C. 4 260 nm

D. 940 nm

E. 660 nm

108. 温度稀释法测定心输出量可采用

A. 注射冷盐水

B. 注射 37℃ 盐水

C. 应用带加热电阻丝的导管

D. A 和 B

E. A 和 C

109. 下列不是监测静脉血氧饱和度的原理的是

A. 不同颜色 Hb 对不同波长的光吸收量不同

B. Hb 随氧合程度的增加由紫转红

C. Hb 对 660 nm 红光吸收量比 HbO_2 大 10 倍

D. HbO_2 对 940 nm 红外光吸收比 Hb 小

E. 不同波长的光照射红细胞后从反射回的光量可算出 Hb 的氧饱和度

110. 麻醉管理中最重要的是

A. 神经系统的监测

B. 呼吸系统的管理

C. 体液平衡的管理

D. 电解质的监测

E. 循环系统的管理

111. 关于肌松监测的叙述正确是

A. 50％ 的潮气量已恢复正常的全麻患者,抬头实验无法维持 5 s

B. 如果潮气量已恢复正常,肌张力就能够克服呼吸道梗阻问题

C. 凭临床经验进行抬头监测或潮气量监测已足够

D. 肌松监测能够客观地判断术中、术后肌松药的残余肌松效应

E. 肌松监测对于全麻患者来说并不重要

112. 呼吸音的监测不包括

A. 胸部听诊

B. 鼻孔气流听诊

C. 螺纹管听诊

D. 食管听诊

E. 腹部听诊

113. 血气 pH 7.25，$PaCO_2$ 53 mmHg，BE －6 mmol/L,诊断应为

    A. 代谢性酸中毒

    B. 代谢性酸中毒合并呼吸性酸中毒

    C. 代谢性酸中毒合并呼吸性酸中毒

    D. 单纯呼吸性酸中毒

    E. 呼吸性酸中毒合并代谢性酸中毒

114. 动脉血碳酸氢盐 20 mmol/L，pH 7.6，$PaCO_2$ 20 mmHg,提示

    A. 正常酸碱平衡

    B. 呼吸性碱中毒

    C. 代谢性酸中毒

    D. 代谢性碱中毒

    E. 呼吸性酸中毒

115. 全麻中血气分析发现 pH 7.11，$PaCO_2$ 90 mmHg，BE 2 ml/L。下列处理错误的是

    A. 增加吸入氧浓度

    B. 更换麻醉机的钠石灰

    C. 给予适量的碳酸氢钠

    D. 增加呼吸频率

    E. 增加潮气量

116. 术中肠梗阻减压后,患者血压为 60/40 mmHg，HR 150 次/分。进一步的监测措施,下列哪项不重要?

    A. 中心静脉压

    B. 尿量

    C. 血气分析及电解质水平

    D. 心肌抑制因子

    E. 心电图

117. 患者男性,59 岁。右上肺支气管扩张症,痰液每天超过 50 ml,行右上肺叶切除。诱导完毕,改侧卧位后首先要做的是

    A. 监测心电图

    B. 测量血压

    C. 听呼吸音

    D. 调整呼吸机

    E. 吸痰

118. 下列哪项监测可以有效预防术中知晓?

    A. 有创血压

    B. 心率

    C. TOF

    D. BIS

    E. $PETCO_2$

119. 哪种体温监测可以了解外周灌注状态?

    A. 耳鼓膜温度

    B. 肌肉温度

    C. 鼻咽温度

    D. 皮肤温度

    E. 脚趾温度

120. 男,48 岁,突然神志丧失,呼吸不规则,如何判断发生心跳停止?

    A. 立即做心电图

    B. 将耳朵贴近患者口鼻观察呼吸是否停止

    C. 立即呼喊患者看其是否清醒

    D. 立即测血压

    E. 立即摸大动脉搏动

121. 女,22 岁,肠梗阻术后要求术后镇痛,拟以硬膜外吗啡镇痛。最必要的检测是

    A. 血压

    B. 心率

    C. 氧饱和度

    D. 心电图

    E. 二氧化碳图

122. 低温时最常用于体温监测的部位是
A. 鼻咽、食管及直肠
B. 腋窝、食管及鼓膜
C. 腋窝、鼓膜及直肠
D. 血液、腋窝及直肠
E. 血液、鼻咽及食管

123. 患者男性,34 岁,诊断为乙型肝炎、肝硬化、肝癌、门脉高压、食管胃底静脉曲张破裂出血,欲行中心静脉穿刺。下列关于中心静脉穿刺错误的是
A. 如患者穿刺点皮肤破损感染,则不能穿刺
B. 如患者凝血功能严重障碍,则不能穿刺
C. 如反复多次穿刺不成功者,也应放弃穿刺
D. 中心静脉测压零点仰卧位相当于腋中线水平
E. 中心静脉测压零点侧卧位相当于胸骨右缘第 5 肋间水平

124. 判断全身麻醉深度的基本方法是
A. 临床体征
B. 药物摄取监测
C. 脑电图
D. 视网膜电流图
E. 指端容积描记图

125. 下列不属于腹腔镜手术麻醉常规监测的是
A. 动脉血压监测
B. $ETCO_2$ 与气道压监测
C. SpO_2 监测
D. 气道压监测
E. 无创血压监测与心率脉搏监测

126. 留置中心静脉导管的患者突然出现发绀、颈静脉怒张、恶心、胸骨后和上腹部痛、不安和呼吸困难,继而出现低血压、脉压窄、奇脉、心动过速、心音低远,提示可能为

A. 气胸
B. 心包填塞
C. 血胸、胸腔积液
D. 空气栓塞
E. 血肿

127. 男,49 岁,入院诊断为肝内外胆管结石,拟行肝内外胆管切开取石术,既往有胸闷、心前区不适 8 年。术中循环功能检测与管理最重要的指标为
A. 血压
B. 心率
C. 收缩压×心率
D. 中心静脉压
E. 肺动脉楔压

128. 患者 CI 2.0 L/(min·m^2),SVR 1 000 mmHg/(s·L),PCWP 8 mmHg,最佳治疗是
A. 补充血容量
B. 静脉滴注多巴酚丁胺
C. 静脉滴注硝酸甘油
D. A 和 B
E. A 和 C

129. 患者男性,85 岁,诊断为 COPD、肺心病,呼吸功能衰竭,需监测 SpO_2。下列关于 SpO_2 的说法,错误的是
A. SpO_2 监测是呼吸功能监测的内容之一
B. SpO_2 监测与 PaO_2 有一定的相关性,当 PaO_2 为 80 mmHg 时,SpO_2 约为 95%,如 SpO_2 为 90%,则 PaO_2 已降至 50% 左右
C. SpO_2 监测主要反映组织氧合功能和循环功能的改变,当肺通气功能障碍、组织缺氧、严重低血压、休克时,SpO_2 值下降
D. 监测受一些因素影响,如:低温、低血压等,可致 SpO_2 不准确或无法显示
E. 肺换气功能障碍、末梢循环功能差时,也会影响 SpO_2 准确性

130. 患者女性,55 岁,诊断为子宫内膜癌,拟在气管内全麻下行腹腔镜下全子宫双附件切除、盆腔淋巴结清扫术,术中需监测 $PETCO_2$。关于此监测,下列说法错误的是
- A. $PETCO_2$ 监测具有直观、无创、简便、快速等特点,已成为全身麻醉常用的监测项目
- B. 在无明显肺部疾病的情况下,可认为 $PETCO_2$ 基本上等于 $PaCO_2$
- C. $PETCO_2$ 的正常值为 35～45 mmHg
- D. $PETCO_2$ 监测可反映机体代谢功能、循环功能、呼吸功能和通气系统功能的变化
- E. 麻醉深度不够,患者出现疼痛、低温、通气不足、上呼吸道梗阻、重复呼吸、机械通气无效腔增加等,可使 $PETCO_2$ 增加

131. 下列不是影响 CVP 测定值的因素的是
- A. 测压方法
- B. 标准零点
- C. 导管位置
- D. 测压系统的通畅度
- E. 胸内压

132. 某患者 RAP 20 mmHg,CI 2.0 L/(min·m²),PAP 25/13 mmHg,PCWP 10 mmHg,最可能的诊断是
- A. 左心功能不全
- B. 右心功能不全
- C. 肺栓塞
- D. 容量负荷过大
- E. 二尖瓣狭窄

二、A3/A4 型题

(133～137 题共用题干)

患者男性,28 岁。3 h 前经右侧颈内静脉放置中心静脉导管,现在出现呼吸困难,血压 80/69 mmHg,心率 130 次/分,脉细,听诊心音遥远,检查口唇明显发绀、颈静脉怒张。

133. 该患者出现上述异常,最可能的原因是
- A. 穿刺时造成空气栓塞
- B. 充血性心力衰竭
- C. 出现张力性气胸
- D. 心包填塞
- E. 误穿刺动脉,造成血肿压迫

134. 应采取什么措施?
- A. 立即给予止血药
- B. 中断静脉输液
- C. 立即给强心药物抗心力衰竭
- D. 迅速行心包腔引流
- E. 立即输血,同时给升压药

135. 预防该并发症的措施错误的是
- A. 经常注意测压水柱是否随呼吸波动
- B. 经常检查回血是否通畅
- C. 管端应置于右心房内以便测压准确
- D. 可用 X 线显影判断导管尖端位置
- E. 导管不宜太硬

136. 国外统计该并发症的死亡率约为
- A. 10%
- B. 20%
- C. 78%
- D. 90%
- E. 60%

137. 抢救中有人建议降低输液容器高度低于患者心脏水平,其作用是
- A. 测定准确的中心静脉压力
- B. 放出部分循环血,减轻心脏前负荷
- C. 排出血中的空气
- D. 排出胸腔内积血
- E. 引流出心包腔积血

三、X型题

138. 常用的监测肌松药作用的方法有
　A. 神经刺激器
　B. 测定潮气量
　C. 测定随意肌的肌力
　D. 吸气产生最大负压
　E. X线下观察横膈活动

139. 下列属于放置漂浮导管适应证的是
　A. 连续心输出量的监测
　B. 左室功能不全
　C. 充血性心衰
　D. 肺动脉高压
　E. 肾功能不全

140. 临床上呼吸末二氧化碳异常减低的可能原因是
　A. 儿茶酚胺释放增加
　B. 低温
　C. 呼吸、心跳骤停
　D. 发热
　E. 肺动脉栓塞

141. 心脏泵血功能的指标是
　A. 心率
　B. 后负荷
　C. 射血分数
　D. 每搏功
　E. 心指数

142. 引起中心静脉压升高的因素有
　A. 由直立位改为平卧位
　B. 骨骼肌的活动减少
　C. 容量血管收缩
　D. 输血或输液过多、过快
　E. 右心室射血功能减弱

143. 下述属于中心静脉插管适应证的是
　A. 严重创伤、休克及急性循环功能衰竭

等危重患者
　B. 需长期输液或接受完全胃肠外营养治疗的患者
　C. 先天或后天心脏病手术
　D. 临时起搏
　E. 嗜铬细胞瘤手术

144. 下述情况可致热稀释法心输出量测定结果增高的是
　A. 二尖瓣反流
　B. 三尖瓣关闭不全
　C. 心内左向右分流
　D. 心内右向左分流
　E. 快速输液

145. 插入肺动脉导管常见并发症有
　A. 心包填塞
　B. 血、气胸
　C. 心律失常
　D. 肺梗死
　E. 气囊破裂

146. 测定脑、神经功能的现代医学技术包括
　A. 脑血流
　B. 脑电图
　C. 颅内压
　D. 脑代谢
　E. 诱发电位

147. 以下指标可以反映PaO_2的变化的是
　A. $PETCO_2$
　B. SpO_2
　C. $TcPCO_2$
　D. $TcPO_2$
　E. 血液PO_2测定

148. 以下哪几项参数是反映肺通气功能状态的指标?
　A. PaO_2
　B. $PaCO_2$

C. VD/VT

D. pH

E. HCO_3^-

149. 麻醉机的监测装置包括

A. 氧浓度分析仪

B. 潮气量及分钟通气量测定仪

C. 气道压力测定仪

D. 呼气末二氧化碳浓度分析仪

E. 麻醉气体浓度分析仪

150. 食管超声心动图的用途有

A. 心功能监测

B. 心内气栓诊断

C. 估价心肌局部功能,早期诊断心肌缺血

D. 异常、黏液瘤和血栓诊断

E. 诊断心脏解剖畸形

151. 超声心动图可监测下列哪几项心功能?

A. 收缩时间间期

B. 心输末期压力

C. 左心室射血分数

D. 心室舒张末期容积

E. 左心输出量

152. 无创性血流动力学监测方法有

A. 心动冲击图

B. 多普勒超声图

C. 经食管超声心动图

D. 动静脉搏动图

E. 心阻抗血流图

153. 关于袖套法测压下述正确的是

A. 利用柯氏音的原理

B. 典型的柯氏音可分为 5 相

C. 第一相即为收缩压

D. 第四相为舒张压

E. 触诊法适用于低温低血压时

154. 除使用仪器外,临床上呼吸功能的基本检查方法还有

A. 观察呼吸运动

B. 听取呼吸音

C. 检查痰液

D. 观察呼吸状态

E. X 线胸透

155. 患者男性,62 岁,诊断为风湿性心脏病,主动脉瓣狭窄伴重度关闭不全,拟在全身麻醉下行体外循环下主动脉瓣置换术,术中须监测中心静脉压力,关于中心静脉压(CVP)的说法,下列正确的是

A. CVP 是指上腔或下腔静脉即将进入右心房处的压力或右心房压力

B. 其正常值为 $5\sim15\ cmH_2O$

C. CVP 可通过颈内静脉、锁骨下静脉、股静脉、颈外静脉等置管来测量

D. CVP 主要反映右心室前负荷

E. CVP 高低与血容量、静脉张力、右心功能有关,也可反映左心功能

156. 患者男性,72 岁,诊断为右下肺癌,拟在气管内全身麻醉下行肺癌根治术,关于术中呼吸功能监测,包括下列哪些方面?

A. VT、f、MV、Paw、I/E

B. SpO_2

C. FiO_2

D. $ETCO_2$

E. 血气分析

第六章

围术期输液、输血

1. 关于小儿麻醉中输液,叙述不当的是
   A. 应适量补充葡萄糖,预防酸中毒
   B. 输液包括禁食水量、代谢需要量及术中失液量
   C. 禁食水量宜在手术开始后 3 h 内补完
   D. 紧闭装置与无重复吸入装置的失液量相差甚少,可忽略不计
   E. 高热时输液量应适当增加

2. 手术中冷的血液和静脉内输液导致患者体温散失,其热传递属于
   A. 传导
   B. 蒸发
   C. 辐射
   D. 对流
   E. 扩散

3. 高渗性缺水输液治疗时应首选
   A. 生理盐水
   B. 5%葡萄糖溶液
   C. 10%葡萄糖溶液
   D. 林格溶液
   E. 1.25%碳酸氢钠

4. 关于葡萄糖溶液的特点和术中应用原则,错误的是

   A. 是临床最常用的不含电解质的晶体液
   B. 5%葡萄糖为等张溶液
   C. 5%葡萄糖 240 ml/h,即可补充成年人基础能量消耗量所需要的糖量
   D. 麻醉手术期间不必限制其用量
   E. 有低血糖倾向者,输 5%葡萄糖溶液一般为 5~10 ml/(kg・h)

5. 心功能不全患者,PCWP 升高,血浆胶体渗透压 9 mmHg,行非心脏手术时术中输液首选
   A. 5%葡萄糖溶液
   B. 0.9%生理盐水
   C. 胶体液或含胶体的晶体液
   D. 林格液
   E. 乳酸钠林格液

6. 患儿体重 13 kg,术中补液,其基础补液量为
   A. 36 ml/h
   B. 40 ml/h
   C. 46 ml/h
   D. 50 ml/h
   E. 54 ml/h

7. 老年患者,气管插管后血压降低至 80/50 mmHg,最适宜采取的简便措施是
   A. 静脉注射多巴胺 4 mg

B. 快速输液

C. 静脉注射麻黄碱 10 mg

D. 取头低位

E. 输血

8. 1 岁患儿,体重 10 kg,术中出血 120 ml。此时应补充

A. 晶体 120 ml

B. 输血 100 ml

C. 胶体 360 ml

D. 胶体 120 ml

E. 晶体 360 ml

9. 男性,40 岁,体重 70 kg,胰十二指肠切除术后,体温 40℃,补液时该患者由于升高的体温每天应多补多少液体?

A. 420 ml

B. 1 000 ml

C. 1 500 ml

D. 2 000 ml

E. 2 500 ml

10. 患者,男性,35 岁,全腹痛 10 h,腹痛呈持续性,剧烈,伴呕吐胃内容物。查体:体温 38℃,BP 95/60 mmHg,腹部平,全腹压痛,肌紧张,移动性浊音阳性。对于该患者,下列处理方式错误的是

A. 大剂量静脉使用抗生素,观察病情变化

B. 胃肠减压

C. 快速建立静脉输液通路

D. 急诊手术

E. 行腹部立位平片

11. 男,58 岁,体重 50 kg,因进行性吞咽困难 20 天入院。主诉:极度口渴、唇舌干燥、乏力、尿少。查体:血压 80/60 mmHg,皮肤弹性差,眼窝凹陷。该患者应补液(不包括当天生理需要量)

A. 0~1 500 ml

B. 2 000~3 000 ml

C. 5 100~6 000 ml

D. 3 100~4 000 ml

E. 4 100~5 000 ml

12. 一休克患者需要大量静脉输液,下列液体能最有效地增加血管内容积的是

A. 5% 葡萄糖液

B. 生理盐水

C. 5% 清蛋白

D. 乳酸林格液

E. 0.45% 生理盐水

13. 男性,43 岁,胃大部切除手术术中输液时发现中心静脉压 1.6~2.1 kPa(12~16 mmHg)应采取何种措施?

A. 给予强心剂,使心功能加强

B. 调整输液速度,将输液速度加快

C. 调整输液速度,将输液速度减慢

D. 与输液速度无关,不需改变输液速度

E. 及时观察动脉血压,如正常,按原输液速度

14. 大量体液丢失后只输注葡萄糖会导致

A. 高渗性脱水

B. 低渗性脱水

C. 等渗性脱水

D. 水中毒

E. 高血糖症

15. 输液时液体的钾离子浓度不应大于

A. 25~30 mmol/L

B. 30~35 mmol/L

C. 35~40 mmol/L

D. 40~50 mmol/L

E. 50~55 mmol/L

16. 诊断为流行性出血热患者,病程第 6 天尿量 80 ml/d,血压 186/110 mmHg,脉洪大,颜面水肿,体表静脉充盈,双肺底有散在湿啰音。此时在治疗上应

A. 严格控制输液量,高效利尿剂,早期导泻

B. 采用利尿合剂,纠正酸中毒,扩血管

C. 采用高渗葡萄糖液,降压,利尿

D. 采用平衡盐液,降压,促进利尿,导泻

E. 纠正酸中毒,降压,激素,利尿

17. 确诊肾综合征出血热,多尿期,低血钾,此时患者补钾哪项措施是危险的?

A. 静脉注射

B. 适当静脉滴注

C. 大量口服

D. 等比例静脉输液

E. 停用利尿剂

18. 女性患者,王某,55岁。因患乙状结肠癌行肿瘤切除、结肠造瘘术。术中顺利,在关腹前,输 A 型血约 50 ml,患者突然出现寒战。伤口渗血,导尿为全程血尿,当即认定系输血引起的溶血反应,立即停止输血、进行抢救;同时复查,患者系 O 型血,即改输 O 型血 400 ml。由于发现及时,抢救得当,患者转危为安。经调查发现系血库工作人员甲将血样试管搞错,导致定错血型,发生溶血反应。甲的行为违反了《临床输血技术规范》的

A. 输血申请规定

B. 受血者血样采集和送检规定

C. 交叉配血规定

D. 发血规定

E. 输血规定

19. 疑为溶血性或细菌污染性输血反应,应立即停止输血,用静脉注射生理盐水维护静脉通路,及时报告上级医师,在积极治疗抢救的同时,做下列核对检查

A. 立即对受血者做抗体筛选试验

B. 立即进行交叉配血试验

C. 核对血浆的有效期

D. 核对受血者及供血者 ABO 血型、Rh

(D)血型

E. 立即抽取受血者血液加肝素抗凝,分离血浆,测定血浆游离白细胞含量

20. 患者行胃大部切除-胃空肠吻合术。手术操作无误,术后状态良好。第 5 天感到张口、下咽困难,第 6 天出现角弓反张、抽搐,诊断为破伤风,经医院抢救无效,于 10 月 11 日死亡。患者家属找到区卫生行政部门申诉。经区医疗事故鉴定委员会鉴定,不属事故,10 月 31 日区卫生行政部门判定为医院无责任,并将通知书交与家属。家属仍不服。家属可以向上一级卫生行政部门申请复议,有效期限是

A. 11 月 7 日前

B. 11 月 5 日前

C. 11 月 10 日前

D. 11 月 15 日前

E. 11 月 30 日前

21. 某患者输液中发生反应,经对症处理,症状消失,当天夜里出现心悸,呼吸困难,晨 5 时死亡。家属认为是医院的责任,拒不从病房移走尸体,也不同意尸检。经与家属协商,患者死亡第 4 天进行了尸检,但未能对死因作出解释,无法得出结论。对这一结果

A. 只能以死因不明定论

B. 法医承担因拖延而延迟尸检,无法得出结论的结果

C. 院方承担因请人不当而无法得出结论的结果

D. 家属承担因不同意尸检而延迟尸检,无法得出结论的结果

22. 女性,35 岁。因需长期补液放置静脉留置导管。半月后突然出现畏寒,高热。全身有出血点。血压 70/40 mmHg。化验:白细胞 20×10^9/L,中性粒细胞 92%。最可能的诊断

A. 输液反应

B. 输液后菌血症

C. 感染性休克

D. 流行性出血热

E. 流行性脑脊髓膜炎

23. 维生素 C 注射液不能加入以下哪种输液中使用?

A. 碳酸氢钠

B. 5% 葡萄糖

C. 0.9% 氯化钠

D. 林格氏液

E. 以上所有输液

24. 患者男性,70 岁。在硬膜外麻醉下行胃大部切除术,麻醉效果满意。手术开始 1 h 后,血压渐降,经加快补液,血压下降更明显,并出现颈外静脉怒张,以下错误的是

A. 给予毛花苷丙

B. 经硬膜外追加局麻药

C. 停止输液

D. 静脉注射呋塞米

E. 快速输入胶体液

25. 在肝移植手术中,静脉输液选择下列静脉,错误的是

A. 颈内静脉

B. 大隐静脉

C. 上肢任何静脉

D. 锁骨下静脉

E. 贵要静脉

26. 输液治疗造成的血液稀释,以 Hct 不低于多少为限?

A. 35%

B. 30%

C. 25%

D. 20%

E. 15%

27. 体重 50 kg,疝修补手术,历时 2 h,补充第三间隙体液丢失的液体量为

A. 100 ml

B. 200 ml

C. 300 ml

D. 400 ml

E. 500 ml

28. 患者男性,35 岁。营养状况尚可,肝功能正常,无糖尿病和使用胰岛素的病史,拟行胃大部切除术。术中

A. 应常规输注葡萄糖液

B. 不输葡萄糖液

C. 首先输注 5% 葡萄糖液 500 ml,再输其他液体

D. 手术开始 2 h 后以 $5\sim10$ ml/(kg·h)速度输注 5% 葡萄糖液

E. 术中持续以 5 ml/(kg·h)速度输注 596 葡萄糖液

29. 一休克患者,心率 130 次/分,测中心静脉压为 $5\ cmH_2O$,采取下列哪种措施更有效?

A. 快速补充液体

B. 小量输液

C. 应立即强心

D. 控制性小量输液,立即强心

E. 强心,利尿

30. 输血时的细菌污染反应。最简单而快速的诊断方法是

A. 血瓶(袋)血做直接涂片

B. 血瓶(袋)血做细菌培养

C. 受血者血细菌培养

D. 所有已输液体细菌培养

E. 受血者尿细菌培养

31. 休克时输液输血最好使血细胞比容维持在

A. 15% 左右

B. 25% 左右

C. 35% 左右

D. 45%左右

E. 55%左右

32. 低渗透状态的常见病因不包括
   A. 襻利尿剂
   B. 输液过量
   C. 肾上腺皮质功能不全
   D. 肾衰竭
   E. 有效循环血容量下降

33. 在严重创伤失血性休克救治过程中,大量输血输液最容易导致
   A. 溶血反应
   B. 高热反应
   C. 全身水肿
   D. 电解质紊乱
   E. 凝血功能障碍

34. 快速输液提升中心静脉压的潜在危险性是
   A. 右房前负荷过重
   B. 急性右心功能不全
   C. 急性左心功能不全
   D. 体循环高血压
   E. 体循环淤血

35. 在休克治疗中输液首先使用于
   A. 感染性休克
   B. 过敏性休克
   C. 神经源性休克
   D. 心源性休克
   E. 低血容量性休克

36. 椎管内麻醉后血压急剧下降,最有效的处理措施为
   A. 立即快速静脉输液 500~1 000 ml
   B. 立即静脉注射麻黄碱 15~30 mg
   C. 头低位
   D. 头高位,控制麻醉平面
   E. 去甲肾上腺素持续静脉点滴

37. 患者女性,近期连续应用皮质激素约2周,术中不明原因血压持续下降,心率增快达140次/分,表情淡漠,处理时首先应
   A. 快速输液
   B. 应用麻黄碱
   C. 静脉注射氢化可的松 100~200 mg
   D. 静脉注射毛花苷丙 0.2 mg
   E. 加深麻醉

38. 高渗性缺水输液治疗时应首选
   A. 生理盐水
   B. 5%葡萄糖溶液
   C. 10%葡萄糖溶液
   D. 林格溶液
   E. 1.25%碳酸氢钠

39. 某患者的红细胞与 A 型血的血清凝集,其血清与 A 型血的红细胞也凝集,此人血型是
   A. Rh 阴性
   B. O 型
   C. AB 型
   D. B 型
   E. A 型

二、A3/A4 型题

(40~42题共用题干)

患者女,35 岁。妊娠高血压综合征,剖宫产术前憋喘,不能平卧,全麻手术后入 ICU,入室时处于药物镇静状态,气管插管机械通气,血压 190/110 mmHg,心率 120 次/分,两肺底吸气末可闻及大量湿啰音。

40. 目前最可能的诊断是
   A. 支气管哮喘
   B. 输血输液过多
   C. 急性左心衰竭
   D. 急性右心衰竭
   E. 非心源性肺水肿

41. 宜采取的处理措施是
　　A. 大量利尿＋血管扩张剂＋PEEP
　　B. 利尿＋加大镇静、肌松剂剂量
　　C. 洋地黄＋血管扩张剂
　　D. β受体阻滞剂＋洋地黄
　　E. 大量利尿,尽快撤离呼吸机并拔除气管导管

42. 大剂量袢利尿剂(呋塞米 200 mg)应用后,尿量仍＜20 ml/h,测血肌酐 156 μmol/L,且临床症状无明显缓解。此时应采取何种积极措施以尽快缓解病情?
　　A. 加大利尿剂用量
　　B. 血液净化
　　C. 更换其他利尿剂
　　D. 限制液体入量
　　E. 维持原治疗方案

(43～46 题共用题干)

男性患者,38 岁,实质性脏器破裂,急行剖腹探查。查体:一般情况较差,贫血面貌,心率 120 次/分,律齐,两肺呼吸音清晰,血压 80/60 mmHg。曾患乙肝、肝硬化腹水。

43. 应选择何种麻醉
　　A. 局麻＋强化
　　B. 腰麻
　　C. 针麻
　　D. 气管插管静吸复合麻醉
　　E. 连续硬膜外麻醉

44. 术前准备不必要的是
　　A. 输液、输血
　　B. 护肝治疗
　　C. 纠正酸碱平衡
　　D. 改善凝血功能
　　E. 加强营养

45. 术中输液暂不用
　　A. 平衡盐液

　　B. 10％葡萄糖液
　　C. 5％碳酸氢钠
　　D. 新鲜血
　　E. 胶体液

46. 术中低血压首选
　　A. 强心药
　　B. 缩血管药
　　C. 改用局麻＋强化
　　D. 扩充血容量
　　E. 利尿

三、X 型题

47. 影响药物体内分布的因素主要有
　　A. 肝肠循环
　　B. 体液 pH 和药物的理化性质
　　C. 体内屏障
　　D. 局部器官血流量
　　E. 血浆蛋白结合率

48. 以下哪些情况输入晶体液的同时应配用胶体液?
　　A. 血浆胶体渗透压＜12～15 mmHg
　　B. 血容量不足,且全身情况差
　　C. 有潜在发生脑水肿的倾向
　　D. 不具备持续监测血流动力学的条件
　　E. 需快速输入晶体液才能维持血流动力学稳定

49. 输血非免疫性溶血反应的原因包括
　　A. 血液中加入药物
　　B. 血液中加入低渗溶液
　　C. 加温血袋
　　D. 剧烈振荡血袋
　　E. 细菌污染血液

50. 输血的主要适应证是创伤和手术失血,在患者心肺代偿功能正常的情况下,现代输血观念认为

A. 失血量小于20%,即应输血以加速患者恢复

B. 失血量达20%~30%,可输晶体液+代血浆+白蛋白液+浓缩红细胞

C. 失血量达30%,可输晶体液+胶体液+浓缩红细胞+全血

D. 失血量达50%,除补充上述"C"项成分外,可加用浓缩白蛋白

E. 失血量大于血容量的80%,除补充上述"D"项成分外,还要加输凝血因子和浓缩血小板以改善凝血机制

51. 特异性免疫的特点有

A. 特异性免疫系统由免疫器官和免疫活性细胞组成

B. 多为后天获得的功能表现

C. 免疫作用有针对性

D. 可因抗原多次刺激而加强

E. 包括产生特异性抗体(体液免疫)和致敏淋巴细胞(细胞免疫)两方面的免疫作用

52. 小儿麻醉中输液,说法正确的是

A. 输液量应包括禁食禁饮量、基础代谢需要量以及术中失液量

B. 缺氧性脑损伤患儿,术中葡萄糖输入应慎重

C. 高热时输液量应适当增加

D. 禁食禁饮量应在手术开始3h内补完

E. 由于手术存在应激反应,术中不应输注葡萄糖

53. 下列不是晶体液的是

A. 5%葡萄糖溶液

B. 5%碳酸氢钠溶液

C. 右旋糖酐

D. 羟乙基淀粉溶液

E. 琥珀酰明胶溶液

54. 麻醉前体液的丢失途径包括

A. 经肠管丢失

B. 出汗

C. 发热、过度通气等不显性体液丢失

D. 禁食、禁饮所丧失的水分

E. 失血

55. 术中体液的丢失量包括

A. 手术野暴露脏器所蒸发的液量

B. 术中失血量

C. 麻醉导致的体液变化

D. 第三间隙体液丢失量

E. 手术创面组织液和淋巴液的流失量

56. 大量输血的并发症有

A. 凝血功能障碍

B. 血pH升高

C. 枸橼酸中毒和低血钙

D. 高血钾

E. 交叉配血困难

57. 术中体液补充量应包括

A. 基础需要量

B. 术前欠缺量

C. 术中蒸发及不显性丢失量

D. 术中失血量

E. 第三间隙体液丢失量

58. 男,30岁,因车祸急诊入院,来院时面色苍白、皮肤湿冷,耻骨联合及右大腿根部见大片皮肤青紫瘀斑,血压75/50 mmHg,脉率116次/分。此时首选治疗措施是

A. 建立输液通路

B. 迅速输血

C. 大腿根部热敷

D. 留置导尿,观察尿量

E. 吸氧

59. 患者男性,25岁,诊断为全身多处骨折、肝破裂、脾破裂、失血性休克,术中输血同时需补充血浆制品,下列关于血浆制品的说

法,正确的是

A. 新鲜冰冻血浆是采血后 6 h 内分离出来的,保存于-20℃到-30℃环境中

B. 新鲜冰冻血浆含有所有凝血因子,特别是 V 和 Ⅷ 因子,有效期为 1 年

C. 普通冰冻血浆是新鲜冰冻血浆保存期满 1 年之后继续冰冻保存所得,或新鲜冰冻血浆提取冷沉淀后继续保存所得

D. 普通冰冻血浆在-20℃保存期为 3 年,主要含血浆蛋白和凝血因子

E. 冷沉淀是从血浆中分离出来的,-20℃保存有效期 1 年。含有丰富的 vWF、纤维蛋白原、因子 Ⅷ 和纤维蛋白等。一般一次用 1~3 单位/10 kg

第七章

特殊患者的麻醉

一、A1/A2 型题

1. 硝普钠主要用于
   A. 高血压危象
   B. 中度高血压伴肾功能不全
   C. 重度高血压
   D. 轻、中度高血压
   E. 中、重度高血压

2. 治疗室性早搏的首选药物是
   A. 普萘洛尔
   B. 胺碘酮
   C. 维拉帕米
   D. 利多卡因
   E. 苯妥英钠

3. 心衰患者施行择期手术,最好在心衰控制
   A. 3 天以后
   B. 1 周以后
   C. 2 周以后
   D. 3~4 周以后
   E. 1 个月以后

4. 目前认为心肌保护效果更好、也方便手术的心肌保护方法是
   A. 低温晶体液
   B. 低温氧合血
   C. 心肌预缺血+低温晶体液
   D. 不阻断主动脉
   E. 常温氧合血

5. 下述冠心病患者的病情估计最重要的是
   A. 肺功能
   B. 病程长短
   C. 是否合并有高血压
   D. 年龄
   E. 射血分数

6. 下述麻醉诱导最适合于冠脉搭桥患者的是
   A. 丙泊酚 1.5 mg/kg、芬太尼 2 μg/kg、维库溴铵 0.1 mg/kg
   B. 硫喷妥钠 6~8 mg/kg、芬太尼 2 μg/kg、琥珀胆碱 2 mg/kg
   C. 咪达唑仑 0.3 mg/kg、氯胺酮 2 mg/kg、琥珀胆碱 2 mg/kg
   D. 地西泮 0.5 mg/kg、芬太尼 2 μg/kg、琥珀胆碱 2 mg/kg
   E. 咪达唑仑 0.15~0.25 mg/kg、芬太尼 5~10 μg/kg、泮库溴铵 0.15 mg/kg

7. 过度通气对心脏病患者不利因素是
   A. 冠状动脉痉挛
   B. 减少心肌供氧
   C. 使血清钾下降
   D. 洋地黄化患者引起洋地黄中毒
   E. 以上全是

8. 有关 QT 间期延长综合征的叙述错误的是
   A. 主要特征是心电图上 QT 间期显著延长（>0.44 s）
   B. 易诱发心律失常、晕厥甚至猝死
   C. 晕厥性发作通常是一过性室性心动过速或室颤所致
   D. 普萘洛尔可使 QT 间期延长,应禁用
   E. 麻醉期间应防止一切导致交感神经过度兴奋的因素

9. 洋地黄化患者与何种肌松药联用,可发生严重心律失常?
   A. 泮库溴铵
   B. 维库溴铵
   C. 琥珀胆碱
   D. 哌库溴铵
   E. 阿曲库铵

10. 窦性心动过速可发生于下列哪种疾病?
    A. 贫血
    B. 二尖瓣狭窄
    C. 充血性心力衰竭
    D. 心肌炎或心内膜炎
    E. 以上全部

11. 手术后心肌梗死一般发生在术后
    A. 1 周内
    B. 2 周
    C. 3 周
    D. 4 周
    E. 5 周

12. 心脏病患者接受创伤大的非心脏手术,麻醉首选
    A. 局麻
    B. 全麻
    C. 神经安定镇痛麻醉
    D. 静脉注射氯胺酮麻醉
    E. 椎管内麻醉

13. 伴有二度 Ⅱ 型或完全性 AVB 患者,麻醉方式错误的是
    A. 硬膜外阻滞
    B. 东莨菪碱静脉复合麻醉
    C. 普鲁卡因静脉复合麻醉
    D. 局麻
    E. 表面麻醉

14. 下列吸入全麻药与肾上腺素合用可诱发室性心律失常的是
    A. 恩氟烷
    B. 乙醚
    C. 异氟烷
    D. 七氟烷
    E. 氟烷

15. 洋地黄化患者主张术前何时停用洋地黄类药物?
    A. 24～48 h
    B. 12～24 h
    C. 48～72 h
    D. 3～4 天
    E. 1 周

16. QT 间期延长综合征患者术前处理最关键的措施
    A. 心电图检查
    B. 充分给予普萘洛尔等 β 受体阻滞剂
    C. 充分镇静
    D. 做心功能检查
    E. 术前不宜应用阿托品

17. 对安置永久性起搏器患者麻醉前应了解的内容是
    A. 原有心脏病类型
    B. 所用起搏器的类型
    C. 安置起搏器时的频率
    D. 起搏器的性能
    E. 以上全部

18. 陈旧性心肌梗死患者并发心绞痛,拟行腹股沟疝修补术,下列麻醉方式不妥的是
    A. 局麻
    B. 静脉麻醉
    C. 吸入麻醉
    D. 复合全麻
    E. 脊麻

19. 下列吸入全麻药中,对内分泌功能影响最大的是
    A. 乙醚
    B. 氟烷
    C. 甲氧氟烷
    D. 恩氟烷
    E. 七氟烷

20. 甲亢患者手术中体温达 40.2℃,心率 130 次/分,大汗,极度烦躁,首先应考虑
    A. 感染性休克
    B. 心力衰竭
    C. 甲状腺危象
    D. 急性肾上腺功能减退
    E. 嗜铬细胞瘤高血压危象

21. 从麻醉的观点来看,甲状腺功能亢进最危险的并发症是
    A. 动脉粥样硬化
    B. 心动过速
    C. 血压升高
    D. 肌无力
    E. 心功能代偿不全

22. 甲亢患者术前应控制基础代谢率,下列正确的是
    A. +40%
    B. +30%
    C. +20%
    D. +10%
    E. +5%

23. 老年性低氧血症的主要原因是
    A. 最大通气量减少
    B. 肺活量减少
    C. 闭合容量超过功能残气量
    D. 呼吸肌的肌力减弱
    E. 多有肺气肿

24. 老年人麻醉期间给氧的最主要原因是
    A. 冠心病
    B. 老年人呼吸功能减退
    C. 肺顺应性降低
    D. 闭合气量增加
    E. 多有心肌缺血

25. 关于老年人对麻醉药的反应,以下的叙述错误的是
    A. 对吸入麻醉剂的敏感性增强
    B. MAC 随年龄的增加而降低
    C. 吸入异氟烷时心率的加速作用增强
    D. 对静脉麻醉药的呼吸抑制更加敏感
    E. 对静脉麻醉药的耐受性降低

26. 关于老年人全身麻醉以下做法不正确的是
    A. 诱导要平稳
    B. 保持呼吸道通畅
    C. 维持较深的麻醉
    D. 选择毒性小的药物
    E. 手术后麻醉的恢复要尽量迅速

27. 老年人在下述哪种情况下不宜应用洋地黄?
    A. 阵发性室上性心动过速
    B. 充血性心力衰竭
    C. 左心舒张末前后径 68 mm
    D. 房颤伴心室率快
    E. 房室传导阻滞

28. 蛛网膜下腔阻滞用于老年人,说法不正确的是
    A. 作用时间延长

B. 效果确切完善

C. 易发生低血压

D. 起效慢

E. 范围广

29. 老年人由于肾功能下降,说法不正确的是

　　A. 易引起脱水

　　B. 易导致低血钾

　　C. 细胞外液量进一步下降

　　D. 易致失盐

　　E. 对抗酸中毒的能力下降

30. 下面哪项是老年人麻醉后循环抑制的主要原因?

　　A. 麻醉后产生的交感神经阻滞

　　B. 贫血

　　C. 大量出血

　　D. 血容量不足

　　E. 心血管功能降低

31. 患者男性,70 岁。因胆囊结石并感染,拟在全麻下行胆囊切除术,患者有Ⅱ期高血压,术前血压应控制在

　　A. 180/105 mmHg 以下

　　B. 170/105 mmHg 以下

　　C. 170/100 mmHg 以下

　　D. 160/100 mmHg 以下

　　E. 140/90 mmHg 以下

32. 老年人闭合气量增加,全麻下可适当采取

　　A. 加大潮气量

　　B. 提高吸入气氧浓度

　　C. 呼气末正压

　　D. 提高呼吸频率

　　E. 延长吸气时间

33. 老年人全麻苏醒期,正确的是

　　A. 苏醒延迟或呼吸恢复不满意多见

　　B. 需常规使用纳洛酮

　　C. 低血压发生率较高

D. 不一定清醒后再拔管

E. 使用多沙普仑

34. 肺气肿患者吸入麻醉时

　　A. 加深快,苏醒慢

　　B. 加深快,苏醒快

　　C. 加深慢,苏醒快

　　D. 加深、苏醒均慢

　　E. 加深、苏醒无变化

35. 老年患者吸入麻醉加深慢的主要原因是

　　A. 心排血量低

　　B. 心排血量升高

　　C. 气道阻力小

　　D. 肺活量大

　　E. 功能残气量大

36. 老年患者吸入异氟烷后与年轻人相比

　　A. 心率加快明显、血压下降不明显

　　B. 心率加快不明显、血压下降明显

　　C. 心动过缓、脉压增加

　　D. 血压下降、心动过缓

　　E. 血压升高、心率减慢

37. 下列哪项不是防止老年人术中心衰的重要环节?

　　A. 避免过剧的血压波动

　　B. 避免咳嗽、屏气

　　C. 应用硝酸甘油

　　D. 吸氧

　　E. 防止液体输入过多

38. 创伤、手术和麻醉时的应激原是

　　A. 物理性因素(如寒冷等)

　　B. 精神性因素(如恐惧等)

　　C. 生物性因素(如感染等)

　　D. 化学性因素(如缺氧等)

　　E. 以上都是

39. 创伤后机体耗氧量增加,肺动脉压升高,肺

毛细血管通透性增加,出现通气和换气功能障碍,常表现为
- A. 呼吸浅慢
- B. v/Q 比值不变,肺泡-动脉血氧分压差增加
- C. v/Q 比值失调,肺泡-动脉血氧分压差不变
- D. v/Q 比值不变,肺泡-动脉血氧分压差不变
- E. v/Q 比值失调,呼吸浅快,肺泡-动脉血氧分压差增加

40. 据目前研究的结果,造成机体应激最强的是
- A. 麻醉方法
- B. 麻醉药物
- C. 手术创伤
- D. 室内环境
- E. 麻醉操作

41. 应激的防治原则中正确的是
- A. 避免强烈或持久的应激原作用于人体
- B. 及时处理伴有应激的疾病或病理过程
- C. 加强不经胃肠道的营养补充
- D. 及时使用肾上腺皮质激素
- E. 以上均是

42. 创伤挤压综合征患者易出现
- A. 呼吸功能衰竭
- B. 循环功能衰竭
- C. 肝功能衰竭
- D. 肾功能不全
- E. 脑水肿

43. 低血容量时,肾的生理改变是
- A. 肾血流明显降低
- B. 肾小球后动脉收缩
- C. 肾小球前后动脉收缩
- D. 肾血流出现选择性再分布
- E. 以上均是

44. 高原地区手术的麻醉选择正确的是
- A. 不具备给氧条件时,可以选用椎管内麻醉
- B. 控制性低温适用于心脏直视手术
- C. 应严加限制控制性降压
- D. 局部浸润或神经阻滞最安全
- E. 禁用气管内插管、静吸复合麻醉

45. 高原性高血压的诊断标准是
- A. 血压≥120/90 mmHg
- B. 血压≥130/95 mmHg
- C. 血压≥140/90 mmHg
- D. 血压≥160/95 mmHg
- E. 血压≥165/105 mmHg

46. 高海拔环境对麻醉器械和药品的影响错误的是
- A. 达到预期麻醉深度时,所需的吸入麻醉蒸气浓度比平原地区低
- B. 相同 N_2O 浓度,在高原地区麻醉效能低
- C. 麻醉机挥发器输出的实际麻醉蒸气浓度要比挥发器刻度所指示的高
- D. 中枢神经系统和肝脏对静脉麻醉药的耐受力高
- E. 局麻药的作用时间不受影响

47. 以下哪种说法不适合于高原地区硬膜外阻滞?
- A. 不具备维持呼吸条件时,不宜选用
- B. 必须严格控制麻醉平面,防止过高
- C. 术中阻滞平面在 T_7 以上者,不宜立刻送回病房
- D. 不具备给氧条件时不宜选用
- E. 硬膜外导管可以反复消毒再使用

48. 下列高原性肺水肿特有的病情特征,除外
- A. 奔马律,心脏扩大
- B. 易发生于海拔 3 000 m 以下的地区
- C. 高热达 39℃,胸片呈典型肺水肿影像
- D. 发病是由高原低氧引起

E. 多在进入高原后 1~3 天发病

49. 心功能不全患者行非心脏手术,术中 PCWP 升高,血浆胶体渗透压为 10 mmHg,下列处理措施不妥的是
   A. 酌情使用强心苷
   B. 硝酸甘油或硝普钠微泵输入
   C. 使用林格液
   D. 使用胶体液
   E. 使用含胶体的晶体液

50. 成人择期手术,由仰卧位改为坐位血压由 120/80 mmHg 降至 100/65 mmHg,心率由 72 次/分增至 85 次/分,应考虑患者可能存在
   A. 低血容量
   B. 心功能不全
   C. 体液超负荷
   D. 缺氧
   E. 颅内高压

51. 下列不是氧化亚氮抑制造血功能机制的是
   A. 吸入氧化亚氮 3 天以上可出现骨髓损害
   B. 抑制组织细胞快速分裂
   C. 可引起网织细胞/白细胞减少
   D. 引起淋巴细胞胞质内空泡形成
   E. 可能是其代谢产物的毒性作用所致

52. 长期服用下列哪种药物不会影响血小板功能?
   A. 阿司匹林
   B. 苯海拉明
   C. 双嘧达莫
   D. 维生素 K
   E. 吲哚美辛

53. 下列何种凝血因子不足与维生素 K 缺乏有关?
   A. Ⅱ因子

   B. Ⅳ因子
   C. Ⅷ因子
   D. Ⅺ因子
   E. Ⅲ因子

54. 血小板计数少于多少应禁行手术?
   A. ≤10×10^9/L
   B. ≤20×10^9/L
   C. ≤30×10^9 L
   D. ≤40×10^9/L
   E. ≤50×10^9/L

55. 血小板数为多少时,不进行手术即可发生自发性出血?
   A. ≤50×10^9/L
   B. ≤30×10^9/L
   C. ≤20×10^9/L
   D. ≤10×10^9/L
   E. ≤100×10^9/L

56. 关于 DIC 的叙述不正确的是
   A. 出血发生率高达 84%~100%
   B. 因子Ⅶ减少
   C. 微血管病性溶血发生率约 25%
   D. 休克发生率在 30%~80%
   E. 临床上将 DIC 分为急性、亚急性、慢性

57. 术后血栓栓塞的主要致死原因是
   A. 肺栓塞
   B. 脑栓塞
   C. 大动脉栓塞
   D. 腔静脉栓塞
   E. 大静脉栓塞

58. 有关重症肌无力患者的麻醉,以下错误的是
   A. 了解患者肌肉软弱的程度及其对新斯的明的反应
   B. 麻醉前禁用阿托品
   C. 禁用对神经肌肉接头有阻滞作用的抗

生素如链霉素、新霉素、卡那霉素

D. 应用琥珀胆碱后一般无异常反应

E. 避免使用对神经肌肉传导和呼吸功能有影响的药物

59. 合并格林-巴利综合征的患者禁用
A. 麻醉性镇痛药
B. 苯巴比妥
C. 氯胺酮
D. 阿托品
E. 咪达唑仑

60. 精神分裂症患者,术前应用抗精神病药物治疗过程中出现持续性弄舌、呷嘴和四肢舞蹈样动作,应作何处理?
A. 加大抗精神病药物剂量
B. 减少或停用抗精神病药物进行观察
C. 检查血沉、抗链球菌"O"效价等,排除风湿性脑病
D. 加用抗震颤麻痹药物
E. 以上都不是

61. 躁狂型精神病患者麻醉首选
A. 氯胺酮静脉麻醉
B. 局麻
C. 椎管内麻醉
D. 全身麻醉加气管插管
E. 基础麻醉

62. 癫痫患者麻醉前用药剂量宜
A. 加大
B. 减少
C. 停用
D. 正常
E. 以上均不是

63. 重症肌无力患者麻醉的关键在于
A. 加强监测
B. 诱导平稳
C. 镇痛完全

D. 预防呼吸危象
E. 以上均错

64. 下列均是呼吸做功增加的临床征象,除外
A. 呼吸频率不规则
B. 乐于接受面罩吸氧
C. 紧迫感,动用辅助呼吸肌呼吸
D. 心率、呼吸加快、血压升高
E. 被迫坐位并前倾,吸气三凹征

65. 急性呼吸系统感染的患者,其择期手术必须推迟到感染完全控制后
A. 1 周
B. 2 周
C. 3 周
D. 4 周
E. 3 天

66. COPD 患者上腹部术后易出现肺部并发症,最常见的诱发因素是
A. 上腹部肌肉受损
B. 循环不稳定
C. 感染
D. 引流不畅
E. 膈肌功能受损和咳嗽受抑制

67. 下列哪项为急性肺水肿的最佳治疗原则?
A. 原发病未确诊之前不处理,以免加重低氧
B. 首先寻找原发病,并首先处理
C. 及早正确通气、保证氧合,减少血管外肺水,并积极治疗原发病
D. 氧疗及正压通气不是一线疗法
E. 使用缩血管药

68. 支气管哮喘患者禁忌使用
A. 丙泊酚
B. 阿托品
C. 吗啡
D. 氯胺酮

E. 维库溴铵

69. 哮喘患者麻醉期间危险性较大主要是因为此类患者比一般人易发生

A. 心脏骤停

B. 呼吸骤停

C. 血压剧降

D. 血压剧升

E. 误吸

70. 哮喘活动期行急诊手术时

A. 不必使用支气管扩张剂

B. 须使用支气管扩张剂

C. 须使用非甾体抗炎药

D. 须使用钙剂

E. 须使用钙通道阻滞剂

71. 哮喘患者麻醉前必须先了解

A. 上次发作是否有诱因

B. 上次发作是否容易控制

C. 上次发作的严重程度

D. 上次发作距本次麻醉的时间

E. 以上都对

72. 一中年女性,因"阑尾炎"收入院,入院时 3 次血压测定值为 145~155/93~95 mmHg,可以诊断为

A. 临界性高血压

B. 血压偏高,尚在正常范围内

C. 血压正常,无高血压病

D. 高血压病临近失代偿期

E. 确诊为高血压病

73. 某高血压患者气管插管后出现持续低血压,其原因最可能是

A. 体位变动

B. 全麻药用量过大

C. 心律失常

D. 动脉瘤破裂

E. 急性心肌梗死

74. 高血压患者服用可乐定,其处理原则不正确的为

A. 术前 3 天停用,麻醉前 1 h 服用 1 次

B. 术后可口服后用口服制剂

C. 如术后不能口服,术前 3 天逐渐减量,改用注射制剂,至术前 1 日停用

D. 术后不能口服先用注射制剂

E. 术前继续服用,麻醉前 1 h 服用 1 次,术后继续服用

75. 下列体位最易导致严重肥胖患者猝死的是

A. 侧卧

B. 坐位

C. 俯卧

D. 仰卧

E. 直立

76. 给肥胖患者麻醉时

A. 硫喷妥钠的作用与常人一样

B. 因吸入麻醉药在脂肪蓄积而致苏醒延迟

C. 硫喷妥钠的血液与组织中浓度达不到平衡

D. 异氟烷因低代谢率是很好的麻醉选择

E. 椎管内麻醉用药应按体重增加的比例而增加

77. 关于肥胖患者吸入麻醉药的代谢错误的是

A. 异氟烷首选

B. 吸入麻醉后苏醒时间延长

C. 含氟麻醉药代谢的血清氟离子浓度增高

D. 甲氧氟烷禁用

E. 使用高脂溶性恩氟烷或氟烷,清醒时间也不延长

78. 肝功能不全时首选肌松药为

A. 琥珀胆碱

B. 维库溴铵

C. 阿曲库铵

D. 维库溴铵和阿曲库铵

E. 罗库溴铵

79. 患者男性，50 岁，血清胆红素 30.2 μmol/L，白蛋白 39 g/L，无腹水及神经系统改变，营养佳，按 Child 分类，肝脏储备功能为

A. 肝功能减退

B. 肝功能不全

C. 肝功能差

D. 肝功能衰竭

E. 肝功能良好

80. 下列麻醉药对内分泌功能影响最大的是

A. 异氟烷

B. 丙泊酚

C. 恩氟烷

D. 乙醚

E. 硫喷妥钠

81. 患有糖尿病的全麻患者出现原因不明的心动过速、出汗、舒张压降低、脉压增宽、低血压，患者意识消失程度与麻醉深度不符，麻醉后患者神志恢复延迟。这时应考虑患者可能发生了

A. 高钙血症

B. 低血糖症

C. 高渗综合征

D. 高血糖

E. 酮症酸中毒

82. 当拉钩向两边牵拉以暴露甲状腺时，患者出现心率减慢，血压降低，不恰当的处理是

A. 局麻药颈动脉窦周围浸润

B. 阿托品静脉注射

C. 多巴胺静脉注射

D. 暂停牵拉和手术

E. 检查麻醉机钠石灰是否失效

83. 患者手术 14 h 后体温 39.5℃，心率 150 次/分，大汗淋漓，心脏二联律，血压 90/75 mmHg，

最应该考虑的诊断是

A. 手术后吸收热

B. 感染性休克

C. 甲状腺危象

D. 急性炎性综合征

E. 气管受压

84. 患者男性，59 岁。右上肺支气管扩张症，痰液每天超过 50 ml，行右上肺叶切除。术中气道压升高，首先考虑

A. 支气管痉挛

B. 手术挤压

C. 麻醉变浅

D. 分泌物阻塞支气管

E. 麻醉机障碍

85. 支气管扩张症患者，每天咳痰 100～150 ml，拟行全麻，需选用

A. 单侧支气管插管

B. 半清醒插管

C. 气管内插管

D. 清醒插管

E. 双腔管支气管插管

86. 患儿 2 岁，右颈胸肿物 1 个月余，诊断为右中纵隔、右颈淋巴管肿物，择期行肿物切除术。下列哪项麻醉医师在术中不易观察到？

A. 神经损伤

B. 缺氧

C. 出血

D. 血容量

E. 胸膜破裂

87. 男性患者，65 岁，右上肺支气管扩张，痰量每天超过 50 ml，行右上肺切除，最好的诱导方法和气管导管类型为

A. 快速诱导，单腔气管插管

B. 快速诱导，双腔气管插管

C. 快速诱导，经鼻气管插管

D. 慢诱导,单腔气管插管

E. 慢诱导,双腔气管插管

88. 男性,46 岁,因汽油火焰烧伤 4 h 入院,烧伤总面积 90%,其中深Ⅱ度 30%,Ⅲ度 36%。伤后无尿,心率 150 次/分,呼吸 32 次/分,伤后 8 小时输液 5 000 ml(其中胶体 2 000 ml)后仍无尿。针对无尿首先应
 A. 应用甘露醇利尿
 B. 加快补液速度
 C. 行生化及血气分析检查
 D. 检查膀胱区及导管是否通畅
 E. 应用多巴胺静脉滴注

89. 男,68 岁,有房颤病史多年,患肺癌行右上肺叶切除术,术中突然心率加快达 118 次/分,血压短暂上升后下降,SpO_2 下降至 87%,气道压上升,呼气末 CO_2 由原来的 38 mmHg 下降至 15 mmHg,最可能发生了
 A. 心肌梗死
 B. 肺梗死
 C. 气道梗阻
 D. 呼吸机接头脱落
 E. 以上都不是

90. 男,49 岁,入院诊断为肝内外胆管结石,拟行肝内外胆管切开取石术,既往有胸闷,心前区不适 8 年。术中机械通气的模式宜选
 A. 间歇正压通气
 B. 低频通气
 C. 过度通气
 D. 高频通气
 E. 间歇正压合并呼气末正压通气

91. 男,23 岁,烧伤后口周瘢痕挛缩,小口畸形,需表面麻醉下行经鼻盲探插管。经鼻气管插管前鼻腔滴入 3% 麻黄碱的目的是
 A. 局部麻醉
 B. 润滑鼻腔
 C. 收缩鼻黏膜血管

D. 预防诱导时低血压

E. 预防感染

92. 男性患者,30 岁,深度烧伤 60%,伴呼吸道烧伤 2 小时。首选应采取的治疗措施不合适的是
 A. 输液
 B. 导尿
 C. 气管切开
 D. 吸氧
 E. 削痂植皮

93. 患者男性,78 岁,拟行胆囊切除术。有活动后胸前不适感。患者最可能有
 A. 冠心病
 B. 胸膜炎
 C. 肺心病
 D. 支气管哮喘
 E. 肾结石

94. 甲状腺功能亢进患者,若甲状腺功能未控制在正常情况即行手术,可出现的严重并发症是
 A. 甲状腺功能低下
 B. 呼吸道梗阻
 C. 严重低血糖
 D. 心律失常
 E. 甲状腺危象

95. 对甲状腺切除术施行颈丛神经阻滞,应阻滞的神经是
 A. $C_1 \sim C_3$
 B. $C_1 \sim C_4$
 C. $C_3 \sim C_6$
 D. $C_5 \sim C_6$
 E. $C_5 \sim C_7$

96. 患者男性,45 岁。原发性肺动脉高压伴严重低氧血症和心衰的终末期支气管肺疾患,行心肺联合移植术。入手术室心率

120 次/分,血压 110/70 mmHg,$PaCO_2$ 55 mmHg,PaO_2 75 mmHg。诱导期出现低血压伴发绀加重,下列处理错误的是

A. 扩张肺血管药

B. α受体阻滞剂

C. 应用正性变力药

D. 静脉滴注支气管解痉药

E. 吸入 100％氧

97. 患者男性,25 岁,因化工厂爆炸,烧伤 30 小时后入院,BP 100/60 mmHg,HR 110 次/分,R 34 次/分,PaO_2/FiO_2 280 mmHg,胸片示双肺细网状浸润影,最可能的诊断为

A. 心源性肺水肿

B. 肺栓塞

C. 特发性肺间质纤维化

D. 急性呼吸窘迫综合征

E. 急性肺损伤

98. 吞噬细胞能识别抗原-抗体复合物,是因其表面有

A. Fc 受体

B. Gb 受体

C. 受体

D. sIgM

E. sIgA

99. 男性患者,70 岁,有高血压、冠心病史 10 余年,因肺癌行纵隔镜检查。此患者麻醉首选

A. 局部麻醉

B. 局麻静脉镇痛强化

C. 非气管插管静脉全麻

D. 非气管插管全麻局麻

E. 气管插管全麻

100. 不属于嗜铬细胞瘤切除术过程中导致的严重并发症的是

A. 高血压危象

B. 严重低血压

C. 二氧化碳蓄积

D. 心律失常

E. 低血糖

101. 男性患儿,6 岁,因急性淋巴细胞白血病并发急性上呼吸道感染入院 20 min,因呼吸困难,请求麻醉科气管插管,现场检查,患儿清醒,吸气性呼吸困难,有三凹症,鼻导管吸氧 3 L/min,SpO_2 维持在 90％～94％,下列处理最合适的是

A. 立即气管插管,导管 ID 5.5 带套囊,保证上呼吸道通畅

B. 静脉注射丙泊酚和罗库溴铵,使患儿意识消失肌肉松弛后行气管内插管,导管 ID 5.5 带套囊,呼吸机控制呼吸

C. 用 1％麻黄碱收缩鼻黏膜血管,1％丁卡因行鼻黏膜表面麻醉,后经鼻插管全麻,气管导管 ID 5.0 带套囊

D. 静脉给予激素和利尿剂,鼻导管或面罩吸氧,保证 SpO_2 90％以上,继续密切观察病情变化

E. 紧急局麻下气管切开

102. 患者女性,59 岁。慢性胆囊炎、胆石症急性发作。高血压、冠心病(心绞痛)10 年,ECG 检查示冠状动脉供血不足,心率 66 次/分,血压 185/100 mmHg。行胆囊切除加胆总管探查 T 形管引流术,术中处理胆囊时突然心率减慢、室性二联律。下列处理不当的是

A. 术前给予阿托品

B. 减少气管插管的心血管反应

C. 控制术中高血压

D. 用硝酸甘油治疗心肌缺血

E. 以浅全麻加肌松维持麻醉

103. 从麻醉角度衡量甲亢最危险的并发症是

A. 动脉粥样硬化

B. 心动过速

C. 心功能代偿不全

D. 代谢增高

E. 心律不齐

104. 颅内压增高的容积代偿主要有赖于

A. 脑组织的压缩

B. 颅腔的扩大

C. 脑脊液被排出颅外

D. 血压的下降

E. 脑组织液化

105. 男性患者,50 岁,体重 52 kg。患支气管扩张症,每日痰量 80～120 ml,该患者插管后,侧卧位时可能发生

A. 气道阻力增加,应及时减少潮气量

B. 气道阻力下降,应及时增加潮气量

C. 脓性痰液顺体位流出,应常吸引

D. 通气量下降,应及时增加呼吸频率

E. 通气量增加,应及时减少呼吸频率

106. 患者男,32 岁,因左面部瘢痕拟于局麻(局麻药中加入少量肾上腺素)下行面部瘢痕整复术。局麻时患者出现面色苍白、心悸、气短、烦躁不安,首先考虑

A. 局麻药中毒反应

B. 过敏反应

C. 肾上腺素反应

D. 高敏反应

E. 疼痛反应

107. 患者女性,53 岁,诊断为慢性淋巴细胞白血病,凝血功能明显异常,拟在气管内全身麻醉下行肱骨骨折内固定术,关于麻醉处理,下列说法错误的是

A. 如患者存在慢性贫血,可使心脏代偿性扩大,易并发心衰,常不能耐受快速或大量输血输液

B. 此类患者常继发心、脑、肺、肾等重要器官的病理生理改变,从而降低麻醉耐受性,应选择对机体影响小的麻醉药物,且降低药物浓度、总量不变的情况下遵循少量多次原则或多种药物联合应用,减少每种药物用量

C. 患者需长期使用激素、抗肿瘤药物等,免疫力下降,容易并发感染

D. 术中除了循环和呼吸功能监测外,应加强出、凝血功能监测,并及时处理

E. 进行气管插管时动作应轻柔,避免反复操作,备好纤支镜

108. 某婴儿诊断动脉导管未闭,拟全麻下行导管结扎术。入手术室后哭闹不止,监测体温 34.5℃。首先采取的方法

A. 使用镇静剂

B. 立即保温

C. 开始诱导

D. 面罩给氧

E. 肌注氯胺酮

109. 患者男性,5 岁,因先天性尿道下裂在全麻下行尿道下列成形术。患儿原有支气管哮喘,基础麻醉最好选用

A. 氯胺酮

B. 咪达唑仑

C. 氟哌利多

D. 哌替啶

E. 硫喷妥钠

110. 6 岁男性儿童在气管插管全麻下行尿道下裂整形术,术毕拔管后出现吸气性呼吸困难并产生喘鸣,考虑喉水肿,立即面罩加压给氧,静脉注射地塞米松 5 mg,2 min 后患儿喘鸣音明显减弱,下列情况可能性最大的是

A. 静脉注射地塞米松后,喉水肿明显好转

B. 喉水肿无明显好转,需进一步处理

C. 面罩加压人工呼吸使自主呼吸消失

D. 气道完全梗阻,无法人工呼吸,需进一步紧急处理

E. 以上均无可能

111. 在全喉截除术时,当颈部大静脉破裂产生气栓时,下列处理不正确的是
    A. 立即用湿纱布加压,防止空气继续进入
    B. 止血
    C. 将患者置于头低左侧卧位
    D. 将患者置于头低右侧卧位
    E. 气栓量大时,应置入心导管至右心房抽吸空气

112. 某36岁男性患者,因从高处坠地致四肢麻木、不能行走5天入院,经检查诊断为第5颈椎骨折并脱位,拟急诊行椎管探查骨折复位固定术,该患者下列麻醉处理不恰当的是
    A. 首选气管内全麻
    B. 插管时应将头尽量后仰以利暴露声门
    C. 避免过度通气
    D. 加强呼吸功能支持
    E. 加强循环功能支持

113. 患者女性,59岁,慢性胆囊炎、胆石症急性发作,高血压、冠心病(心绞痛)10年,ECG检查示冠状动脉供血不足,心率66次/分,血压185/100 mmHg。行胆囊切除加胆总管探查T形管引流术,术中处理胆囊时突然心率减慢、室性二联律。最好的麻醉方法是
    A. 局麻强化
    B. 腰麻
    C. 连续硬膜外阻滞
    D. 全麻气管内插管
    E. 针刺麻醉

114. 67岁男性,有5年糖尿病病史,5天前外伤致右股骨骨折,今于连续硬膜外麻醉下行股骨骨折内固定术,麻醉效果满意,平面T$_6$,手术开始20 min后突出现心率减慢,血压降低,给予血管活性药物无明显效果,ECG检查出现右束支传到阻滞,最可能的诊断为
    A. 急性心肌梗死
    B. 急性冠脉综合征
    C. 肺栓塞
    D. 急性左心衰
    E. 急性右心衰

115. 关于出凝血功能障碍患者的麻醉处理不正确的为
    A. 均应采用局部浸润麻醉以防血肿形成
    B. 全身麻醉气管内插管仍应注意保护口咽部黏液
    C. 术前输新鲜血或凝血因子后可慎重选用硬膜外麻醉
    D. 可选用区域静脉麻醉
    E. 不宜选择椎管内麻醉

116. 组织损伤释放的启动凝血因子是
    A. XII因子
    B. III因子
    C. Ca^{2+}
    D. 抗凝血酶III
    E. 纤溶酶原

117. 发绀性心脏病患者术中探查时出现低氧血症的主要原因是
    A. 心衰加重
    B. 支气管痉挛
    C. 右室流出道痉挛
    D. 外周血管阻力过高
    E. 通气不足

118. 男性,28岁,原发性甲状腺功能亢进。术前用碘剂及硫氧嘧啶治疗无效,改用普萘洛尔使基础代谢率及心率等达到手术要求,术前0.5 h肌注苯巴比妥及阿托品,在颈丛阻滞麻醉下行甲状腺大部切除术,术中发现心率增加达180次/分。其原因是
    A. 精神紧张

B. 手术刺激

C. 术前应用阿托品

D. 休克代偿期

E. 甲状腺危象早期

119. 一老年患者,60 kg,膝关节手术选用布比卡因脊麻,其剂量最好为

A. 4 mg

B. 7 mg

C. 10 mg

D. 12 mg

E. 15 mg

120. 患者男性,36 岁,术前诊断为原发性醛固酮增多症,测血钾浓度为 2.8 mmol/L。以下麻醉方法错误的是

A. 丙泊酚静脉麻醉

B. 丙泊酚-异氟烷(异氟醚)复合麻醉

C. 羟丁酸钠静脉麻醉

D. 芬太尼静脉麻醉

E. 咪达唑仑静脉麻醉

二、A3/A4 型题

(121～122 题共用题干)

患者男性,35 岁,诊断为重度主动脉狭窄,拟行心内直视术,术前 1 天突感左心前区疼痛,伴冷汗、恶心。

121. 此时针对性处理错误的是

A. 硝酸甘油是解除此类绞痛的首选措施

B. 若同时有 LVEDP 增高,则硝酸甘油可能有效

C. 可选用去氧肾上腺素

D. 应立即进行氧治疗

E. 硝酸甘油有可能加重心绞痛

122. 此患者围术期最重要的措施是

A. 适当降低血压,减少左室负担

B. 维持外周循环稳定

C. 保持充分给氧

D. 维持左室的收缩功能

E. 维持窦性心律,避免心动过速

(123～124 题共用题干)

男孩,7 岁,23 kg。拟行斜视矫正术。麻醉诱导用丙泊酚 60 mg,琥珀胆碱 25 mg,由于肌松差,首次插管困难且致上中门齿脱落。再次静推琥珀胆碱后插管成功。1.5 h 后发现患儿皮温增高,直肠温度达 41.5℃。

123. 根据病史应该想到

A. 琥珀胆碱前应先用小量非去极化肌松药

B. 麻醉深度不够

C. 琥珀胆碱的首次剂量偏小

D. 恶性高热

E. 用吸入诱导

124. 恶性高热是指

A. 血清天冬氨酸氨基转移酶升高

B. 无尿

C. 心律失常

D. 血压低

E. 无法解释的心动过速、呼吸增快、出汗、发绀和钠石灰过热

(125～126 题共用题干)

女性,23 岁。因甲亢施行甲状腺次全切除术,术后 24 h 突然出现烦躁不安,呕吐。体温 39.5℃,脉搏 128 次/分。

125. 最可能的是

A. 窒息

B. 甲状腺危象

C. 缺氧

D. 术中失血过多

E. 血容量不足

126. 正确的紧急治疗措施是

　　A. 镇静、吸氧、维持体液平衡

　　B. 给予普萘洛尔

　　C. 冬眠疗法配合物理降温

　　D. 口服复方碘溶液或静脉滴注 10% 碘化钠

　　E. 以上都是

(127～129 题共用题干)

　　女性,26 岁。1 周前当地医院诊断为"甲状腺功能亢进症"。现来院就诊要求手术。查体:心率 104 次/分,血压 120/70 mmHg。

127. 此时合理的处理是

　　A. 应用镇静剂和安眠药

　　B. 服用硫氧嘧啶类药物

　　C. 检测基础代谢率、喉镜检查、颈部 X 线片、心电图检查

　　D. T_3、T_4 检查及 ^{131}I 吸收试验

　　E. 以上都是

128. 如甲亢症状已控制,还需进行的术前准备是

　　A. 继续服用硫氧嘧啶类药物

　　B. 限制活动

　　C. 高热量、高蛋白饮食

　　D. 服用碘剂 2～3 周

　　E. 注意心率及血压的变化

129. 施行甲状腺次全切除术后 8 h,患者出现进行性呼吸困难、烦躁、发绀。检查颈部无肿胀,引流口少许渗血。此时应立即

　　A. 静脉注射地塞米松

　　B. 面罩给氧

　　C. 送手术室拆去缝线探查

　　D. 气管插管

　　E. 紧急气管切开

(130～133 题共用题干)

　　患者,女性,50 岁,诊断为嗜铬细胞瘤。

130. 术前用药不宜使用

　　A. 阿托品

　　B. 东莨菪碱

　　C. 氟哌利多

　　D. 苯巴比妥钠

　　E. 哌替啶

131. 探查肿瘤时血压骤升至 220/140 mmHg,心率 120 次/分,最合适的措施是

　　A. 恩氟烷 2.0 MAC 吸入

　　B. ATP 2 mg/kg 缓慢静脉注射

　　C. 进行过度通气

　　D. 0.01% 硝普钠静脉滴注,视血压降低幅度调整滴速

　　E. 加深麻醉,减少输液量,操作轻柔

132. 预防硝普钠所致的反跳性血压升高,可以采取

　　A. 减少硝普钠用量

　　B. 缓慢停用硝普钠

　　C. 停用硝普钠前加深麻醉

　　D. 降压前应用卡托普利

　　E. 降压前应用艾司洛尔

133. 摘除肿瘤并停用硝普钠后,血压降至 80/60 mmHg。不当的处理是

　　A. 加速输液

　　B. 应用肾上腺素

　　C. 静脉注射酚妥拉明

　　D. 提高吸入氧浓度

　　E. 取头低位

(134～143 题共用题干)

　　患者,男性,46 岁,发现肾功能不全 10 年,诊为尿毒症 2 年。要求行同种异体肾移植术。术前规律透析,每周 3 次。

134. 下列不是肾移植患者的病理生理要点的是

　　A. 贫血

B. 低蛋白血症

C. 高血压

D. 低血钾

E. 感染

135. 拟行肾移植手术的尿毒症患者术前最重要的准备是

A. 控制高血压

B. 纠正贫血

C. 控制感染

D. 充分透析

E. 改善心功能

136. 若手术选择硬膜外麻醉,应与最后一次透析相距

A. 4 h

B. 8 h

C. 12 h

D. 24 h

E. 48 h

137. 有关肾移植硬膜外阻滞的叙述错误的是

A. 有硬膜外腔出血和血肿的风险

B. 可诱发代谢性酸中毒

C. 补液量比全麻时容易合理掌握

D. 局麻药中毒的风险比正常人大

E. 肺部感染发生率较全麻低

138. 硬膜外麻醉下行肾移植手术时,错误的是

A. 适当提高局麻药浓度

B. 开放肾动脉后血压下降首先使用升压药物维持血压

C. 局麻药中不能常规加入肾上腺素

D. 开放前后应适当输血和补液维持正常血压

E. 应给患者吸氧,防止低氧血症的发生

139. 若手术选择全身麻醉,最恰当的肌松药是

A. 泮库溴铵

B. 琥珀酰胆碱

C. 维库溴铵

D. 阿曲库铵

E. 罗库溴铵

140. 下列最适用于肾移植的静脉麻醉药是

A. 硫喷妥钠和芬太尼

B. 异丙酚和芬太尼

C. 氟哌利多和芬太尼

D. 地西泮和芬太尼

E. 氯胺酮和芬太尼

141. 关于肾移植手术的麻醉,下列错误的是

A. 术前适当延长禁食时间

B. 麻醉前用药宜选择阿托品

C. 静脉通道应置于非动静脉瘘一侧

D. 避免使用肾毒性药物

E. 术中宜维持血压在相对较高水平

142. 下列不属于肾移植手术麻醉管理要点的是

A. 监测血钠浓度

B. 防治低血压

C. 防治高血压

D. 注意尿量

E. 监测中心静脉压及血容量

143. 开放血管时血压宜维持于较高水平,主要采取的措施是

A. 扩容和多巴胺的应用

B. α受体激动剂

C. β受体激动剂

D. α和β受体激动剂

E. 减浅麻醉

(144～149 题共用题干)

患者男性,46 岁。既往无高血压病史,近 3 个月出现阵发性头痛、心悸伴大汗,发作时血压可达 240/120 mmHg,发病以来体重下降3 kg。术前 CT 扫描示左肾上腺肿物。拟行手术切除。

144. 该患者最有可能的诊断是
A. 原发性高血压
B. 原发性醛固酮增多症
C. 皮质醇增多症
D. 嗜铬细胞瘤
E. 肾血管性高血压

145. 欲行该手术,麻醉前准备不宜选用
A. 口服酚苄明
B. 补充血容量
C. 术前肌注阿托品
D. 术前晚口服咪达唑仑
E. 术前 30 min 肌注吗啡或哌替啶

146. 手术中容易出现低血压的情况是
A. 全麻诱导
B. 改变体位
C. 挤压肿瘤
D. 手术探查
E. 肿物切除后

147. 在结扎肿瘤血管或切除肿瘤之后的出现低血压,首先应该
A. 减浅麻醉
B. 快速补充全血,升高血色素
C. 改变体位,保证脑部供血
D. 加快补液同时静脉给予血管活性药,必要时持续泵入
E. 补充钾离子

148. 该手术的麻醉管理要点中,不正确的是
A. 避免应用氯胺酮作为全麻用药
B. 首选连续硬膜外麻醉,保持患者清醒,易于术中管理
C. 在结扎血管与切除肿瘤前停用 α 或 β 受体阻滞剂,补充血容量
D. 麻醉先进性有创动脉压监测
E. 发生持续性低血压时可考虑应用肾上腺皮质激素

149. 对于手术结束后的麻醉及恢复的管理中,不正确的是
A. 手术结束之后,体内不再有大量儿茶酚胺生成,患者血流动力学稳定
B. 持续监测血压、中心静脉压、心率和心律的变化
C. 出现低血压时可持续给予血管活性药
D. 原因不明的持续低血压应给予足量肾上腺皮质激素
E. 麻醉后可发生心功能不全、高血压或代谢异常

三、X 型题

150. 关于甲状腺危象,说法正确的是
A. 近年来认为甲状腺危象是肾上腺皮质激素分泌不足所致
B. 甲状腺危象时,体温一般≥40.3℃,脉搏 120～140 次/分
C. 麻醉前用药宜选用剂量较大的神经安定镇痛药
D. 一般治疗措施经 12～24 h 仍不见效或病情恶化时,可考虑换血疗法或腹膜透析
E. 普萘洛尔可改善高动力循环状态

151. 下列说法正确的是
A. 体内血钙过低、血糖过高,会刺激甲状旁腺分泌
B. 甲状旁腺素使肾小管对无机磷再吸收减少
C. 甲状旁腺功能减退患者对肌松药敏感性增加,易发生喉痉挛
D. 甲状旁腺功能亢进患者术前应给予低钙饮食
E. 甲状旁腺功能减退患者在大量快速输库血时可发生心律失常

152. 对椎管内麻醉的影响,说法正确的有
A. 肾上腺素分泌减少

B. 甲状腺功能无变化

C. 血糖无变化

D. ACTH 无变化

E. 高位脊麻时血糖上升

153. 下列说法正确的有

A. 肾上腺素刺激胰岛素分泌

B. 腹膜刺激和内脏牵拉使血管升压素分泌增加

C. 麻醉方法中以全麻对内分泌功能影响最大

D. 新的吸入麻醉药比静脉麻醉药对内分泌功能影响小

E. 儿茶酚胺增强糖原分解并促进糖异生

154. 下列低温对内分泌功能的影响,正确的是

A. 肾上腺皮质功能受抑制

B. 血儿茶酚胺浓度降低

C. 甲状腺功能在降温开始时有亢进现象

D. 血糖升高

E. 血乳酸下降

155. 有关甲状腺功能减退症患者,下列说法正确的有

A. 术前应进行甲状腺激素治疗,改善全身情况

B. 对麻醉和手术耐受性差,术前用药仅用阿托品即可

C. 麻醉后因体位变化易发生血压下降

D. 对升压药反应较弱

E. 术中如果发生昏迷,应静脉注射甲状腺激素和肾上腺皮质激素

156. 老年人术中输血较多、术后呼吸肌无力,以下不可取的是

A. 吸氧

B. 新斯的明

C. 钙剂

D. 辅助通气

E. 呼吸兴奋剂

157. 下列是血液病患者术中异常出血诱因的是

A. 高碳酸血症可引起循环迟滞,渗血增多

B. 不论是酸中毒还是碱中毒都可显著延长纤维蛋白原转变为纤维蛋白所需的时间

C. 低温可延长出血时间

D. 枸橼酸钠可降低毛细血管的张力

E. 肝功能正常的患者也可出现原发性纤溶

158. 手术、创伤后出现水、钠潴留,是由于下列哪些激素的作用?

A. 垂体后叶激素

B. 醛固酮

C. 糖皮质激素

D. 生长激素

E. 肾上腺素

159. 创伤后一般可发生

A. 血钾升高

B. 水钠潴留

C. 血钙增加

D. 钾排出增加

E. 血镁升高

160. 应激反应是

A. 交感神经兴奋

B. 垂体-肾上腺系统兴奋

C. 全身性的适应性反应

D. 交感神经抑制

E. 垂体-肾上腺系统抑制

161. 创伤和手术引起机体全身性反应,包括

A. 血流动力学反应

B. 内分泌反应

C. 代谢反应

D. 免疫反应

E. 体温反应

162. 创伤后下列哪些物质分泌能促使脂肪分解?
    A. 儿茶酚胺
    B. 肾上腺皮质激素
    C. 胰高血糖素
    D. 胰岛素
    E. 前列腺素

163. 手术创伤后高血糖的原因有
    A. 儿茶酚胺浓度升高致糖原分解降低
    B. 儿茶酚胺抑制胰岛素分泌,降低机体对糖的利用率
    C. 胰高血糖素分泌增加
    D. 糖异生作用减慢
    E. 营养过剩

164. 创伤后机体保留 Na^+ 主要通过
    A. 尿 Na^+ 排出减少
    B. 粪便中排出 Na^+ 减少
    C. 唾液中排 Na^+ 减少
    D. 空肠远端再吸收 Na^+ 增加
    E. Na^+ 摄入功能增强

165. 关于烧伤患者的特点及麻醉难点,下列说法正确的有
    A. 大面积深度烧伤常伴有严重的全身反应及重要器官并发症
    B. 常伴有低血容量
    C. 静脉穿刺常无法进行
    D. 常需施行多次手术和麻醉
    E. 使用常规方法经常无法测量血压和脉搏

166. 烧伤瘢痕晚期整形手术,气管插管困难者处理应为
    A. 选用放置喉罩
    B. 选用纤维喉镜引导插管
    C. 选用局麻下切开瘢痕后插管
    D. 选用表面麻醉清醒气管插管
    E. 需完全清醒后拔管

167. 高原气候能引起人体哪些变化?
    A. PaO_2 降低
    B. 潮气量、肺活量增加
    C. 肺弥散功能减弱
    D. 氧离曲线右移
    E. RBC 和 Hb 均增加

168. 慢性高山病的症状包括
    A. 心前区刺痛
    B. 水肿
    C. 头痛
    D. 嗜睡
    E. 健忘

169. 下列药物可增加脑血流的是
    A. 异氟烷
    B. 硫喷妥钠
    C. 芬太尼
    D. 恩氟烷
    E. 咪达唑仑

170. 高血压患者麻醉术中发生低血压的原因有
    A. 手术因素
    B. 麻醉药物的抑制
    C. 低血容量
    D. 心律失常
    E. 体位变化

171. 全麻下高血压患者血压过高的原因有
    A. 膀胱胀满
    B. 气管插管刺激
    C. 麻醉浅,有疼痛反应
    D. 血容量剧增
    E. 二氧化碳蓄积

172. 麻醉期间血压过高可引起下列哪些严重并发症?
    A. 脑疝
    B. 左心衰竭

C. 脑卒中

D. 夹层动脉瘤破裂

E. 急性心肌梗死

173. 肥胖患者术后并发症有

A. 低氧血症

B. 肺炎

C. 肺梗死

D. 深静脉血栓

E. 切口感染

174. 关于肥胖患者椎管内麻醉,下列说法正确的是

A. 阻滞平面容易上升

B. 易发生穿刺困难及仰卧位通气不足

C. 常用 15 cm 长的穿刺针

D. 椎管内麻醉局麻药需要量低于常用剂量

E. 椎管内麻醉可使平卧位通气不足加重

175. 下列选项与严重肥胖相关的是

A. 低通气低氧血症

B. 易发生肺梗死

C. 高 CO_2 血症及呼吸性酸中毒

D. 呼吸做功减少

E. 有可能因体位变动而猝死

176. 肥胖患者全麻后拔管指征有

A. 患者完全清醒

B. 肌松药及阿片类药残余作用已完全消失

C. 吸入 40% 氧时,血 pH $7.35 \sim 7.45$,$PaO_2 > 80$ mmHg 或 $SpO_2 > 96\%$,$PaCO_2 < 50$ mmHg

D. 呼吸器显示的最大吸力至少达 $25 \sim 30$ cmH_2O,潮气量 > 5 ml/kg

E. 循环功能稳定

177. 关于肥胖患者的麻醉前访视,循环系统检查应包括

A. 阅读心电图

B. 测量血压

C. 查看血生化结果

D. 阅读心脏彩超报告单

E. 查看血流变学检查结果

178. 肥胖患者麻醉前用药原则为

A. 麻醉前应服用制酸药

B. 并存匹克威克综合征者,不宜用镇痛药

C. 一般不宜肌注地西泮或氟哌利多

D. 全麻患者仅肌注阿托品 0.5 mg

E. 少用西咪替丁

179. 下面哪些符合匹克威克综合征(OHS)?

A. 极度肥胖

B. 高 CO_2 血症

C. 继发性红细胞增多症

D. 右室肥厚

E. 低通气量

180. 甲状腺手术患者麻醉苏醒期,发生急性呼吸道梗阻的原因包括

A. 喉返神经损伤、声带麻痹

B. 气管软化塌陷

C. 喉头水肿、喉痉挛

D. 气管炎症,呼吸道分泌物

E. 切口出血,血肿形成

181. 甲状旁腺功能亢进者,拟行手术治疗,麻醉管理中应注意哪些问题?

A. 拔管后可发生喉痉挛

B. 肢体保护、防止骨折

C. ECG 监护及时发现心律变化

D. 肾功能监护

E. 高 Ca^{2+} 心肌抑制

182. 甲亢患者访视中应了解的内容包括

A. 气道通畅程度

B. 抗甲亢药物治疗情况

C. HR、ECG、心功能

D. 肝功能

E. 基础代谢率

183. 嗜铬细胞瘤患者高血压危象可发生在

A. 硬膜外穿刺时

B. 气管插管时

C. 静脉穿刺时

D. 切除肿瘤时

E. 切除肿瘤后

184. 严重创伤患者手术麻醉期间循环管理应注意

A. 维持良好血压

B. 控制心律失常

C. 改善微循环

D. 应用血管收缩药

E. 尿量

185. 男性,75 岁,诊断为膀胱癌,拟在气管内全麻下行腹腔镜辅助下膀胱癌根治全乙状结肠原位代膀胱术,术中使体温下降的因素有

A. 麻醉药对体温调节中枢的抑制和血管扩张作用

B. 肌松药使肌肉松弛,产热减少

C. 手术时间较长,周围环境温度过低

D. 输入大量未加温液体和血制品

E. 患者年龄大,体温调节功能较差

186. 男性 80 岁患者,有慢性支气管炎症,因慢性胆囊炎胆石症需在全麻下经腹腔镜胆囊摘除术,关于其麻醉术前用药,下列正确的是

A. 该患者在入手术室前可以不用常规的麻醉前用药

B. 可以用戊乙奎醚 0.5 mg 麻醉前 1 h 肌注

C. 可以用地西泮 10 mg,阿托品 0.5 mg 于麻醉前 1 h 肌注

D. 麻醉前用药可以在入手术室后给予少量静脉注射地西泮和抗胆碱药物

E. 该患者如麻醉前使用镇静、镇痛后,应给予生命体征监护,必要时由专科医护人员护送到手术室

187. 男性患者,68 岁,患胆石症,拟行胆囊切除胆总管探查术。检查发现患者有冠心病和心绞痛。主诉偶有心悸。血压 180/110 mmHg,脉搏 105 次/分,空腹血糖 8.0 mmol/L,血清钾 3.9 mmol/L,胆固醇 4.6 mmol/L,引起该患者心绞痛的可能原因是

A. 高血压

B. 心动过速

C. 心肌肥大

D. 胆心反射所致冠脉痉挛

E. 年龄较大

188. 糖尿病患者的术前准备有

A. 术前空腹血糖应维持在 8.3 mmol/L 左右

B. 最好控制在 6.1～7.2 mmol/L

C. 急诊患者术前不一定将血糖降到正常水平,维持在 11.1 mmol/L 左右即可

D. 尿糖检查应为阴性或弱阳性

E. 尿酮阴性

189. 男性,75 岁,诊断为结肠癌,拟在腰麻与硬膜外联合阻滞下行结肠癌根治术。术中可采取的体温保护措施下列正确的是

A. 术前做好充分评估及器材、物品准备

B. 入室前对手术床及被服预热

C. 术中采取液体加温

D. 必要时使用变温毯

E. 术中使用温盐水冲洗腹腔

190. 男,70 岁,4 月前心室前间壁心肌梗死,现病情稳定;1 月前胸部 X 线片发现左下肺包块。心电图示Ⅱ、Ⅲ、aVF 导致病理性

Q波。麻醉管理中,应注意

A. 麻醉诱导力求平稳

B. 术中保持循环稳定,控制好心率和血压

C. 充分保证气道通畅和氧供

D. 维持足够麻醉深度与肌松

E. 目前不宜手术,应该2个月后再做手术

191. 择期手术的糖尿病患者,应做好充分的术前准备,力争达到下列要求,正确的是

A. 空腹血糖 6.1～7.2 mmol/L

B. 尿糖阴性,24 h定量<0.8 g

C. 尿酮体阴性

D. 控制感染

E. 无酮症酸中毒

192. 老年人某些手术选择局麻的优点有

A. 减少术后中枢神经功能障碍

B. 减少麻醉并发症

C. 减少应激反应

D. 减少术后血栓形成

E. 保持循环稳定

193. 老年人痛觉降低的主要原因有

A. 躯体痛觉阈值增高

B. 躯体痛觉阈值减低

C. 皮肤痛觉小体减少

D. 阿片受体增加

E. 阿片受体减少

194. 老年人的术前评估包括

A. 血常规及血生化检查

B. 全身状况及重要脏器的功能

C. 认真的体检

D. 心电图及X线片

E. 肺功能检查

195. 老年人心血管系统结构和功能发生衰老性退化,主要表现为

A. 心脏瓣膜钙化

B. 大动脉壁的弹性纤维增厚

C. 血管变硬

D. 心肌壁肌层增厚

E. 心肌间质纤维化增加

196. 关于老年人脊麻以下错误的是

A. 起效快

B. 起效慢

C. 扩散范围窄

D. 扩散范围广

E. 阻滞作用延长

197. 老年人麻醉中防止心衰的重要环节有

A. 避免体液输入过多

B. 避免血压剧烈波动

C. 避免长时间低血压

D. 避免屏气、咳嗽

E. 防止缺氧

第八章

各类手术的麻醉

一、A1/A2 型题

1. 孕妇的药动学特点错误的是
   A. 体液增多
   B. 血浆蛋白浓度降低
   C. 肾血流量增多
   D. 药物代谢增多
   E. 体内游离药物比例增多

2. 男性，20 岁，ASA I ～ II 级，门诊行右手背腱鞘囊肿切除术，合理的麻醉前用药是
   A. 哌替啶 100 mg 肌注
   B. 无须任何麻醉前用药
   C. 咪达唑仑 10 mg 肌注
   D. 地西泮 10 mg 肌注
   E. 阿托品＋苯巴比妥钠肌注

3. 磁共振成像（MRI）手术间可安全使用的麻醉器械是
   A. 普通喉罩
   B. 心电图电极与导线
   C. Swan-Ganz 导管
   D. 钢丝强化气管导管
   E. 除颤器

4. 70 kg 年轻患者，一侧肺塌陷时最可能的动脉血气分析为
   A. PaO_2 50 mmHg，$PaCO_2$ 25 mmHg
   B. PaO_2 95 mmHg，$PaCO_2$ 40 mmHg
   C. PaO_2 60 mmHg，$PaCO_2$ 45 mmHg
   D. PaO_2 60 mmHg，$PaCO_2$ 25 mmHg
   E. PaO_2 50 mmHg，$PaCO_2$ 55 mmHg

5. 有关孕妇代谢的变化说法错误的是
   A. 妊娠早期基础代谢率高，体温升高
   B. 妊娠末期代谢可增加 15％～20％
   C. 妊娠末期氧耗量增加 20％～30％
   D. 妊娠期胰岛功能旺盛
   E. 孕妇空腹血糖值低，禁食易出现低血糖

6. 有关仰卧位低血压综合征的叙述，错误的是
   A. 临床表现为低血压、面色苍白、恶心、呕吐等
   B. 由仰卧位改为侧卧位时，症状即消失
   C. 可见于妊娠末期的孕妇
   D. 妊娠中期也可能出现
   E. 对胎儿的生长发育影响不大

7. 孕妇行椎管内麻醉时
   A. 穿刺出血的发生率增加
   B. 与同龄人群无差异
   C. 局麻药的用量需增加
   D. 不易产生范围广泛的阻滞效果
   E. 必须复合使用麻醉药及镇痛药

8. 妊娠期间,母体的生理变化对麻醉的影响表现在
   A. 椎管内麻醉时,局麻药的用量要增加
   B. 气管插管不受影响
   C. 进行呼吸功能监测时,应关注腹式呼吸的变化
   D. 出现反流、误吸的危险性增高
   E. 对硬膜外导管的置入无影响

9. 妊娠期间,母体组织间隙液增加的原因有
   A. 雌激素使水、电解质在组织间隙潴留
   B. 母体血容量增加
   C. 由于血液稀释导致血浆胶体渗透压降低
   D. 增大的妊娠子宫压迫下腔静脉
   E. 以上都是

10. 胎儿的血液循环特点有
    A. 体内有纯粹的动脉血
    B. 卵圆孔沟通肺动脉与主动脉弓
    C. 全身各部位的血供情况相同
    D. 已经建立肺循环
    E. 存在右向左分流

11. 新生儿受母体麻醉性镇痛药影响而致呼吸抑制时,可以用下列哪种药物拮抗?
    A. 氟马西尼
    B. 新斯的明
    C. 纳洛酮
    D. 氯胺酮
    E. 安泰酮

12. 分娩前 2~4 h 禁用的药物是
    A. 缩宫素
    B. 利多卡因
    C. 甲氧氯普胺
    D. 哌替啶
    E. 普鲁卡因

13. 慢性肾衰竭患者肾移植时最理想的肌松药是
    A. 泮库溴铵
    B. 阿曲库铵
    C. 加拉碘铵
    D. 维库溴铵
    E. 罗库溴铵

14. 肾功能不全的患者,拟于全麻下行肾癌根治术,最适宜的肌松剂应选
    A. 维库溴铵
    B. 阿曲库铵
    C. 哌库溴铵
    D. 琥珀胆碱
    E. 罗库溴铵

15. 术中结扎胆囊时,血压 70/40 mmHg,心率 40 次/分,首先应
    A. 立即暂停手术
    B. 阿托品 0.5 mg 静脉注射
    C. 阿托品 0.3 mg 静脉注射
    D. 麻黄碱 10 mg 静脉注射
    E. 去氧肾上腺素 40 μg 静脉注射

16. 患儿体重 25 kg,术中补液,其基础补液量为
    A. 25 ml/h
    B. 35 ml/h
    C. 45 ml/h
    D. 55 ml/h
    E. 65 ml/h

17. 颅内压增高的容积代偿主要有赖于
    A. 脑组织的压缩
    B. 颅腔的扩大
    C. 脑脊液被排出颅外
    D. 血压的下降
    E. 脑组织液化

18. 合并冠心病的脑动脉瘤手术患者,术中控制性降压最好采用

A. 硝普钠
B. 三磷酸腺苷
C. 硝酸甘油
D. 艾司洛尔
E. 吸入异氟烷

19. 所谓"高颅内压危象"是指
A. 颅内压为 150~200 mmHg
B. 脑水肿
C. 脑疝
D. 呼吸、心跳骤停
E. 瞳孔改变

20. 急性颅脑损伤患者躁动不安时,错误的处理是
A. 安定镇静
B. 加以约束保护
C. 寻找躁动原因
D. 吗啡止痛
E. 脱水药治疗

21. 下列麻醉选择不正确的是
A. 颅内压增高患者,不选择吸入麻醉
B. 糖尿病患者,可选择静脉麻醉
C. 小儿不易合作,应考虑全身麻醉
D. 体表手术宜选择止痛完善的麻醉
E. 头颈部手术,一般以气管内插管麻醉为首选

22. 对于颅脑外伤伴充血性心力衰竭患者不可取的是
A. 呋塞米
B. 过度换气
C. 限制入液量
D. 甘露醇快速滴入
E. 肾上腺皮质激素

23. 下列有关颅脑外伤的补液原则,错误的是
A. 快速恢复血容量
B. 避免大量乳酸林格液
C. 避免大量6%羟乙基淀粉
D. 以 CVP 指导输液
E. 输入 5%葡萄糖液

24. 颅内压增高患者麻醉中突然发生血压下降、脉搏减慢,可能由于
A. 缺 O_2 伴 CO_2 蓄积
B. 麻醉过深
C. 血容量不足
D. CO_2 蓄积
E. 手术疼痛

25. 颅内压增高患者麻醉中出现血压下降、脉搏增快时首先考虑
A. 脑疝形成
B. 麻醉过浅
C. 严重缺氧
D. 血容量不足
E. 二氧化碳蓄积早期

26. 小儿喉痉挛易发生于
A. 清除口咽分泌物时
B. 麻醉诱导过程中
C. 气管插管时
D. 口咽分泌物多时
E. 气管拔管时

27. 最先用于临床的静脉全麻药是
A. 硫喷妥钠
B. 环己巴比妥钠
C. 丙泮尼地
D. 氯胺酮
E. 丙泊酚

28. 新生儿对肌松药的特点有
A. 对非去极化肌松药的敏感性低于成人
B. 对非去极化肌松药的敏感性高于成人
C. 不受非去极化肌松药的影响
D. 不适宜应用非去极化肌松药
E. 上述均不正确

29. 单侧肺较两侧肺通气量减少
    A. 12%
    B. 17%
    C. 22%
    D. 27%
    E. 32%

30. HPV 的重要意义在于
    A. 肺内分流增加,加重低氧血症
    B. 肺内分流增加,减轻低氧血症
    C. 肺内分流减少,减轻低氧血症
    D. 肺内分流减少,加重低氧血症
    E. 肺血管扩张,肺血流量增加

31. 开胸手术为保持下侧肺充分膨胀,下述错误的是
    A. 通气压力 $10 \sim 15 \ cmH_2O$
    B. 频率 $12 \sim 14$ 次/分
    C. 吸呼比为 $1 : 1.5 \sim 2.0$
    D. 潮气量 $8 \sim 10 \ ml/kg$
    E. 氧流量 $4 \sim 6 \ L/min$

32. 湿肺患者行开胸手术,应在下列各期常规呼吸道吸引。但除外
    A. 插管前
    B. 断闭支气管后
    C. 改变体位后
    D. 开胸挤压肺时
    E. 插管后

33. 全麻侧卧位开胸手术患者的呼吸功能的维持主要依赖于
    A. 全肺通气
    B. 保持适当的上肺膨胀
    C. 下侧肺及其恰当的通气
    D. 维持良好的上侧肺通气
    E. 降低潮气量,增加呼吸频率

34. 全肺切除患者,清醒后应采取的体位不包括

A. 1/4 患侧卧位
B. 1/4 健侧卧位
C. 完全侧卧位
D. 坐位
E. 平卧位

35. 手术具有危险性的最大呼气第 1 秒时间肺活量(FEV_1)至少是
    A. 4 L
    B. 3 L
    C. 2.5 L
    D. 2 L
    E. 1.5 L

36. 近年来发现肺是下述哪种物质合成和释放的重要器官?
    A. 血小板活化因子
    B. 前列腺素
    C. 白三烯
    D. 内皮素(ET)
    E. 肿瘤坏死因子

37. 心肌梗死后出现三度房室传导阻滞应予注射
    A. 利多卡因
    B. 普萘洛尔
    C. 异丙肾上腺素
    D. 间羟胺
    E. 普鲁卡因胺

38. 眼科手术患者术前给乙酰唑胺的目的是
    A. 抑制房水排出
    B. 镇静作用
    C. 抗焦虑
    D. 抑制房水生成
    E. 镇吐作用

39. 扁桃体摘除术后再出血需手术止血时,麻醉处理的主要问题错误的是
    A. 免用术前药

B. 进一步寻找再出血的原因

C. 正确估计失血量,纠正低血容量

D. 一律清醒诱导

E. 诱导时按饱胃患者处理

40. 发生眼心反射时下述处理不恰当的是

A. 静脉注射阿托品

B. 继续手术操作

C. 改善通气

D. 如反复发生,可做眼外肌的局部浸润

E. 调整麻醉深度

41. 关于琥珀胆碱升眼压的作用错误的是

A. 一般发生在 30 s 内,6 min 左右恢复,持续约 5 min

B. 预先用非去极化肌松剂可减轻其升眼压作用

C. 内眼手术和开放性眼外伤手术不宜用琥珀胆碱

D. 与眼外肌纤维成束收缩和一过性眼外肌张力增高有关

E. 已有眼压增高的患者,琥珀胆碱可明显再增高眼压

42. 鼓室成形加面神经探查术时,正确的麻醉做法是

A. 保证绝对肌松

B. 必须采用控制性降压来减少出血

C. 应在中耳缝合前 15 min 停用氧化亚氮

D. 避免局部应用肾上腺素

E. 常采取头低脚高位

43. 关于眼心反射正确的是

A. 由眼压高引起

B. 牵拉眼肌造成心动过缓,期前收缩(二联律严重者可致心脏停搏)

C. 球后神经阻滞可预防眼心反射

D. 由麻醉性镇痛药引起

E. 内眼手术操作时很常见

44. 咽喉部手术麻醉最主要的是

A. 保证气道通畅和充分的通气

B. 迷走神经反射性心律失常

C. 出血

D. 血压增高

E. 发生喉痉挛

45. 下列药物可引起眼内压升高的是

A. 琥珀胆碱

B. 瑞芬太尼

C. 异氟烷

D. 硫喷妥钠

E. 丙泊酚

46. 青光眼手术麻醉前准备下列错误的是

A. 术前应持续用缩瞳药

B. 可用东莨菪碱

C. 充分镇静

D. 慎用阿托品

E. 术日清晨局部用毛果芸香碱

47. 眼心反射中下述错误的是

A. 老年较小儿多见

B. 可被阿托品消除

C. 可发生在没有缺氧或二氧化碳蓄积时

D. 三叉神经参与该反射

E. 可发生在各种眼肌手术操作时

48. 眼心反射引起的心律失常少见的有

A. 心动过缓

B. 心房颤动

C. 室性早搏

D. 房室传导阻滞

E. 心室颤动

49. 氯胺酮用于小儿眼科手术麻醉时错误的是

A. 适于短小的手术

B. 首剂量要小

C. 注意苏醒期的并发症

D. 可与咪达唑仑合用

E. 术中清理呼吸道分泌物时要防止喉痉挛

50. 小儿斜视矫正术后恶心呕吐错误的是
    A. 术前用阿片类药者发生率较高
    B. 麻醉时间小于 30 min,发生率较低
    C. 3 岁以下幼儿发生率较高
    D. 丙泊酚诱导可降低发生率
    E. 术后应禁食一段时间并禁止过早活动

51. 预防和减少口腔颌面手术中出血的措施,除外
    A. 正确掌握通气量和气道压,以利于头、颈部静脉的回流
    B. 术前结扎一侧颈外动脉,另一侧在术中暂时阻断
    C. 抬高手术部位,采用控制性降压
    D. 正确选择麻醉药,止痛完善,麻醉平稳,防止呛咳等
    E. 低温

52. 关于整形外科手术麻醉的特点,以下不正确的是
    A. 要考虑多次应用麻醉药的毒性和耐药性
    B. 常需数次或数十次方可完成治疗,所以要求每次麻醉均要完善、舒适和恢复平稳,以免给患者造成痛苦回忆
    C. 操作精细,手术时间长,不需要太深的麻醉及肌肉松弛,但维持要平稳
    D. 术中大量出血或发生不良神经反应的可能性较低
    E. 小范围的手术采用局部神经阻滞或浸润麻醉即可

53. 急性坏死性胰腺炎下列症状不会出现的是
    A. 高钙血症
    B. 低钙血症
    C. 心肌抑制
    D. 肺间质水肿
    E. ARDS

54. 下列急腹症患者除哪一类外,可行硬膜外阻滞麻醉?
    A. 胃十二指肠穿孔
    B. 上消化道大出血但无休克
    C. 急性坏死性胰腺炎
    D. 腹主动脉瘤破裂
    E. 急性阑尾炎

55. 胆管梗阻者麻醉前禁用
    A. 阿托品
    B. 吗啡
    C. 东莨菪碱
    D. 地西泮
    E. 苯巴比妥钠

56. 硬膜外麻醉用于胃十二指肠手术错误的是
    A. $T_8 \sim T_9$ 间隙穿刺向头侧置管
    B. 阻滞平面宜为 $T_4 \sim L_1$
    C. 进腹前适量给予杜非合剂
    D. 阻滞平面超过 T_3 时对胸式呼吸影响较小
    E. 加强呼吸循环管理

57. 下面与腹部手术麻醉选择无关的是
    A. 一般情况
    B. 重要器官损害程度
    C. 手术部位和时间长短
    D. 麻醉设备条件
    E. 麻醉医师的偏执爱好

58. 腹部手术麻醉的常用方式不包括
    A. 局部麻醉+强化
    B. 针刺麻醉
    C. 脊麻
    D. 连续硬膜外麻醉
    E. 全身麻醉

59. 胆心反射不会引起

A. 冠状动脉痉挛

B. 心率减慢

C. 心律失常

D. 血压下降

E. 心率加快

60. 术中牵拉肾区脏器引起肩部酸痛是因为刺激了

    A. 迷走神经

    B. 臂丛神经

    C. 膈神经丛

    D. 腰交感神经丛

    E. 腰副交感神经丛

61. 胃肠道恶性肿瘤患者术前易发生

    A. 水肿

    B. 营养不良

    C. 贫血

    D. 低蛋白血症

    E. 以上全是

62. 腹腔镜手术最适宜的麻醉方法是

    A. 气管内插管全麻

    B. 针刺麻醉

    C. 连续硬膜外麻

    D. 脊麻

    E. 局麻与强化

63. 失血多的前列腺摘除术麻醉管理最关键点是

    A. 防止术中牵拉反射

    B. 应快速输血、输液

    C. 防止术中过敏反应

    D. 防止术中心肌梗死

    E. 防止术中脑栓塞

64. 黄疸指数高达100以上者,宜降至多少以下再行手术?

    A. 50

    B. 60

C. 70

D. 80

E. 40

65. 肝脏手术中为不致使肝脏丧失自动调节能力保护肝细胞功能,术中收缩压应维持

    A. 60 mmHg 以上

    B. 70 mmHg 以上

    C. 80 mmHg 以上

    D. 50 mmHg 以上

    E. 90 mmHg 以上

66. 肝脏手术麻醉处理,下列哪项不必要重视?

    A. 充分评估和保护肝功能

    B. 选择合适的麻醉用药和方法

    C. 抗生素的合理应用

    D. 应充分估计和准备术中失血和输血

    E. 肝包囊虫病手术应预防过敏性休克

67. 肝脏术前准备以 Child 肝功能分级标准 B 级为例,血浆白蛋白应在

    A. 25 g/L

    B. $\geqslant$30 g/L

    C. 30~35 g/L

    D. >35 g/L

    E. >45 g/L

68. 剖腹手术时,下列哪种体位对呼吸循环功能影响最轻?

    A. 头低位

    B. 截石位

    C. 仰卧位

    D. 侧卧位

    E. 抬高腰桥位

69. 肝硬化患者应用哪种肌松药其作用可增强?

    A. 阿曲库铵

    B. 泮库溴铵

    C. 维库溴铵

D. 琥珀胆碱

E. 以上均是

70. 下列因素对肝功能无影响的是

A. 缺氧和低血压

B. 高碳酸血症

C. 高血压

D. 低温

E. 患者营养状况

71. 门静脉高压及肝部分切除手术,患者能否耐受手术及麻醉,目前评判肝功能标准基本上是按照

A. 高桥成辅所分的界限

B. 血浆白蛋白指数

C. Child 分级标准

D. 凝血酶原时间

E. 肝脏酶学的改变

72. 经会阴前列腺切除术应用过度的头低足高膀胱截石位可发生下列情况,但不包括

A. 手和腕屈肌麻痹

B. 足下垂

C. 尺神经麻痹

D. 低血压

E. 股神经麻痹

73. 妇科手术硬膜外阻滞穿刺哪一组不符?

A. L_4 向上

B. L_3 向上

C. L_2 向下

D. $T_{12} \sim L_1$ 向下

E. $T_9 \sim T_{10}$ 向上

74. 上腹腔手术操作易引起血压下降主要是因为

A. 迷走神经反射

B. 腹腔神经丛反射

C. 交感神经反射

D. 动脉丛反射

E. 膈神经反射

75. 腹部手术最难松弛的肌肉为

A. 背阔肌和斜角肌

B. 肋间肌

C. 腹直肌和腹横肌

D. 咬肌

E. 膈肌

76. 腹腔镜手术中的人工气腹可产生

A. 高 CO_2 血症

B. 潮气量下降

C. 肺顺应性下降

D. 呼吸无效腔增大

E. 以上都是

77. 黄疸患者手术麻醉后肾衰的发生率增高,主要原因是

A. 肾血流降低缺氧

B. 内毒素

C. 凝血因素的破坏

D. 胆红素毒素

E. 麻醉药物

78. 巨大卵巢肿瘤摘除后应注意

A. 左心衰

B. 诱发急性肺水肿

C. 血压骤降

D. 心率增快

E. 以上均可发生

79. 巨大卵巢肿瘤患者可发生

A. 营养不良

B. 低氧

C. CO_2 蓄积

D. 硬膜外间隙血管丛扩张淤血

E. 以上均可

80. 低蛋白血症患者麻醉时应将白蛋白提高到

A. 30 g/L 以上

B. 25 g/L 以上

C. 40 g/L 以上

D. 35 g/L 以上

E. 20 g/L 以上

81. 门脉高压症手术输注大量乳酸林格溶液可引起
    A. 右心衰竭
    B. 左心衰竭
    C. 间质性肺水肿
    D. 全身水肿
    E. 以上均可

82. 肝硬化患者应用下列哪种药物可引起药效时间延长?
    A. 筒箭毒碱
    B. 芬太尼
    C. 吗啡
    D. 硫喷妥钠
    E. 以上均可

83. 人工气腹对心血管的影响为
    A. 血压升高
    B. 心输出量下降
    C. 血压下降
    D. 外周阻力增加
    E. 以上都是

84. 肝脏手术麻醉应禁用下列哪种吸入麻醉药?
    A. 氟烷
    B. 恩氟烷
    C. 异氟烷
    D. 七氟烷
    E. 地氟烷

85. 肝功能衰竭患者手术总病死率为
    A. 6.3%
    B. 57%
    C. 78%

D. 92%

E. 83%

86. 肾脏手术的患者 3 个月内接受过激素治疗或者需行肾上腺手术的患者,术前均应给予
    A. 阿托品、苯巴比妥
    B. 激素
    C. 镇静药物
    D. 止血药物
    E. 降压药物

87. 类癌综合征是由哪种物质代谢紊乱所致?
    A. 前列腺素
    B. 葡萄糖
    C. 脂肪酸
    D. 儿茶酚胺
    E. 色氨酸

88. 门脉高压症者手术心功能正常时,为维持有效循环血量,保证最佳组织灌注,宜使血细胞比容保持在
    A. 20%左右
    B. 30%左右
    C. 40%左右
    D. 50%左右
    E. 60%左右

89. 类癌综合征患者手术中不能用
    A. 吗啡
    B. 琥珀胆碱
    C. 硫喷妥钠
    D. 右旋糖酐
    E. 以上均是

90. 妇科手术麻醉前宜使血红蛋白高于
    A. 6 g/100 ml
    B. 7 g/100 ml
    C. 8 g/100 ml
    D. 9 g/100 ml

E. 10 g/100 ml

91. 关于结肠手术的麻醉错误的是
　　A. 右半结肠手术选用 T_{12} 间隙穿刺
　　B. 左半结肠手术选用 L_2 间隙穿刺
　　C. 麻醉中宜监测心电图和血压
　　D. 新霉素与肌松药无协同作用
　　E. 进腹前适量给予辅助药,消除内脏牵拉反应

92. 直肠癌根治术麻醉错误的是
　　A. 硬膜外麻醉宜用双管法
　　B. 先经低位管给药阻滞骶神经
　　C. 阻滞平面宜达 $T_6 \sim S_4$
　　D. 宜适量给予辅助用药
　　E. 体位改变对呼吸和循环无影响

93. 脾脏手术麻醉前准备应除外
　　A. 严重贫血应输新鲜血
　　B. 长期服用肾上腺皮质激素应于术前 3 天停用
　　C. 血小板减小、出凝血时间延长者应输浓缩血小板
　　D. 术前反复感染者应积极治疗
　　E. 外伤性脾破裂者应注意复合伤

94. 妇科手术最常用的麻醉方法是
　　A. 针刺麻醉
　　B. 气管内插管全麻
　　C. 脊麻
　　D. 连续硬膜外麻醉
　　E. 局麻与强化

95. 下列有关脊柱高度体表标志的描述正确的是
　　A. 髂后上棘向下向内方 1 cm 相当于 S_2
　　B. 肩胛冈的高度相当于 T_3
　　C. 肩胛下角的高度相当于 T_7
　　D. 两侧髂嵴之间连线相当于 $L_3 \sim L_4$ 间隙或 L_4 棘突

E. 上述全部正确

96. 先天性髋脱位骨盆截骨术的麻醉不正确的是
　　A. 骨盆截骨术通常在 3~6 岁进行
　　B. 手术的特点是创面大、范围广,渗血凶猛且不易止血
　　C. 椎管内麻醉,平面于 T_{12} 以下即可
　　D. 应严密监测脉搏、血压、CVP、尿量
　　E. 术毕需行髋人字石膏固定,耗时较长,不宜过早停止麻醉

97. 临床检查足部屈肌瘫痪,足底感觉障碍,应考虑
　　A. 坐骨神经损伤
　　B. 胫神经损伤
　　C. 股外侧皮神经损伤
　　D. 腓总神经损伤
　　E. 闭孔神经损伤

98. 术中压迫和牵拉哪条神经,术后可产生垂足?
　　A. 坐骨神经
　　B. 臂内侧皮神经
　　C. 胫神经
　　D. 腓总神经
　　E. 闭孔神经

99. 关于脊柱侧弯畸形矫正术的麻醉特点错误的是
　　A. 为防止术中脊髓损伤,在放置好 Harrington 支架后,需做唤醒试验
　　B. 虽脊柱侧弯畸形可发生于任何年龄,但多见于小儿
　　C. 气管内全麻为首选的麻醉方法
　　D. 术中出血较少
　　E. 手术有损伤胸膜造成气胸的危险

100. 在四肢显微血管手术麻醉处理中,为防止吻合血管的痉挛和堵塞,以下措施不必要

的是

A. 降低血液黏滞度,改善微循环

B. 全麻维持须平稳,阻滞麻醉止痛要完善

C. 避免疼痛、寒冷和滥用血管收缩药

D. 及时补足失血和失液,防止低血压

E. 全身应用适量肝素

101. 下列有关脂肪栓塞的叙述中,错误的是

A. 呼吸节律紊乱

B. 发生于脑内者,于48 h出现中枢神经症状

C. 颈部、眼结膜、腋窝、前胸部等处出现点状出血斑

D. 胸部X线检查可见中肺野至下肺野有云絮状阴影

E. 无缺氧症状

102. 有关孕妇肝功能的变化,下列说法正确的是

A. 血清白蛋白下降

B. 白/球比值升高

C. 氨肽酶下降

D. 胆碱酯酶活性升高

E. 碱性磷酸酶活性下降

103. 有关孕期水电解质的改变的描述,下列不正确的是

A. 血钾升高

B. 血镁下降

C. 血钙下降

D. 水钠潴留

E. 磷酸盐、碳酸氢盐轻度下降

104. 吸入氧化亚氮分娩镇痛,下列描述不正确的是

A. 氧化亚氮不影响宫缩和产程

B. 适用于第一和第二产程

C. 由产妇自持麻醉面罩置于口鼻部

D. 宫缩开始前吸入,产痛消失即移开

E. 镇痛效果优于硬膜外阻滞

105. 新生儿复苏时下列药物不宜常规使用的是

A. 钙剂

B. 碳酸氢钠

C. 肾上腺素

D. 5%葡萄糖生理盐水

E. 纳洛酮

106. 新生儿复苏时下列药物不可应用的是

A. 碳酸氢钠

B. 肾上腺素

C. 呼吸兴奋剂

D. 5%葡萄糖生理盐水

E. 纳洛酮

107. 因低血容量引起代谢性酸中毒的新生儿应首选

A. 吸氧

B. 保暖

C. 给予碳酸氢钠

D. 扩充血容量

E. 纠正酸中毒

108. 有关妊娠时的血气变化下列叙述正确的是

A. 母体血液的氧和二氧化碳离解曲线右侧移动

B. 胎儿血液的氧和二氧化碳离解曲线右侧移动

C. 母体与胎儿血液氧和二氧化碳离解曲线均右移动

D. 母体血液氧和二氧化碳离解曲线左侧移动

E. 母体与胎儿血液氧和二氧化碳离解曲线均左移动

109. 下列药物在胎盘中的浓度可高于母血浓度的是

A. 地西泮

B. 咪达唑仑

C. 氯丙嗪

D. 丙泊酚

E. 芬太尼

110. 有关孕妇因血浆成分的增加比血细胞的增加多的说法,下列不正确的是

A. 贫血

B. 血细胞比容减低

C. 水钠潴留

D. 血黏度下降

E. 红细胞沉降率减慢

111. 妊娠 5 个月后子宫增大使膈肌上抬,胸腔的前后径、横径增加,下列现象最不可能出现的是

A. 总的肺阻力降低

B. 呼吸末储备降低

C. 肺活量下降

D. 胸壁顺应性降低

E. 残气量下降

112. 下列哪种麻醉药作为分娩时硬膜外镇痛药是错误的?

A. 芬太尼

B. 利多卡因

C. 低浓度布比卡因

D. 阿芬太尼

E. 吗啡

113. 妊娠期易致胃内容物反流与下列关系最小的是

A. 胃肠蠕动减弱

B. 胃排空时间缩短

C. 腹压增加

D. 胃贲门括约肌松弛

E. 胃位置改变

114. 母体用药导致新生儿窒息与下列无关

的是

A. 利尿药

B. 镇痛药

C. 巴比妥类药

D. 镇静药

E. 吸入全麻药

115. 有关产科麻醉,下列说法错误的是

A. 氟烷和氧化亚氮合用可减轻对子宫收缩力的影响

B. 恩氟烷和异氟烷在浅麻醉时对子宫抑制不明显,对胎儿也无明显影响

C. 氟烷禁用于经阴道分娩

D. 吸入麻醉药均有和剂量相关的抑制子宫收缩的作用

E. 乙醚深麻醉时子宫肌张力完全消失,且对缩宫素不起反应

116. 应用于产科中较理想的肌肉松弛药是

A. 琥珀胆碱

B. 罗库溴铵

C. 泮库溴铵

D. 阿曲库铵

E. 维库溴铵

117. 剖宫产患者首选的麻醉方法为

A. 局部浸润麻醉

B. 针刺麻醉

C. 脊麻

D. 硬膜外阻滞

E. 气管内插管全身麻醉

118. 有关妊娠期孕妇的呼吸系统改变下列描述不正确的是

A. 残气量下降

B. 胸廓容积增大

C. 潮气量增加

D. 肺活量明显增大

E. 呼吸道黏膜充血

119. 为保障胎盘的良好血液灌注,母体收缩压最低不能低于
A. 55 mmHg
B. 95 mmHg
C. 60 mmHg
D. 75 mmHg
E. 85 mmHg

120. 有关孕妇胃内容物反流至食管的原因,下列不正确的是
A. 胃肠道张力增加,蠕动增强
B. 胃贲门括约肌松弛
C. 胃排空时间延长
D. 腹压增加
E. 胃的位置改变

121. 不是引起新生儿呼吸抑制的主要原因
A. 严重酸中毒
B. 寒冷
C. 母体用药
D. 气管内异物(羊水)
E. 中枢神经受损

122. 关于产妇硬膜外麻醉时麻醉药量应减少的原因,下列不正确的是
A. 腔静脉受压,椎管内静脉丛怒张
B. 腰椎前屈
C. 子宫收缩,脑脊液向头侧逆流
D. 妊娠高血压
E. 硬膜外腔和蛛网膜下腔变窄

123. 关于妊娠期血容量变化下列说法不正确的是
A. 增加的血容量以血细胞成分为主
B. 妊娠 33 周时总循环血量达到最高峰
C. 最高时比平时增加 50% 左右
D. 增加的血容量以血浆成分为主
E. 妊娠期呈生理性贫血

124. 关于连续硬膜外阻滞用于分娩镇痛的叙

述,下列不恰当的是
A. 禁用于颅内占位病变或颅内压增高的患者
B. 特别适用于初产妇和子宫强直收缩、疼痛剧烈的产妇
C. 为解除第一产程疼痛,阻滞平面要达 T_8
D. 只要用药得当,麻醉平面不超过 T_{10} 对宫缩影响不大
E. 可用一点穿刺法,也可用两点穿刺置管法

125. 抢救刚出生的新生儿时。经气管内导管给氧,所用的氧压以 cmH_2O 计算,该压力不超过
A. 5 cmH_2O
B. 10 cmH_2O
C. 15 cmH_2O
D. 30 cmH_2O
E. 40 cmH_2O

126. 有关麻醉性镇痛药对胎儿的作用的说法,下列错误的是
A. 哌替啶、芬太尼都极易透过胎盘
B. 哌替啶对新生儿的呼吸中枢有直接抑制作用
C. 喷他佐辛对呼吸的抑制作用弱于哌替啶
D. 哌替啶宜在娩出前 1 h 以内或 4 h 以上使用
E. 吗啡禁用于早产

127. 有关静脉全麻药对孕妇及新生儿的影响的说法,下列错误的是
A. 硫喷妥钠静脉注射后不引起新生儿睡眠,可能是移行到脑内的硫喷妥钠浓度低
B. 丙泊酚可引起产妇低血压
C. 羟丁酸钠可透过胎盘预防胎儿缺氧性脑并发症,因而适用于妊高征、先兆子

痫产妇

    D. 硫喷妥钠用于妊娠期的半衰期比非妊娠期长 2～3 倍

    E. 氯胺酮对新生儿无抑制

128. 关于羊水栓塞患者的复苏处理错误的是

    A. 立即行气管内插管、加压呼吸

    B. 可用异丙肾上腺素扩张支气管

    C. 肝素宜早用

    D. 可用 α 受体阻滞剂降低周围血管阻力

    E. 对管腔出血和凝血障碍者,应快速输血输液

129. 防止仰卧位低血压综合征,以下措施中不恰当的是

    A. 预防性输液 500 ml

    B. 垫高产妇右髋部,使之左侧 20°～30°

    C. 产妇取头高足低位

    D. 常规开放上肢静脉

    E. 产妇取左侧倾斜 30°体位

130. 下列有关妊娠期母体血流动力学改变的描述中,错误的是

    A. 心输出量增加

    B. 心输出量减少

    C. 每搏量增加

    D. 心率加快

    E. 血压的变化常受体位的影响

131. 孕期凝血因子下降的是

    A. Ⅷ因子

    B. Ⅶ因子

    C. Ⅹ因子

    D. Ⅸ因子

    E. Ⅻ因子

132. 妊娠子宫可以从初始的 30～60 g 增加至末期的

    A. 600 g

    B. 1 000 g

    C. 300 g

    D. 1 300 g

    E. 1 600 g

133. 孕期母体储存能量的主要方式是

    A. 肝糖原储存

    B. 维生素储存

    C. 脂肪储存

    D. 蛋白质储存

    E. 胆固醇储存

134. 小儿呼吸时的表现不包括

    A. 肺容量小

    B. 呼吸频率快

    C. 潮气量小

    D. 胸式呼吸为主

    E. 腹式呼吸为主

135. 小儿用普鲁卡因作局部浸润麻醉,一次性最大剂量不应超过

    A. 4 mg/kg

    B. 6 mg/kg

    C. 8 mg/kg

    D. 10 mg/kg

    E. 12 mg/kg

136. 小儿脊麻后发生的反应与成人最大的不同是

    A. 头痛、尿潴留与成人一样常见

    B. 头痛、尿潴留少

    C. 麻醉后多高热

    D. 恶心、呕吐发生率极高

    E. 麻醉后肺部感染多见

137. 小儿臂丛神经阻滞 1% 的利多卡因,按容积计

    A. 0.2 ml/kg

    B. 0.4 ml/kg

    C. 0.6 ml/kg

    D. 0.8 ml/kg

E. 1.2 ml/kg

138. 一般情况下,婴儿的骶管容积是
A. 1~5 ml
B. 6~10 ml
C. 10~15 ml
D. 15~20 ml
E. 20~30 ml

139. 体重低于多少的小儿麻醉宜使用无重复吸收装置?
A. 15 kg
B. 20 kg
C. 25 kg
D. 30 kg
E. 35 kg

140. 小儿安静时的耗氧量是
A. 2 ml/(kg · min)
B. 4 ml/(kg · min)
C. 6 ml/(kg · min)
D. 8 ml/(kg · min)
E. 10 ml/(kg · min)

141. 30 kg 以下小儿体表面积的计算公式是
A. $M^2 = $体重(kg)$\times 0.035 + 0.1$
B. $M^2 = $身长(cm)$\times 0.035 + 0.1$
C. $M^2 = $年龄(岁)$\times 0.035 + 0.1$
D. $M^2 = 1/2$ 身长(cm)$\times 0.035 + 0.1$
E. $M^2 = 1/2$ 年龄(岁)$\times 0.035 + 0.1$

142. 大于 6 岁儿童,喉的最狭窄部位是
A. 声门裂处
B. 甲状软骨水平
C. 喉咽部
D. 环状软骨水平
E. 以上都不是

143. 小儿术前禁食时间最适宜的是
A. 1~3 h

B. 2~4 h
C. 4~6 h
D. 7~10 h
E. ≥10 h

144. 小儿硬膜外腔特点不包括
A. 药液易扩散并易漏至椎间孔外
B. 相对较小
C. 疏松的脂肪组织多
D. 淋巴血管丰富
E. 麻醉作用起效较成人晚

145. 小儿术前用药禁用吗啡或哌替啶的年龄为
A. 半岁以内
B. 1 岁以内
C. 2 岁以内
D. 3 岁以内
E. 4 岁以内

146. 小儿术前用药,阿托品的常用剂量是
A. 0.2 mg/kg
B. 0.1 mg/kg
C. 0.05 mg/kg
D. 0.03 mg/kg
E. 0.02 mg/kg

147. 利多卡因用于小儿硬膜外阻滞,以下最为合理的是
A. 0.7%~1.5%,1~2 mg/kg
B. 1%~2%,4~5 mg/kg
C. 0.7%~1.5%,8~10 mg/kg
D. 1.5%~2%,5~7 mg
E. 2%,10 mg/kg

148. 小儿脊麻的最佳穿刺间隙是
A. $T_{11} \sim T_{12}$
B. $L_1 \sim L_2$
C. $T_{12} \sim L_1$
D. $L_2 \sim L_3$

E. $L_3 \sim L_4$

149. 哮喘患儿麻醉中禁用的药物是
    A. 丙泊酚
    B. 氯胺酮
    C. 硫喷妥钠
    D. 琥珀胆碱
    E. 恩氟烷

150. 下列关于小儿神经系统发育的描述错误的是
    A. 中枢神经系统髓鞘发育完全
    B. 自主神经发育较好
    C. 外周神经与脊髓背角有交通支
    D. 不能感知疼痛
    E. 大脑皮质已有功能

151. 关于小儿麻醉前用药错误的是
    A. 阻断迷走神经反射
    B. 镇静和解除焦虑
    C. 减少呼吸道分泌物
    D. 提高患儿的基础代谢率
    E. 减少全麻药的用量

152. 心脏骤停伴有广泛胸骨骨折,重建人工循环应采取
    A. 胸外心脏按压术
    B. 心脏区拳击术
    C. 胸内心脏按压
    D. 胸外电击除颤
    E. 胸内电除颤

153. 肾移植时供体肾热缺血时间最好控制在
    A. 5 min
    B. 10 min
    C. 20 min
    D. 30 min
    E. 40 min

154. 肾移植手术的麻醉错误的是

    A. 可选用硬膜外麻醉
    B. 可选用全身麻醉
    C. 可选用全麻加硬膜外联合麻醉
    D. 避免使用大量阿曲库铵
    E. 为减小局麻药的吸收,局麻药中加肾上腺素

155. 肾移植麻醉的肌松药首选
    A. 维库溴铵
    B. 阿曲库铵
    C. 泮库溴铵
    D. 哌库溴铵
    E. 琥珀胆碱

156. 肾移植术麻醉的静脉麻醉药以下更合理的是
    A. 硫喷妥钠和芬太尼
    B. 丙泊酚和芬太尼
    C. 芬太尼和氯胺酮
    D. 芬太尼和 γ-羟丁酸钠
    E. 依托咪酯和芬太尼

157. 心肺联合移植术的绝对禁忌证为
    A. 有心胸手术史
    B. 糖尿病
    C. 早期恶性肿瘤
    D. 近期全身性感染
    E. 重度高血压

158. 心脏移植患者麻醉诱导首选
    A. 芬太尼诱导
    B. 异氟烷吸入诱导
    C. 氧化亚氮、异氟烷复合诱导
    D. 哌替啶诱导
    E. 丙泊酚诱导

159. 肾移植患者开放血管时血压宜维持于较高水平,主要采取
    A. 静脉滴注多巴胺
    B. α受体激动剂

C. β 受体激动剂

D. α 和 β 受体激动剂

E. 减浅麻醉

160. 心脏移植后常见的并发症除外

　　A. 感染

　　B. 排斥反应

　　C. GCAD

　　D. 血压升高

　　E. 恶性肿瘤及其他免疫抑制相关性疾病

161. 关于颅内高压患者围术期液体管理,下列错误的是

　　A. 稳定和适当提高平均动脉压

　　B. 降低颅内压

　　C. 如无低血容量征象,手术前晚的不显性失水无需补充

　　D. 为降低血浆渗透压可给予 5% 葡萄糖或 0.45% 氯化钠溶液

　　E. 为补充胶体丢失可适当选用 5% 白蛋白或全血

162. 截瘫患者术中休克的原因最不可能的是

　　A. 血容量减少

　　B. 病变以下部位的血管收缩功能降低

　　C. 血清蛋白水平降低

　　D. 肾上腺皮质功能不全

　　E. 糖代谢障碍

163. 患者男性,27 岁。因车祸外伤急诊送入手术室。患者烦躁不安、面色苍白、皮肤湿冷、血压 90/75 mmHg、脉率 127 次/分。应属于

　　A. 未发生休克

　　B. 休克早期

　　C. 休克期

　　D. 休克晚期

　　E. DIC 期

164. 下列哪项与开胸手术患者麻醉药的选择

和术中处理关系密切?

　　A. 肺功能

　　B. 体重

　　C. 营养状况

　　D. 气管位置

　　E. 上述全部

165. 手术麻醉期间导致胸膜腔内压升高的重要原因是

　　A. 支气管痉挛

　　B. 分泌物阻塞

　　C. 通气量过小

　　D. 肌松药使用

　　E. 麻醉机活瓣故障

166. 小儿麻醉常见的呼吸并发症,下列正确的是

　　A. 术中呼吸抑制

　　B. 呼吸道阻塞

　　C. 氧供不足

　　D. 术后呼吸抑制

　　E. 以上均是

167. 选用双腔气管内导管的每日痰量超过

　　A. 10 ml

　　B. 30 ml

　　C. 50 ml

　　D. 70 ml

　　E. 90 ml

168. COPD 的患者开胸术后,出现呼吸道并发症者可高达

　　A. 40%

　　B. 50%

　　C. 60%

　　D. 70%

　　E. 80%

169. 通气不足引起酸中毒的因素中不包括

　　A. 肺血管扩张

B. 机械故障

C. CO_2 排出不畅

D. 呼吸动力减弱

E. 呼吸系统解剖异常

170. 呼吸功能不全患者开胸术后如需镇痛治疗宜选用

　　A. 肌内注射吗啡

　　B. 静脉滴注吗啡

　　C. 硬膜外低浓度局麻药

　　D. 硬膜外低浓度局麻药＋吗啡

　　E. 肌内注射哌替啶

171. 下列不属于支气管造影麻醉原则的是

　　A. 不应过分强调湿肺者应先控制炎症和体位引流

　　B. 均应给予抗胆碱药

　　C. 成人可用表麻

　　D. 小儿应采用气管内插管全麻

　　E. 常规备好麻醉机、氧气和吸引器

172. 对咳嗽多痰者拟行支气管造影，术前准备应

　　A. 肺部理疗

　　B. 雾化吸入

　　C. 体位引流

　　D. 抗感染治疗

　　E. 呼吸功能训练

173. 气脑造影时下列麻醉剂不宜选用的是

　　A. 地氟烷

　　B. 恩氟烷

　　C. 异氟烷

　　D. 氧化亚氮

　　E. 七氟烷

174. 全身麻醉支气管造影后进行拔管，下列错误的是

　　A. 造影结束后即拔管

　　B. 透视下证实支气管内造影剂已大部分

排除后可拔管

C. 咳嗽和吞咽反射恢复正常

D. 呼吸恢复正常

E. 神志和意识恢复正常

175. 膀胱镜检查采用哪种麻醉是错误的？

　　A. 表面麻醉

　　B. 骶管阻滞

　　C. 硬膜外阻滞麻醉

　　D. 脊麻

　　E. 硫喷妥钠基础或诱导麻醉

176. 门诊全麻中用琥珀胆碱后发生的肌肉疼痛，下列不正确的是

　　A. 肌痛发生率较住院患者为高

　　B. 与术后患者过早活动无关

　　C. 肌痛持续时间有时长于切口痛

　　D. 儿童或肌肉发达的成人尤易出现

　　E. 使用小剂量非去极化肌松药可防止术后肌痛

177. 把下列哪项列为门诊手术是错误的？

　　A. 不稳定型心绞痛频发者

　　B. 血清钾 <3 mmol/L

　　C. 近期有房颤或阵发性室上速者

　　D. 频发室性早搏者

　　E. 上述全部

178. 手术室外实施麻醉中不正确的是

　　A. 尽量排除影响检查结果正确性的干扰因素

　　B. 麻醉前充分了解病情

　　C. 需要深麻醉

　　D. 麻醉前尽可能解除患者的紧张心理

　　E. 麻醉深浅要与检查步骤密切配合

179. 单肺通气时气道压力应最高不超过

　　A. 10 cmH_2O

　　B. 20 cmH_2O

　　C. 30 cmH_2O

D. 40 cmH₂O

E. 50 cmH₂O

180. 患者女性,28岁,车祸致骨盆骨折,有股骨干开放性骨折。体温 39.1℃,血压 55/25 mmHg,脉搏 136 次/分,呼吸 22 次/分。术前未置肠胃减压管,拟行急诊股骨干骨折切开复位内固定术。首选麻醉方法为
A. 硬膜外阻滞
B. 腰麻
C. 全麻清醒插管
D. 全麻快速诱导插管
E. 脊麻、硬膜外联合阻滞

181. 65岁男性,准备在蛛网膜下腔阻滞麻醉下行睾丸切除术,麻醉平面应达
A. S_4
B. S_2
C. L_4
D. L_1
E. T_{10}

182. 患者女性,40岁,行肝移植术。术后处理不合适的是
A. 加强营养支持
B. 硬膜外阻滞止痛
C. 静脉病人疼痛控制(PCA)
D. 抗感染治疗
E. 呼吸机支持呼吸

183. 男性66岁患者,大脑中动脉瘤,拟行动脉瘤夹闭术。ECG无明显异常,入室时血压 136/80 mmHg,心率 88 次/分。手术中需控制性降压。最合适的麻醉方法是
A. 局麻
B. 局麻强化
C. 针麻
D. 氯胺酮麻醉
E. 气管插管全麻

184. 某婴儿诊断动脉导管未闭,拟全麻下行导管结扎术。入手术室后哭闹不止,监测体温 34.5℃。体温下降的非主要生理因素是
A. 低氧血症
B. 体表脂肪绝缘性差
C. 代谢率相对较高
D. 体温调节中枢发育不完善
E. 体表面积与体容积比大

185. 男性,72岁,因胃癌于静吸复合全身麻醉下行胃癌根治术。手术过程顺利,术后入麻醉恢复室,1 h后呼唤患者名字不能睁眼,呼吸弱,肌张力差。最可能的原因是
A. 缺氧
B. CO_2潴留
C. 麻醉药、肌松药延迟作用
D. 低血压
E. 镇痛药过量

186. 患者女性,38岁,60 kg,外伤脾破裂半小时入院,血压 75/60 mmHg、脉搏 140 次/分、呼吸 30 次/分,面部挫裂伤,神志尚清楚,空腹,无尿。对麻醉准备和手术时机,正确的处理是
A. 先补血,再补液
B. 先给呋塞米 20 mg 静脉注射
C. 先抗休克,待休克纠正后再行麻醉手术
D. 先行头颅 CT 检查
E. 在抗休克的同时,立即麻醉手术

187. 患者男性,26岁,60 kg。从高处坠下,致全身多处骨折,多处软组织挫伤。查 BP 70/30 mmHg, HR 120 次/分, Hb 96 g/L, Hct 28%。经输平衡液 500 ml、代血浆 500 ml后,送手术室。准备行骨折切开复位,内固定术。下列麻醉处理,必要的是
A. 加快输液速度
B. 全麻诱导剂量酌减

C. 气管内插管全麻

D. 机械控制,纯氧通气

E. 以上均是

188. 患者男性,79 岁。腹胀呕吐 4 天,诊断为粘连性肠梗阻,有肠绞窄可能,拟行急诊剖腹探查。患者最可能存在

A. 肝功能不全

B. 呼吸衰竭

C. 心力衰竭

D. 血容量不足

E. 肾功能不全

189. 患者男性,32 岁。因急性胆囊炎行经腹腔镜胆囊切除术。术中以 2% 的异氟烷吸入维持麻醉,小剂量芬太尼辅助。手术进行到 1 h 后患者的血压升高、心率增快,将异氟烷浓度升至 2%,效果不良,考虑患者可能出现了二氧化碳蓄积。本病例确定二氧化碳蓄积的最简便有效的方法是

A. 观察钠石灰的颜色

B. 患者的临床表现

C. 行动脉血气分析

D. 测定呼气末二氧化碳分压

E. 测定分钟通气量

190. 患者男性,5 岁,因先天性尿道下裂在全麻下行尿道下列成形术。患儿术后声嘶最可能的原因是

A. 心情不佳

B. 插管时损伤喉返神经

C. 手术损伤

D. 喉头水肿

E. 声带息肉

191. 患者男性,45 岁。原发性肺动脉高压伴严重低氧血症和心衰的终末期支气管肺疾患,行心肺联合移植术。入手术室心率 120 次/分,血压 110/70 mmHg,$PaCO_2$ 55 mmHg,PaO_2 75 mmHg。停止体外转流,鱼精蛋白中和肝素后支气管内仍持续渗血,首先要做的是

A. 反复行气管内吸引

B. 静脉注射维生素 K

C. 使用止血剂

D. 补充鱼精蛋白

E. 复查 ACT

192. 一孕妇因胎儿巨大需行剖宫产,术前应在什么部位建立静脉通道最合适?

A. 双侧踝部,大隐静脉

B. 双侧足背静脉

C. 双侧股静脉

D. 双上肢大静脉

E. 颈内静脉

193. 关于巨大卵巢肿瘤的患者术中探查放囊内液及搬动肿瘤过程中,下列描述错误的是

A. 放囊内液速度宜慢

B. 后负荷突然减低可至血压骤降、心率增快

C. 右心回心血量下降

D. 搬出肿瘤后应作腹部加压

E. 右心回心血量增加

194. 在下列哪个范围内,CO_2 对脑血流的调节最为灵敏?

A. 10～20 mmHg

B. 20～25 mmHg

C. 25～80 mmHg

D. 40～100 mmHg

E. 80～120 mmHg

195. 患者男性 70 岁,在低位腰麻下行前列腺电切术,术中以 4% 甘露醇液冲洗膀胱。2 h 后患者诉呼吸困难,双肺底闻及湿啰音,最可能的诊断是

A. 水中毒

B. 水中毒合并急性左心衰

C. 肺栓塞

D. 支气管哮喘发作

E. 冠心病合并左心功能不全

196. 患者男性,24 岁。右肾上腺肿瘤。查体一般情况好,心率 110 次/分、律齐,血压 160/100 mmHg,两肺听诊清晰,其他检查均正常,择期在硬膜外麻醉下行肿瘤切除。术中下列不必作为常规的是

A. 呼吸的变化

B. 血压的变化

C. 液体的输入

D. 脑电图的变化

E. 肾功能的变化

197. 男性,35 岁,颅脑外伤,硬膜外血肿急诊手术,Glasgow 评分结果为:睁眼 3 分,语言 3 分,体动反应 3 分。下列观点错误的是

A. 直接或在肌肉松弛药的辅助下进行气管插管以迅速控制气道

B. 可在适当给予咪达唑仑和芬太尼的情况下行清醒气管插管

C. 对该患者的麻醉诱导和维持宜选择起效快、作用时间短的药物

D. 血肿清除时,可能会发生严重低血压甚至心脏骤停

E. 术毕患者对气管导管不能耐受时,可以考虑拔除

198. 患者男,75 岁。拟行膀胱镜检查,经骶管穿刺,回抽无血、无脑脊液,注入 1% 利多卡因 30 ml 后,患者出现抽搐、发绀,此时最可能的并发症是

A. 药物过量

B. 药物误入蛛网膜下腔

C. 全脊麻

D. 局麻药中毒

E. 给药错误

199. 某婴儿诊断动脉导管未闭,拟全麻下行导

管结扎术。入手术室后哭闹不止,监测体温 34.5℃。此时按常规诱导麻醉最易引起

A. 低血氧

B. 低血压

C. 低血糖

D. 高血压

E. 心律失常

200. 患儿体重 25 kg,术中补液,其基础补液量为

A. 25 ml/h

B. 35 ml/h

C. 45 ml/h

D. 55 ml/h

E. 65 ml/h

201. 患者男性,82 岁。ASA Ⅱ级,行腹股沟斜疝修补术,选择连续硬膜外阻滞,$L_1 \sim L_2$ 穿刺头向置管,给予试验量 2% 利多卡因 3 ml,5 min 后测平面上界为 T_{10},生命体征稳定。此时应考虑

A. 2% 利多卡因立即一次性追加 8 ~ 10 ml

B. 立即一次性追加 2% 利多卡因 5 ml

C. 继续观察 5 min 后做决定

D. 先追加 2% 利多卡因 2 ml,观察后再决定进一步用量

E. 立即追加 1.5% 利多卡因 2 ~ 8 ml

202. 80 岁男性肥胖患者在插入双腔气管导管全麻下行食管癌切除术,术毕换单腔气管导管回病房继续呼吸机治疗,下列哪项操作最合适?

A. 拔除双腔气管导管,再用喉镜暴露声门插入单腔气管导管

B. 用纤支镜插入双腔气管导管,在明视下拔除双腔管,再用喉镜暴露声门插入单腔气管导管

C. 用吸引器尽可能吸干净口腔和双侧支

气管内分泌物,再用 GEB 插入双腔管
引导换单腔气管导管

D. 从双腔气管导管内置入一根较长的胃
管,边吸引边拔除双腔气管导管,再通
过较长的胃管置入单腔气管导管

E. 因换管有危险,留置双腔气管导管回
病房

203. 患者女性,49 岁,巨大腹内肿瘤。搬动和
摘除巨大肿瘤后最不容易发生的是
A. 血压升高
B. 血压不变
C. 血压轻微下降
D. 血压中度下降
E. 休克

204. 年龄 56 岁,身高 170 cm,体重 95 kg,饱
胃、急腹症手术,下列诱导插管方法不恰
当的是
A. 清醒表面麻醉经口明视下插管
B. 清醒表面麻醉经鼻盲探插管
C. 全麻快速诱导插管
D. 清醒、镇静、镇痛下插管
E. 清醒表面麻醉经鼻明视下插管

205. 行后颅凹手术时,血压显著上升、心率加
快的最有可能的原因是
A. 手术操作刺激迷走神经
B. 手术操作刺激三叉神经
C. 手术操作刺激脑干
D. 手术操作刺激外展神经
E. 手术操作刺激滑车神经

206. 体外循环麻醉时,监测患者全血激活凝固
时间(ACT),患者生理值和体外循环前应
分别为
A. <130 s,>480 s
B. <200 s,>300 s
C. <15 s,>100 s
D. <300 s,>800 s

E. <45 s,>240 s

207. 女,40 岁,56 kg,ASA Ⅰ级,静脉麻醉诱
导,气管插管后机械通气。恩氟烷挥发罐
刻度开启至 1%,新鲜气流量 1 L/min,潮
气量 500 ml,呼吸频率 10 次/分。切皮前
呼气终末恩氟烷为 0.5%,此时麻醉师想
将浓度迅速提高到 3.0%。下列措施最有
效的是
A. 开大恩氟烷挥发罐刻度至 5%,并将新
鲜氧流量开至 6 L/min
B. 开大恩氟烷挥发罐刻度至 5%,并将新
鲜 氧 流 量 开 至 2 L/min, N₂O 至
6 L/min
C. 开大恩氟烷挥发罐刻度至 7%,不用改
变新鲜氧流量
D. 开大恩氟烷挥发罐刻度至 7%,调节潮
气量至 1 L,呼吸频率 15 次/分
E. 开大恩氟烷挥发罐刻度至 7%,并将新
鲜氧流量开至 2 L/min

208. 肝包虫病手术中突然出现血压下降,心率
增快,ETCO₂、SpO₂ 下降,其最可能的原
因是
A. 肺动脉栓塞
B. 严重过敏性休克
C. 包囊液减压过快
D. 大出血
E. 包块太大,压迫肝门

209. 咽喉部手术麻醉关键是
A. 维持血压平稳
B. 镇痛
C. 镇静
D. 保持呼吸道通畅
E. 保持头部不动

210. 腹腔镜手术全麻一般不宜选用的药物是
A. 丙泊酚
B. 维库溴铵

C. 氧化亚氮

D. 异氟烷

E. 瑞芬太尼

211. 患儿女性,6岁,诊断为先心病、房间隔缺损,拟在气管内全麻下行房间隔缺损修补术。关于术中低温期间的注意事项,以下正确的是

    A. 实行低温时,出现寒战反应表现为血压降低,心率增快,皮肤灰白,代谢减慢等

    B. 降温时应缓慢,水温与血液温差不超过12℃,复温时用具内水温不超过45℃,以免烫伤

    C. 复温后可出现反应性高热,可用小剂量氯丙嗪和体表大血管处置冰袋以控制体温

    D. 应避免降温时各个脏器温差过大,易致部分脏器缺氧和代谢性碱中毒

    E. 患儿如需深低温或阻断循环时间较长,应选择体表、体腔同时降温复合体外循环血液降温,使全身降温均匀

212. 开胸手术麻醉中行控制呼吸,可引起

    A. 通气与血流比值减少

    B. 通气与血流比值先减少后增大

    C. 通气与血流比值不变

    D. 通气与血流比值先增大后减少

    E. 通气与血流比值增大

213. 骨科关节置换术后,常规给予肝素处理,其目的是

    A. 防止静脉血栓形成

    B. 防止心梗出现

    C. 防止脑血管意外

    D. 纠正术后高凝状态

    E. 防止置换的关节内出现血块

214. 4岁小儿气管导管应选择

    A. 内径3.0 mm,外径F14

B. 内径3.5 mm,外径F16

C. 内径4.0 mm,外径F18

D. 内径4.5 mm,外径F20

E. 内径5.0 mm,外径F22

215. 男性患者,59岁,诊断为右下肺癌。在静脉普鲁卡因复合麻醉下行肺癌切除术,麻醉药配方为1%普鲁卡因500 ml琥珀胆碱600 mg哌替啶100 mg,术中生命体征平衡。但术后3 h患者肌力不能恢复。为明确诊断,必要的检查是

    A. 血常规

    B. 血生化

    C. 地布卡因值和氟化物值

    D. 肝功能

    E. 肾功能

216. 扁桃体摘除术后再出血需手术止血时,下列麻醉处理错误的是

    A. 免用术前药

    B. 进一步寻找再出血的原因

    C. 一律清醒诱导

    D. 正确估计出血量,纠正低血容量

    E. 诱导时按饱胃患者处理

217. 体重50 kg,肺叶切除手术,历时5 h,其第三间隙液体丢失量为

    A. 1 200 ml

    B. 1 600 ml

    C. 2 000 ml

    D. 2 400 ml

    E. 2 800 ml

218. 患者男性,5岁,因先天性尿道下裂在全麻下行尿道下列成形术。下列哪项不能用于防止气管拔管时哮喘发作?

    A. 拔管前给予少量镇静药

    B. 拔管前给予地塞米松

    C. 给予琥珀胆碱

    D. 滴注氨茶碱

E. 充分给氧,辅助呼吸

219. 患者男性,50 岁,60 kg,心肺功能正常,门诊行整个面部激光换肤术,手术时间拟 2 h。如选用全麻,下列哪种药物导致的并发症较多?
    A. 氯胺酮
    B. 咪达唑仑
    C. 丙泊酚
    D. 地氟烷
    E. 七氟烷

220. 某产妇在连续硬膜外麻醉下行剖宫产术,给药后 2 min 产妇出现头晕、心悸、血压降至 80/56 mmHg,心率增至 120 次/分。最可能的诊断是
    A. 仰卧位低血压综合征
    B. 全脊麻
    C. 局麻药过敏
    D. 肾上腺素反应
    E. 局麻药毒性反应

221. 急诊手术患者,术前已服用单胺氧化酶抑制药,麻醉中应避免应用以下哪种药物?
    A. 吗啡
    B. 芬太尼
    C. 哌替啶
    D. 硫喷妥钠
    E. 琥珀胆碱

222. 患者女性,40 岁,行肝移植术,吸入麻醉维持用药宜选
    A. 氟烷
    B. 恩氟烷
    C. 七氟烷
    D. 氧化亚氮
    E. 甲氧乙烷

223. 如果患者已出现局麻药全身毒性反应,处理正确的是

A. 吸氧
B. 使用镇静剂
C. 停止使用局麻药
D. 必要时使用肌松药气管插管
E. 以上均是

224. 单侧肺通气的绝对适应证不包括
    A. 支气管胸膜瘘
    B. 肺脓肿
    C. 大咯血
    D. 胸主动脉瘤
    E. 单侧支气管肺灌洗

225. 66 岁男性患者,大脑中动脉瘤,拟行动脉瘤夹闭术。ECG 无明显异常,入室时血压 136/80 mmHg,心率 88 次/分。手术中需控制性降压。下列降压药更为合适的是
    A. 硝普钠、氟烷
    B. 硝酸甘油、异氟烷
    C. 乌拉地尔 5 mg/kg
    D. ATP、异氟烷
    E. 维拉帕米、异氟烷

226. 女性患者,57 岁。因胆囊结石伴慢性胆囊炎、行经腹腔镜胆囊切除术。术中以 1.5% 的异氟烷维持麻醉,辅助小剂量芬太尼。手术进行到 1 h 后患者的血压升高、心率增快,将异氟烷的浓度升至 2%,效果不良。该患者血压升高、心率增快最可能的原因为
    A. 缺氧
    B. 镇痛药剂量不够
    C. 麻醉过浅
    D. 恶性高热
    E. 二氧化碳蓄积

227. 颈部手术操作时患者突然低血压和心率减慢,最可能是
    A. 刺激了喉返神经
    B. 刺激了喉上神经

C. 刺激了颈上神经

D. 颈动脉窦神经反射

E. 窒息

228. 6岁男性患儿在全麻下行扁桃体切除术,术中麻醉机突然出现低气道压报警,其最有可能的原因是

A. 麻醉机报警装置故障

B. 呼吸机潮气量设置过低

C. 气管导管可能脱出声门

D. 呼吸回路有漏气

E. 以上都不是

229. 某2岁患儿因支气管异物(花生米)急诊行支气管镜检异物取出术,异物取出后约2 min,患儿突然出现呼吸困难,SpO_2降至60%,心率增至186次/分,听诊双肺可及哮鸣音。最可能的诊断是

A. 支气管内异物残留

B. 喉痉挛

C. 舌后坠

D. 支气管痉挛

E. 急性左心衰竭

230. 男,48岁,气管插管全麻下行腹腔镜下胆囊切除术,术中监护仪突然显示心电图波形消失,首先应做的是

A. 立即检查心电图电极是否脱落,重新接好心电图电极

B. 摸颈动脉搏动

C. 立即观察呼吸是否停止

D. 立即测血压

E. 立即重新启动监护仪

231. 患者女性,38岁,60 kg,外伤脾破裂半小时入院,血压75/60 mmHg、脉搏140次/分、呼吸30次/分,面部挫裂伤,神志尚清楚,空腹,无尿。全麻诱导应选用

A. 硫喷妥钠7 mg/kg、琥珀胆碱100 mg静脉注射

B. 2MAC异氟烷、琥珀胆碱100 mg静脉注射

C. 氯胺酮100 mg、琥珀胆碱100 mg静脉注射

D. 羟丁酸钠4 g、箭毒10 mg静脉注射

E. 地西泮20 mg、箭毒10 mg静脉注射

232. 76岁男性,既往体健,于臂丛阻滞下行桡骨内固定术,术中给予芬氟合剂3 ml,咪达唑仑2 mg后,出现不规则鼾声,血氧饱和度下降,此时首先处理措施应选择

A. 气管插管

B. 头后仰托下颌

C. 置入喉罩

D. 置入鼻咽通气管

E. 继续观察

233. 患者女性,59岁。慢性胆囊炎、胆石症急性发作。高血压、冠心病(心绞痛)10年,ECG检查示冠状动脉供血不足,心率66次/分,血压185/100 mmHg。行胆囊切除加胆总管探查T形管引流术,术中处理胆囊时突然心率减慢、室性二联律。原因首先应想到

A. 胆心反射

B. 缺氧

C. 高碳酸血症

D. 手术牵拉刺激了心脏

E. 低血压

234. 患者,男,26岁。因车祸后1 h紧急入院。下肢X线检查提示左股骨干粉碎性骨折。患者在转运至手术室过程中突然出现呼吸困难,昏迷不醒,皮肤黏膜出血,紧急行床边X线检查提示肺部呈不均匀的密度增加,尿液中见脂肪滴。此时患者最可能出现的是

A. 失血性休克

B. 脂肪栓塞

C. 神经源性休克

D. 挤压综合征

E. 以上都不是

235. 患者,女,38 岁,在腰麻下行卵巢囊肿剥除术,术后第 2 天下床活动时出现头痛。下列处理不恰当的是

A. 平卧休息

B. 使用镇痛药

C. 积极输入 10% 葡萄糖

D. 针刺治疗

E. 必要时硬膜外腔注入生理盐水等

236. 女性,48 岁,拟行回肠膀胱成形术,下列说法不恰当的是

A. 手术可能时间长

B. 由于手术范围较广,失血难免较多

C. 内脏显露时间过久,液体蒸发亦不少

D. 术中对输血、输液必须非常注意

E. 由于回肠膀胱都在下腹部,因此采用低位硬膜外麻醉即可满足手术的要求

237. 某 5 岁小儿,施行斜视手术过程中,手术医师在牵拉眼内直肌时心率突然由 87 次/分降至 50 次/分,应首先考虑其原因为

A. 缺氧

B. 眼心反射

C. 心脏骤停先兆

D. 心力衰竭

E. 监测仪失灵

238. 某患者接受心肺联合移植恢复机械通气后,出现支气管痉挛及肺过度膨胀。其原因及治疗不包括

A. 前列腺素在移植肺内清除率下降

B. 缓激肽在移植肺内清除率下降

C. 组胺在移植肺内清除率下降

D. 移植肺排斥反应

E. 雾化吸入异丙肾上腺素

239. 男性,68 岁,咽喉癌拟行全喉切除术,麻醉处理不恰当的是

A. 术前充分估计病变位置、范围和程度

B. 手术操作压迫颈动脉窦引起心动过缓和低血压时应立即给予阿托品或麻黄碱

C. 颈静脉破裂发生气栓时应立即用温纱布加压并置患者于头低左侧卧位

D. 术前作肺功能测定

E. 患者若中、重度气道狭窄可先作气管造口再作全麻诱导

240. 患者女性,68 岁。因右侧髋骨骨折行开放复位术。入院后血压 130/80 mmHg,无呼吸、循环系统异常。麻醉选择腰麻,手术开始后血压降至 80/50 mmHg。以下处理不恰当的是

A. 加快输液速度

B. 头高脚低位

C. 静脉注射升压药

D. 头低脚高位

E. 面罩给氧

241. 5 岁小儿,不慎吸入花生米 1 粒,较好的麻醉处理是

A. 肌松药辅助下气管插管全身麻醉

B. 单纯表面麻醉

C. 全凭静脉麻醉＋喷射通气

D. 不使用任何麻醉,绑缚肢体及制动

E. 以上都不正确

242. 某患者因外伤性肝破裂行急诊手术,术前血压 82/58 mmHg,脉搏 130 次/分。下列麻醉处理原则错误的是

A. 加强呼吸循环功能监测

B. 首选气管内全麻

C. 立即开放静脉,加快输血输液

D. 待休克纠正后马上手术

E. 纠正电解质、酸碱紊乱

243. 男,25岁,阑尾切除术。取 $T_{12} \sim L_1$ 间隙穿刺成功,回抽无血无液,头向置管 3 cm 后,次性注入 2% 利多卡因 15 ml,5 min 后患者突感胸闷,遂呼吸停止,抢救无效死亡。此病例可能的诊断是
    A. 急性脑卒中
    B. 硬膜下阻滞
    C. 广泛硬膜外麻醉
    D. 全脊椎麻醉
    E. 局麻药中毒

244. 男,65岁,肠梗阻 10 天,剧烈呕吐 3 天,拟行剖腹探查术。患者一般情况差,血压 80/60 mmHg,心率 120 次/分,血气分析示代谢性酸中毒。此患者麻醉选择应是
    A. 硬膜外麻醉
    B. 全麻
    C. 局麻
    D. 局麻加强化
    E. 腰麻

245. 男性,72岁,因前列腺增生在腰-硬联合麻醉下行经尿道前列腺切除(TURP)术。患者转为仰卧位后 5 min,血压从 145/88 mmHg 下降至 85/44 mmHg,心率从 78 次/分下降至 55 次/分,患者出现烦躁,下述处理中不正确的是
    A. 加快输液
    B. 静脉注射咪达唑仑 5 mg
    C. 静脉注射阿托品 0.5 mg
    D. 面罩吸氧
    E. 静脉注射麻黄碱 10 mg

246. 女性,18岁,后颅窝占位,拟行全麻下开颅探查肿瘤切除术。为防止听神经损伤,你认为采用哪种监测技术比较好?
    A. 体感诱发电位
    B. 听觉诱发电位
    C. 视觉诱发电位
    D. 脑电功率谱分析

    E. 双频谱分析

247. 男,75岁,长期高血压、心肌缺血,因右下腹痛,高热 39 度 4 h 入院,诊断为穿孔性阑尾炎,行硬膜外麻醉、急诊手术,术中突然心搏骤停死亡,其治疗方案的主要错误是
    A. 术前未用抗生素
    B. 未及时纠正酸中毒
    C. 不应该手术
    D. 补充血容量不足
    E. 术前、术中未监测心功能

248. 女性,24岁,因车祸致骨盆骨折,拟行切开复位内固定术。麻醉处理不恰当的是
    A. 全身麻醉
    B. 自体血回输
    C. 连续硬膜外麻醉
    D. 备血、开放二路或以上静脉通路
    E. 术后镇痛

249. 某患者,髋关节置换术后 1 周,突发气促、血压下降,双肺听诊无明显异常,首先考虑是
    A. 急性心肌梗死
    B. 急性肺栓塞
    C. 急性大量失血
    D. 脂肪栓塞
    E. 哮喘发作

250. 颅内压增高时,在机体代偿性调节机制中发挥主要作用的是
    A. 血压下降
    B. 呼吸减慢
    C. 脑脊液量减少
    D. 颅内动脉血流量减少
    E. 颅内的静脉血被挤压到颅外

251. 关于颅内压增高的一般处理,下列错误的是

A. 频繁呕吐者应予以禁食,以防吸入性肺炎

B. 便秘患者应予以高位灌肠,以防便秘引起颅内压增高

C. 昏迷患者需考虑气管切开,以防呼吸不畅引起颅内压增高

D. 颅内压增高者需密切观察神志、瞳孔和生命体征变化,以及时发现和处理脑疝

E. 吸氧、降温有助于控制颅内压增高

252. 为降低颅内压,最常用的渗透性利尿剂为
    A. 呋塞米
    B. 20％甘露醇
    C. 人血白蛋白
    D. 醋甲唑胺
    E. 乙酰唑胺

253. 下列各种措施中,对控制颅内压增高最为有效而实用的是
    A. 降温
    B. 腰穿放脑脊液
    C. 过度换气
    D. 高位灌肠
    E. 甘露醇与呋塞米交替使用

254. 对颅高压患者的处理错误的是
    A. 密切监测意识变化
    B. 腰穿放脑脊液
    C. 应用降颅压药物
    D. 限制输液量
    E. 必要时气管切开

255. 抢救枕骨大孔疝最有效的急救措施是
    A. 20％甘露醇 250 ml 快速静脉滴注
    B. 尽快行开颅减压术
    C. 快速颅内钻孔穿刺脑室额角,行脑脊液外引流术
    D. 快速静脉滴注地塞米松 20 mg
    E. 高压氧舱治疗

256. 抢救成人幕上脑疝时应首选
    A. 气管切开
    B. 20％甘露醇 250 ml 快速静脉滴注
    C. 尽快行疝侧去骨瓣减压
    D. 快速行脑室穿刺外引流
    E. 以上全不是

二、A3/A4 型题

(257～259 题共用题干)

某唇裂患儿 6 个月,10 kg,择期行唇裂修补术。术前用阿托品 0.1 mg,进手术室后用 2.5％硫喷妥钠 8.5 ml 作深部肌内注射行基础麻醉,5 min 后入睡。在做口面部消毒时,发现患儿吸气时伴有鸡鸣音,轻度三四征。

257. 最可能的诊断为
    A. 麻醉过深
    B. 喉痉挛
    C. 麻醉过浅
    D. 下颌松弛
    E. 舌后坠

258. 最佳处理方案为
    A. 追加硫喷妥钠 2.5 ml
    B. 托下颌维持呼吸道通畅
    C. 暂停操作,避免刺激,同时给予吸 O_2
    D. 面罩给 O_2 并正压通气
    E. 立即气管内插管

259. 待喉痉挛缓解后,除哪项外均可采用?
    A. 气管内插管全麻下完成手术
    B. 气管内插管保留自主呼吸,局麻下完成手术
    C. 鼻导管吸 O_2,局麻下完成手术
    D. 回病房查明原因后再择期手术
    E. 严密监护,局麻下完成手术

(260～264 题共用题干)

饱胃后脑外伤清醒患者,拟行急诊手术。

260. 麻醉前最重要的准备是
　　A. 补液
　　B. 血常规检查
　　C. 插粗胃管排空胃内容物
　　D. 心电图检查
　　E. 血气分析

261. 患者呕吐后出现呼吸困难,最可能的原因是
　　A. 误吸
　　B. 肺栓塞
　　C. 支气管痉挛
　　D. 肌松药的残余作用
　　E. 全麻药的中枢性呼吸抑制

262. 如为误吸,应首先
　　A. 强心、利尿
　　B. 抗生素治疗
　　C. 激素治疗
　　D. 气管插管吸引
　　E. 面罩加压过度换气

263. 术毕拔除插管时发生呕吐,最关键的处理是
　　A. 吸氧
　　B. 使患者处于头低足高位,喉镜明视下吸除口咽喉呕吐物
　　C. 加快输液
　　D. 使用止吐药
　　E. 使用催吐药

264. 如出现误吸后肺不张,不正确的处理是
　　A. 鼓励患者深呼吸
　　B. 鼓励患者咳嗽排痰
　　C. 纤维支气管镜检查
　　D. 开胸萎陷肺切除
　　E. 雾化吸入

(265～267题共用题干)
　　患者,女性,26岁,左手腕刀砍伤离断3h,血压80/56 mmHg,心率112次/分,拟行断腕再植术。

265. 麻醉方法首选
　　A. 全麻
　　B. 局麻
　　C. 腕管阻滞
　　D. 臂丛阻滞
　　E. 颈硬膜外阻滞

266. 如果臂丛效果欠佳,给杜非合剂半量(哌替啶50 mg,异丙嗪25 mg)仍欠佳,即给氯胺酮,此时最应注意
　　A. 呼吸抑制
　　B. 循环抑制
　　C. 休克
　　D. 误吸
　　E. 谵妄

267. 不利于该患者断指恢复的因素不包括
　　A. 疼痛
　　B. 输液输血反应
　　C. 缩血管药
　　D. 发热
　　E. 局麻药中毒

(268～269题共用题干)
　　患儿2岁。右颈胸肿物1个月余,诊断为右中纵隔、右颈淋巴管肿物,择期行肿物切除术。

268. 选择何种麻醉最为合理?
　　A. 硬膜外
　　B. 颈丛阻滞
　　C. 全麻气管插管
　　D. 全麻颈丛阻滞
　　E. 局麻

269. 手术中对哪项组织影响不大?
　　A. 动脉

B. 神经

C. 静脉

D. 胸导管

E. 胸膜

(270～273题共用题干)

患者男性,60岁,尿毒症、左心功能衰竭,多次出现肺水肿,经急诊血透、强心等处理好转。体重43 kg,血压128/75 mmHg,心率100次/分,ECG检查显示左室高电压、冠状动脉供血不足,血钾5.9 mmol/L。行肾移植术。

270. 最佳的麻醉方法是

A. 局麻＋神经安定术

B. 硬膜外麻醉

C. 气管内插管全麻

D. 腰麻

E. 针刺麻醉

271. 术前了解下列哪项对麻醉意义最小?

A. 脑功能

B. 肝功能

C. 维持血透后的"干体重"

D. 肺功能

E. 心功能

272. 为增强心功能,保持循环稳定,下列错误的是

A. 吸氧

B. 适当输血补液

C. 肾上腺素 0.5～1 mg/(kg·min)

D. 静脉滴注能量合剂

E. 多巴胺 2～3 μg/(kg·min)

273. 实施麻醉时,下述药物应慎用的是

A. 琥珀胆碱

B. 阿曲库铵

C. 利多卡因

D. 咪达唑仑

E. 芬太尼

(274～277题共用题干)

患者男性,46岁。在连续硬膜外阻滞下行胆囊切除术,麻醉效果好,ECG检查示心率70次/分。术中手术医师突然说"血色发暗"。

274. "血色发暗"提示

A. 灯光问题

B. 呼吸抑制

C. 低血压

D. 全脊髓麻醉

E. 局麻药中毒

275. 下列哪项是首要的处理措施?

A. 面罩给氧辅助/控制呼吸

B. 胸外心脏按压

C. 静脉注射麻黄碱

D. 加快输液

E. 气管内插管

276. 下列处理措施不恰当的是

A. 呼叫患者

B. 立即测量血压

C. 静脉注射阿托品

D. 先观察,暂不处理

E. 面罩给氧辅助/控制呼吸

277. 如果术中麻醉效果完善,你也未与患者对话,且无ECG监测。手术医师突然说"创面不渗血",应首先考虑

A. 呼吸停止

B. 心跳停搏

C. 低血压

D. 手术止血好

E. 一切正常

(278～280题共用题干)

女性患者,57岁。因胆囊结石伴慢性胆囊炎、行经腹腔镜胆囊切除术。术中以1.5%的异氟烷维持麻醉,辅助小剂量芬太尼。手术进行到1 h后患者的血压升高、心率增快,将异氟

烷的浓度升至 2%,效果不良。

278. 该患者血压升高、心率增快最可能的原因为
　　A. 缺氧
　　B. 镇痛药剂量不够
　　C. 麻醉过浅
　　D. 恶性高热
　　E. 二氧化碳蓄积

279. 确诊二氧化碳蓄积的最简便有效的方法是
　　A. 患者的临床表现
　　B. 观察钠石灰的颜色
　　C. 测定呼气末二氧化碳分压
　　D. 行动脉血气分析
　　E. 测定分钟通气量

280. 正确的处理方法为
　　A. 给予 β 受体阻滞剂以降低心率
　　B. 给予血管扩张剂以降低血压
　　C. 加深麻醉以降低血压和心率
　　D. 增加分钟通气量
　　E. 不需要处理,等待手术后自然恢复

(281~283 题共用题干)

　　患者女性,25 岁,转移性右下腹痛 1 天。入院体检:体温 39.7℃,呼吸 30 次/分,心率 122 次/分,血压 98/55 mmHg,神志模糊,面色苍白,呼吸有酮味,右下腹压痛明显。

281. 术前检查除常规外,还应检查
　　A. 血糖、尿糖
　　B. 血糖、尿糖、尿酮体
　　C. 腹部 B 超
　　D. 脑电图
　　E. 腹部 CT

282. 查血糖 25.2 mmol/L, pH 7.10,临床诊断为急性阑尾炎伴腹膜炎,糖尿病酮症酸中

毒,正确的治疗方案是
　　A. 胰岛素控制血糖正常后,再行阑尾切除术
　　B. 即刻行阑尾切除术
　　C. 即刻行阑尾切除术,术中用胰岛素降低血糖水平
　　D. 即刻行阑尾切除术,术中用胰岛素降低血糖水平,适量 $NaHCO_3$ 纠正酸中毒
　　E. 先用胰岛素控制血糖水平,适量 $NaHCO_3$ 纠正酸中毒后,再行阑尾切除术

283. 术中 ECG 监测发现 T 波改变,应即刻查血浆
　　A. Na^+
　　B. Ca^{2+}
　　C. K^+
　　D. Mg^{2+}
　　E. Cl^-

(284~286 题共用题干)

　　患者男性,56 岁,以反复高热 2 个月入院,诊断为膈下脓肿。近来一直禁食,入院后拟急诊剖腹探查。

284. 术前应特别注意哪项检查?
　　A. 肺功能
　　B. 血清电解质
　　C. 肝肾功能
　　D. 血常规
　　E. 总蛋白含量

285. 实施麻醉时下列说法正确的是(多选)
　　A. 诱导用药时需谨慎缓慢
　　B. 气管内插管全麻是首选方案
　　C. 术前麻醉用药量需酌减
　　D. 术中仍需观察体温的变化
　　E. 宜使用短效、对循环影响小的药物

286. 该患者在麻醉中不宜使用的药物是

    A. 咪达唑仑

    B. 芬太尼

    C. 琥珀胆碱

    D. 依托咪酯

    E. 羟丁酸钠

（287～290 题共用题干）

    患者女性，65 岁。无烟酒嗜好，拟行胆囊摘除＋胆总管探查术。

287. 术前了解哪一项对麻醉作用大？

    A. 查看病历

    B. 营养状况

    C. 心肺功能

    D. 肝肾功能

    E. 以上均是

288. 患者高血压病 10 年，有时感胸闷，考虑为

    A. 脓胸

    B. 肝炎

    C. 肺心病

    D. 冠心病

    E. 肋间神经痛

289. 下列检查对麻醉最重要的是

    A. 血常规

    B. 心电图

    C. 肺通气功能

    D. 肝脏 B 超

    E. 脑电图

290. 为进一步了解心功能，下列检查最必要的是

    A. 生化全套

    B. 血气分析

    C. 肝功能

    D. 心功能

    E. 肾功能

（291～294 题共用题干）

    患者男性，62 岁。患胆石症拟行胆囊切除和胆总管探查术。检查发现患有冠心病和心绞痛。患者主诉偶有心悸、心跳不规则。血压 180/110 mmHg，脉搏 106 次/分，血生化检查提示空腹血糖 8.0 mmol/L，血清钾 3.9 mmol/L，胆固醇 4.6 g/L。患者双亲均在 50 多岁时死于心脏病。

291. 下列哪些因素是患者易致冠心病的危险因素？

    A. 高血压

    B. 糖尿病

    C. 家族史

    D. 高胆固醇血症

    E. 以上全部

292. 引起该患者心绞痛的可能原因是

    A. 高血压

    B. 心动过速

    C. 心肌肥大

    D. 胆-心反射所致冠脉痉挛

    E. 以上全部

293. 下列哪些因素可加重该患者的心律失常？

    A. 全麻诱导

    B. 麻醉维持中的高血压

    C. 气管插管

    D. 低血钾

    E. 以上全部

294. 对该患者最好的麻醉方法是

    A. 腰麻，阻滞平面达 T_6 水平

    B. 胸部硬膜外麻醉，阻滞平面达 T_2 水平

    C. 氟烷、氧化亚氮、氧麻醉

    D. 静吸复合麻醉

    E. 局麻加强化

（295～301 题共用题干）

    某女孩 8 岁，拟全麻＋体表降温法浅低温

行升主动脉狭窄纠正术。

295. 术前了解病情对麻醉意义不大的是
    A. 体重
    B. 排除肺部感染
    C. 生化全项
    D. 血气分析
    E. 本病家族史

296. 术中与低温麻醉无关的是
    A. 避免发生寒战
    B. 肌肉完全松弛
    C. 注意血气分析变化
    D. 患者体位
    E. 末梢血管扩张良好

297. 采用静脉麻醉药首先应注意
    A. 对心血管影响小
    B. 对肾功能影响小
    C. 静-吸复合用药
    D. 用药量应减少
    E. 镇静药应充分

298. 预防寒战的药物首选
    A. 阿片类
    B. 吩噻嗪类
    C. 肌松药
    D. 巴比妥类
    E. 苯二氮䓬类

299. 体温下降的速度和程度与下列无关的是
    A. 禁食时间
    B. 体形大小
    C. 周围环境的温度
    D. 麻醉深度
    E. 给予吩噻嗪类药与否

300. 呼吸管理中防止室颤的首选方法为
    A. 定时做深呼吸
    B. 减少呼吸道分泌物

    C. 轻度呼吸性碱中毒
    D. 避免呼吸性酸中毒
    E. 酌情使用呼气末正压(PEEP)

301. 复温时最高水温不宜超过
    A. 41℃
    B. 42℃
    C. 43℃
    D. 45℃
    E. 47℃

三、X型题

302. 神经外科患者常见的电解质紊乱有
    A. 低镁血症
    B. 低钠血症
    C. 高钠血症
    D. 低钙血症
    E. 低钾血症

303. 下列哪种血气变化可使颅内压下降?
    A. PaO_2升高
    B. PaO_2下降
    C. $PaCO_2$下降
    D. $PaCO_2$升高
    E. PaO_2下降、$PaCO_2$升高

304. 对脑水肿有预防和治疗作用的药物是
    A. 甘露醇
    B. 浓缩白蛋白
    C. 呋塞米
    D. 地塞米松
    E. 苯妥英钠

305. 脑外伤后的全身并发症包括
    A. 呼吸道阻塞、误吸
    B. ARDS
    C. 神经源性肺水肿
    D. 心律失常
    E. 低氧血症、高碳酸血症

306. 坐位颅脑手术的并发症包括

A. 气脑

B. 循环不稳定

C. 硬脑膜下血肿

D. 静脉空气栓塞

E. 四肢瘫痪或轻瘫

307. 有脑保护作用的是

A. 亚低温

B. 控制血糖

C. 兴奋性氨基酸

D. 兴奋性氨基酸拮抗剂

E. 巴比妥类药

308. 降低颅内压(ICP)的措施有

A. 脱水利尿

B. 类固醇的应用

C. 过度通气

D. 高压氧治疗

E. 脑血管收缩药的应用

309. 颅内占位伴颅内高压的患者术前水、电解质紊乱的原因有

A. 呕吐

B. 食欲不振

C. 医源性饮食限制

D. 脱水利尿剂的使用

E. 神经内分泌功能异常

310. 下列对脑循环有调节作用的是

A. $PaCO_2$

B. PaO_2

C. 代谢性因素

D. 神经性因素

E. 麻醉因素

311. 颅内肿瘤麻醉时应考虑的问题包括

A. 术前有颅内高压

B. 病灶部位顺应性降低

C. 电解质失衡

D. 长期卧床、瘫痪、厌食而致体弱、营养不良

E. 麻醉不当可致急性脑肿胀

312. 全喉截除术的特点是

A. 手术后期更换气管套管时注意维持通气

B. 可能已有气道部分阻塞

C. 手术操作如压迫颈动脉窦可引起反射性心动过缓和低血压

D. 断喉操作时要维持足够的麻醉深度

E. 手术范围广,部位深

313. 喉显微外科手术麻醉应注意的问题包括

A. 术中出血时要保证呼吸道的通畅

B. 注意抑制心血管不良反应

C. 喷射通气时注意二氧化碳蓄积

D. 避免术后呼吸抑制延长

E. 选用较正常略细的气管导管插管

314. 鼻咽腔手术时咽腔纱条填塞可产生下列不利影响中的

A. 局部刺激引起患者不适

B. 促使集聚在咽部的液体进入胃内

C. 使失血量难以估计

D. 血液进入气管

E. CO_2蓄积

315. 耳鼻喉科手术麻醉前访视患者应注意了解的情况有

A. 呼吸困难的程度

B. 头颈部放射治疗史

C. 头颈部手术史

D. 肺功能情况

E. 家族史

316. 关于小儿内镜检查及内镜手术全麻气道管理方法,正确的有

A. 插入细的气管导管

B. 用强效吸入全麻药诱导,保留自主呼

吸,辅以局麻

C. 诱导后置细塑料导管于隆突上方供氧,静脉注射小量琥珀胆碱使呼吸暂停

D. 鼻导管供氧

E. 不供氧

317. 耳鼻喉科手术麻醉的特点为

A. 麻醉与手术医师合用同一气道

B. 病变累及气道影响气道通畅

C. 可诱发心律失常

D. 中耳压力发生改变

E. 对麻醉药敏感

318. 耳鼻喉科手术的麻醉前用药原则是

A. 常规应用抗胆碱药和镇静药

B. 常规应用吗啡

C. 对气道阻塞的患者镇静药要慎用

D. 气道严重阻塞患者禁用镇静药

E. 禁用抗胆碱药和镇静药

319. 口腔-颅面大手术后常需留置气管插管 24 小时。留管期间患者不得激动,否则可引起

A. 喉水肿

B. 黏膜缝线撕开

C. 护板、填充物或固定移位、脱落和破裂等

D. 诱发恶心呕吐,导致伤口敷料污染

E. 口内出血

320. 预防口腔-颌面手术小儿气管插管所致的喉水肿,主要措施应包括

A. 术后常规雾化吸入

B. 牢固固定气管导管

C. 平稳的麻醉,抑制喉-气管及吞咽反射

D. 适量应用糖皮质激素

E. 选用管径合适的优质导管

321. 下列因素中哪些是口腔、颌面和整形手术

的麻醉特点?

A. 常需经鼻插管

B. 张口困难或小口畸形

C. 面颊部缺损

D. 术中多需完善的麻醉和良好的肌肉松弛

E. 麻醉多需远距离操作

322. 口腔颌面及颈部手术后,可因肌松弛、舌后坠、咽或颈部肿胀、血肿压迫而致上呼吸道梗阻。主要预防措施有

A. 术后组织肿胀可持续 3 天,在此期间均应警惕气道梗阻的危险

B. 在舌深部缝一根丝线,必要时牵拉

C. 拔管后患者取坐位,以利于头颈部引流

D. 做好气管插管或切开的准备

E. 完全清醒后拔管。必要时可留管 24 h

323. 新生儿的药物动力学特点为

A. 日龄越小,出生体重越低者半衰期越长

B. 主要由肾排泄的药物易在体内蓄积中毒

C. 新生儿肝脏清除药物的能力仅为成人的 $20\%\sim30\%$

D. 新生儿脂肪含量低

E. 新生儿体液占全身的 $75\%\sim80\%$

324. 小儿对全麻药的摄取量相对多于成年人,这是因为

A. 小儿对全麻药的耐受性强

B. 每分通气量较大

C. 心输出量增加较快

D. 肺泡通气量变动较小

E. 灌流量较丰富的组织在整体组织中占比例大

325. 下列关于主动脉瓣狭窄的描述正确的是

A. 严重的狭窄是指瓣口面积<1.5 cm^2

B. 主要病因是风湿

C. 临床表现主要有心绞痛、充血性心力衰竭、晕厥

D. 可以导致向心性的心肌肥厚

E. 主动脉瓣狭窄患者早期就有左房压的升高

326. 下列关于主动脉瓣狭窄患者麻醉处理的描述正确的是

A. 利用血管扩张药降低后负荷是有益的

B. 不能以 PCWP 来正确地估计左室舒张末压

C. 由于左室的高动力,应鼓励使用吸入麻醉方法

D. 对于严重的狭窄患者重要的是维持窦性心律

E. 舒张压的过分降低可以使用 α 受体激动剂和扩容治疗

327. 下列关于围术期的心肌梗死描述正确的是

A. 总的危险率大概为 2%

B. 心肌梗死后 1~3 个月进行有创监测和治疗的再梗率大概为 6%

C. 术后心肌梗死的高发期是术后第 1 天

D. 有 50% 的死亡率

E. 如果术前有心肌梗死,其手术死亡率会升高

328. 冠脉搭桥手术的麻醉处理下述正确的是

A. 应用 β 受体阻滞剂减慢心率有助于降低心肌氧耗

B. 出现心肌缺血时应设法降低心肌氧耗

C. 应重视预防给药,防止强烈刺激诱发高血压

D. 降低前、后负荷可有效降低心肌氧耗

E. 严重患者应常规安插漂浮导管监测血流动力学

329. 下列有关降主动脉手术后截瘫的描述不

正确的是

A. 术中尽量不给含葡萄糖的液体

B. Adamkiewicz 动脉最多起于 $T_4 \sim T_8$

C. 前脊髓动脉综合征是指全部的运动功能及感觉功能丧失

D. 避免术后低血压

E. 脊髓的血运是由两根后脊髓动脉及一根前脊髓动脉供应

330. 严重脊髓损伤患者,麻醉时下列处理不正确的是

A. 补充液体,应用 α 受体激动剂升高血压、增快心率

B. 充分吸氧

C. 全麻时选择琥珀胆碱

D. 选择椎管内麻醉

E. 补液原则宜多不宜少

331. 腹腔镜手术可选用的麻醉方式有

A. 气管插管全身麻醉

B. 硬膜外麻醉

C. 局麻加强化

D. 脊麻

E. 腹腔内麻醉

332. 急性坏死性胰腺炎的麻醉管理有

A. 循环功能监测

B. 恢复有效的血容量

C. 纠正水电解质紊乱和酸碱失衡

D. 给予激素治疗

E. 维护通气正常

333. 关于四肢手术止血带的应用,以下叙述不正确的是

A. 止血带放置的部位:下肢应在大腿上方近腹股沟部,上肢在上臂中上 1/3 部

B. 使用前应对止血带做仔细检查,以防接触平面不平或漏气

C. 充气前应先抬高患肢进行彻底驱血,

包括感染、肿瘤和心脏功能不全患者

D. 充气压力:上肢高于收缩压 30 ～ 50 mmHg,下肢高于收缩压 50 ～ 70 mmHg

E. 止血带维持时间:上肢1.5 h,下肢2 h 为限

334. 脊柱损伤合并高位截瘫,循环系统可发生
    A. 心功能减退
    B. 心电图异常
    C. 心动过缓
    D. 低血压
    E. 高血压

335. 高位截瘫易导致下列哪些后果?
    A. 呼吸困难
    B. 休克
    C. 神志消失
    D. 肺水肿、肺栓塞
    E. 肺部感染

336. C_5 以上骨折脱位合并高位截瘫,患者可出现
    A. 呼吸困难
    B. 呼吸道梗阻
    C. 肺水肿、肺栓塞
    D. 心功能减退、心电图异常
    E. 高热

337. 小儿麻醉中呼吸道梗阻常见的原因是
    A. 舌后坠
    B. 气道异物
    C. 分泌物过多,尤其是稠痰结痂阻塞气管导管
    D. 导管打折
    E. 支气管痉挛

338. 肺牵张反射中,描述正确的是
    A. 在成人安静时,并不参与对呼吸深度的调节,仅在病理条件下发挥作用

B. 其感受器位于支气管和细支气管平滑肌层
C. 其传入纤维在迷走神经中上行入脑
D. 其作用在于使吸气及时地转入呼气
E. 其感受器位于肺泡表面

339. 影响肺泡回缩力的因素有
    A. 胸内负压
    B. 肺泡表面活性物质
    C. 肺泡内层液泡的表面张力
    D. 肺的弹力纤维
    E. 肺泡外层液泡的表面张力

340. 关于 MRI 检查和麻醉,正确的说法包括
    A. MRI 检查对人体健康无明显影响
    B. 施行麻醉的目的在于保证安静不动
    C. 禁止任何含铁成分或铁磁性物质接近扫描机
    D. 麻醉的呼吸管理尤为重要
    E. 磁共振成像又称 MRI

341. 门诊手术麻醉应具备的检查项目有
    A. 血常规
    B. 血压、心率
    C. 心电图
    D. 胸透
    E. 体重

342. 小儿心导管检查的麻醉原则,下列说法正确的是
    A. 按全麻对待
    B. 给予抗胆碱药
    C. 开放静脉补液
    D. 局部加用局麻
    E. 不选用氯胺酮肌注

343. 气管、支气管镜检的并发症包括
    A. 呛咳
    B. 喉头水肿
    C. 呕吐误吸

D. 纵隔气肿

E. 窒息

344. 门诊手术麻醉的原则,下列正确的是

A. 以部位麻醉为主

B. 以简单有效为主

C. 以苏醒迅速为主

D. 以不良反应少为主

E. 待麻醉完全消失、患者完全恢复方能
离院

345. 地氟烷的哪些特点使其更适合门诊手术
麻醉?

A. 诱导迅速,苏醒及时

B. 术后恶心、呕吐发生率低

C. 价格便宜

D. 对血压影响小

E. 肝肾功能影响小

346. 有关食管镜检查的麻醉正确的是

A. 成人、小儿均要用足量的阿托品

B. 成人可采用表面麻醉

C. 如实施全麻应按饱胃处理

D. 保持呼吸道通畅

E. 行气管插管控制呼吸较为安全

347. 诊断性检查麻醉前应做到

A. 备好急救设施和药物

B. 了解患者的全身状况

C. 做好术前解释工作

D. 应了解诊断性检查的内容

E. 不用禁食和给术前药

348. 门诊手术麻醉后离院的标准正确的是

A. 意识和定向力恢复正常

B. 下肢的感觉和肌张力恢复正常

C. 呼吸及循环等体征稳定

D. 坐起与走动后无明显眩晕、恶心、呕吐

E. 闭眼站立时无摇摆不稳现象

349. 小儿麻醉中常见的并发症是

A. 呼吸紊乱

B. 误吸

C. 喉痉挛

D. 药物过量和液体过量

E. 缺氧

350. 颈部手术麻醉的特点是

A. 常伴有全身疾患

B. 手术体位特殊应防止心脏骤停

C. 颈部血管、神经丰富

D. 颈部反射感受器较多

E. 注意保持呼吸道通畅

351. 腔镜手术麻醉时可能出现的并发症有

A. 低氧血症

B. 肺气压伤

C. 恶心呕吐

D. 高 CO_2 血症

E. CO_2 栓塞

352. 快通道心脏手术麻醉可采取哪项措施?

A. 可用咪达唑仑消除术中记忆

B. 可吸入七氟烷维持麻醉和降压

C. CBP 应超滤

D. 芬太尼总量达 $50\ \mu g/kg$ 可避免过度应
激反应

E. 术后 $1 \sim 6\ h$ 可拔除气管导管

353. 下列因素可导致术中心肌氧供需平衡失
调的是

A. 麻醉过浅

B. 氧浓度不足

C. 血压过高

D. 血压过低

E. 患者精神紧张

354. 患者女,38 岁,在腰麻下行卵巢囊肿剥除
术,术后第 2 天下床活动时出现头痛。下
列处理恰当的是

A. 平卧休息

B. 使用镇痛药

C. 积极输入 10％葡萄糖

D. 控制输液量

E. 必要时硬膜外腔注入生理盐水等

355. 小儿氯胺酮麻醉的特点为

A. 眼内压升高

B. 可增加呼吸道分泌物

C. 术后精神异常不多见

D. 颅内压增高

E. 静脉诱导给药可能出现呼吸抑制

356. 妇科腹腔镜手术麻醉的特点正确的是

A. 人工气腹引起肺顺应性上升

B. 人工气腹后 CVP 下降

C. 人工气腹后 V/Q 比例失调

D. 硬膜外阻滞需控制麻醉平面在 $T_4 \sim S_2$

E. 妇科腹腔镜手术中易出现气胸和皮下气肿

357. 腹腔镜手术麻醉时应注意人工气腹引起

A. 腹内压过高

B. 高碳酸血症

C. 上半身高血压反应

D. 冠心病患者心肌缺氧加重

E. 下腔静脉回流减少

358. 患者女，24 岁，因急性胆囊炎在气管内插管，吸入异氟烷 N_2O 下行胆囊切除术，术毕拔管后出现弥散性缺氧，下列叙述正确的为

A. 由于肺内存在大量氧化亚氮

B. 由于血液中 CO_2 潴留

C. 由于肺泡内 O_2 被取代

D. 只发生于停药后 5～10 分钟

E. 不用氧化亚氮时也可能发生

359. 婴幼儿气管插管后容易出现喉水肿或声门下水肿，是因为

A. 婴幼儿喉头黏膜下组织脆弱、疏松

B. 导管过粗

C. 导管不洁或感染

D. 消毒液的化学刺激

E. 插管动作粗暴

360. 小儿气道解剖的特点是

A. 喉头位置较高

B. 呈漏斗状

C. 会厌为 U 型或 V 型

D. 黏膜易水肿阻塞气道

E. 最狭窄处位于声门裂

361. 口腔颌面外科患者插管困难时可采用

A. 经鼻清醒盲探气管插管

B. 喉罩

C. 逆行引导气管插管

D. 气管切开

E. 纤支镜引导气管插管

362. 患者男性，58 岁，诊断为中段食道癌，全麻下左侧开胸行食道癌根治术。开胸前血压 120/75 mmHg，心率 78 次/分。开胸后血压 75/45 mmHg，心率 65 次/分。引起血压下降的原因有

A. 胸腔负压消失

B. 血管扩张

C. 手术者挤压心脏

D. 纵隔摆动

E. 神经反射

363. 下列哪些是口腔颌面部手术的特点？

A. 面颊部缺损

B. 张口困难或小口畸形

C. 常需经鼻插管

D. 术中多需完善的麻醉和良好的肌肉松弛

E. 麻醉多需远离操作

364. 口腔颌面外科手术术后与麻醉相关的并

发症有
A. 术后心律失常
B. 鼻咽腔黏膜损伤出血
C. 鼻咽腔黏膜大片坏死脱落
D. 咽喉水肿
E. 术后上颌窦炎

365. 烧伤瘢痕晚期整形手术,气管插管困难者
A. 可选用表面麻醉清醒气管插管
B. 可选用纤维喉镜引导插管
C. 可选用局麻下切开瘢痕后插管
D. 可选用喉罩
E. 需完全清醒后拔管

366. 重度先兆子痫或子痫产妇,在围术期容易发生下列哪些并发症?
A. DIC
B. 脑出血
C. 肾功能不全
D. 妊娠高血压性心脏病
E. 左心衰竭

367. 在全喉切除术时,当颈部大静脉破裂产生气栓时,下列处理正确的是
A. 立即用湿纱布加压,防止空气进入
B. 止血
C. 将患者置于头低左侧位
D. 将患者置于头高右侧位
E. 气栓量大时,应置入心导管至右心房抽吸空气

368. 10岁男孩,突发急诊气道,下列紧急通气措施合适的是
A. 环甲膜14G静脉套管针穿刺后用高频喷射呼吸机人工呼吸
B. 环甲膜14G静脉套管针穿刺后用麻醉机间断快速充氧按钮喷射通气
C. 紧急环甲膜切开置管,用高频喷射呼吸机人工呼吸
D. 紧急气管切开置管,用高频喷射呼吸

机人工呼吸
E. 先插入喉罩通气,如不行再气管切开置管人工通气

369. 关于大血管手术的麻醉下列正确的是
A. 麻醉诱导以芬太尼等镇痛药为主
B. 给药方法宜少量多次
C. 麻醉维持以吸入为主
D. 动脉测压应选左上肢
E. 注意肾保护

370. 剖胸手术时若患者仍保留自主呼吸,有哪些病理生理改变?
A. 反常呼吸
B. 纵隔移位
C. 纵隔摆动
D. 通气/血流比值增加,致肺内分流
E. 心输出量降低

371. 合并心血管疾病患者选择气管内全麻复合硬膜外腔阻滞的优点有
A. 减少全麻药用量
B. 便于调控血压波动
C. 减轻手术应激
D. 术毕清醒早
E. 方便术后镇痛,有利于稳定呼吸和循环功能

372. 小儿心导管检查的麻醉原则是
A. 按全麻对待
B. 给予抗胆碱药
C. 开放静脉
D. 局部加用局麻
E. 勿选用氯胺酮肌注

373. "反常呼吸征"的胸廓改变是
A. 吸气时受伤胸廓塌陷
B. 呼气时受伤胸廓塌陷
C. 吸气时受伤胸廓隆起
D. 呼气时受伤胸廓隆起

E. 吸气时受伤胸廓无改变

374. 下述哪项是张力性气胸的临床表现?
   A. 胸壁反常呼吸运动
   B. 胸部广泛皮下气肿
   C. 气管向健侧移位
   D. 极度呼吸困难
   E. 伤侧叩诊呈鼓音

375. 胸腔镜手术的禁忌证包括
   A. 一般情况差,不能耐受手术
   B. 肺功能严重下降,不能耐受单肺通气
   C. 既往有患侧胸部手术史或者胸膜感染史,胸膜腔致密粘连
   D. 3～14 岁儿童
   E. 凝血机制障碍

第九章

麻醉苏醒与麻醉并发症

一、A1/A2 型题

1. 抢救高血压危象患者,最好选用
 A. 依那普利
 B. 氨氯地平
 C. 美托洛尔
 D. 硝普钠
 E. 胍乙啶

2. 对婴幼儿易引起呼吸抑制不宜应用的药物有
 A. 阿司匹林等解热镇痛药
 B. 吗啡、哌替啶等麻醉药品
 C. 维生素类药
 D. 头孢类抗生素
 E. 补锌制剂

3. 静脉注射琥珀胆碱后牙关紧闭,发生恶性高热的可能性为
 A. <50%
 B. 60%
 C. 75%
 D. 80%
 E. >80%

4. 关于局麻药的药理,下述正确的是
 A. 高浓度的局麻药有抑制、镇痛、抗惊厥的作用

 B. 低浓度的局麻药可以诱发惊厥
 C. 局麻药所诱发的惊厥,被视为局麻药的毒性表现
 D. 局麻药能促进去极化期间的钠传导,增强心肌兴奋性
 E. 临床常用布比卡因治疗室性心律失常

5. 下述导致体温降低的因素中,易导致心律失常的是
 A. 寒冷环境中使用碘酊、酒精消毒胸前皮肤
 B. 术野及体腔长时间暴露在寒冷环境
 C. 快速输入 4℃库存血
 D. 冷液体冲洗四肢外伤创面
 E. 用寒冷的气体通气

6. 低温对机体的损害有
 A. 麻醉苏醒延迟
 B. 肌松药作用延长
 C. 恢复期高代谢反应
 D. 肝脏解毒功能降低
 E. 以上均是

7. 某全麻患者采用复合麻醉,术后出现苏醒延迟、呼吸抑制。其原因可能是
 A. 中枢性
 B. 外周性
 C. 混合性
 D. 遗忘性

E. 高 $PaCO_2$

8. 全麻期肺栓塞的临床表现,描述不正确的是
   A. 通气好但有进展性发绀
   B. 低血压
   C. 呼吸困难
   D. 心动过速
   E. 肺部哮鸣音

9. 对恶性高热的治疗,错误的是
   A. 全身降温
   B. 纯氧过度通气
   C. 纠正代谢性酸中毒
   D. 使用丹曲林
   E. 静脉注射利多卡因治疗心律失常

10. 关于体外循环停止后的血流动力学,下述说法不当的是
    A. 顽固性低血压的主要原因是心脏畸形矫正欠佳
    B. 左右房压测定有助于鉴别心功能不良或血容量不足性低血压
    C. 鱼精蛋白是造成低血压的主要原因
    D. 创面渗血是低血容量性低血压的重要原因
    E. 血压增高并需应用扩血管药物治疗提示畸形矫正满意

11. 关于恶性高热的诊断特点以下错误的是
    A. 术中高热时,血压升高,心率加快
    B. 家族遗传史
    C. 骨骼肌代谢亢进,肌强直
    D. 手术麻醉诱发
    E. 乳酸脱氢酶升高

12. 下列药物应用时易发生术后呕吐、失眠和头痛的是
    A. 氯硝西泮
    B. 地西泮
    C. 氟硝西泮
    D. 硝西泮
    E. 咪达唑仑

13. 下列哪项不是吗啡引起呼吸抑制的原因?
    A. 抑制呼吸肌功能
    B. 提高呼吸中枢对 CO_2 的反应性
    C. 兴奋脑桥呼吸调整中枢
    D. 增加颈动脉体和主动脉体化学感受器对缺氧的反应性
    E. 激动受体

14. 高血压患者麻醉期间血压下降为原水平的多少,即视为低血压?
    A. 10%
    B. 15%
    C. 20%
    D. 25%
    E. 30%

15. 室上性心动过速伴心力衰竭、低血压、支气管哮喘时应禁用
    A. 普鲁卡因胺
    B. 毛花苷丙
    C. 苯妥英钠
    D. 普萘洛尔
    E. 普罗帕酮

16. 关于舌后坠致呼吸道梗阻的叙述,错误的是
    A. 由咬肌松弛、下颌下垂所致
    B. 由舌肌及颈部肌松弛、舌体后坠所致
    C. 凡舌后坠均有鼾声
    D. 成人、小儿均可发生
    E. 全麻、非全麻时均可发生

17. 关于呼吸道梗阻,下列不正确的是
    A. 麻醉期间呼吸道阻塞多为急性
    B. 按发生部位可分上、下呼吸道阻塞
    C. 按阻塞程度可分完全性和部分阻塞

D. 脊麻致肋间肌麻痹属外呼吸道阻塞

E. 严重者可出现呼吸"三凹征"

18. 急性上呼吸道梗阻不包括

    A. 舌后坠

    B. 支气管痉挛

    C. 喉痉挛

    D. 大量分泌物阻塞口咽部

    E. 急性喉炎

19. 急性下呼吸道梗阻禁用的药物是

    A. 阿托品

    B. 异丙肾上腺素

    C. 氢化可的松

    D. β受体阻滞剂

    E. 琥珀酰胆碱

20. 下列易诱发急性下呼吸道梗阻,但不包括

    A. 支气管炎

    B. 浅麻醉

    C. 气管导管插入过深

    D. 气道异物

    E. 麻醉过深

21. 甲状腺手术行硬膜外麻醉的主要危险在于

    A. 心力衰竭

    B. 心动过缓

    C. 呼吸抑制

    D. 局麻药中毒

    E. 硬膜外血肿

22. 某患者有鱼精蛋白变态反应史,为拮抗肝素的抗凝作用可以选用

    A. 己二甲铵

    B. 丙泮尼地

    C. 枸橼酸钠

    D. 巴曲酶

    E. 6-氨基己酸

23. 关于恶性高热,下列处理不恰当的是

A. 要积极降温

B. 停用一切麻醉药并终止手术

C. 用利多卡因治疗心律失常

D. 应用丹曲林改善肌强直

E. 给碳酸氢钠 2~4 mg/kg 纠正酸中毒

24. 下列关于吸入麻醉方法引起低血压的原理最准确的是

    A. 容量血管扩张

    B. 心输出量降低

    C. 外周血管阻力降低

    D. A+B

    E. A+B+C

25. 甲状腺肿大压迫气管造成呼吸道梗阻,麻醉前准备错误的是

    A. 了解气管受压的部位和程度

    B. 镇静药的剂量应较一般患者大

    C. 注意肝功能有无障碍

    D. 了解心脏受累情况

    E. 可用东莨菪碱减少呼吸道分泌物

26. 门诊手术麻醉后的最常见并发症是

    A. 呼吸抑制

    B. 恶心呕吐

    C. 低血压

    D. 苏醒延迟

    E. 下肢感觉和运动异常

27. 下列哪项不是气管内插管即时并发症?

    A. 心血管反应

    B. 软组织损伤

    C. 误入食管

    D. 插入一侧支气管

    E. 呼吸抑制

28. ECG 检查示心肌缺血,麻醉诱导药首选

    A. 苯巴比妥钠

    B. 硫喷妥钠

    C. 氯胺酮

D. 丙泊酚

E. γ-OH

F. 依托咪酯

29. 麻醉中低血压的定义是

A. 收缩压小于 80 mmHg

B. 麻醉期间血压下降超过麻醉前血压的 20%

C. 麻醉期间血压下降超过麻醉前血压的 30%

D. A 或 C

30. 女性患者,57 岁。因胆囊结石伴慢性胆囊炎、行经腹腔镜胆囊切除术。术中以 1.5% 的异氟烷维持麻醉,辅助小剂量芬太尼。手术进行到 1 小时后患者的血压升高、心率增快,将异氟烷的浓度升至 2%,效果不良。正确的处理方法为

A. 给予 β 受体阻滞剂以降低心率

B. 给予血管扩张剂以降低血压

C. 加深麻醉以降低血压和心率

D. 增加分钟通气量

E. 不需要处理,等待手术后自然恢复

31. 高血压患者,下列有关血压的几个概念错误的是

A. 舒张压越高,麻醉风险越大

B. BP>160/95 mmHg 即诊断为高血压

C. 血压过高对心肌氧供损害有时超过低血压

D. 高血压是导致冠心病的原因之一

E. 高血压患者的低血压定义为血压下降超过原水平的 25%

32. 有关腹腔镜手术中 CO_2 栓塞的说法不正确的是

A. 主要是因为 CO_2 进入开发的静脉或者气腹针误入血管

B. $PETCO_2$ 监测较 TEE 监测更敏感

C. 临床主要表现为低血压、发绀和苍白

D. 胸前听诊可闻及"汩汩样"杂音

E. 一旦诊断成立,应立即停止手术,解除气腹

33. 全麻时引起呼吸道梗阻最常见的原因是

A. 舌后坠

B. 喉痉挛

C. 支气管痉挛

D. 咽喉部分泌物积蓄

E. 气管导管阻塞

34. 有关恶性高热的描述,错误的是

A. 家族遗传因素与诱发因素相结合时不会发生

B. 家族遗传因素与诱发因素相结合时才会发生

C. 最常见的诱发药物为琥珀胆碱

D. 其他诱发药物有恩氟烷、异氟烷等

E. 其家族常见有肌肉病

35. 阻塞性睡眠呼吸暂停综合征(OSAS)麻醉中最主要的问题是

A. 维持心血管系统的稳定

B. 保持轻度的过度通气

C. 困难气道的处理

D. 术中气管导管的位置

E. 术后苏醒延迟的处理

36. 麻醉过浅时手术的强烈刺激可引起抗利尿激素的释放,以下结果错误的是

A. 明显的血管加压反应

B. 冠脉血管舒张

C. 心肌供血减少

D. 对冠状血管疾患者会加重心肌缺血

E. 外周血管阻力增加

37. 体重 80 kg 患者手术结束时安氟醚挥发罐刻度 2%,氧流量为 3 L/min,为使患者尽快清醒拔管,应该

A. 关闭安氟醚挥发罐,将 O_2 流量减至

2 L/min
B. 关闭安氟醚挥发罐，不改变 O_2 流量
C. 关闭安氟醚挥发罐，将 O_2 流量减至 0.5 L/min
D. 关闭安氟醚挥发罐，将 O_2 流量增至 8 L/min
E. 关闭安氟醚挥发罐，将 O_2 流量增至 4 L/min

38. 心肺联合移植术后主要死亡原因是
A. 心脏衰竭
B. GCAD
C. 排斥反应
D. 移植肺感染
E. 心律失常

39. 如果在硬膜外注射试验量后，患者立刻主诉头昏、头痛、心慌。其处理措施最应该是
A. 立即放弃硬膜外麻醉
B. 吸氧、给降压药
C. 拔出导管改变间隙重新穿刺
D. 后退导管少许至回抽无血
E. 不用处理

40. 男性 35 岁患者，50 kg，在气管内全麻下行腹腔镜胆囊切除术，术毕给予新斯的明拮抗残余肌松，合适的剂量为
A. 0.5 mg
B. 1.0 mg
C. 1.5 mg
D. 2.0 mg
E. 以上用量无差异

41. 患者女性，59 岁。慢性胆囊炎、胆石症急性发作。高血压、冠心病（心绞痛）10 年，ECG 检查示冠状动脉供血不足，心率 66 次/分，血压 185/100 mmHg。行胆囊切除加胆总管探查 T 形管引流术，术中处理胆囊时突然心率减慢、室性二联律。预防该患者上述不良反应的最好办法是

A. 术前肌注阿托品
B. 不牵拉胆囊
C. 胆囊三角区神经局麻药封闭
D. 静脉注射异丙肾上腺素
E. 静脉注射氯胺酮

42. 患者男性，35 岁，诊断为心肺复苏后，须行浅低温脑保护，关于低温的并发症，正确的是
A. 降温过程中可发生御寒反应，但无须特殊处理，可自行好转
B. 降温期间，可能并发各种心律失常，体温小于 28℃更易发生室扑，这是低温最严重的并发症
C. 长时间低温的患者，因血液流动缓慢，可致下肢深静脉血栓形成，容易导致肺栓塞
D. 在使用冰帽时，应注意耳廓不能直接接触冰屑，以免造成冻伤
E. 低温时代谢减慢，氧耗减少，各脏器能耐受一定的低灌注，较少出现酸中毒，反而以代谢性碱中毒常见

43. 引起阻塞性睡眠呼吸暂停综合征的最重要病因是
A. 肿瘤侵犯口底
B. 肥胖
C. 下颌骨退缩
D. 上呼吸道梗阻
E. 颞下颌关节强直

44. 患者女性，73 岁，体重 68 kg，因慢性胆囊炎在气管内全麻下行腹腔镜胆囊切除术。术前无明显呼吸异常。手术顺利，术毕30 min 后呼之可睁眼，自主呼吸潮气量 380～400 ml，呼吸 14 次/min，经麻醉机吸氧时 SpO_2 98%，但吸入空气时 SpO_2 83%。下述可能性最小的是
A. 肌松药作用未恢复
B. 麻醉药残余作用

C. 小气道闭合

D. 肺间质水肿

E. 弥散性缺氧

45. 导致 PETCO$_2$ 异常升高的原因不包括

A. 发热、恶性高热

B. 高血压

C. 气管导管误入食管

D. 呼吸机活瓣失灵

E. 钠石灰失效

46. 患儿男,3 岁,体重 10 kg。发作性头痛、眩晕、呕吐 1 周,于体位改变时出现,近期出现吞咽困难,声音嘶哑。诊断为髓母细胞瘤,拟于气管内麻醉下手术。术前给予地西泮 2 mg,氯胺酮 30 mg 肌注,10 min 后,突然呼吸停止。急行气管插管,呼吸机控制呼吸。造成呼吸停止的原因是

A. 缺氧

B. 呼吸衰竭

C. 二氧化碳蓄积

D. 氯胺酮使颅内压进一步加重

E. 地西泮对呼吸抑制作用

47. 一年轻高血压患者,术中血压维持 190/110 mmHg,下述处理最合适的是

A. 微泵硝普钠

B. 静脉注射 ATP

C. 静脉注射丙泊酚

D. 静脉滴注酚妥拉明

E. 静脉滴注硝酸甘油

48. 硬膜外麻醉致死的主要原因是

A. 呼吸抑制

B. 循环抑制

C. 局麻药中毒

D. 局麻药过敏

E. 空气栓塞

49. 有特殊指征可能患恶性高热的患者应监测

A. 耳鼓膜温度

B. 鼻咽温度

C. 食管温度

D. 肌肉温度

E. 直肠温度

50. 术中患者发生呕吐和反流时,下列处理正确的是

A. 立即压迫环状软骨以闭塞食管,防止胃内容物进一步进入咽部

B. 立即将患者置于头高脚低位,并将头转向一侧,同时将反流物吸出

C. 立即将患者置于头低脚高低位,并将头转向一侧,同时将反流物吸出

D. 立即给予支气管解痉药及抗生素

E. 立即进行辅助呼吸

51. 术毕患者自主呼吸恢复,BP 110/70 mmHg。HR 106 次/分,VT 450 ml,R 26 次/分。吸入氧浓度 95%,SpO$_2$ 90%,PaO$_2$ 54 mmHg。PaCO$_2$ 30 mmHg。其处理不合适的是

A. 抗感染治疗

B. 给予激素

C. 利尿

D. 带管送 ICU,呼吸机治疗

E. 拔出气管内插管,回病房

52. 腰麻期间最常出现并发症为

A. 头痛

B. 呼吸抑制

C. 血压下降

D. 脊神经损伤

E. 尿潴留

53. 上呼吸道梗阻常见原因错误的是

A. 喉痉挛

B. 支气管痉挛

C. 呕吐误吸

D. 分泌物过多

E. 舌后坠

54. 小儿麻醉中即使已行气管内插管仍可能发生呼吸道梗阻,主要原因是
   A. 气管导管过细
   B. 气管导管过粗
   C. 气管导管固定不良
   D. 黏稠分泌物在气管插管内结痂
   E. 导管插入过深

55. 关于妊高征的麻醉处理,错误的是
   A. 为妊娠特有疾病,发生于 20 周以后,病因不明,无有效的预防方法
   B. 硫酸镁是治疗重度妊高征的首选药
   C. 术前不宜停用降压药,了解出入量,控制液体平衡
   D. 对于无凝血异常、无 DIC、无休克昏迷的产妇首选连续硬膜外麻醉
   E. 对于必须使用全麻的产妇,可使用氯胺酮,因其不引起胎儿呼吸抑制,且能增强宫缩

56. 麻醉苏醒期清醒延迟的原因不是
   A. 持续麻醉作用
   B. 肝肾功能障碍
   C. 术中一过性低血压
   D. 电解质、酸碱失衡
   E. 低体温

57. 恶性高热的机制为
   A. 骨骼肌纤维乙酰胆碱受体异常
   B. 骨骼肌纤维 N 型胆碱受体异常
   C. 骨骼肌肌质网释放钙离子障碍
   D. 骨骼肌肌钙蛋白功能异常
   E. 骨骼肌肌质网摄取钙离子障碍

58. 下列情况不属于氯胺酮麻醉禁忌证的是
   A. 高血压
   B. 冠心病
   C. 法洛四联症
   D. 颅高压
   E. 青光眼

59. 术中发生支气管痉挛伴低血压时,立刻采取的措施应除外
   A. 应用激素
   B. 解除支气管痉挛药物
   C. 加深麻醉
   D. 反复吸痰
   E. 吸入纯氧

60. 以下药物容易引起恶性高热的是
   A. 硫喷妥钠
   B. 氟马西尼
   C. 琥珀胆碱
   D. 氨茶碱
   E. 氟哌利多

61. 患者男性,34 岁,建筑工人。一次事故严重外伤,大量出血,血压下降,少尿,经抢救低血压和血容量已纠正后,尿量仍很少,为避免肾衰竭的进展,应给予
   A. 氢氯噻嗪
   B. 呋塞米
   C. 螺内酯
   D. 氨苯蝶啶
   E. 卡托普利

62. 患者女性,54 岁,有甲亢病史,近日因过劳和精神刺激而出现失眠、心悸、胸闷。体检心率 160 次/分,心电有明显的心肌缺血改变、窦性心律不齐。此时最好选用
   A. 胺碘酮
   B. 奎尼丁
   C. 普鲁卡因胺
   D. 普萘洛尔
   E. 利多卡因

63. 患者女性,45 岁,有心肌缺血病史,经治疗后几年来一直健康。近日突然出现心慌、气短,数分钟后自然缓解,每日发作数次,发作时常伴有心绞痛症状,经心电图检查确认为阵发性室上性心动过速。此时最好

选用

A. 普鲁卡因胺

B. 硝苯地平

C. 维拉帕米

D. 索他洛尔

E. 普罗帕酮

二、A3/A4 型题

(64～65题共用题干)

26岁男性患者,急性阑尾炎术后1h感伤口痛,2h下肢活动自如,8h又出现双下肢麻木并逐渐加重,甚至无力。

64. 最可能的诊断为

A. 硬膜外穿刺致脊髓损伤

B. 硬膜外穿刺致脊神经根损伤

C. 硬膜外血肿

D. 硬膜外脓肿

E. 脊髓前动脉综合征

65. 如果实施腰麻,10分钟后平面达T_5,血压90/40 mmHg,心率62次/分。其处理首选

A. 地西泮

B. 麻黄碱

C. 阿托品

D. 去氧肾上腺素

E. 异丙肾上腺素

(66～70题共用题干)

患者男性,65岁,进行性排尿困难伴夜间尿频3年。曾数次发生急性尿潴留。B超检查示前列腺增大约121 ml,残余尿量80 ml。入院后查体,体温36.2℃,血压135/85 mmHg,心肺功能正常,Hb 140 g/L,凝血功能正常。

66. 该患者最可能的诊断是

A. 膀胱肿瘤

B. 双侧输尿管结石

C. 膀胱结核

D. 肾肿瘤

E. 良性前列腺增生

67. 该患者欲做经尿道电切手术,最佳的麻醉方式是

A. 局部麻醉

B. 全身麻醉

C. 骶麻

D. 腰-硬联合麻醉

E. 连续硬膜外复合全身麻醉

68. 手术进行约2h的时候,患者出现烦躁不安、恶心、呕吐、头痛,血压先升高后下降,伴随心动过缓,血氧饱和度下降。该患者可能发生了

A. 蛛网膜下腔出血

B. 水中毒、TURP综合征

C. 失血性休克

D. ARDS

E. 高血压危象

69. 应进行的处理不包括

A. 给予呋塞米利尿

B. 静脉给予高渗性盐水,纠正低钠血症

C. 输血,提高血色素

D. 吸氧,纠正缺氧状态

E. 暂停手术

70. 为减少此现象出现,其预防措施不应包括

A. 常规进行动脉血压和中心静脉压监测

B. 限制灌洗瓶高度不高于手术台1 m(不高于患者60 cm内)

C. 灌洗液选用3%～5%的甘露醇

D. 尽可能缩短手术时间

E. 定期观察患者,定时测量血气及生化指标

(71～72题共用题干)

手术顺利结束,患者清醒后回到病房不久出现低氧血症。

71. 下面不是低氧血症的原因的是
- A. 胸腔闭式引流
- B. 患者本身的肺功能损害
- C. 伤口疼痛
- D. 肌松药残余
- E. 下颌松弛,分泌物流入气道

72. 为预防术后低氧血症,下面处理不恰当的是
- A. 面罩给氧
- B. 及时清除呼吸道分泌物
- C. 继续进行呼吸功能监测
- D. 给予大剂量镇静镇痛药
- E. 纠正贫血

(73～74题共用题干)

女性患者,40岁,肠梗阻术后出现尿崩症。

73. 该患者进行输液治疗应该使用
- A. 5%葡萄糖
- B. 0.9%生理盐水
- C. 林格液
- D. 乳酸林格液
- E. 5%葡萄糖＋0.9%生理盐水各半量

74. 如果尿量＞300 ml/h,并持续2 h以上,治疗可运用
- A. 加压素
- B. 缩宫素
- C. 血管收缩剂
- D. 醛固酮

- E. 血管紧张素

(75～77题共用题干)

患者女性,62岁,较肥胖,拟行胆囊切除术。术前血压130/80 mmHg,脉搏98次/分。术前用药为吗啡10 mg,阿托品0.5 mg。入手术室时患者主诉右上腹疼痛。用丁卡因15 mg和葡萄糖150 mg行腰麻,阻滞平面上升至T_2,血压下降至88/60 mmHg,脉搏降至50次/分。

75. 引起腹痛的原因可能是
- A. 输尿管结石
- B. 吗啡引起的胆绞痛发作
- C. 食管裂孔疝
- D. 胰腺炎
- E. 胃溃疡

76. 麻醉药后患者出现的低血压治疗应采用
- A. 头高仰卧位
- B. 头低仰卧位
- C. 吸入10%二氧化碳和90%的氧气
- D. 吸入5%二氧化碳和95%氧气
- E. 静脉注射麻黄碱10 mg,可重复

77. 心动过缓的原因可能是
- A. 低氧血症
- B. 心肌直接抑制
- C. 高碳酸血症
- D. 心脏交感神经阻滞
- E. 患者体位的影响

第十章

疼 痛 治 疗

一、A1/A2 型题

1. 关于疼痛治疗,下述错误的是
   A. 疼痛治疗应包括病因治疗和消除疼痛两方面
   B. 在治疗前应明确诊断,了解引起疼痛的原因和疼痛的传导方式,然后决定治疗方法
   C. 兼有疼痛症状的他科疾病,解除疼痛只是治疗的一个方面,病因及全面治疗应属专科
   D. 所有疼痛都应有疼痛科来治疗
   E. 疼痛治疗的基本途径是:消除病因、阻断疼痛的传导、提高痛阈值和调节机体反应

2. 小儿疼痛治疗时应用布比卡因时,一次用药最多不可超过
   A. 7 mg/kg
   B. 10 mg/kg
   C. 1 mg/kg
   D. 2 mg/kg
   E. 6 mg/kg

3. 吗啡用于疼痛治疗时,关于不良反应的描述错误的是
   A. 恶心、呕吐
   B. 便秘
   C. 皮肤瘙痒、尿潴留
   D. 偶见呼吸抑制
   E. 瞳孔散大

4. 在局部麻醉药中丁哌卡因常用于术后镇痛的主要原因是
   A. 神经毒性小
   B. 心脏毒性小
   C. 对感觉神经影响小
   D. 对运动神经影响小
   E. 作用时间长

5. 关于麻醉前选用麻醉性镇痛药叙述错误的是
   A. 可减轻疼痛和焦虑,稳定情绪
   B. 减轻气管内插管时的心血管副反应
   C. 易引起恶心呕吐
   D. 应列入麻醉前常规用药
   E. 哌替啶可有效制止术中或术后肌颤

6. 患者女,18 岁,因阑尾炎穿孔行阑尾切除术。术后第 4 天起持续性发热伴寒战有时呃逆及右上腹痛。查右肺底呼吸音弱,腹部透视,右肠活动受限,肋膈角少量积液,白细胞 20×10^9/L。最可能的诊断是
   A. 右下肺炎
   B. 右下肺不张
   C. 右侧胸膜炎

D. 右膈下脓肿

E. 肝脓肿

7. 50 岁男性,钡餐提示胃溃疡已 2 年,1 月来疼痛加重,6 h 前突发上腹部剧痛,扩散至全腹,患者全身情况好,诊断为胃溃疡穿孔,最理想的手术是

A. 穿孔修补术

B. 大网膜填塞

C. 胃大部切除术

D. 溃疡楔形切除术

E. 穿孔修补加选择性迷走神经切断术

8. 女性,39 岁,2 年前因胆总管结石行"胆囊切除,胆总管切开取石与 T 管引流术"。术后有上腹闷痛,半年后时有发热,经抗生素治疗,症状缓解,查皮肤无黄染,肝、脾未触及,右上腹深压痛,经皮肝穿刺胆道造影发现,胆总管内多个充盈缺损,可诊断为

A. 胆道感染

B. 胆道功能紊乱

C. 慢性胰腺炎

D. 胆道蛔虫症

E. 胆总管结石残留

9. 不属于哌替啶的适应证的是

A. 术后镇痛

B. 人工冬眠

C. 心源性哮喘

D. 麻醉前给药

E. 支气管哮喘

10. 吗啡禁用于分娩止痛,是因为

A. 可抑制新生儿呼吸

B. 易产生成瘾性

C. 易在新生儿体内储积

D. 镇痛效果差

E. 可致新生儿便秘

11. 分娩时肌注哌替啶镇痛下列正确的是

A. 新生儿娩出前 1 h

B. 新生儿娩出前 1.5 h

C. 新生儿娩出前 2 h

D. 新生儿娩出前 2.5 h

E. 新生儿娩出前 3 h

12. 产科患者硬膜外阻滞用于分娩镇痛时,局麻药首选

A. 1% 利多卡因

B. 0.25% 布比卡因

C. 2% 利多卡因

D. 1% 丁卡因

E. 0.0625%～0.1% 罗哌卡因

13. 下列不属于麻醉镇痛法的分娩镇痛的是

A. 宫颈旁阻滞

B. 硬膜外阻滞

C. 骶管阻滞

D. 药物镇痛

E. 阴部神经阻滞

14. 分娩镇痛静脉注射哌替啶,下列正确的是

A. 在胎儿娩出前 3 h

B. 在胎儿娩出前 3.5 h

C. 在胎儿娩出前 4 h

D. 在胎儿娩出前 4.5 h

E. 在胎儿娩出前 5 h

15. 减轻四肢骨折疼痛的有效措施为

A. 口服止痛药

B. 全身麻醉

C. 神经阻滞

D. 良好制动

E. 吸氧

16. 对伴有剧烈疼痛的创伤性休克患者,较其他休克麻醉前用药特别要给予

A. 阿托品

B. 地西泮

C. 哌替啶

D. 苯巴比妥

E. 东莨菪碱

17. 手术顺利结束,患者清醒后回到病房不久出现低氧血症。为预防术后低氧血症,下面处理不恰当的是

A. 面罩给氧

B. 及时清除呼吸道分泌物

C. 继续进行呼吸功能监测

D. 给予大剂量镇静镇痛药

E. 纠正贫血

18. 女,22岁,肠梗阻术后要求术后镇痛,拟以硬膜外吗啡镇痛。术后10 h患者出现恶心呕吐,全身瘙痒,最可能的原因是

A. 术后肠梗阻

B. 皮肤湿疹

C. 吗啡不良反应

D. 休克引起

E. 过敏反应

19. 关于小儿术后疼痛和镇痛,下列叙述错误的是

A. 小儿对术后疼痛可产生明显应激反应

B. 小儿术后疼痛的镇痛不如成年人重要

C. 小儿应用非甾体抗炎药后的胃肠道不良反应较成人少见

D. 小儿术后疼痛必须同成年人同样治疗

E. 小儿术后镇痛应避免肌内注射用药

20. 吸入 N_2O 用于分娩镇痛,不正确的是

A. 保证产妇在第一、第二产程中有正常的喉反射及进行合作

B. 吸50 s左右才能达到有效止痛

C. 不影响宫缩和产程

D. 一般在宫缩开始时吸入 N_2O

E. 一般不影响血压

21. 疼痛诊疗时的感觉检查一般不包括

A. 浅感觉和深感觉检查

B. 味觉和嗅觉

C. 痛、温和触觉

D. 震动感和位置觉

E. 浅感觉和深感觉的左右对照检查

22. 布比卡因用于硬膜外术后镇痛和癌性止痛的常用浓度范围是

A. 常用 0.125%～0.15%,一般不超过0.25%

B. 常用 0.25%～0.375%,一般不超过0.5%

C. 常用 0.25%～0.5%,一般不超过0.75%

D. 常用 0.062 5%～0.1%,一般不超过0.125%

E. 常用 0.5%～0.75%,一般不超过1%

23. 小儿疼痛治疗时应用布比卡因时,一次用药最多不可超过

A. 7 mg/kg

B. 10 mg/kg

C. 1 mg/kg

D. 2 mg/kg

E. 6 mg/kg

24. 下列哪项不是可乐定用于疼痛治疗的临床作用特点?

A. 激动 α 受体,在脊髓后角水平抑制伤害性刺激传入,明显减少伤害性神经元放电,从而发挥镇痛作用

B. 产生镇痛作用的同时不影响其他感觉和运动

C. 产生镇痛作用的同时可升高血压

D. 无呼吸抑制、恶心、呕吐、尿潴留和皮肤瘙痒等不良反应

E. 主要不良反应是低血压和心动过缓

25. 硬膜外腔注入吗啡止痛的适应证不包括

A. 癌性疼痛

B. 带状疱疹神经痛

C. 末梢循环障碍

D. 化脓性梗阻性胆管炎时的腹痛

E. 术后止痛

26. 蛛网膜下腔阻滞疗法用于疼痛治疗的适应
证是
   A. 胸、上腹部癌性疼痛和带状疱疹后神
经痛
   B. 盆腔和下肢癌性疼痛和带状疱疹后神
经痛
   C. 心绞痛、上消化道溃疡所致腹痛
   D. 颈椎病、臂丛神经卡压综合征所致颈项
和上肢痛
   E. 类风湿关节炎和强直性脊柱炎所致顽
固性疼痛

27. 蛛网膜下腔阻滞疗法用于疼痛治疗的并发
症不包括
   A. 血压下降
   B. 神经根、脊髓损伤和脊髓动脉损伤
   C. 膀胱直肠功能障碍
   D. 上下肢运动功能损伤
   E. 呼吸抑制

28. 关于癌痛的对症治疗,下列错误的是
   A. 首选"三阶梯"治疗方案
   B. "三阶梯"治疗不能控制疼痛时可采用
神经阻滞疗法、PCA、激素疗法和其他
辅助疗法
   C. 神经破坏疗法和经皮脊髓电刺激
   D. 长期肌注哌替啶止痛
   E. 神经外科手术治疗

29. 下列不是癌痛患者神经破坏治疗适应证
的是
   A. 药物止痛无效者
   B. 疼痛范围广泛或双侧剧痛者,其他止痛
治疗效果不佳者
   C. 非住院晚期癌痛患者,无条件进行注射

治疗者

D. 直肠、膀胱括约肌已失去功能的癌痛
患者

E. 一般情况尚好,刚确诊,近期欲行癌症
根治手术,且治愈可能较大的患者

30. 关于带状疱疹的治疗,下列不正确的是
   A. 带状疱疹是传染性疾病,要严格隔离
治疗
   B. 保持病变区域皮肤清洁和干燥,减少衣
服的摩擦和外界不良刺激
   C. 抗病毒治疗常采用阿昔洛韦(静脉滴
注,5 mg/kg,每 8 小时 1 次,连用 5~7
天)
   D. 疼痛剧烈者给予有效的止痛治疗;给予
B 族维生素和其他促进神经恢复的药
物和措施
   E. 如无糖皮质激素禁忌,早期可用小剂量
糖皮质激素辅助治疗

31. 带状疱疹后神经痛的特点不包括
   A. 受累神经分布区域的疼痛
   B. 性质多为烧灼、针刺、刀割、电击或紧
束感
   C. 多有痛觉过敏和痛觉异常
   D. 由于长时间剧烈疼痛,患者多伴抑郁焦
虑症状
   E. 多数皮损尚未痊愈,或继发感染,皮肤
有溃疡

32. 术后疼痛对机体的影响不包括
   A. 增加对心血管系统的负担
   B. 术后疼痛是正常的创伤反应,对机体不
良影响较小,无须处理
   C. 造成肺通气血流比值失调,肺顺应性下
降,功能残气量增加
   D. 导致体内多种激素释放,尤其是一些促
进代谢的激素释放过多,促进合成的激
素释放受到抑制
   E. 反射性地抑制胃肠道功能,平滑肌张力

降低,括约肌张力增高,临床表现为胃肠绞痛、腹胀、恶心呕吐和尿潴留等

33. 术后急性疼痛引起机体释放的内源性物质不包括
    A. 来自交感神经末梢和肾上腺髓质的儿茶酚胺
    B. 来自肾上腺皮质的醛固酮和皮质醇
    C. 下丘脑释放的抗利尿激素
    D. 肾素血管紧张素系统激活
    E. 催乳素分泌减少

34. 术后镇痛时胃肠外给药的途径不包括
    A. 肌内注射
    B. 静脉注射
    C. 呼吸道黏膜给药
    D. 患者自控镇痛给药
    E. 经皮贴剂给药

35. 传统给药方式用于术后镇痛的缺点不包括
    A. 不灵活
    B. 依赖性
    C. 不及时
    D. 安全性和可控性差
    E. 操作复杂,难以实施

36. 理想的分娩镇痛必须具备的特征不包括
    A. 对母婴影响小,产妇清醒,可参与生产过程
    B. 易于给药,起效快,作用可靠,满足整个产程镇痛的要求
    C. 避免运动神经阻滞,不影响宫缩和产妇运动
    D. 充分的镇静、催眠和遗忘,使产妇进入深睡眠状态
    E. 必要时可满足手术的要求

37. 椎管内注射分娩镇痛的适应证不包括
    A. 正常分娩,患者要求分娩镇痛者
    B. 宫缩较强、疼痛剧烈或有胎儿窘迫者

C. 痛阈较低的产妇
D. 产妇有心脏病或肺部疾病不宜过度屏气者
E. 产程进展缓慢者

38. 椎管内主要注射分娩镇痛的禁忌证不包括
    A. 宫缩较强、疼痛剧烈或有胎儿窘迫者
    B. 原发和继发性子宫收缩无力者
    C. 产程进展缓慢者
    D. 失血较多,循环功能不稳定者
    E. 妊娠期高血压疾病(妊娠高血压综合征)已用过大量镇痛或镇静药者

39. 分娩镇痛时,常用的全身镇痛药不包括
    A. 氧化亚氮
    B. 吗啡
    C. 哌替啶
    D. 异丙嗪
    E. 地西泮

40. 分娩镇痛最宜采用的镇痛方式是
    A. 连续硬膜外镇痛
    B. 硬膜外 PCA 镇痛
    C. 单次椎管内注药镇痛
    D. 腰-硬联合阻滞镇痛
    E. 可行走的硬膜外镇痛

41. 新生儿受其母体麻醉性镇痛药影响致呼吸抑制时,可用下列哪种药物拮抗?
    A. 丁丙诺啡
    B. 氯胺酮
    C. 纳洛酮
    D. 硫喷妥钠
    E. 喷他佐辛

42. 对内脏痛的主要特点的叙述,错误的是
    A. 疼痛缓慢、持久
    B. 对痛的定位不精确
    C. 对机械性牵拉、痉挛、缺血刺激不敏感
    D. 对切割及烧灼刺激不敏感

E. 可以引起某些皮肤区域发生疼痛或痛觉过敏

43. 一晚期癌痛患者第 1 次前来就诊时,在标有 0(不痛)与 10(最痛)刻度的 10 cm 长 VAS(视觉模拟量表)评分尺上,将其疼痛程度定在 8.5 cm 处;经规范的"三阶梯"止痛治疗后,采用 0(不痛)与 10(最痛)的数字评价量表(NRS)对患者进行电话随访,患者将其疼痛定位于 4。该患者现在的 NRS 评分是
A. 8 分
B. 9 分
C. 4 分
D. 2 分
E. 1.5 分

44. 男,40 岁,80% 深 Ⅱ 度烧伤,患者剧烈疼痛,创面红肿严重,渗出量多,每日输液 5% 葡萄糖盐水 2 000 ml,1 天后无尿死亡,其治疗教训是
A. 创面不应暴露
B. 没有及时清创
C. 血容量严重不足
D. 未及时使用抗生素
E. 剧烈疼痛未镇痛

45. 一患者车祸后半小时送至医院,诉咳嗽、胸痛。查体:T 36.5℃,P 80 次/分,R 25 次/分,BP 90/60 mmHg,神清,右胸部压痛明显,右肺呼吸音低,右下肢骨折征。胸片检查示右侧液气胸。首先应采取的处理是
A. 止痛
B. 骨折固定
C. 镇静
D. 胸腔闭式引流
E. 吸氧

46. 男,45 岁,腹部汽车撞伤 2 h 入院。查体:左季肋区叩痛,有移动性浊音,血压 75/

50 mmHg。查血红蛋白 50 g/L。入院后立即给予输血,当输入 10 ml 血液时,突然出现寒战、高热、腰背酸痛,并血红蛋白尿,应立即
A. 给予异丙嗪
B. 止痛
C. 停止输血
D. 减慢输血速度
E. 物理降温

47. 上腹部疼痛同时有咽喉部及胸骨后疼痛的急性胃炎是
A. 单纯性
B. 腐蚀性
C. 感染性
D. 出血性
E. 化脓性

48. 胃溃疡节律性疼痛的特点是
A. 空腹痛
B. 餐时痛
C. 半夜痛
D. 餐后 0.5～2 h 痛
E. 餐后 3～4 h 痛

49. 男,32 岁。餐前上腹疼痛 5 年,有时反酸。近日疼痛加重,且呈持续性,向腰背部放射。有时低热。大便正常。钡餐造影示十二指肠球部变形。血白细胞 $11.1×10^9/L$,中性粒细胞 78%。下列诊断最可能的是
A. 慢性胃窦炎
B. 十二指肠球部溃疡
C. 胃癌
D. 十二指肠穿透性溃疡
E. 胃黏膜脱垂

50. 男,30 岁。上腹突发刀割样疼痛,很快波及全腹,体温 39℃,腹部呈板状腹,明显压痛、反跳痛及肌紧张,肝浊音界消失,肠鸣音消失。最可能的诊断是

A. 急性化脓性胆囊炎

B. 胃、十二指肠溃疡穿孔

C. 急性阑尾炎穿孔

D. 急性出血性胰腺炎

E. 急性梗阻性化脓性胆管炎

51. 男性,23 岁。肛门缘圆形肿块 2 天,肿块呈紫色,疼痛剧烈。最好的治疗方法是

A. 局部封闭

B. 坐浴

C. 口服止痛药

D. 局部注射硬化剂

E. 血栓外痔剥离术

52. 男,35 岁,因服止痛片数片后觉胃痛,今晨排柏油样便 400 ml 来诊。既往无胃病史。首选的检查是

A. 血清胃泌素测定

B. B 型超声检查

C. X 线胃肠钡餐

D. 急诊胃镜检查

E. 胃液分析

53. 不符合急性胰腺炎腹痛特点的是

A. 多发生在饭后 1～2 h,逐渐加重

B. 呕吐后腹痛减轻或缓解

C. 疼痛部位大多在上腹中部,亦可偏左或偏右

D. 疼痛程度大多剧烈而持久

E. 多向腰背部放射

54. 女性,25 岁。暴饮暴食后心窝部突然疼痛,伴恶心、呕吐两天。体温 37.8℃,脉搏 90次/分,血压为 110/70 mmHg,皮肤、巩膜无黄染,左上腹压痛,轻度肌紧张。白细胞 15×10⁹/L,血淀粉酶 56 U(温氏法),尿淀粉酶 456 U(温氏法)。下列处置正确的是

A. 半流食,针刺疗法

B. 半流食,解痉,助消化药

C. 禁食补液,解痉,止痛,抑肽酶,应用抗

生素

D. 禁食,解痉止痛,肾上腺皮质激素

E. 手术疗法

55. 有关急性胰腺炎腹痛的特点,下列不正确的是

A. 病变严重时,腹痛可能不重

B. 呕吐排空胃内容后,腹痛可有一定程度缓解

C. 疼痛常很剧烈,与病变部位有关

D. 呈腰带状疼痛时,说明病变累及全胰

E. 为持续性疼痛,伴阵发加重

56. 男性,42 岁。饱餐后上腹剧痛,伴恶心、呕吐 6 小时。呕吐物为胃内容物,呕吐后腹痛更剧烈,如刀割样,注射阿托品止痛无效。查体:脉搏 124 次/分,血压 80/50 mmHg。痛苦容貌,腹胀,全腹肌紧张、压痛、反跳痛,上腹部为重,肠鸣音消失,肝浊音界存在。右下腹穿刺抽出淡红色血性液。白细胞 12×10⁹/L,血清淀粉酶 4 000 U/L,血钙 1.5 mmol/L。经 3 h 治疗观察,病情无好转。诊断应考虑为

A. 急性胃扩张

B. 胆囊穿孔,弥漫性腹膜炎

C. 溃疡病穿孔,弥漫性腹膜炎

D. 急性出血坏死性胰腺炎

E. 急性绞窄性肠梗阻

57. 原发性三叉神经痛最典型的特点是

A. 电击样、难忍的持续性疼痛

B. 疼痛伴有角膜反射消失

C. 触及面部某点可使疼痛发作

D. 发作前有先兆

E. 常见于第 1 支分布区

58. 男性患者,57 岁,右侧面颊部阵发性剧痛 3个月,每次发作为突然出现,呈触电样剧痛难忍,持续数秒,进食及咬牙可诱发。最佳的治疗药物是

A. 止痛片和吲哚美辛

B. 哌替啶

C. 卡马西平或苯妥英钠

D. 地西泮

E. 苯巴比妥或氯丙嗪

59. 男性患者,49岁,左侧面颊部反复发作性剧烈性疼痛3.5年,每次持续数秒,触及左侧鼻唇时均可诱发疼痛,神经系统检查未发现异常。目前临床上止痛最有效的药物是

A. 卡马西平

B. 苯妥英钠

C. 泼尼松

D. 氯硝西泮

E. 索米痛片

60. 男性,38岁,车祸伤3 h。X线检查示右肺压缩20%,第5肋骨单处骨折。其治疗应首选

A. 吸氧

B. 镇静,止痛

C. 胸穿排气

D. 胸膜腔闭式引流

E. 保持呼吸道通畅

61. 男性,44岁,右胸车祸伤2 h,呼吸困难,发绀。查体:右前胸未见反常呼吸运动。胸部挤压试验阳性,右肺呼吸音降低。胸片显示右侧第8~10肋骨后端骨折。错误的处理是

A. 胸带固定

B. 牵引固定

C. 镇静止痛

D. 应用抗生素

E. 清除呼吸道分泌物

62. 使急性闭塞的冠状动脉再通,心肌得到再灌注,缩小心肌梗死面积的治疗措施是

A. 卧床休息

B. 镇静止痛

C. 静脉滴注硝酸甘油

D. 口服阿司匹林

E. 溶解血栓疗法

63. 男性,68岁,因胸痛、呼吸困难以急性广泛前壁心肌梗死合并急性肺水肿入院,下列药物应作为首选的是

A. 毛花苷丙

B. 吗啡

C. 硝酸甘油

D. 呋塞米

E. 硝普钠

64. 疼痛时,下列药物可引起谵妄和不安的是

A. 咪达唑仑

B. 异丙嗪

C. 东莨菪碱

D. 地西泮

E. 哌替啶

65. 内脏痛的特征是

A. 对切割、烧灼不敏感

B. 对缺血不敏感

C. 定位清楚

D. 疼痛局限

E. 疼痛常较轻

66. 下列作为分娩时硬膜外镇痛药错误的是

A. 芬太尼

B. 利多卡因

C. 低浓度布比卡因

D. 阿芬太尼

E. 吗啡

67. 老年人麻醉前用药说法错误的是

A. 应避免使用麻醉性镇痛药,镇静催眠药的剂量要减少

B. 并有心动过缓的全麻前可给予阿托品

C. 东莨菪碱的中枢作用强于阿托品,易引起谵妄

D. 口服降糖药和降压药都应该在麻醉前停用,改为静脉用药

E. 对治疗并存疾病所需的药物,应维持到麻醉时

68. 下列不属于患者的人群是

A. 患感冒的人

B. 使用偏方的人

C. 有病不治,坚持正常工作的人

D. 产妇

E. 慢性疼痛,没有器质性病变的人

69. 下列静脉麻醉药镇痛作用最强的是

A. 丙泊酚

B. 依托咪酯

C. 羟丁酸钠

D. 氯胺酮

E. 咪达唑仑

70. 男,70岁,左侧下颌部阵发性抽搐剧痛3天,不能吃饭。查体:双额纹对等,闭目有力,面部感觉对称存在。诊断为

A. 右面神经麻痹

B. 偏头痛

C. 左三叉神经痛

D. 右三叉神经痛

E. 左面神经麻痹

71. 左侧继发性三叉神经痛,除出现左面部痛觉减退外,尚有的体征为

A. 左角膜反射消失,下颌向右偏斜

B. 左角膜反射存在,下颌向右偏斜

C. 左角膜反射消失,下颌无偏斜

D. 左角膜反射消失,下颌向左偏斜

E. 左角膜反射存在,下颌无偏斜

72. 面颊部有短暂的反复发作的剧痛,检查时除"触发点"外无阳性体征,常见于

A. 特发性面神经麻痹

B. 三叉神经痛

C. 症状性癫痫

D. 面肌抽搐

E. 典型偏头痛

73. 男,30岁,突发头痛伴右上睑下垂。体检:右侧瞳孔散大,直接、间接对光反射消失,右侧眼球仅能外展。最可能的病变部位是

A. 右侧面神经

B. 右侧三叉神经

C. 左侧面神经

D. 左侧动眼神经

E. 右侧动眼神经

74. 女,60岁,高血压病史10年,今晨出现左侧肢体无力,口角向右侧歪斜,伸舌左偏,病变定位在

A. 左侧内囊

B. 右侧内囊

C. 左侧面神经

D. 右侧面神经

E. 右侧三叉神经

75. 男,45岁,提重物后突然出现右臀部向下放射性触电样疼痛1天,咳嗽或屏气时加重。体检:右腰4～5棘突旁压痛,右拉赛格(Lasegue)征阳性,颏胸试验阳性,右踝反射减弱。诊断可能是

A. 坐骨神经炎

B. 腰椎间盘突出症

C. 腰肌劳损

D. 髋关节炎

E. 骶髂关节病

76. 女,57岁。左耳聋、耳鸣病史10年,无其他慢性疾病史。7个月前无明显诱因出现发作性左侧鼻孔及鼻背部电击样疼痛,每次发作持续1～2 min,发作间隙期无任何不适,触摸鼻背部皮肤可诱发疼痛发作,卡马西平治疗(0.1 g, 3/d)可部分缓解。神经系统检查:左传导性耳聋,左侧角膜反射消

失。诊断应首先考虑

A. 原发性三叉神经痛

B. 蝶腭神经痛

C. 继发性三叉神经痛

D. 鼻窦炎

E. 非典型面痛

77. 男,66 岁,发作性左季肋部电击样疼痛 3 个月,常夜间痛醒。15 年前曾因右上肺结核瘤手术。体检:精神差,胸背部皮肤完整,右 T_6 棘突旁压痛,心肺听诊无异常,肝脾肋下未触及,神经系统检查无阳性体征。拟诊为

A. 症状性肋间神经痛

B. 原发性肋间神经痛

C. 胆石症

D. 心绞痛

E. 椎管狭窄

78. 女性患者,59 岁,左侧面部发作性剧痛 2 年,疼痛自上唇始,延至外眦下方,每次持续数秒,讲话、进食、刷牙和洗脸可诱发,神经系统检查无阳性体征。诊断考虑为

A. 偏头痛

B. 鼻窦炎

C. 原发性三叉神经痛

D. 蝶腭神经痛

E. 非典型面痛

79. 男性患者,64 岁,8 年来阵发性左侧面部剧烈疼痛,每次持续 10～20 s,每日发作数十次,常因说话、进食、刷牙而诱发,不敢洗脸、说话或吃饭。查体:神经系统无阳性体征。诊断首先考虑为

A. 偏头痛

B. 特发性面神经麻痹

C. 混合性头痛

D. 丛集性头痛

E. 原发性三叉神经痛

80. 男性患者,49 岁,左侧面颊部反复发作性剧烈性疼痛 3.5 年,每次持续数秒,触及左侧鼻唇时均可诱发疼痛,神经系统检查未发现异常。目前临床上止痛最有效的药物为

A. 卡马西平

B. 苯妥英钠

C. 泼尼松

D. 氯硝西泮

E. 索米痛片

81. 男性患者,44 岁,突起左侧面部疼痛,每次发作 1～2 分钟后疼痛缓解,每日发作数次不等,洗脸、刷牙说话、吃饭等均可诱发疼痛。查体:神清语利,脑神经未见异常,四肢活动自如,感觉正常,双侧 Babinski 征(一)。诊断考虑为

A. 原发性三叉神经痛

B. 面神经炎

C. 颞颌关节痛

D. 面肌痉挛

E. 面肌运动障碍

82. 男性患者,43 岁,因单侧面颊部发作性针刺样疼痛 2 年余就诊。疼痛持续时间较短,数秒至 2 分钟不等。检查该患者时应特别注意

A. 面颊部有无触发点

B. 面肌反射性抽搐

C. 有无面色憔悴、情绪低落

D. 面部疼痛觉及角膜反射是否正常

E. 面部、口腔卫生是否正常

83. 男,65 岁,突然出现剧烈头痛伴呕吐 6 h,无发热,否认高血压病史。体检:神志清,体温 36.9℃,血压 125/75 mmHg,右侧瞳孔直径 3.5 mm,对光反应消失,上睑下垂,眼球上下及内侧运动不能,颈项强直,Kernig 征阳性。CT 扫描提示脑正中裂及右大脑外侧裂、枕大池高密度影。该患者受累的脑神经是

  A. 右侧滑车神经

  B. 右侧三叉神经

  C. 右侧动眼神经

  D. 右侧展神经

  E. 右侧面神经

84. 目前肋骨骨折后最有效的镇痛方法是

  A. 口服药物镇痛

  B. 肌注药物镇痛

  C. 胸部宽胶布固定

  D. 肋间神经阻滞

  E. 肋骨牵引

二、A3/A4 型题

(85～86 题共用题干)

  女性,46 岁,乳腺癌术后,全身多处剧烈疼痛,夜间较重,口服布洛芬和曲马多不能有效缓解疼痛。

85. 关于止痛治疗,该患者在目前治疗基础上应采取下列哪项措施?

  A. 增加布洛芬和曲马多剂量

  B. 加用吗啡制剂,最好是控释剂

  C. 布洛芬更换为其他非甾体抗炎药,用可待因替换曲马多

  D. 肌内注射哌替啶

  E. 静脉注射芬太尼

86. 加用吗啡后该患者可能出现的不良反应是

  A. 呼吸抑制

  B. 恶心呕吐、便秘、尿潴留

  C. 耐受现象

  D. 成瘾现象

  E. 以上全部

(87～89 题共用题干)

  女性,40 岁,风湿热急性发作,体温 40℃。右膝关节和左肩、肘关节红肿热痛,右膝、左肩和左肘关节功能障碍,目前正在应用大剂量青霉素抗链球菌治疗。

87. 针对该患者的关节炎症、风湿活动、发热和疼痛症状,首选下列哪项进行治疗?

  A. 应用糖皮质激素和吗啡治疗

  B. 应用糖皮质激素和阿米替林治疗

  C. 应用局部麻醉药行局部阻滞治疗

  D. 采用非甾体抗炎药治疗

  E. 应用三代头孢菌素

88. 该患者应用非甾体抗炎药后可能出现的不良反应是

  A. 胃肠道反应

  B. 血液系统损害

  C. 肝肾损害

  D. 过敏反应

  E. 上述全都是

89. 非甾体抗炎药的作用机制是

  A. 通过激动体内的阿片受体产生解热、消炎、镇痛和抗风湿效应

  B. 通过抑制环氧化酶活性,抑制前列腺素合成,达到解热、消炎、镇痛和抗风湿作用

  C. 通过减少去甲肾上腺素的降解发挥解热、消炎、镇痛和抗风湿作用

  D. 通过阻断胆碱能受体产生解热、消炎、镇痛和抗风湿作用

  E. 通过抑制神经突触对 5 - 羟色胺的再吸收发挥解热、消炎、镇痛和抗风湿作用

(90～91 题共用题干)

  男性,80 岁,重度骨质疏松症,跌倒致腰椎压缩性骨折,腰背痛剧烈,腰背活动严重受限,使用非甾体抗炎药止痛,疼痛缓解不明显。患者同时患有前列腺增生症和慢性阻塞性肺疾病。

90. 该患者可加用下列止痛药物中的

  A. 吗啡

B. 另一种非甾体抗炎药

C. 糖皮质激素

D. 哌替啶

E. 曲马多

91. 使用曲马多可能出现的不良反应是

A. 低血压、心动过缓、共济失调和锥体外系症状等

B. 高血压、骨质疏松、胃和十二指肠溃疡出血、水钠潴留等

C. 胃和十二指肠溃疡出血和骨髓抑制等

D. 消化道不适、眩晕、疲倦等

E. 向心性肥胖、水钠潴留、骨质疏松和高血压等

(92～93题共用题干)

女性,36岁,无明确原因出现颈项、背部酸痛,伴颈部活动轻度受限,口服消炎镇痛剂和肌肉松弛剂,接受理疗,疼痛无缓解;体格检查,除颈椎活动轻度受限和压痛点压痛阳性外,未见其他阳性体征;化验检查无异常;颈椎正侧位片除生理曲度略变浅外,未见其他异常;初步诊断为颈肌筋膜综合征。

92. 该患者的进一步治疗宜采用下列哪种疗法?

A. 更换消炎止痛药,加大理疗强度

B. 在目前治疗的基础上酌情加用神经阻滞疗法,同时可配合牵引和锻炼

C. 加用吗啡等强阿片类镇痛剂止痛

D. 向患者说明,该病目前没有有效治疗方法,让患者自己忍耐

E. 加用糖皮质激素

93. 如果该患者接受神经阻滞治疗,其不可能出现的并发症是

A. 局麻药中毒

B. 神经性休克

C. 出血、血肿和感染

D. 肝肾功能损害

E. 穿刺致周围组织损伤和永久性神经损伤

(94～95题共用题干)

男性,62岁,右$T_{3～5}$带状疱疹疼痛2个月,疼痛自脊柱旁沿肋骨放射至胸前,加重20天,经口服、肌注和静脉注射止痛药物,理疗、针灸和抗病毒治疗,疼痛无缓解。患者自幼患有强直性脊柱炎,严重驼背畸形,无法行胸段硬膜外穿刺置管。

94. 该患者目前最宜选择何种方法治疗带状疱疹疼痛?

A. 继续口服、肌注和静脉注射止痛药物,理疗、针灸和抗病毒治疗

B. 胸交感神经阻滞治疗

C. 肋间神经阻滞

D. 胸椎旁神经阻滞

E. 蛛网膜下腔阻滞

95. 胸椎旁阻滞的并发症是

A. 恶心、呕吐和胃肠道反应

B. 气胸、支气管胸膜瘘和霍纳综合征

C. 感染、排尿困难和大便失禁

D. 血压升高、支气管痉挛和喉痉挛

E. 气胸、局麻药中毒和蛛网膜下腔阻滞

(96～97题共用题干)

男性,36岁,右侧三叉神经眼支罹患带状疱疹,疼痛剧烈,需肌注哌替啶才能暂时缓解疼痛,疼痛严重影响患者睡眠和进食,患者已2天未睡觉,仅进食少量冷饮,由于眼部疱疹继发感染,无法行眶上神经和滑车神经阻滞。

96. 该患者目前首选的治疗方法是

A. 进一步加大抗病毒治疗力度

B. 三叉神经半月神经节阻滞

C. 面神经阻滞

D. 颈胸神经节(星状神经节)阻滞

E. 继续肌注哌替啶止痛

97. 颈胸神经节(星状神经节)阻滞时的进针点是
    A. 患侧胸锁关节上方 2.5 cm,中线旁 1.5 cm处
    B. 环状软骨延长线与前中斜角肌间沟交点
    C. 胸锁乳突肌锁骨头外缘,锁骨上 2.5 cm
    D. 胸锁乳突肌后缘中点处
    E. 胸锁乳突肌胸骨头和锁骨头汇合处

(98~99 题共用题干)

男性,65 岁,食管癌术后复发,食管完全闭锁,全身广泛转移伴剧烈疼痛。通过胃造瘘注射双氯芬酸和曲马多(研成粉末,调成糊状)疼痛不能缓解。

98. 为了进一步的缓解疼痛,应首选
    A. 口服吗啡控释剂
    B. 增加扶他林和曲马多剂量
    C. 使用芬太尼透皮贴剂
    D. 间断肌内注射哌替啶
    E. 间断肌内注射吗啡

99. 应用芬太尼透皮贴剂后,患者可能出现的相关不良反应不包括
    A. 恶心、呕吐、便秘或呼吸抑制
    B. 血压不变或下降,心率减慢
    C. 胃或十二指肠溃疡或出血
    D. 骨髓抑制和凝血障碍
    E. 肾功能损害

(100~103 题共用题干)

女性,82 岁,患原发性三叉神经痛12年,三叉神经Ⅰ、Ⅱ、Ⅲ支均累及,一直口服卡马西平,疼痛控制尚可,近半年来用药量不断加大(增至 1 200 mg/d),疼痛日渐加重,出现共济失调,丙氨酸氨基转移酶增高,白细胞减少。

100. 目前,该患者首选的治疗方法是
    A. 应用吗啡或芬太尼透皮贴剂止痛

B. 三叉神经阻滞疗法
C. 继续增加卡马西平剂量
D. 手术切断三叉神经分支
E. 开颅行三叉神经微血管减压术或三叉神经感觉根切断术

101. 如该患者行半月神经节局麻药阻滞疼痛可缓解数小时,那么进一步的治疗应首选
    A. 三叉神经半月神经节射频热凝术
    B. 继续局麻药三叉神经阻滞疗法
    C. 继续增加卡马西平剂量
    D. 手术切断三叉神经分支
    E. 开颅行三叉神经微血管减压术或三叉神经感觉根切断术

102. 对于患者眼支的疼痛,宜选用下列哪种方法治疗?
    A. 三叉神经半月神经节射频热凝术
    B. 手术切断三叉神经分支
    C. 局麻药行眶上神经阻滞治疗
    D. 射频热凝或无水乙醇眶上神经毁损治疗
    E. 继续增加卡马西平剂量

103. 该患者行眶上神经毁损时可能出现的并发症是
    A. 眼周软组织水肿肿胀
    B. 乙醇性神经炎
    C. 阻滞动眼神经所致眼睑下垂
    D. 偶有眼周皮下淤血、青紫
    E. 以上全都是

(104~105 题共用题干)

男性,55 岁,左肩痛 2 月余,加重伴功能障碍 2 星期,1 周前曾行肩周压痛点局部阻滞,疼痛缓解不明显,肩关节活动度无改善。

104. 该患者的神经阻滞治疗还可加用何种神经阻滞?
    A. 臂丛神经阻滞

B. 颈丛神经阻滞

C. 肩胛上神经阻滞

D. 颈段硬膜外阻滞

E. 颈胸神经节(星状神经节)阻滞

105. 施行肩胛上神经阻滞时应注意预防哪些并发症的发生?

A. 硬膜外阻滞和全脊髓麻醉

B. 感染、局麻药毒性反应和心律失常

C. 霍纳综合征和面神经麻痹

D. 声音嘶哑、气胸和臂丛神经阻滞

E. 肩胛上神经痛、气胸和出血

(106~108 题共用题干)

女性,76 岁,左胁部带状分布疱疹伴疼痛 4 天,疼痛剧烈,口服消炎镇痛剂和曲马多止痛无效,贴用多瑞吉后发生剧烈恶心、呕吐和严重呼吸抑制,目前因疼痛剧烈,患者不能入睡、正常进食。

106. 该患者目前急需接受何种治疗?

A. 芬太尼静脉 PCA 治疗

B. 肋间神经阻滞治疗

C. 抗病毒治疗

D. 抗生素治疗

E. 应用糖皮质激素治疗

107. 肋间神经阻滞的进针部位首选

A. 腋前线与肋骨下缘相交处

B. 腋中线与肋骨下缘相交处

C. 肋角处肋骨上缘

D. 肋角处肋骨下缘

E. 椎旁

108. 肋间神经阻滞时应注意预防哪些并发症的发生?

A. 全脊髓麻醉

B. 局麻药中毒和穿刺部位出血

C. 气胸、局麻药中毒和酒精性神经炎

D. 穿刺部位感染

E. 支气管痉挛

(109~110 题共用题干)

男性,22 岁,7 天前,夜间睡于水泥地面上,次日觉右臀部疼痛,行走时疼痛沿右股后侧向小腿后外侧放散,卧床休息时疼痛可略缓解,口服镇痛剂和臀部理疗疼痛无缓解。查体见右侧直腿抬高试验阳性,右侧梨状肌紧张试验阳性,右侧梨状肌环跳穴处压痛阳性,环跳穴压痛时,疼痛可向右股后侧及小腿后外侧放散,其他未见阳性发现。辅助检查未见异常。初步诊断为梨状肌综合征。

109. 该患者的进一步治疗首选

A. 右侧坐骨神经阻滞

B. 硬膜外阻滞

C. 骶管阻滞

D. 腰椎椎旁阻滞

E. 股神经阻滞

110. 坐骨神经阻滞后不可能发生的征象是

A. 阻滞侧足下垂

B. 双侧下肢麻木和无力

C. 股后侧、小腿后外侧、足跟和足底麻木

D. 跟腱反射减弱或消失

E. 阻滞后患肢的疼痛减弱或消失

第十一章

危重病医学

1. 流行性出血热早期低血压的主要原因是
   A. 继发细菌感染
   B. 小动脉痉挛
   C. 高热、大汗、呕吐所致血容量下降
   D. 严重腔道出血
   E. 小血管通透性增加,大量血浆外渗

2. 钩端螺旋体病病理损害的基本特点
   A. 毛细血管损伤所致的严重功能紊乱
   B. 小血管炎及血管周围炎性细胞浸润
   C. 组织的出血、浸润、坏死及水肿
   D. 全身广泛性小血管损伤
   E. 血管和淋巴内皮细胞的损害及急性出血性坏死性变化

3. 日本血吸虫成虫主要寄生于人体的
   A. 肝脏
   B. 肠壁
   C. 肺部
   D. 肠系膜下静脉和门静脉系统
   E. 肠系膜上静脉

4. 日本血吸虫病病理变化最显著的部位是
   A. 肝脏
   B. 结肠
   C. 肝脏和结肠

D. 肺
E. 脑

5. 急性重型肝炎的主要病理变化为
   A. 肝细胞局灶性坏死
   B. 肝内淤胆
   C. 汇管区纤维组织增生
   D. 汇管区单核细胞浸润
   E. 肝细胞广泛坏死

6. 流脑发生的皮肤瘀点病理基础是
   A. 血小板减少,凝血因子消耗
   B. 血管脆性增加
   C. 广泛血管内凝血
   D. 细菌及内毒素引起小血管栓塞性炎症
   E. 细菌及外毒素引起小血管栓塞性炎症

7. 肠阿米巴病的病理特点是
   A. 黏膜呈颗粒状
   B. 黏膜表浅溃疡
   C. 黏膜糜烂
   D. 口小底大烧瓶样溃疡
   E. 肠黏膜弥漫性充血水肿

8. 男性农民,30 岁,5 月中旬发病,起病急,发冷、发热,全身肌痛,5 天后在某地医院诊断为败血症休克,经静脉补液及氨苄西林静脉滴注,次日血压正常,但病情加重,因呃逆、呕吐、尿少入院。体检:体温 37.3℃,血压 150/100 mmHg,皮肤黏膜有瘀点,球结膜充血、水肿,心肺未见异常,肝大,肋下 1.0 cm,腰部有叩击痛。实验室检查:白细胞 50×10⁹/L,中性粒细胞 0.85,淋巴细胞 0.15,血小板 3×10⁹/L,尿蛋白(＋＋＋＋)。最可能的诊断是

A. 败血症并感染性休克

B. 钩端螺旋体病

C. 伤寒并溶血性尿毒综合征

D. 急性粒细胞白血病

E. 肾综合征出血热

9. 菌痢患者,腹泻 2 天,每日 10 次,脓血便伴发热,BP 83/68 mmHg,P 100 次/分,皮肤凉、苍白,应诊断为

A. 休克发展期

B. 休克早期

C. 未发生休克

D. 休克晚期

E. 虚脱

10. 男性,72 岁,突然出现高热(＞39℃)、寒战、头痛、心慌、气短,T 39℃,P 110 次/分,BP 90/60 mmHg,四肢湿冷,心肺未见异常,肛门周围红肿。血白细胞 20×10⁹/L。最确切的诊断是

A. 化脓性脑膜炎

B. 感染性休克

C. 痔疮

D. 心脏病

E. 以上均不是

11. 男性,41 岁。因肾衰竭行血液透析治疗,10 天后突然畏寒、高热,血压 70/40 mmHg。全身有散在出血点,血象,白细胞总数 12×10⁹/L,中性粒细胞 90%。该患者目前最可能的诊断是

A. 透析中发生菌血症

B. 肾综合征出血热

C. 感染性休克

D. 流行性脑脊髓膜炎

E. 输液反应

12. 男性,6 岁,突然寒战、高热,1 天后全身出现多数紫斑。查体:面色苍白,皮肤发花,多数皮肤瘀斑,血压 75/38 mmHg,心率 120 次/分,颈软,心肺无异常,克氏征(一)。血白细胞 28×10⁹/L,中性粒细胞 0.90,血小板 60×10⁹/L。最可能的诊断是

A. 血小板减少性紫癜

B. 败血症休克

C. 暴发型流脑

D. 中毒型菌痢

E. 休克型肺炎

13. 女,27 岁,突起寒战,高热,恶心,呕吐、腰痛已 6 天。体检:重病容,眼睑水肿,球结膜及胸部皮肤充血,腋下见少许点状出血点,血压 75/55 mmHg,怀疑肾综合征出血热。本例必须首先考虑的治疗措施是

A. 慎用升压药

B. 补充血容量

C. 纠正酸中毒

D. 小剂量肝素抗 DIC

E. 选用抗病毒治疗

14. 下列不符合流行性乙型脑炎病理改变的是

A. 神经细胞变性,坏死

B. 血管套形成

C. 软化灶

D. 蛛网膜下腔有脓性渗出物

E. 胶质细胞增生

15. 流行性乙型脑炎不具有的改变是

A. 血管周围淋巴细胞浸润和血管套形成

B. 筛网状软化灶和脑水肿

C. 蛛网膜下腔以中性粒细胞为主的炎性渗出

D. 胶质结节形成

E. 神经细胞变性、坏死,出现噬神经细胞和卫星现象

E. 化脓性脑膜炎

16. 狂犬病患者具有特征性的病理变化是
   A. 脑组织有炎细胞浸润
   B. 神经细胞变性
   C. 急性弥漫性脑脊髓炎
   D. 脑组织有内格小体
   E. 可见 Purkinje 细胞

17. 麻疹的病理特征是
   A. 真皮充血水肿
   B. 形成内格里小体
   C. 血管内皮细胞肿胀
   D. 组织退行性变
   E. 形成多核巨细胞

18. 引起流行性出血热早期休克的原因是
   A. 大出血
   B. 电解质紊乱
   C. 酸中毒
   D. 血管通透性增加使血容量下降
   E. 感染

19. 流行性脑脊髓膜炎败血症期患者皮肤瘀点的主要病理基础是
   A. 血管脆性增强
   B. DIC
   C. 血小板减少
   D. 小血管炎致局部坏死及栓塞
   E. 凝血功能障碍

20. 4 岁患儿,高热 6 小时,伴头痛,频繁呕吐,腹泻 3 次为稀水样便。查体:T 39℃,BP 60/30 mmHg,精神萎靡,全身散在大小不等瘀斑,心肺未见异常。可能的诊断为
   A. 败血症,感染性休克
   B. 流行性脑脊髓膜炎
   C. 流行性乙型脑炎
   D. 中毒型细菌性痢疾

21. 男,43 岁,昨晚吃街边烧烤后于今晨 3 时突然畏寒、高热、呕吐、腹痛、腹泻,腹泻共 8 次,开始为稀水样便,继之便中带有黏液和脓血。在未做实验室检查的情况下,该患者可能的诊断是
   A. 急性轻型细菌性痢疾
   B. 急性普通型细菌性痢疾
   C. 中毒型细菌性痢疾
   D. 慢性细菌性痢疾急性发作
   E. 慢性迁延型细菌性痢疾急性发作

22. 霍乱患者最早出现的病理生理改变是
   A. 急性肾衰竭
   B. 急性肾上腺皮质功能不全
   C. 急性心功能不全
   D. 脑功能障碍
   E. 大量水分及电解质丢失

23. 血吸虫病的基本病理变化是
   A. 尾蚴性皮炎
   B. 嗜酸性粒细胞增多
   C. 肝脾肿大
   D. 虫卵肉芽肿
   E. 静脉炎和静脉周围炎

24. 日本血吸虫病理改变的特征是
   A. 虫卵沉积于门静脉血管壁
   B. 脾功能亢进
   C. 干酪样坏死
   D. 虫卵肉芽肿反应
   E. 肝纤维组织增生

25. 斯氏狸殖吸虫所致的皮下包块病理学检查可见
   A. 嗜酸性肉芽肿
   B. 虫卵
   C. 尾蚴
   D. 夏科-雷登晶体

E. 成虫

26. 班氏与马来丝虫病的病理变化主要发生在
A. 肠道集合淋巴结
B. 下肢淋巴管
C. 淋巴结
D. 胸导管
E. 淋巴管和淋巴结

27. 阿米巴结肠炎引起的溃疡病理特点是
A. 围堤状
B. 地图状
C. 鼠咬状
D. 刀切状
E. 烧瓶状

28. 流脑发生皮肤瘀点的病理基础是
A. 血管脆性增加
B. 血小板减少,凝血因子消耗
C. 广泛血管内凝血
D. 细菌及内毒素引起小血管栓塞性炎症
E. 细菌外毒素引起小血管栓塞性炎症

29. 艾滋病的主要病理变化是在
A. 淋巴结、胸腺
B. 中枢神经系统
C. 肺部
D. 消化道
E. 皮肤黏膜

30. 肾综合征出血热的病理变化以下列哪项为主?
A. 急性肾功能衰竭
B. DIC
C. 小血管内皮细胞肿胀,变性坏死
D. 低血容量休克
E. 微循环障碍

31. 女,40 岁持续高热伴上腹痛 4 天,巩膜黄染 3 天入院。体检:高热面容、神态清、血压 75/45 mmHg,巩膜黄染,呼吸急促 30 次/分,心率 120 次/分,律齐,右上腹压痛明显。血白细胞 20×10^9/L,中性粒细胞 88%。感染性休克的病原菌首先考虑
A. 肺炎链球菌
B. 大肠杆菌
C. 表皮葡萄球菌
D. 金黄色葡萄球菌
E. 脑膜炎双球菌

32. 关于细菌性痢疾的病理改变错误的是
A. 细菌性痢疾的肠道病变主要在结肠
B. 乙状结肠和直肠病变最显著
C. 病变可导致肠穿孔
D. 急性期病变为弥漫性纤维蛋白渗出性炎症
E. 结肠黏膜可覆盖灰白色假膜

33. 男性患者,诊断为肾综合征出血热。尿量由无尿增至 1 500 ml,体温再次升至 38.6℃,面色苍白,四肢冰冷,BP 70/50 mmHg,P 145 次/分,R 32 次/分,WBC 11.5×10^9/L,N 83%,Hb 120 g/L,BUN 由 34 mmol/L 升至 40 mmol/L,Ccr 由 430 mmol/L 升至 520 mmol/L。此时最重要的处理是
A. 抗休克
B. 止血治疗
C. 抗感染
D. 紧急血液透析
E. 强心利尿

34. 男性 36 岁,发热 3 天,诊断钩端螺旋体病,用青霉素 80 万单位肌内注射,3 h 后寒战,热度更高,脉搏加快,呼吸急促,应首先考虑
A. 过敏性休克
B. 并发肺炎
C. 合并败血症
D. 赫氏反应
E. 并发肺炎和心肌炎

35. 夏季,5 岁男性患儿,因"高热 2 天,心慌、气促、神志不清 4 h"就诊。查体:R 35 次/分,P 140 次/分,BP 70/45 mmHg,嗜睡,皮肤湿冷,无瘀斑,按压左下腹出现烦躁不安。该患儿最可能的诊断是

　A. 流行性脑脊髓膜炎

　B. 感染性休克

　C. Reye 氏综合征

　D. 中毒性菌痢

　E. 乙型脑炎

36. 男,50 岁,诊断慢性肝炎 10 年,肝硬化 2 年,近 5 天出现畏寒,体温 38～39℃,脉搏 110 次/分,血压 68/50 mmHg,精神极差,皮肤巩膜轻度黄染,脾肋下 2 cm,移动性浊音阳性,WBC 4.5×10^9/L, N 0.85, PLT 65×10^9/L。腹水草黄色,李凡它试验阴性,白细胞数 5.0×10^9/L,多核 40%,单核 60%。该患者发热休克最可能的原因是

　A. 肝硬化,消化道出血

　B. 自发性腹膜炎

　C. 慢性重症肝炎急性发作

　D. 肝硬化并感染性休克

　E. 肝硬化并革兰阳性球菌败血症

37. 男性,4 岁发热,头痛,皮疹 12 h,频繁抽风,昏迷 2 h 就诊,体检见广泛瘀斑,两下肢有融合成片的紫癜,血压测不出,瞳孔右侧扩大,对光反射消失。巴氏征右侧阳性。根据以上你认为属流脑哪一型?

　A. 普通型

　B. 暴发休克型

　C. 暴发脑膜脑炎型

　D. 暴发混合型

　E. 慢性败血症型并发心内膜炎

38. 女性,40 岁。持续高热伴右上腹痛 4 天,加重伴巩膜黄染 3 天入院。既往有胆囊炎病史。查体:呼吸急促 30 次/分,血压 75/40 mmHg。高热面容,神志清,巩膜黄染。

心率 124 次/分,律齐,右上腹压痛明显。化验:白细胞 21×10^9/L,中性粒细胞 90%。该病最可能的诊断是

　A. 慢性胆囊炎

　B. 急性黄疸型肝炎

　C. 慢性胆囊炎急性发作

　D. 急性胆囊炎,感染中毒性休克

　E. 感染中毒性休克

39. 立克次体病的病理变化主要是

　A. 小血管炎及血管周围炎

　B. 急性出血性坏死性炎症

　C. 单核巨噬细胞系统增生

　D. 急性假膜性炎症

　E. 干酪样坏死

40. 夏季,23 岁女性患者,因"呕吐、排水样便 2 天,气促、尿少 1 天"就诊,诊断霍乱,经抗感染治疗后患者症状消失。该患者何时可解除隔离?

　A. 热退后 5 天

　B. 1 次粪便培养阴性

　C. 连续 2 次粪便培养阴性

　D. 抗凝集素抗体滴度开始下降

　E. PCR 技术为检测到病原体

41. 患者男性,23 岁,广州建筑工地民工。2007年 12 月 4 日起出现咽痛,少许咳嗽,无痰。12 月 9 日上午突然寒战、高热,头痛、肌肉酸痛,频繁呕吐胃内容物、呈喷射性,间断出现谵妄。被送到当地医院急诊。入院体检:体温 39.8℃,脉搏 124 次/分,呼吸 30次/分,血压 80/40 mmHg。面色苍白,四肢末端厥冷、发绀,四肢及躯干皮肤有大片瘀点、瘀斑,呈花斑状,颈强直,颏胸距 3 个横指,克氏征阳性。本例最可能的临床诊断为

　A. 肾综合征出血热

　B. 脑型疟疾

　C. 钩端螺旋体病脑膜脑炎型

D. 流行性脑脊髓膜炎败血症休克型

E. 恙虫病并发脑膜脑炎

42. 甘露醇和呋塞米合用降低颅内压,对电解质的影响是

A. 高钠、高钾、高氯血症

B. 高钠、低钾、高氯血症

C. 低钠、低钾、高氯血症

D. 低钠、低钾、低氯血症

E. 低钠、高钾、高氯血症

43. 临床上不单用晶体液治疗休克的主要原因是

A. 可导致脑水肿

B. 可降低胶体渗透压

C. 可导致酸碱平衡的改变

D. 可导致电解质紊乱

E. 作用维持时间短

44. 长期服用利尿剂的患者,术前应特别注意哪种电解质紊乱?

A. Cl^-

B. HCO_3^-

C. Na^+

D. K^+

E. Ca^{2+}

45. 电解质与酸碱平衡密切相关,连接电解质与酸碱平衡的桥梁是

A. Na^+

B. K^+

C. Cl^-

D. HCO_3^-

E. Ca^{2+}

46. 肠梗阻致广泛小肠坏死患者,行坏死小肠切除术后休克表现好转,对患者的监护不必要的是

A. 精神情况

B. 皮肤温度

C. 血压、脉搏

D. 心电图

E. 脑电图

47. 肝功能与电解质代谢有密切关系,肝功能障碍时常发生电解质紊乱,下述错误的是

A. 水潴留

B. 低钠血症

C. 高钾血症

D. 低钙血症

E. 低磷血症

48. 患者男性,45岁。上消化道大出血,血压70/35 mmHg,面色苍白,神清。宜立即采取的治疗措施是

A. 抗感染治疗

B. 护肝治疗

C. 抗休克治疗

D. 大剂量止血药

E. 立即手术治疗

49. 患者女性,46岁。半年前因肺癌行肺叶切除输血400 ml。现为原发性肝癌行右半肝切除,术中失血多,快速输库血1 200 ml时创面渗血加重,血压下降,尿液呈红色。下列处理原则中错误的是

A. 立即停止输血,核查血型

B. 严密观察病情

C. 及早扩容,防止休克及DIC

D. 保护肾功能

E. 迅速强心

50. 同时存在水、电解质和酸碱平衡失调,治疗应首先

A. 调节酸碱失衡

B. 调节容量不足

C. 调节Cl^-不足

D. 调节K^+不足

E. 调节Ca^{2+}不足

51. 下列电解质浓度的变化不符合肾上腺皮质功能减退的是
    A. 细胞内钠降低
    B. 尿钠增加
    C. 细胞内钾升高
    D. 尿钾降低
    E. 细胞内镁增加

52. 临床上不单用晶体液治疗休克的主要原因是
    A. 可导致脑水肿
    B. 可降低胶体渗透压
    C. 可导致酸碱平衡的改变
    D. 可导致电解质紊乱
    E. 作用维持时间短

二、X型题

53. 肾综合征出血热继发性休克的主要原因是
    A. 并发腔道大出血
    B. 继发严重感染
    C. 水、电解质补充不足
    D. 血浆外渗
    E. 腹水形成

54. 感染性休克扩容治疗要求达到
    A. SBP>90 mmHg,脉压>30 mmHg
    B. 尿量>30 ml/h
    C. 脉率<100 次/分
    D. 血蛋白恢复至基础水平,无血液浓缩
    E. 组织灌注良好

55. 引起新生儿出血的主要原因有
    A. 肝功能不健全
    B. 凝血因子数量较少
    C. 高渗液引起的颅内出血等
    D. 服用阿司匹林的非甾体抗炎药
    E. 应用抗凝血药

56. 由于感染病原抗原变异而使疾病慢性化的

传染病包括
    A. AIDS
    B. 丙肝
    C. 流行性感冒
    D. 登革热
    E. 恙虫病

57. 败血症的病原学检查以血培养最为重要,下列说法正确的是
    A. 应在抗菌药物应用前及寒战、高热时进行
    B. 应多次反复送检
    C. 每次采血量新生儿和婴儿为 5 ml,年长儿和成人为 10 ml
    D. 已用抗菌药物的病例可加用对氨苯甲酸等以破坏抗生素
    E. 有条件时同时进行真菌和厌氧菌的培养

58. 细菌性痢疾易复发和重复感染的原因是
    A. 病后有长期的免疫力
    B. 病后免疫人短暂不稳定
    C. 不同的菌群及血清型之间无交叉免疫
    D. 不同的菌群及血清型之间有交叉耐药性
    E. 病后不产生免疫力

59. 感染性休克微循环障碍的分期有
    A. 微循环障碍期
    B. 缺血缺氧期
    C. 血管痉挛期
    D. 瘀血缺氧期
    E. 坏死期

60. 下列处理对预防"休克肺"有效的是
    A. 吸入 100% 纯氧
    B. 输血时使用滤过器
    C. 净化呼吸道
    D. 输血、输液量控制适当
    E. 用限量型呼吸机行机控呼吸

61. 关于"休克肾",正确的是
    A. 血肌酐增加
    B. 游离水清除试验接近零
    C. 血钾降低
    D. 血尿素氮增加
    E. 可演变为慢性肾衰竭

62. 下列对"休克肺"的叙述正确的是
    A. 也称为急性呼吸窘迫综合征(ARDS)
    B. 与肺内动静脉短路大量开放有关
    C. 肺内功能分流量增加
    D. 用呼气终末加压呼吸治疗有效
    E. 目前主张用反比通气

63. 关于中心静脉压(CVP),正确的叙述包括
    A. 失血性休克时较动脉压下降早
    B. 等于膈下下腔静脉压
    C. 颈外静脉压可大致反应 CVP
    D. 反应右心功能有一定的好处
    E. 对指导扩容治疗意义明显

64. 麻醉手术中引起神经性休克的常见原因是
    A. 低位脊髓麻醉
    B. 高位脊髓麻醉
    C. 情绪紧张
    D. 深度麻醉
    E. 大量失血

65. 休克早期患者临床表现包括
    A. 面色苍白
    B. 神志淡漠
    C. 脉搏细速
    D. 尿量减少
    E. 血压下降

66. 关于感染性休克,下列说法正确的是
    A. 病原菌多数为革兰氏阳性杆菌
    B. 比其他类型的休克更容易发生心力衰竭
    C. 多为低排高阻型

D. 多为高排低阻型
E. 缩血管药物抗休克有效

67. 休克的基本病理生理改变为
    A. 低血压
    B. 组织灌注不足
    C. 细胞代谢障碍
    D. 血容量不足
    E. 中心静脉压降低

68. 休克常分为
    A. 失血性休克
    B. 低血容量性休克
    C. 感染性休克
    D. 心源性休克
    E. 过敏性休克

69. 下述哪些指标对判断休克的程度很重要?
    A. 动脉压
    B. 心输出量
    C. 总外周阻力
    D. 中心静脉压
    E. 心肌收缩力

70. 下列关于休克患者的处理,正确的有
    A. 内失血性休克宜在抗休克的同时立即手术止血
    B. 合并颌面部严重创伤的休克患者,首先应保证气道通畅
    C. 合并骨折的休克患者,术前宜给予止痛
    D. 失血性休克患者,宜及时使用升压药
    E. 感染性休克患者,抗生素治疗比手术治疗更重要

71. 目前在抗休克治疗中缩血管药物的使用原则是
    A. 用于休克期血压下降不明显的患者
    B. 当血压过低,通过补液又不能纠正时应暂时使用
    C. 用于高动力型休克

D. 用于过敏性休克

E. 用于感染性休克和神经源性休克

72. 预防休克后急性肾功能不全的措施有

A. 尽快足量补充血容量

B. 保持适当的心输出量

C. 不使用高浓度血管收缩药

D. 使用高浓度血管收缩药

E. 监测尿量,必要时使用利尿药

73. 引起休克后肾功能不全的原因有

A. 低血压

B. 低血容量

C. 低心输出量

D. 不合理地使用 α 受体激动剂

E. 休克后 DIC

74. 下列治疗有改善代谢性碱中毒的作用的是

A. 给予氯化铵

B. 给予三羟甲基氨基甲烷

C. 给予氯化钾

D. 大量输液

E. 给予复合氨基酸制剂

75. 对出血性休克的治疗措施不当的包括

A. 先补充胶体液,后补充晶体液

B. 早期使用血管收缩药

C. 高渗氯化钠抗休克有效

D. 纳洛酮具有抗休克疗效

E. 快速补液时为预防心力衰竭,可给予强心药

76. 导致"休克肺"的原因包括

A. 输液、输血过量

B. 表面活性物质缺乏

C. 肺微血管栓塞

D. 肺小静脉收缩

77. 对于失血性休克,高渗氯化钠输注的血流动力学效应表现是

A. 增加全身血管阻力

B. 增加平均动脉压

C. 心输出量增加

D. 改善微循环

E. 减慢心率

78. 合并心血管疾病患者术前应该做哪些必要的准备?

A. 控制心律失常

B. 控制高血压

C. 改善心脏功能

D. 纠正水、电解质和酸碱紊乱,特别应纠正低血钾

E. 急诊手术应尽可能完成上述一些准备,同时在有限的时间内进行心电图、血气和电解质检查,处理心律失常(如快速房颤)或心力衰竭

第十二章

临床常见疾病

一、A1/A2 型题

1. 体温上升 1℃，心率约增快
  A. 5 次
  B. 10 次
  C. 16 次
  D. 20 次
  E. 24 次

2. 下列不是风湿性心脏瓣膜病常见并发症的是
  A. 心力衰竭
  B. 心律失常
  C. 肺部感染或感染性心内膜炎
  D. 栓塞现象
  E. 心源性休克

3. 风湿性心脏病中最常见的联合瓣膜病是
  A. 二尖瓣狭窄合并主动脉瓣关闭不全
  B. 二尖瓣关闭不全合并主动脉瓣关闭不全
  C. 二尖瓣关闭不全合并主动脉瓣狭窄
  D. 二尖瓣狭窄合并主动脉瓣狭窄
  E. 二尖瓣狭窄合并三尖瓣关闭不全

4. 风湿性心脏病二尖瓣狭窄最严重的并发症是
  A. 心房颤动

  B. 体循环栓塞
  C. 急性肺水肿
  D. 右心衰竭
  E. 感染性心内膜炎

5. 女性，15 岁，发热，双膝关节红肿痛，心尖区闻及舒张期隆隆样杂音，血红蛋白 100 g/L，经治疗后半年复查，杂音消失，诊断可能为
  A. 风湿性心脏病二尖瓣狭窄
  B. 风湿热二尖瓣炎
  C. 左房黏液瘤
  D. 贫血所致杂音
  E. Austin - Flint 杂音

6. 男性，46 岁，患风湿性心脏瓣膜病二尖瓣狭窄及二尖瓣关闭不全，心功能Ⅲ级，每日服地高辛 0.125 mg。10 天前气促、水肿等症状加重，心率 120 次/分，心律完全不规则。首先应采取的治疗措施为
  A. 毛花苷丙
  B. 呋塞米
  C. 直流电复律
  D. 扩血管药物
  E. 维拉帕米

7. 女性，40 岁，患有风湿性心脏病多年，近 1～2 年来活动时心慌气短，有时少量咯血，经

超声心动图检查示二尖瓣口有效面积＜1.5 cm²,无活动风湿的临床及化验指征。该患者最佳的治疗方案是
A. 预防呼吸道感染,避免体力活动
B. 经皮球囊二尖瓣成形术
C. 人工瓣膜置换术
D. 地高辛治疗
E. 利尿剂治疗

8. 女性,70岁,2周来发热,体温38℃,食欲缺乏,乏力,心悸。体检:肺(一),主动脉瓣区闻及舒张期吹风样杂音,心率100次/分,律整,肝脾未及,血红蛋白100 g/L,白细胞12×10⁹/L,超声心动图检查示主动脉瓣钙化,关闭不全,有两个8 mm大小的赘生物。最可能的诊断是
A. 退行性心脏病,主动脉瓣关闭不全合并感染性心内膜炎
B. 风湿性心脏病,活动风湿
C. 巨幼细胞性贫血
D. 大动脉炎
E. 原因不明发热

9. 风湿性心脏病联合瓣膜病最常侵犯的瓣膜是
A. 三尖瓣＋二尖瓣
B. 三尖瓣＋主动脉瓣
C. 肺动脉瓣＋二尖瓣
D. 二尖瓣＋主动脉瓣
E. 二尖瓣＋肺动脉瓣

10. 女性,35岁,原有风湿性心脏病伴二尖瓣狭窄10年,今晨刷牙时突然失语跌倒,右侧肢体瘫痪,其诊断最可能是
A. 脑血管畸形
B. 脑出血
C. 脑栓塞
D. 颅内肿瘤
E. 深静脉栓塞

11. 在我国,高血压病最常见的并发症是
A. 尿毒症
B. 高血压危象
C. 心力衰竭
D. 主动脉夹层
E. 脑血管意外

12. 高血压病患者,体检发现上腹部有血管杂音,可能是何种继发性高血压?
A. 嗜铬细胞瘤
B. 肾动脉狭窄
C. 慢性肾炎
D. 原发性醛固酮增多症
E. 库欣综合征

13. 男性,20岁,发现高血压2年,血压在(180～220)/(110～130) mmHg,尿蛋白(＋＋),尿素氮11.5 mmol/L,血肌酐5 mg/L,心电图示左室肥厚劳损,最可能的诊断是
A. 高血压病3级
B. 肾性高血压
C. 高血压危象
D. 高血压病1级
E. 急进性高血压

14. 慢性肾炎引起高血压、肾功能不全与高血压病引起肾功能不全的最重要的鉴别资料是
A. 血压增高程度
B. 肾功能损害程度
C. 眼底改变
D. 高血压与肾炎的发病史
E. 心功能改变

15. 高血压病最严重的病变是
A. 左心室肥大
B. 颗粒性固缩肾
C. 脑软化
D. 脑出血

E. 视网膜出血

16. 某高血压伴充血性心力衰竭患者,同时患有肾上腺嗜铬细胞瘤和外周血管痉挛性疾病,应选用治疗的药物是
A. 强心苷
B. 糖皮质激素
C. 血管紧张素转换酶抑制剂(ACEI)
D. 酚妥拉明
E. 哌唑嗪

17. 原发性醛固酮增多症患者最常出现的症状是
A. 高血压
B. 肌无力及周期性瘫痪
C. 肢端麻木
D. 口渴、多饮、多尿
E. 心律失常

18. 女性,35岁,发现高血压5年,血压经常波动在160~180/100~110 mmHg,口干、多尿,以夜尿增多为主,化验血钾为2.8 mmol/L,时常出现四肢麻木和手足搐搦,病因诊断可能为
A. 原发性高血压
B. 肾脏疾病
C. 嗜铬细胞瘤
D. 原发性醛固酮增多症
E. 脑血管栓塞

19. 高血压危象治疗,首选药物为
A. 硝普钠静脉滴注
B. 复方降压片口服
C. 卡托普利口服
D. 氢氯噻嗪注射
E. 普萘洛尔口服

20. 高血压伴有低钾血症首先应考虑
A. 皮质醇增多症
B. 原发性醛固酮增多症

C. 嗜铬细胞瘤
D. 继发于慢性肾炎
E. 肾动脉狭窄

21. 心肌梗死最常发生的部位在
A. 室间隔后1/3
B. 左心室后壁
C. 右心室前壁
D. 左心室前壁
E. 左心室侧壁

22. 严重冠状动脉狭窄是指冠脉狭窄程度达
A. 50%以上
B. 70%以上
C. 80%以上
D. 90%以上
E. 95%以上

23. 急性心梗第2周出现发热和心包摩擦音,血沉30 mm/h,血白细胞 6.1×10^9/L,中性粒细胞55%,可能是
A. 急性心肌梗死的反应性心包炎
B. 心脏破裂
C. 急性心肌梗死后综合征
D. 伴发病毒性心包炎
E. 室壁瘤

24. 男性,60岁,因急性心肌梗死收入院。住院第2天心尖部出现2/6~3/6级粗糙的收缩期杂音,间断伴喀喇音,经抗缺血治疗后心脏杂音消失。该患者最可能的诊断为
A. 心脏乳头肌功能失调
B. 心脏乳头肌断裂
C. 心脏游离壁破裂
D. 心脏二尖瓣穿孔
E. 心室膨胀瘤

25. 心绞痛与急性心肌梗死临床表现的主要鉴别点是
A. 疼痛部位

B. 疼痛性质

C. 疼痛程度

D. 疼痛放射部位

E. 疼痛持续时间

26. 变异型心绞痛的特点之一是

A. 心绞痛常于劳累后发生

B. 心绞痛在情绪激动时诱发

C. 心绞痛发作时 ST 段上抬

D. 心绞痛发作时 ST 段明显下移

E. 心绞痛发作时出现病理性 Q 波

27. 急性心肌梗死时,对诊断最有意义的是

A. ST 段明显下移

B. T 波明显倒置

C. Q 波大于同导联 R 波

D. 血中肌钙蛋白升高

E. 胸痛持续半个小时

28. 下述是急性心肌梗死的全身症状,除了

A. 发热

B. 心动过速

C. 白细胞增高

D. 血沉增快

E. 镜下血尿

29. 导致急性心肌梗死患者早期(24 h 内)死亡的主要原因为

A. 心功能不全

B. 心源性休克

C. 心律失常

D. 心脏破裂

E. 肺栓塞

30. 冠心病心绞痛需要与以下疾病鉴别,除了

A. 心脏神经官能症

B. 急性心肌梗死

C. 肋间神经痛

D. 肥厚型心肌病

E. 肺源性心脏病

31. 冠心病心绞痛疼痛的性质为

A. 针刺样疼痛

B. 刀割样疼痛

C. 压迫性疼痛

D. 跳痛

E. 隐痛

32. 男性,55 岁,因急性心肌梗死收治入院,突然出现心尖部收缩期杂音,无震颤,心衰症状明显加重,最可能的原因是

A. 左心室扩大引起二尖瓣关闭不全

B. 心率增快

C. 合并感染性心内膜炎

D. 室间隔穿孔

E. 乳头肌功能失调或断裂

33. 下述不属于急性冠脉综合征的是

A. 初发劳力性心绞痛

B. 变异性心绞痛

C. 急性 ST 段抬高型心肌梗死

D. 稳定型劳力性心绞痛

E. 急性非 ST 段抬高型心肌梗死

34. 急性下壁心肌梗死最容易并发的心律失常是

A. 室性心动过速

B. 房室传导阻滞

C. 房性心动过速

D. 心房颤动

E. 心室颤动

35. 男性,32 岁,因发作性胸闷就诊,既往患高血压、糖尿病,吸烟 12 年,其父母均患冠心病。该患者患冠心病的危险因素不包括

A. 青年男性

B. 高血压病

C. 吸烟

D. 冠心病家族史

E. 糖尿病

36. 男性,45岁,2年前发生急性心肌梗死,近1个月活动后喘憋、口唇发绀、下肢水肿,双肺底可闻及湿啰音。该患者可能存在的病理生理学改变有
A. 肾素-血管紧张素-醛固酮系统激活
B. 交感神经系统抑制
C. 心输出量增加
D. 水钠排泄增加
E. 心钠素分泌降低

37. 劳力型心绞痛,疼痛常发生于
A. 吵架后
B. 睡眠时
C. 吸烟时
D. 劳累与情绪激动时
E. 安静休息时

38. 男性,75岁,心肌梗死住院第5天突然胸骨左缘第3～4肋间闻及4/6级收缩期杂音伴震颤,其可能诊断为
A. 亚急性感染性心内膜炎
B. 乳头肌功能失调
C. 室壁瘤
D. 室间隔破裂
E. 主动脉瓣关闭不全

39. 心功能不全早期的应激反应是
A. 心室肥厚
B. 心室扩张
C. 交感神经系统、肾素-血管紧张素系统活性和血管升压素水平升高
D. 回心血量增加
E. 大量分泌心房肽

40. 男,45岁,有高血压史。因阵发性心悸2天来诊。体检:血压120/70 mmHg,心率180次/分,律齐,心音正常,无杂音。1 min后心率降至80次/分,律齐。30 s后又回复至180次/分。最可能的诊断为
A. 窦性心动过速

B. 阵发性心房颤动
C. 阵发性室上性心动过速
D. 阵发性心房扑动
E. 三度房室传导阻滞

41. 下列可引起右心室后负荷增加的是
A. 室间隔缺损
B. 二尖瓣狭窄
C. 大量快速输液
D. 主动脉瓣狭窄
E. 房间隔缺损

42. 关于肺癌,下列正确的是
A. 鳞癌对放疗和化疗不敏感
B. 鳞癌通常首先经血行转移
C. 腺癌在晚期才发生血行转移
D. 未分化癌对放疗和化疗较敏感
E. 未分化癌淋巴和血行转移较晚

43. 女性,50岁,咳嗽1月余。体检示球结膜充血,颈静脉怒张,双肺呼吸音清,双下肢不肿。最可能的诊断为
A. 肺结核
B. 肺栓塞
C. 上腔静脉阻塞综合征
D. 肺癌
E. 右心衰竭

44. 男性,65岁。吸烟史20余年,每日10～20支,右胸隐痛伴刺激性咳嗽,痰中带血丝1个月,呼吸困难3天来诊。查体:消瘦,呼吸26次/分,右锁骨上淋巴结肿大。右胸第7肋以下叩浊,呼吸音减低。胸片示右侧大量胸腔积液。最可能的诊断是
A. 结核性胸膜炎
B. 癌性胸腔积液
C. 脓胸
D. 肺炎致反应性胸腔积液
E. 肺栓塞伴发胸腔积液

45. 确诊肺癌最可靠的依据是
   A. 胸部 X 线检查
   B. 痰细胞学和纤维支气管镜检查
   C. 胸部 CT 检查
   D. 放射性核素肺扫描
   E. 病史、体征

46. 男,32 岁,3 天前淋雨,次日出现寒战、高热,继之咳嗽,咳少量黏液脓性痰,伴右侧胸痛。查体:体温 39℃,急性病容,口角和鼻周有疱疹,心率 110 次/分,律齐。血白细胞 $11 \times 10^9/L$。最可能的诊断是
   A. 急性肺脓肿
   B. 干酪性肺炎
   C. 葡萄球菌肺炎
   D. 肺炎支原体肺炎
   E. 肺炎链球菌肺炎

47. 女,32 岁,半月前感冒后畏寒、发热、咳嗽,5 天前咳大量黄色脓性痰,痰中带血,经青霉素、头孢噻肟等治疗无效。体检:体温 40℃,呼吸急促,双肺中下闻及湿啰音。血白细胞 $25 \times 10^9/L$,中性粒细胞 90%。X 线胸片显示双肺中下斑片状实变阴影,并有多个脓肿和肺气囊肿。本例诊断应首先考虑为
   A. 肺炎球菌肺炎
   B. 葡萄球菌肺炎
   C. 克雷伯杆菌肺炎
   D. 支原体肺炎
   E. 干酪性肺炎

48. 女性,30 岁,因咽痛、肌肉酸痛、发热和刺激性咳嗽就诊,血常规 WBC $9.9 \times 10^9/L$,X 线示下肺野近肺门处高密度的片状影,首先应考虑的诊断为
   A. 病毒性肺炎
   B. 浸润性肺结核
   C. 军团菌肺炎
   D. 支原体肺炎

   E. 肺炎球菌肺炎

49. 患者,男,20 岁。突发胸闷,气急,咳嗽。听诊:两肺满布哮鸣音。应首先考虑的是
   A. 慢性支气管炎喘息型
   B. 急性支气管炎
   C. 心源性哮喘
   D. 支气管哮喘
   E. 气胸

50. 女性,45 岁。患类风湿关节炎近 20 年合并肺间质纤维化 5 年。1 周前受凉感冒后出现低热、咳嗽、咳脓痰。近 3 天呼吸困难加重,静息即感明显气短。查体:呼吸 30 次/分,呼吸困难明显,发绀,双下肺可闻多量湿性啰音,心率 110 次/分,经动脉血气分析检查诊断为呼吸衰竭,该患者呼衰最可能的类型为
   A. Ⅰ型呼衰
   B. Ⅱ型呼衰
   C. 先Ⅰ型以后发展为Ⅱ型
   D. 先Ⅱ型以后发展为Ⅰ型
   E. 以上都不是

51. 女性,58 岁,确诊为慢性阻塞性肺疾病 15 年,最近 1 周病情加重。入院时神志清楚,动脉血气分析示 $PaCO_2$ 50 mmHg, PaO_2 45 mmHg。吸入 40% 浓度氧后,患者呼之不应,查动脉血气分析示 $PaCO_2$ 90 mmHg, PaO_2 75 mmHg。患者出现意识障碍的原因是
   A. 感染加重
   B. 气道阻力增加
   C. 感染中毒性脑病
   D. 脑血管意外
   E. 呼吸中枢受到抑制

52. 男性,25 岁,反复哮喘发作 20 年,严重发作已持续 48 小时。查体:呼吸困难,发绀,烦躁,双肺呼吸音低,可闻及散在哮鸣音,心

率 124 次/分,有奇脉。下列措施错误的是

A. 静脉补充 5% 葡萄糖盐水

B. 静脉给予氨茶碱,但一般应<1.0 g/d

C. 静脉给予甲泼尼龙 40 mg,每 6 h

D. 经压缩空气泵雾化吸入 β_2 受体激动剂

E. 肌注苯巴比妥

53. 与肺气肿发病有关的是

A. 胆碱酯酶活性正常

B. 腺苷酸环化酶增高

C. 磷酸二酯酶减少

D. α_1 抗胰蛋白酶减少

E. 蛋白分解酶减少

54. 下列不是慢性阻塞性肺气肿的体征的是

A. 呼气相延长

B. 心音遥远

C. 管状呼吸音

D. 桶状胸

E. 呼吸音减低

55. 女性,65 岁,反复咳嗽,咳白色黏液样痰 10 年,每年冬季加重。查体:双肺呼吸音略减低,左下肺可闻及少许湿啰音。X 线胸部正位像示肺纹理增多。该患者最可能的诊断是

A. 支气管哮喘

B. 慢性阻塞性肺气肿

C. 支气管扩张

D. 慢性支气管炎

E. 慢性肺源性心脏病

56. 根据下列选项可以诊断支气管哮喘的是

A. 反复发作呼气性呼吸困难伴弥漫性哮鸣音,可自行缓解或治疗后缓解

B. X 线检查双肺过度充气,透亮度增加

C. 双肺满布湿啰音

D. 动脉血气分析有呼吸性酸中毒

E. 氨茶碱治疗有效

57. 女性,60 岁。右上腹持续胀痛 8 小时,伴寒战、高热,既往有类似发作并伴黄疸史。查体:体温 39.5℃,血压 70/50 mmHg,心率 120 次/分,神志淡漠,巩膜及皮肤黄染,右上腹肌紧张及压痛。白细胞计数 $24×10^9/L$。最可能的诊断是

A. 胰腺癌

B. 急性胰腺炎

C. 溃疡病穿孔

D. 急性胆囊炎、胆石症

E. 急性梗阻性化脓性胆管炎

58. 肝硬化患者突然出现剧烈腹痛、发热、腹水迅速增加、脾增大,最可能的并发症是

A. 肝破裂

B. 原发性腹膜炎

C. 门静脉血栓形成

D. 肝肾综合征

E. 胃肠穿孔

59. 原发性肝癌晚期最常见的致死并发症是

A. 食管静脉曲张破裂出血

B. 肝性昏迷

C. 癌结节破裂出血

D. 腹水继发感染

E. DIC

60. 某患者近期发现肝大(肋下 4 cm),质硬,有大小不等的结节,伴低热、食欲缺乏、轻度黄疸,HBsAg(＋),ALT 40 U/L,AFP 800 ng/ml。最可能的诊断是

A. 急性黄疸型肝炎

B. 慢性活动性肝炎

C. 大结节性肝硬化

D. 原发性肝癌

E. 胆汁性肝硬化

61. 男,48 岁,11 年前有乙型肝炎病史,4 年前发现肝硬化、脾肿大,今突然呕血、黑便,伴头晕、出冷汗而来我院急诊。血压 75/

60 mmHg,脉搏 110 次/分。经复苏后循环稳定,未再出血,此时应

A. 急诊胃镜检查

B. 急诊胃肠钡餐检查

C. 试用三腔管压迫

D. 急诊分流术

E. 急诊断流术

62. 下列药物不会引起急性胰腺炎的是

A. 氢氧化铝

B. 氢氯噻嗪

C. 硫唑嘌呤

D. 酒精

E. 促肾上腺皮质激素

63. 阻塞性黄疸时引起皮肤瘙痒的主要物质是

A. 非酯型胆红素

B. 酯型胆红素

C. 胆固醇

D. 胆汁酸盐

E. 磷脂

64. 上腹部绞痛,寒战高热、黄疸,最常见于

A. 胆道蛔虫病

B. 胆总管囊肿

C. 先天性胆道闭锁

D. 急性胆囊炎

E. 胆总管结石合并感染

65. 胆道蛔虫病的典型临床表现是

A. 中上腹"钻顶样"剧烈绞痛

B. 突然发病,突然缓解

C. 可有蛔虫吐出史

D. 可伴轻度黄疸

E. 以上都是

66. 肝癌与肝脓肿进行鉴别诊断,最容易混淆的是

A. 发热

B. 右上腹部肿块

C. 肝区疼痛

D. 肝癌坏死液化

E. 贫血

67. 胰腺癌最常见的首发症状是

A. 食欲缺乏

B. 消瘦乏力

C. 上腹痛和上腹饱胀不适

D. 黄疸

E. 发热

68. 单纯性甲状腺肿是指

A. 弥漫性毒性甲状腺肿大

B. 甲状腺癌结节性肿大

C. 吸碘率正常的甲状腺肿大

D. 甲状腺功能正常的甲状腺肿大

E. 慢性甲状腺炎引起的甲状腺肿大

69. 早期乳腺癌首选的治疗手段是

A. 化学治疗

B. 激素治疗

C. 放射治疗

D. 早期手术

E. 免疫疗法

70. 关于乳腺癌,下列不正确的是

A. 锁骨下淋巴结转移属远处转移

B. 原位癌患者可以不行腋窝淋巴结清扫

C. 雌、孕激素受体阳性的病例内分泌治疗效果好

D. 乳腺癌保乳术后应接受放疗

E. Paget 病恶性程度较低

71. 有关乳腺疾病,下列错误的是

A. 慢性囊性乳腺病常为多发性病变

B. 乳管内乳头状瘤极少恶变

C. 乳房纤维腺瘤虽属良性,也有恶变可能

D. 急性乳腺炎患者几乎都是产妇

E. 乳房内间质也可以发生恶性肿瘤

72. 急性乳腺炎最常见的原因是
- A. 有乳腺囊性增生症病史
- B. 先天乳头内陷
- C. 初产妇
- D. 全身抵抗力下降
- E. 乳头皮肤破溃损伤

73. 急性乳腺炎最常见于
- A. 妊娠期妇女
- B. 产后哺乳期妇女
- C. 乳头凹陷妇女
- D. 以上都是
- E. 以上都不是

74. 胃癌最主要的转移方式是
- A. 直接蔓延
- B. 淋巴转移
- C. 血行转移
- D. 腹腔种植
- E. 以上都不对

75. 骨软骨瘤多见于
- A. 长管骨骨端
- B. 长管骨干骺端
- C. 长管骨骨干
- D. 长管骨骨骺
- E. 扁骨骨端

76. 伸直型桡骨下端骨折的畸形是
- A. 垂腕型
- B. 银叉型
- C. 尺偏型
- D. 爪型
- E. 僵硬型

77. 女,65岁,不慎摔倒,右髋部着地,当即右髋剧痛,不能站立,急诊来院,检查见右下肢缩短,外旋畸形。其最可能的诊断是
- A. 右股骨干骨折
- B. 右髋关节后脱位

- C. 右髋关节中心脱位
- D. 右股骨颈骨折
- E. 右髋关节前脱位

78. 女,5岁。车祸有大腿致伤,X线显示右股骨中段骨折,轻度成角畸形,无明显移位。正确的治疗方法是
- A. 垂直悬吊皮牵引
- B. 切开复位髓内针内固定
- C. 切开复位钢板内固定
- D. 手法复位小夹板固定皮牵引
- E. 切开复位外固定架固定

79. "扳机点"常见于
- A. 三叉神经痛
- B. 面神经炎
- C. 症状性癫痫
- D. 面肌抽搐
- E. 偏头痛

80. 原发性与继发性三叉神经痛的主要鉴别是根据
- A. 是否存在"触发点"
- B. 是否伴有神经系统体征
- C. 是否伴有角膜炎
- D. 是否伴有牙齿疾患
- E. 是否疼痛范围较小

81. 男孩,4岁,突发高热、抽搐6 h。体检:体温40℃,血压低。最可能的诊断是
- A. 中毒型细菌性痢疾
- B. 流行性乙型脑炎
- C. 结核性脑膜炎
- D. 流行性脑脊髓膜炎
- E. 病毒性脑炎

82. 8岁患儿,春节期间因"上感",注射青霉素40万单位,5 h后出现高热、头痛,前胸有出血点,血压低。下列诊断可能性最大的是
- A. 流感

B. 细菌性痢疾

C. 青霉素过敏

D. 流行性脑脊髓膜炎

E. 伤寒

83. 男孩,4岁。因发热、头痛2天于春节期间来诊。查体:全身皮肤可见散在出血点,颈部有抵抗感。脑脊液查呈化脓性改变。最可能的诊断是

A. 流行性乙型脑炎

B. 散发性病毒性脑膜炎

C. 流行性脑脊髓膜炎

D. 结核性脑膜炎

E. 中毒型细菌性痢疾

84. 患儿5岁,阵发性头痛3个月,因突然剧烈头痛、反复呕吐半天急诊入院。检查:神志清醒,双瞳孔正常,颈项强直,半小时后突然呼吸停止,心跳存在。其诊断是

A. 垂体腺瘤

B. 急性脑水肿

C. 急性脑膜炎

D. 枕骨大孔疝

E. 小脑幕切迹疝

85. 6岁女孩发热,体检咽部红肿,有颈强直,有脑膜刺激症状,腰穿有脓性脑脊液,但未培养出脑膜炎双球菌,临床诊断为脑膜炎。请问下列哪种细菌还能引起本病?

A. 大肠埃希菌

B. 流感嗜血杆菌

C. B族链球菌

D. 新型隐球菌

E. 金黄色葡萄球菌

86. 3岁小儿,发热3天,有头痛、呕吐。查体:皮肤有瘀点、瘀斑,脑膜刺激征(+)。腰穿:脑压升高,外观混浊,细胞数 $2\,000\times10^6/L$,糖和氯化物明显降低,蛋白含量明显升高,脑脊液直接涂片检菌阳性。临床

诊断为

A. 肺炎双球菌性脑膜炎

B. 普通型流脑

C. 结核性脑膜炎

D. 脑膜脑炎型流脑

E. 病毒性脑膜炎

87. 男性,70岁,吞咽困难3个月。食管钡餐透视:中段有3cm的不规则食管充盈缺损。取活体组织病检为鳞癌。心电图检查示ST段下降,T波倒置。肺功能:严重障碍。其治疗方法为

A. 药物疗法

B. 根治性手术切除

C. 姑息性手术

D. 放射治疗

E. 胃造口术

88. 女性,34岁。活动后心悸、气促3年,加重伴双下肢水肿半年。查体:消瘦,贫血面容。双下肢水肿。心界不大,心音弱,未闻及杂音。腹部隆起,移动性浊音阳性。胸片提示:心影周围可见钙化影。最有可能的诊断是

A. 二尖瓣狭窄

B. 二尖瓣关闭不全

C. 左房黏液瘤

D. 慢性缩窄性心包炎

E. 以上都不是

89. 女性,7岁。活动后气促2年。查体:无发绀,胸骨左缘3~4肋间粗糙的吹风样收缩期杂音,可触及收缩期震颤,P_2亢进。最有可能的诊断是

A. 室间隔缺损

B. 房间隔缺损

C. 动脉导管未闭

D. 肺动脉狭窄

E. 法洛四联症

90. 男性,7 岁。自幼气促,剧烈活动后可出现晕厥。查体:于胸骨左缘第 2 肋间可闻及粗糙喷射样收缩期杂音。明确诊断最有价值的检查是
A. 血气分析
B. X 线检查
C. 彩色多普勒超声心动图检查
D. ECG 检查
E. 血生化检查

91. 女性,5 月龄。因发现心脏杂音 5 天来诊。查体:发育营养良好,无发绀,胸骨左缘 3、4 肋间可闻 3/6 级收缩期杂音,无震颤。超声心动图检查示:各房室内径正常,室间隔膜部回声中断 3 mm,可探及左向右过隔血流,诊断为室间隔缺损。根据上述检查,给家长的治疗建议是
A. 介入治疗
B. 手术治疗
C. 暂不考虑手术
D. 服药治疗
E. 随诊观察病情进展

92. 患儿,11 个月。生后反复患肺炎,2 天前开始发热、咳嗽、气促、烦躁不安。体检:口唇发绀,呼吸 48 次/分,心率 198 次/分,心音低钝,胸骨左缘 3、4 肋间可闻及 3/6 级收缩期杂音,双肺中、小水泡音,肝肋下 3.0 cm,双足背轻度水肿。本例可能的诊断为
A. 室间隔缺损
B. 室间隔缺损合并肺炎
C. 室间隔缺损合并肺炎和心力衰竭
D. 室间隔缺损合并亚急性细菌性心内膜炎
E. 室间隔缺损合并心力衰竭

93. 室间隔缺损、房间隔缺损、动脉导管未闭及法洛四联症,上述的先天性心脏病患儿平时最常见的并发症是
A. 肺炎

B. 脑栓塞
C. 心律失常
D. 喉返神经麻痹
E. 感染性心内膜炎

94. 胎儿血液循环出生后的改变,下列不正确的是
A. 肺小动脉肌层退化
B. 肺循环压力增高
C. 卵圆孔未闭
D. 体循环压力增高
E. 动脉导管闭塞

95. 伤寒、副伤寒的首选治疗药物为
A. 复方磺胺甲噁唑
B. 氯霉素
C. 庆大霉素
D. 链霉素
E. 四环素

96. 脑栓塞的栓子主要来自下述疾病或部位,但除外
A. 风湿性心脏病
B. 细菌性心内膜炎
C. 主动脉壁粥样斑块脱落
D. 主动脉夹层瘤血块脱落
E. 左心房血栓脱落

97. 下列为 COPD 治疗原则的是
A. 戒烟、治疗并发症
B. 抗过敏治疗
C. 使用钙剂
D. 使用钙通道阻滞剂
E. 长期卧床

98. COPD 患者的共同特点是
A. 以吸气困难为主的呼吸困难
B. 以呼气困难为主的呼吸困难
C. 吸气、呼气均困难
D. 气道阻塞

E. 以上都正确

99. 治疗室颤的首选方法是
   A. 电复律
   B. 电除颤
   C. 药物
   D. 心脏起搏
   E. 压迫颈动脉窦

100. 风湿性心脏病二尖瓣狭窄最常见的心律失常是
   A. 房室传导阻滞
   B. 室性期前收缩
   C. 心房颤动
   D. 心室颤动
   E. 窦性心律

二、A3/A4 型题

(101～103 题共用题干)

患者女性,64 岁,半年前体检测血压 162/90 mmHg,尿常规及肾功能正常,此后一直服用卡托普利治疗。1 个月前出现夜尿多、乏力,血压 190/110 mmHg。尿常规:蛋白质(+);肾功能:血尿素氮 16 mmol/L,肌酐 324 μmol/L,血钾 3.0 mmol/L。B 超声检查:左肾 11.8 cm×5.2 cm,右肾 9.0 cm×3.8 cm。

101. 根据上述临床表现,首先考虑
   A. 原发性醛固酮增多症
   B. 先天性右肾发育不良
   C. 良性小动脉性肾硬化症
   D. 恶性小动脉性肾硬化症
   E. 肾动脉狭窄

102. 目前该患者宜首先采用的治疗方法是
   A. 停用卡托普利,使用钙通道阻滞剂
   B. 加用利尿剂
   C. 补充钾盐
   D. 必需氨基酸疗法

E. 透析治疗

103. 为明确肾功能恶化的原因,应选择的检查是
   A. 肾穿刺活检
   B. 肾动脉造影
   C. 肾静脉造影
   D. 肾上腺 CT 检查
   E. 肾彩色多普勒超声检查

(104～107 题共用题干)

患者女,45 岁。反复右上腹胀痛 5 年,加重 1 个月,诊为胆囊结石,在硬膜外麻醉下行胆囊切除术。既往曾患肾盂肾炎,术前肾功能检查未见异常,术后行硬膜外患者自控镇痛术(PCEA),配方如下:0.15% 布比卡因 150 ml,内含吗啡 10 mg,氟哌利多 5 mg。术后第 1 天出现少尿、排尿困难。

104. 最可能的原因是
   A. 急性肾衰竭
   B. 尿潴留
   C. 血容量不足
   D. 局麻药引起膀胱麻痹
   E. 肾盂肾炎急性发作

105. 在行 PCEA 治疗中,目前临床上最常用的局麻药是
   A. 盐酸利多卡因
   B. 盐酸丁卡因
   C. 盐酸布比卡因
   D. 盐酸罗哌卡因
   E. 碳酸利多卡因

106. 低浓度时能产生感觉神经与运动神经分离阻滞的局部麻醉药是
   A. 盐酸利多卡因
   B. 盐酸丁卡因
   C. 盐酸布比卡因
   D. 盐酸罗哌卡因
   E. 碳酸利多卡因

107. pH>7.0 的局麻药是
    A. 盐酸利多卡因
    B. 盐酸丁卡因
    C. 盐酸布比卡因
    D. 盐酸罗哌卡因
    E. 碳酸利多卡因

(108~111 题共用题干)

患者男,55 岁。活动后气促 3 年,加重伴双下肢水肿 2 个月入院。体检:血压 100/75 mmHg,心界向左下扩大,心率 110 次/分,房颤心律,心尖部 2 级收缩期杂音,两肺少量湿啰音,颈静脉怒张,肝颈征阳性,肝肋下 2 cm,双下肢水肿。否认高血压病、糖尿病病史。

108. 最可能诊断是
    A. 扩张型心肌病
    B. 肥厚型心肌病
    C. 限制型心肌病
    D. 冠心病
    E. 肺心病

109. 以下检查对确定诊断最有意义的是
    A. 心电图
    B. 血生化
    C. 胸部 X 线检查
    D. 超声心动图
    E. 漂浮导管检查

110. 检查心电图示心房纤颤、频发室早,对该例患者室性早搏的处理,首选
    A. β受体阻滞剂
    B. 美西律
    C. 胺碘酮
    D. 普罗帕酮
    E. 维拉帕米

111. 入院第 3 天突然出现左下肢麻木、疼痛、运动受限,体检见左下肢苍白、皮温低,左足背动脉搏动消失,目前最可能的是
    A. 左下肢丹毒
    B. 左下肢深静脉血栓形成
    C. 左下肢浅静脉血栓形成
    D. 左下肢动脉栓塞
    E. 神经性疼痛

三、X 型题

112. 骨科手术可因下肢深静脉血栓脱落引起肺栓塞,其临床表现主要有
    A. 胸痛、咳嗽、咯血
    B. 血压突降、心率减慢
    C. 呼吸窘迫
    D. 低氧血症
    E. 治疗以纠正低氧血症、改善心功能为主

113. 急性肺水肿的治疗,正确的是
    A. 可用咪达唑仑或异丙酚适当镇静
    B. 适当应用强心药
    C. 心源性肺水肿患者应限制输液,并静脉滴注甘露醇脱水
    D. 采用去泡剂可提高水肿液清除的效果
    E. 低氧血症患者用 IPPV 仍不能提高 PaO_2 时,可用 PEEP

114. 主动脉狭窄的患者,诱导前发生心绞痛,血压 90/60 mmHg,心率 116 次/分,听诊肺部正常。处理正确的是
    A. 吸氧
    B. 应用吗啡
    C. 应用硝酸甘油
    D. 小剂量普萘洛尔
    E. 小剂量去氧肾上腺素

115. 冠心病患者实施非心脏手术的死亡率为一般患者的 2~3 倍,麻醉和手术的危险取决于
    A. 有无心绞痛及严重程度如何
    B. 是否发生过心肌梗死,有无并发症

C. 目前心功能状况

D. 年龄

E. 距离发生心肌梗死的时间

116. 有关白内障手术的麻醉正确的是

A. 术前要避免使用阿片类药物

B. 需全麻者应维持足够的麻醉深度

C. 术中防止低血压和眼内压的升高

D. 诱导要平稳

E. 一般成人均采用局麻

117. 眼科老年患者易并存下列疾病中的

A. 动脉硬化

B. 慢性呼吸系统疾病

C. 高血压

D. 糖尿病

E. 先天性心脏病

118. 下列情况可增加急性心力衰竭发作风险的是

A. 心脏扩大

B. 肺高压

C. 高血压

D. EF<0.4

E. 有多次心肌梗死或心衰史

119. 加拉碘铵和泮库溴铵不可用于哪些患者?

A. 冠心病

B. 二尖瓣狭窄

C. 主动脉瓣狭窄

D. 二尖瓣关闭不全

E. 主动脉瓣关闭不全

120. 下列关于瓣膜病的描述正确的是

A. 心室舒张功能可以描述为心室的顺应性

B. 某些瓣膜疾病对左室产生容量负荷,引起离心性肥厚

C. 某些瓣膜疾病对左室产生压力负荷,引起向心性肥厚

D. 收缩功能可以描述为舒张末压与容量

的关系

E. 某些瓣膜病可以造成冠状动脉的供血不足

121. 右冠状动脉梗死可引起的改变有

A. 房性心律失常

B. 三度房室传导阻滞

C. 右束支传导阻滞

D. 左束支传导阻滞

E. 病窦综合征

122. 呼吸道感染引起心功能衰竭的原因为

A. 感染直接使心肌和心内膜发生损害

B. 感染发热增加心脏负荷

C. 引起肺动脉高压,增加右心负荷

D. 感染时的心动过速

E. 感染毒素对心肌的不良影响

123. 下列不增加肺循环阻力的是

A. 酸中毒

B. 低二氧化碳血症

C. 受体激动剂

D. 正常或偏高的氧浓度

E. 多巴酚丁胺

124. 下列关于二尖瓣关闭不全的描述正确的是

A. 多伴有房颤

B. 左室容量超负荷

C. 很少增加肺循环阻力

D. 可以通过增加心肌收缩力和降低心率来代偿

E. 麻醉处理应防止高血压

125. 关于缩窄性心包炎以下正确的是

A. 增加前负荷可明显增加每搏输出量

B. 血浆容量和红细胞容量代偿增加

C. 循环时间普遍延长

D. 心率的改变对心输出量有明显影响

E. 循环总血量减少

第十三章

基 本 操 作

——————————————————————

一、A1/A2 型题

1. 肝外胆管癌发生率最高的部位是
   A. 上段胆管
   B. 下段胆管
   C. 中段胆管
   D. 胆总管胰腺段
   E. 胆囊管

2. 急性胰腺炎的基本病理改变是
   A. 组织纤维化
   B. 水肿、出血、坏死
   C. 脓肿
   D. 假性囊肿
   E. 萎缩、退化

3. 下述哪支动脉不起源于肠系膜上动脉?
   A. 结肠中动脉
   B. 胰十二指肠上动脉
   C. 胰十二指肠下动脉
   D. 结肠右动脉
   E. 回结肠动脉

4. 胰腺的解剖位置是
   A. 位于腹膜后,相当于第3~4腰椎水平
   B. 位于小网膜囊内,相当于第1腰椎水平
   C. 位于腹膜后,相当于第1~2腰椎水平
   D. 位于十二指肠横部的上方,平第3腰椎
   水平
   E. 位于胃后方,后腹膜前方,相当于第2腰
   椎水平

5. 对甲亢患者进行的术前准备中不正确的是
   A. 颈部摄片了解有无气管受压或移位
   B. 服用丙硫氧嘧啶控制甲亢症状后即可
   行手术治疗
   C. 喉镜检查,确定声带功能
   D. 详细检查心脏有无扩大、杂音等,并做
   心电图检查
   E. 测定基础代谢率,选择手术时机

6. 心室颤动最有效的治疗方法是
   A. 心外按压
   B. 人工呼吸
   C. 利多卡因静脉注射
   D. 胺碘酮静脉注射
   E. 直流电除颤

7. 短 QT 综合征唯一有效的治疗方法为
   A. 基因治疗
   B. 抗心律失常药物治疗
   C. 导管射频消融
   D. 置入心脏复律除颤器
   E. 手术治疗

8. 预防或避免呼吸机相关肺炎应特别注意

A. 防止呕吐物吸入

B. 把患者安置于隔离病室

C. 预防性应用高效、广谱抗生素

D. 静脉应用高剂量丙种球蛋白

E. 避免使用 H_2 受体阻滞剂,防止胃液 pH 升高

9. 抢救大咯血窒息患者时最关键的措施是

A. 立即进行人工呼吸

B. 立即使用中枢呼吸兴奋剂

C. 立即使用鼻导管给氧

D. 立即采用解除呼吸道梗阻的措施

E. 立即输血或输液

10. 慢性呼吸衰竭急性发作患者,经综合治疗后效果不好,呼吸浅慢,有时呼吸暂停,须使用人工呼吸机,宜选用的通气模式为

A. 气道压力释放通气模式(APRV)

B. 容量控制通气模式(IPPV - VC)

C. 压力控制通气模式(IPPV - PC)

D. 同步间歇指令通气模式(SIMV)

E. 压力支持通气模式(PSV)

11. 应用人工呼吸机的意义中,错误的是

A. 降低颅内压

B. 减少呼吸功

C. 改善通气功能

D. 增加回心血量,进而增加心输出量

E. 应用 PEEP 可改善肺内分流所致低氧血症

12. 一名溺水游客被救出水后,神志不清,呼吸停止,口唇发绀,需口对口人工呼吸的先决条件是

A. 清除口咽分泌物,保持呼吸道通畅

B. 患者置于仰卧位

C. 每次吹入 800 ml 气体

D. 确定呼吸停止

E. 每分钟吹气几次

13. 徒手心肺复苏时心脏按压与人工呼吸的频率比例为

A. 5：1

B. 5：2

C. 10：1

D. 30：2

E. 15：2

14. 创伤常用的急救技术

A. 复苏、通气、止血、包扎、固定、后送

B. 复苏、通气、止血、包扎、固定

C. 复苏、输液、通气、止血、包扎、固定

D. 复苏、输液、气管切开、止血、包扎、固定

E. 复苏、通气、止血、包扎、固定、搬运

15. 淹溺的救治原则,下列选项错误的是

A. 迅速将淹溺者救离出水

B. 立即恢复有效通气

C. 心肺复苏术

D. 根据病情作出救治处理

E. 首先考虑电击除颤

16. 急性心梗患者心电监护示"室颤",立即抢救,第1步应

A. 口对口人工呼吸

B. 气管插管

C. 心外按压

D. 非同步直流电除颤

E. 同步直流电除颤

17. 可引起幼儿牙釉质发育不良和黄染的药物是

A. 红霉素

B. 青霉素

C. 林可霉素

D. 四环素

E. 庆大霉素

18. 青霉素对下列细菌不敏感的是

A. 溶血性链球菌

B. 肺炎杆菌

C. 脑膜炎双球菌

D. 炭疽杆菌

E. 破伤风杆菌

B. 制霉菌素

C. 灰黄霉素

D. 青霉素

E. 以上都是

19. 羧苄西林和下列药物混合注射会降低疗效的是

A. 庆大霉素

B. 磺胺嘧啶

C. 青霉素

D. 红霉素

E. 林可霉素

20. 如图所示,气管插管后,最理想的气管套囊压力应维持在

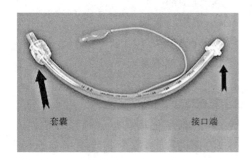

套囊　　　　　　　　　接口端

A. 8～10 mmHg

B. 11～14 mmHg

C. 15～22 mmHg

D. 23～25 mmHg

E. 26～30 mmHg

21. 下列药物按照药物对胎儿影响属于 A 类的是

A. 青霉素钠

B. 红霉素

C. 磺胺类

D. 庆大霉素

E. 以上都不是

22. 下列药物对胎儿有致畸作用的是

A. 克霉唑

23. 新生儿用药中苯巴比妥的负荷量是

A. 15～20 mg/kg

B. 10～15 mg/kg

C. 20～25 mg/kg

D. 5～10 mg/kg

E. 25～30 mg/kg

24. 下列药物服用后在乳汁中含量较少的是

A. 异烟肼

B. 乙醇

C. 地高辛

D. 甲硝唑

E. 酮康唑

25. 新生儿病情危重而病原菌不明时宜选用

A. 庆大霉素

B. 卡那霉素

C. 甲硝唑

D. 红霉素

E. 头孢噻肟钠

26. 用单次颤搐刺激监测时,实施气管插管,至少应待颤搐抑制达

A. 75%

B. 80%

C. 85%

D. 90%

E. 95%

二、X 型题

27. 以下关于中枢抗胆碱药的不良反应正确的有

A. 有嗜睡、精神不能集中,驾驶机动车、操作机床及高空作业者忌用

B. 有口干、无汗、瞳孔散大、眼压增高、心动过速、心律不齐等,一般较轻,但也有不能耐受者

C. 青光眼患者忌用

D. 在老年人也可有幻觉,谵妄等精神障碍

E. 夏天应用易中毒,应慎用

28. 对气管插管困难的患者,可采用的方法有
   A. 经鼻清醒盲探气管插管法
   B. 纤维光导喉镜引导气管插管法
   C. 逆行引导气管插管法
   D. 喉罩
   E. 气管切开

29. 气管插管操作时的并发症有
   A. 口腔组织损伤
   B. 高血压、心动过速
   C. 反流误吸和吸入性肺炎
   D. 颅内高压
   E. 喉、支气管痉挛

30. 婴幼儿气管插管后容易出现喉水肿或声门下水肿,是因为
   A. 婴幼儿喉头黏膜下组织脆弱、疏松
   B. 导管过粗
   C. 导管不洁或感染
   D. 插管动作粗暴
   E. 消毒液的化学刺激

31. 气管插管的优点有
   A. 防止误吸
   B. 便于呼吸管理,保证通气
   C. 远离手术部位,便于手术操作
   D. 减少呼吸做功
   E. 提高通气效果

32. 机械通气导致通气不足的原因有

A. 潮气量设定不足
B. 管道漏气
C. 吸呼比不合适
D. 机械无效腔过大
E. 呼吸道梗阻

33. 预防气管内插管所致高血压的措施有
   A. 麻醉越深越好
   B. 置喉镜前静脉注射适量的芬太尼
   C. 置喉镜前静脉注射适量的利多卡因
   D. 充分表面麻醉
   E. 置喉镜前静脉注射适量的艾司洛尔

34. 下列药物哺乳期忌用的有
   A. 抗肿瘤药
   B. 锂制剂
   C. 抗甲状腺药
   D. 喹诺酮类
   E. 以上都不是

35. 下列说法正确的有
   A. 镁离子可抑制运动神经末梢对乙酰胆碱的释放,阻断神经肌肉接头的传导,从而使骨骼肌松弛,故能有效地预防和控制子痫发作
   B. 镁离子可使血管内皮合成 PGI 增多,血管扩张,痉挛解除,血压下降
   C. 镁依赖的 ATP 酶恢复功能,有利于钠泵的运转,达到消除脑水肿、降低中枢神经细胞兴奋性、制止抽搐的目的
   D. 临床应用硫酸镁治疗子痫,对宫缩和胎儿有不良影响
   E. 硫酸镁过量可使心肌收缩功能和呼吸受抑制,危及生命。治疗有效血镁浓度为 $1.7 \sim 3$ mmol/L,血清镁浓度达 $3.5 \sim 5.0$ mmol/L 时膝反射消失出现中毒症状

第十四章

模拟试卷一

一、A1/A2 型题

1. 如果脉冲重复频率是 10 kHz,下列哪种多普勒频移可导致混叠?

A. 2 kHz

B. 3 kHz

C. 4 kHz

D. 5 kHz

E. 6 kHz

2. 纵向分辨力又可称为

A. 轴向分辨力

B. 侧向分辨力

C. 显现力

D. 时间分辨力

E. 空间分辨力

3. 以下不是胆囊腺瘤主要超声表现的是

A. CDFI 腺瘤内部点状血流信号

B. 好发于胆囊颈

C. 基底较宽的乳头状或圆形结节

D. 直径一般<1 cm,不发生恶变

E. 病灶后方无声影

4. 肝外胆管癌的直接征象不包括

A. 胆管壁无明显变化

B. 扩张的胆管的远端显示乳头状软组织肿块

C. 扩张胆管远端突然截断或狭窄,局部管壁明显增厚

D. 阻塞远端胆管明显扩张

E. 胆管突然截断或闭塞

5. 超声显示胰头增大同时伴有胆管、主胰管扩张,提示最可能的病变为

A. 急性胰腺炎

B. 胰岛素瘤

C. 胰头癌

D. 假性囊肿

E. 慢性胰腺炎

6. 超声图像分析是按解剖层次由浅到深地进行,腹部超声应包括

A. 皮肤及皮下组织

B. 肌肉组织(腹壁组织)

C. 腹膜腔

D. 腹部脏器结构

E. 以上都包括

7. 心肌超声造影检查,对造影剂的要求是

A. 微气泡直径<5 μm

B. 微气泡的包裹膜要厚

C. 微气泡的压缩系数要小

D. 微气泡密度要高

E. 微气泡直径要大于红细胞

8. A 型超声提供的诊断信息是
   A. 振幅
   B. 深度与时间
   C. 时间和振幅
   D. 振幅和厚度
   E. 衰减

9. 引起肝脏弥漫性病变的常见病因,不正确的是
   A. 肝炎
   B. 肝血吸虫病
   C. 肝硬化
   D. 肝豆状核变性
   E. 多囊肝

10. 超声检查主动脉与降主动脉相连接采用的切面是
    A. 胸骨旁大动脉短轴切面
    B. 胸骨上窝主动脉弓短轴切面
    C. 心尖五腔切面
    D. 左室流出道短轴切面
    E. 胸骨上窝主动脉弓长轴切面

11. 高频超声检查正常附睾,下列错误的是
    A. 附睾头呈半月形位于睾丸上极
    B. 附睾体可以显示
    C. 附睾尾位于睾丸下极
    D. 彩色多普勒为点状血流
    E. 附睾为强回声

12. 关于结节性甲状腺肿的超声特点不正确的是
    A. 甲状腺肿大、回声增粗
    B. 甲状腺内多个结节
    C. 结节大小不等、分布不均
    D. 彩色多普勒血流显像(CDFI)示血流沿结节绕行
    E. 都是实性结节

13. 关于三尖瓣下移畸形,下列错误的是

   A. 巨大右心房
   B. 右心容量负荷增加
   C. 下移的瓣叶多为三尖瓣前叶
   D. 功能右心室变小
   E. 伴三尖瓣反流

14. 下列对胆总管分段错误的是
    A. 十二指肠上段
    B. 十二指肠后段
    C. 十二指肠壁内段
    D. 胰腺段
    E. 十二指肠下段

15. 男性,51 岁,急性前壁心肌梗死,起病第 2 天发生心房颤动。心室率 184 次/分,血压 84/60 mmHg,气急、发绀。宜首选哪项治疗措施?
    A. 静脉注射美托洛尔
    B. 同步电击除颤
    C. 静脉注射毛花苷丙
    D. 静脉注射多巴酚丁胺
    E. 静脉滴注胺碘酮

16. 在颅脑手术中输下列液体容易导致脑水肿的是
    A. 生理盐水
    B. 5%葡萄糖溶液
    C. 羟乙基淀粉
    D. 右旋糖酐
    E. 琥珀明胶

17. 内镜下行鼻咽血管瘤切除术,适宜的麻醉方法是
    A. 静吸复合麻醉
    B. 局麻加镇静镇痛术
    C. 静脉复合麻醉
    D. 局麻
    E. 全麻复合控制性降压

18. 下列不是口腔、颌面和整形手术麻醉特点

的是

A. 面颌部缺损

B. 张口困难或小口畸形

C. 常需经鼻插管

D. 术中多需完善的麻醉和良好的肌肉松弛

E. 麻醉多需远距离操作

19. 精神类药品处方的保存时间为

A. 5 年

B. 2 年

C. 11 年

D. 13 年

E. 4 年

20. 因抢救急危患者,未能及时书写病历的,有关医务人员应当在抢救结束后据实补记,并加以注明,其时限是

A. 18 h 内

B. 12 h 内

C. 6 h 内

D. 14 h 内

E. 12 h 内

21. 对于定期考核不合格的医师,暂停执业活动期满,再次进行考核,对考核合格的

A. 重新注册登记

B. 允许申请注册

C. 试用半年

D. 允许继续执业

E. 试用 1 年

22. 《医疗机构管理条例》的执业要求中规定,医疗机构执业必须

A. 遵守有关法律、法规、规章制度

B. 遵守有关法律、法规

C. 遵守有关法律、法规、医疗技术规范

D. 遵守有关法律、法规、向患者承诺的公约

E. 遵守有关法律、法规、医疗道德

23. 《医疗事故处理办法》中所称的医疗事故是指在诊疗护理工作中

A. 因医务人员直接造成患者死亡、残废、组织器官损伤导致功能障碍

B. 因医务人员直接造成患者死亡、残废、功能障碍的

C. 因医务人员诊疗护理过失,直接造成患者死亡、残废、功能障碍

D. 因医务人员诊疗护理过失,直接造成患者死亡、残废、组织器官损伤导致功能障碍

E. 因医务人员诊疗护理过失,直接造成患者的危害后果

24. 《中华人民共和国执业医师法》适用于

A. 依法取得执业医师资格或者执业助理医师资格的专业医务人员

B. 依法取得执业医师资格的人

C. 依法取得执业医师资格或者执业助理医师资格,在医疗机构中执业的专业医务人员

D. 依法取得执业医师资格或者执业助理医师资格,经注册在医疗机构中执业的专业医务人员

E. 依法取得执业医师资格或者执业助理医师资格,经注册在医疗、预防、保健机构中执业的专业医务人员

25. 关于医学伦理学的任务,错误的是

A. 反映社会对医学的需求

B. 为医学的发展导向

C. 为符合道德的医学行为辩护

D. 努力解决医学活动中产生的伦理问题

E. 满足患者的所有要求和利益

26. 医学伦理学的核心问题是

A. 医务人员之间的关系

B. 医务人员与患者的关系

C. 医务人员与社会之间的关系

D. 医务人员与科学发展之间的关系

27. 强心苷治疗心力衰竭的主要适应证是
   A. 高度二尖瓣狭窄诱发的心力衰竭
   B. 肺源性心脏病引起的心力衰竭
   C. 由瓣膜病、高血压、先天性心脏病引起的心力衰竭
   D. 严重贫血引起的心力衰竭
   E. 甲状腺功能亢进引起的心力衰竭

28. 维拉帕米对下列心律失常中疗效最好的是
   A. 房室传导阻滞
   B. 阵发性室上性心动过速
   C. 强心苷中毒所致的心律失常
   D. 室性心动过速
   E. 室性期前收缩

29. 抗休克治疗不包括
   A. 补充血容量
   B. 肾上腺皮质激素的应用
   C. 纠正酸中毒
   D. 应用抗菌谱广的杀菌剂
   E. 应用血管活性药物

30. 在抗休克治疗过程中,应首选以下哪种药物纠正酸中毒?
   A. 三羟甲氨基甲烷
   B. 11.2%乳酸钠注射液
   C. 乳酸钠林格液
   D. 5%碳酸氢钠注射液
   E. 右旋糖酐

31. 下列属于长效局麻药的是
   A. 普鲁卡因
   B. 利多卡因
   C. 丁卡因
   D. 丙胺卡因
   E. 布比卡因

32. 下列哪种局麻药是等比重液?
   A. 0.5%丁卡因
   B. 0.75%布比卡因

   C. 1%利多卡因
   D. 1.5%利多卡因
   E. 2.5%普鲁卡因

33. 关于单肺通气时的麻醉正确的是
   A. 只要维持通气侧足够的通气,加深麻醉比双肺通气快
   B. 与一侧肺切除的患者麻醉要求一样
   C. 因血液分流,血液中麻醉药浓度上升减慢
   D. 与先心病左向右分流患者一样
   E. 与双肺通气比,维持同样深度的麻醉,单肺通气更省药

34. 术后心肌梗死发生率最高的时期为
   A. 术后3 d内
   B. 术后1周内
   C. 术后5 d内
   D. 术后2周内
   E. 术后6 d内

35. 患者术前脉率规则,44次/分。运动后仍然规则,40次/分。提示下列哪种情况?
   A. 正常
   B. 心室肥大
   C. 心房压过高
   D. 完全性房室传导阻滞
   E. 房室结性心律

36. 非心脏手术患者,术前准备不包括
   A. 改善心脏功能
   B. 纠正水电解质紊乱
   C. 纠正酸碱失衡
   D. 应用洋地黄至术前
   E. 改善呼吸功能

37. 下列麻醉选择不正确的是
   A. 颅内压增高患者,概不选择吸入麻醉
   B. 糖尿病患者,可选择静脉麻醉
   C. 小儿不易合作,应考虑全身麻醉

D. 体表手术宜选择止痛完善的麻醉

E. 头颈部手术,一般以气管内插管麻醉为首选

38. 巨大卵巢肿瘤难以平卧的患者,最适麻醉选择是

A. 连续硬膜外麻

B. 气管内插管全麻

C. 脊麻

D. 针刺麻醉

E. 局麻与强化

39. 关于脾手术的麻醉下列错误的是

A. 无出血倾向者可选用硬膜外阻滞

B. 有明显出血倾向者可选全麻

C. 处理脾蒂时做好大量输血准备

D. 巨脾出血较多应该脾内注射肾上腺素

E. 氟烷麻醉时应避免使用肾上腺素

40. 关于全髋关节置换术的麻醉,不正确的是

A. 手术特点为创伤大,失血多

B. 老年患者多见,病因常为髋关节骨性关节炎、类风湿性髋关节强直和股骨头的无菌性坏死

C. 麻醉方法以全身麻醉为首选

D. 术中应用骨黏合剂有可能发生心血管不良反应

E. 长期服用激素造成股骨头无菌坏死者,围术期需进行合理的替代治疗

41. 婴儿的喉头位置位于

A. 第1~2颈椎平面

B. 第2~3颈椎平面

C. 第3~4颈椎平面

D. 第4~5颈椎平面

E. 第5~6颈椎平面

42. 关于脑电图(EEG)检查,下列错误的是

A. EEG与脑代谢紧密相关

B. EEG与脑在头皮定位相关

C. EEG对脑缺血(氧)十分敏感

D. EEG是监测大脑癫痫放电的最好方法

E. EEG监测有很强的特异性

43. 不是输血适应证的是

A. 创伤和手术时输血以补充失血

B. 贫血时输血以提高手术耐受力

C. 严重感染时输血以增加抗感染能力

D. 凝血功能障碍患者输血以纠正凝血机制

E. 肿瘤患者输血以提高对肿瘤的免疫能力

44. 休克患者经扩容后,测中心静脉压20 cmH$_2$O。血压80/50 mmHg,应考虑

A. 血容量严重不足

B. 血容量不足

C. 容量血管过度收缩

D. 心功能不全

E. 容量血管过度扩张

45. 在Mapleson系统中,控制呼吸时重复吸入最少,新鲜气流利用效率最高的是

A. Mapleson A

B. Mapleson B

C. Mapleson C

D. Mapleson D

E. Mapleson E

46. MAC与麻醉效能的关系为

A. MAC越小,麻醉效能越强

B. MAC越小,麻醉效能越弱

C. MAC与麻醉效能无明显关系

D. MAC与组织溶解度有关

E. MAC越大,麻醉效能越强

47. 有关V_d的叙述错误的是

A. V_d小,毒性就比较小,而治疗剂量往往较大

B. 它比体液的实际容积大得多或少得多

C. V_d 大提示组织摄取药物的量大,药物在组织中分布得广而多

D. V_d 小提示药物从血浆进入周围组织的量小,血药浓度高

E. V_d 大,毒性较小,而治疗用量就较大

48. 关于 DIC 的叙述不正确的是

A. 所有 DIC,均表现为血小板、纤维蛋白原、V 因子和 VIII 因子减少

B. DIC 是一种在多种疾病基础上发生的临床综合征

C. 麻醉手术及创伤所致的 DIC,如原发病能及时控制,预后良好

D. 临床上表现为出血、休克、脏器功能不全等症状与体征

E. 感染、恶性肿瘤、手术与创伤、病理产科是四大常见病因

49. 重症肌无力胸腺摘除术后,有关 Leven. thal 预测评分错误的是

A. 0~9 分术后可拔管

B. 10~20 分宜做气管切开

C. 肺活量 2.9 L 以下者为 4 分

D. 12~34 分术后需机械呼吸支持

E. 病史 6 年以上者为 12 分

50. 少尿是指

A. 不足 100 ml

B. 100~500 ml

C. 500~1 000 ml

D. 1 000~1 500 ml

E. 1 500 ml 以上

51. 一年轻高血压患者术中血压持续 190/110 mmHg,下述处理最合适的是

A. 微泵硝普钠

B. 静脉注射 ATP

C. 静脉注射丙泊酚

D. 静脉滴注酚妥拉明

E. 静脉滴注硝酸甘油

52. 颈部手术麻醉重点在于

A. 维持血压平稳

B. 保持呼吸道通畅

C. 维持水盐代谢平稳

D. 维持内脏功能

E. 麻醉深度适宜

53. 椎管内注药行分娩镇痛的禁忌证是

A. 原发性或继发性子宫收缩无力者

B. 产程进展缓慢者

C. 失血较多,循环功能不稳定者

D. 妊娠高血压综合征已用过大剂量镇痛、镇静药者

E. 以上皆是

54. 地西泮术前用药的主要作用是

A. 降低麻醉药和催眠的作用

B. 防止体位变动时的低血压

C. 单独应用可防止烦躁不安

D. 安定情绪

E. 作为催眠剂

55. 患者男性,42 岁,63 kg。因右手锐器伤,在臂丛阻滞下行清创、屈肌腱、神经吻合术。如果手术结束后患者出现憋气症状,最大可能为

A. 变态反应

B. 局麻药中毒延迟反应

C. 气胸

D. 误入硬膜外腔

E. 膈神经麻痹

56. 下述部位自律性最高的是

A. 心室肌

B. 房室交界

C. 浦肯野纤维

D. 房室结

E. 窦房结

57. 正常人颈部完全伸展时,甲颏间距应大于

A. 5.0 cm

B. 6.0 cm

C. 6.5 cm

D. 7.5 cm

E. >8.0 cm

58. 以下哪项不是低血钾的原因？

A. 腹泻

B. 肾小管酸中毒

C. 利尿剂的使用

D. 酸中毒

E. 厌食

59. 患者女性,46岁。半年前因肺癌行肺叶切除输血400 ml。现为原发性肝癌行右半肝切除,术中失血多,快速输库血1 200 ml时创面渗血加重,血液下降,尿液呈红色。下列具体处理措施错误的是

A. 静脉注射地塞米松20 mg

B. 静脉注射呋塞米60 mg

C. 静脉滴注 $NaHCO_3$ 150 ml

D. 静脉滴注酚磺乙胺

E. 输入新鲜同型血

60. 关于血液病患者的麻醉处理,错误的是

A. 有凝血异常的血液病患者不宜选择需穿刺的麻醉方法

B. 血液病患者即使没有明显凝血功能障碍,仍以选择全麻为安全

C. 巨幼红细胞性贫血患者缺乏维生素 B_{12} 伴有严重神经系统病理改变者禁忌用椎管内阻滞

D. 慢性贫血患者手术中出血时,应快速输血输液补充血容量

E. 缺乏维生素 B_{12} 的巨幼红细胞性贫血患者禁用 N_2O

61. 有关腹部手术麻醉的特点和要求的叙述,错误的是

A. 腹腔内脏受交感和副交感神经双重支配

B. 呕吐误吸是腹部手术常见的死亡原因

C. 严重腹胀患者减压过快可致呼吸循环衰竭

D. 胃肠道出血失血量难以估计

E. 术中牵拉内脏易发生恶心呕吐、血压升高

62. 严重创伤大失血宜输入

A. 全血

B. 少白细胞的红细胞

C. 浓缩红细胞

D. 浓缩粒细胞

E. 新鲜冰冻血浆

63. 下列描述不正确的是

A. 甲状腺功能减退患者对麻醉的耐受性差,尽量避免用中枢神经系统高度抑制的药物

B. 甲状腺功能减退患者术前应补充钙剂并防治心律失常

C. 甲亢患者术前用药中镇静剂的用量需偏小

D. 凡术前半年内应用糖皮质激素总量超过氢化可的松1 000 mg以上,应常规应用肾上腺皮质激素作术前准备

E. 艾迪森病患者麻醉耐受性差,麻醉用药剂量宜小

64. 下列不属于 COPD 的是

A. 慢性支气管炎

B. 肺气肿

C. 肺脓肿

D. 喘息性支气管炎

E. 细支气管炎

65. 糖尿病患者术前血糖控制,术前空腹血糖应最高不超过

A. 13.9 mmol/L

B. 8.4 mmol/L

C. 11.2 mmol/L

D. 6.2 mmol/L

E. 8.8 mmol/L

66. 医学伦理学尊重原则应除外的内容是
   A. 公平分配卫生资源
   B. 尊重患者及家属的自主性或决定
   C. 尊重患者的知情同意权
   D. 保守患者的秘密
   E. 保护患者的隐私

67. 某女患者,59岁,因患肝硬化腹腔积液,出现肝性脑病,多次昏迷,处于濒死状态。其子在得知母亲已治愈无望时,向主管医师提出书面请求:为其母实施"安乐死",以尽快解除患者濒死前的剧痛。在家属再三请求之下,主管医师下了医嘱,先后两次注射氯丙嗪175 mg,患者安静地死去。之后,主管医师及患者的儿子2人均以故意杀人罪被起诉立案,后经市人民法院多次公开审理及诉讼后,才宣告主管医师无罪释放。从医学伦理方面对该医师所作所为的正确评价是
   A. 完全正确,其选择在医学上有充分依据
   B. 完全错误,医师实行安乐死与杀人无异
   C. 法律允许,但在伦理上是成问题的
   D. 法律允许,在伦理上也是说得通的
   E. 没有处理好医学决策与伦理判断之间的矛盾,是有着严重的伦理问题的

68. 在高科技时代强调医学伦理教育的必要性,最主要的原因在于医学高新技术
   A. 给患者带来了福音
   B. 促进了医学发展
   C. 应用中的双重效应提出了新的医德要求
   D. 在西方被严重滥用的教训
   E. 应用中出现了许多医德两难选择问题

69. 患者男,55岁,呼吸困难,气喘,桶状胸,CT如图。最可能的诊断是

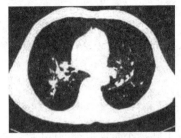

图1

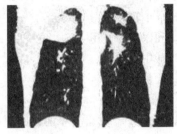

图2

A. 双上肺结核
B. 左上肺结核,右上肺癌
C. 间质性肺炎
D. 右上肺癌并肺内转移
E. 肺硅沉着症

70. 患者女,57岁、胸闷,呼吸不畅1个月。MRI检查见中后纵隔团块状等T1、稍高T2信号,上腔静脉受压,左右支气管包绕。最可能的诊断为

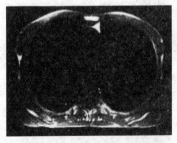

图1

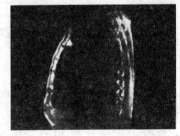

图2

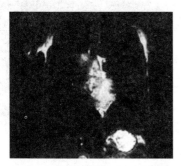

图 3

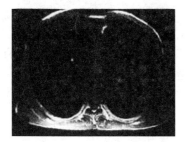

图 4

A. 纵隔淋巴瘤

B. 结节病

C. 转移性淋巴结

D. 肺癌

E. 胸腺瘤

71. 某疾病由肺内腔隙呈病理性扩大所致,其透光区周围壁较薄,周围无实变影,腔内可有或无液平面。该疾病为

A. 肺气肿

B. 肺大疱

C. 气胸

D. 空洞

E. 包虫囊肿

72. 关于气胸下列错误的是

A. CT 检查的目的是发现少量气胸及少见部位的气胸

B. 所有气胸都有加重发展成张力性气胸的可能

C. 胸片大多能明确诊断

D. 少量气胸时,胸部平片不易发现

E. 气胸不引起纵隔气肿

73. 女,65 岁,胸透发现左肺病灶,CT 检查如图,最可能的 CT 诊断为

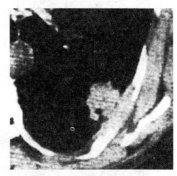

图 1

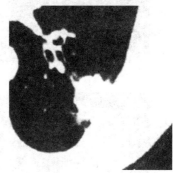

图 2

A. 慢性炎症

B. 淋巴瘤

C. 炎性假瘤

D. 中心型肺癌

E. 周围型肺癌

74. 下列纵隔神经源性肿瘤诊断要点,错误的是

A. 多为恶性肿瘤

B. 后纵隔脊柱旁多见

C. 平扫 CT 值 30～50 Hu

D. 多为均匀强化

E. 形态规则,边缘光滑,少数可囊变、钙化

75. 患者男,48 岁,呼吸困难、胸痛,结合 CT 图像,最可能的诊断是

A. 支气管胸膜瘘

B. 肺结核

C. 吸入性肺炎

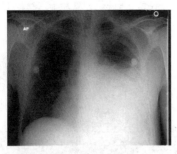

图 1

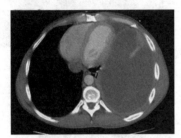

图 2

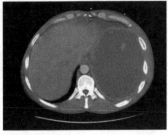

图 3

 D. 肺孢子虫病

 E. 肺脓肿

76. 男,68 岁,胸闷、咳痰、咯血 2 月余,胸部 CT
如图,最可能的诊断为

 A. 右上肺不张

 B. 右肺中央型肺癌

 C. 右上肺炎

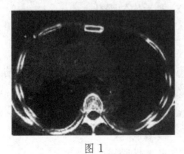

图 1

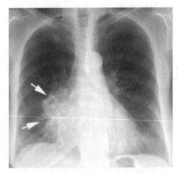

图 2

 D. 右上肺肉瘤

 E. 肺炎性假瘤

77. 患者 60 岁,男,有长期吸烟史,左声带麻
痹、声音嘶哑 2 个月,结合胸片和 CT 检查,
最可能的诊断是

 A. 肺癌

 B. 肺结核

 C. 尘肺

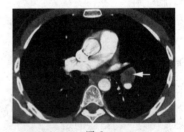

图 1

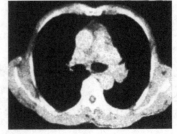

图 2

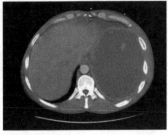

图 3

D. 肺炎

E. 肺结节病

78. 患者男,64 岁,胸部隐痛伴眼睑下垂 2 个月余,结合影像学检查,最可能的诊断是

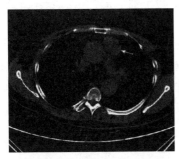

图 1

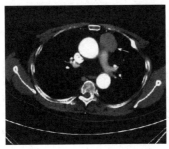

图 2

A. 淋巴瘤

B. 胸腺瘤

C. 胸内甲状腺肿

D. 纵隔畸胎瘤

E. 间皮囊肿

79. 患者男,25 岁。双下肢乏力伴尿潴留 10 天就诊。查体:双下肢肌力 3 级,脐以下感觉缺失。最可能的诊断是

A. 急性脊髓炎

B. 周期性瘫痪

C. 格林-巴利综合征

D. 亚急性联合病变

E. 脊髓压迫症

80. 关于电压门控 Na^+ 通道,下述不正确的是

A. 属于兴奋性通道

B. 通道传导抑制可导致麻醉

C. 外周 Na^+ 通道对全麻药不敏感

D. 中枢 Na^+ 通道对全麻药敏感

E. 电压-门控钠通道对吸入全麻药敏感

81. 依托咪酯的静脉全麻诱导推荐剂量为

A. 0.1 mg/kg

B. 0.2 mg/kg

C. 0.3 mg/kg

D. 0.4 mg/kg

E. 0.5 mg/kg

82. 对嗜铬细胞瘤手术的麻醉,正确的观点是

A. 麻醉处理原则主要是针对嗜铬细胞瘤切除前的高血压和心律失常,切除后即安全

B. 术前因儿茶酚胺大量分泌,血管收缩,故不能考虑补充血容量

C. 全麻诱导插管及探查分离肿瘤时常造成血压剧烈升高,甚至高血压危象,应特别注意

D. 选用硬膜外阻滞的优点是肿瘤切除前后血流动力学稳定

E. 肿瘤切除后不会出现高血压

83. 在颅脑手术中输下列哪种液体容易导致脑水肿?

A. 生理盐水

B. 5%葡萄糖溶液

C. 羟乙基淀粉

D. 右旋糖酐

E. 琥珀明胶

84. 产科患者硬膜外阻滞用于分娩镇痛时,局麻药首选

A. 1%利多卡因

B. 0.25%布比卡因

C. 2%利多卡因

D. 1%丁卡因

E. 0.0625%~0.1%罗哌卡因

85. 椎管内注药行分娩镇痛的禁忌证是
  A. 原发性或继发性子宫收缩无力者
  B. 产程进展缓慢者
  C. 失血较多,循环功能不稳定者
  D. 妊娠高血压综合征已用过大剂量镇痛、镇静药者
  E. 以上皆是

86. 维拉帕米对下列何种心律失常的疗效最好?
  A. 房室传导阻滞
  B. 阵发性室上性心动过速
  C. 强心苷中毒所致的心律失常
  D. 室性心动过速
  E. 室性早搏

87. 患者男性,60岁。尿毒症、左心功能衰竭。多次出现肺水肿经急诊血透强心等处理好转。查体:体重43 kg,血压128/75 mmHg,心率100次/分。ECG检查显示左室高电压、冠状动脉供血不足。血钾5.9 mmol/L。行肾移植术,实施麻醉时,下述药物应慎用的是
  A. 琥珀胆碱
  B. 阿曲库铵
  C. 利多卡因
  D. 咪达唑仑
  E. 芬太尼

88. 一患者术前合并风湿性心脏病二尖瓣狭窄,但能正常工作生活,其ASA分级为
  A. Ⅰ级
  B. Ⅱ级
  C. Ⅲ级
  D. Ⅳ级
  E. Ⅴ级

89. 某患者椎管内麻醉时给予2%利多卡因2 ml(含1:200 000肾上腺素)后立即感心悸、气促、烦躁不安、面色苍白。最可能的诊断是
  A. 肾上腺素反应
  B. 局麻药毒性反应
  C. 过敏反应
  D. 全脊椎麻醉
  E. 以上都不是

90. 有一产妇,在分娩过程中大量出血,导致严重贫血。该患者血型为AB型Rh(D)阴性,医院血库及血站无该血型的血液,应如何处理?
  A. 输入B型血
  B. 输入A型血
  C. 输入O型血
  D. 配合型输血
  E. 大量输液

91. 患者男性,46岁。身高1.65 m,体重130 kg。胆总管结石、梗阻性黄疸。拟行胆总管探查术。患者既往有6年高血压、冠心病、糖尿病史,3年前诊断为睡眠呼吸暂停综合征。术前检查血压180/110 mmHg,心率65次/分,ECG检查示不正常ST段、T波改变。查体发现患者颈短粗,下颌及颈部脂肪赘积,气管触摸不清,椎体及椎间隙触摸不清。预计可能发生气管插管或硬膜外穿刺困难。麻醉诱导过程中最重要的是必须预防
  A. 发生缺氧
  B. 误吸
  C. 心率变化
  D. 血压波动
  E. 舌后坠

92. 患者男性,60岁,体重105 kg。慢性胆囊炎胆石症急性发作,高血压病史8年,准备行胆囊切除术。术前血压190/105 mmHg,心电图检查示左心室肥大,心率68次/分。胆囊切除术中,出现血压下降,首选应考虑
  A. 全麻药的抑制作用

B. 低血容量

C. 心律失常

D. 缺氧

E. 胆心反射

93. 患者女性,40 岁,行肝移植术。术后处理不
合适的是

A. 加强营养支持

B. 硬膜外阻滞止痛

C. 静脉 PCA

D. 抗感染治疗

E. 呼吸机支持呼吸

94. 患者男性,45 岁。原发性肺动脉高压伴严重
低氧血症和心衰的终末期支气管肺疾患,行
心肺联合移植术。入手术室心率 120 次/
分,血压 110/70 mmHg, PaCO$_2$ 55 mmHg,
PaO$_2$ 75 mmHg。停止体外转流,鱼精蛋白
中和肝素后支气管内仍持续渗血,首先要
做的是

A. 反复行气管内吸引

B. 静脉注射维生素 K

C. 使用止血剂

D. 补充鱼精蛋白

E. 复查 ACT

95. 患儿女,3 个月,体重 4.5 kg。出生后发现
上唇裂开。术前诊断为先天性唇裂,拟行
择期唇裂修复术。患儿神清,无发热、咳
嗽、流涕。根据患儿的情况,最佳的麻醉方
法为

A. 气管内插管全麻

B. 全身麻醉,不插管

C. 基础麻醉

D. 局部麻醉

E. 颈胸硬膜外麻醉

96. 女,49 岁,诊断为子宫颈癌,在硬膜外麻醉
下施行全子宫切除术,最好用哪种方法解
除术后疼痛

A. 吲哚美辛

B. 硬膜外注射小剂量吗啡

C. 艾司唑仑

D. 卡马西平

E. 阿米替林

97. 晚期肺癌患者出现癌性疼痛,治疗该患者
疼痛,第 1 步选用何种药物?

A. 吲哚美辛

B. 硬膜外注射小剂量吗啡

C. 艾司唑仑

D. 卡马西平

E. 阿米替林

98. 男性,30 岁,以感染性休克入院,入院后
咳粉红色痰,气短,血动脉氧分压降至
60 mmHg 以下,应首先考虑

A. 肺泡毛细血管广泛破裂

B. ARDS

C. 急性左心衰竭

D. 肺内继发性炎症

E. 缺血性肺组织坏死

99. 绞窄性肠梗阻的体征不包括

A. 呕吐物为血性液

B. 腹部有孤立胀大的肠襻

C. 全腹膨胀

D. 有腹膜刺激征或固定压痛

E. 疼痛为持续性,阵发加重

100. 男,36 岁,患肝硬化 1 年,1 周来发热,查
体:全腹痛,腹部明显膨胀,尿量 500 ml/
d。住院后经检查有以下体征,对目前病
情判断最有意义的是

A. 蜘蛛痣及肝掌

B. 腹壁静脉曲张呈海蛇头样

C. 脾大

D. 全腹压痛及反跳痛

E. 腹部移动性浊音阳性

101. 患者男性,35 岁。因车祸致脑外伤 1 h 来院急诊,有短暂昏迷史,左侧额颞部着地,头痛,恶心,未呕吐。查体:神志清楚,对答切题,四肢活动自如,神经系统(一)。伤后 4 h 患者逐渐出现意识障碍,并很快昏迷。最可能的诊断是
   A. 急性硬膜下血肿
   B. 脑震荡
   C. 脑挫裂伤
   D. 弥漫性轴突损伤
   E. 急性硬膜外血肿

102. 重症脑出血,首选的治疗原则是
   A. 预防休克
   B. 应用脱水剂
   C. 控制血肿感染
   D. 立即输血
   E. 给予苏醒剂

103. 下列与坐骨神经痛的诊断无关的是
   A. 一侧臀部向股后、小腿外侧放射性疼痛
   B. 沿坐骨神经有压痛点
   C. 踝反射减弱或消失
   D. "4"字试验(+)
   E. Lasegue 征(+)

104. 右血胸患者,急诊入院。查体:脉搏 120/min,血压 80/50 mmHg,气管左移,输血同时做右胸闭式引流术,第 1 小时引流量 200 ml,第 2 小时为 250 ml,第 3 小时为 180 ml,血压虽经输血不见回升,此时最有效的处置是
   A. 继续输血补液
   B. 给止血药
   C. 剖胸探查止血
   D. 闭式引流加负压吸引
   E. 给血管活性药

105. 男,61 岁,患有高血压,同时伴有 2 型糖尿病,尿蛋白(+)。选择最佳降压药物为
   A. 利尿剂
   B. 钙通道阻滞剂
   C. 血管紧张素转换酶抑制剂(ACEI)
   D. α受体阻滞剂
   E. β受体阻滞剂

106. 治疗急性心肌梗死的首要目标是
   A. 控制血压
   B. 缓解疼痛
   C. 尽快再灌注治疗,开通梗死相关血管
   D. 抗心力衰竭治疗
   E. 抗心律失常治疗

107. 急性心肌梗死溶栓治疗的直接依据是
   A. 多伴有斑块破裂
   B. 多伴有闭塞性血栓形成且成分以纤维蛋白为主
   C. 多伴有闭塞性血栓形成且成分以血小板为主
   D. 多伴有闭塞性血栓形成且凝血酶激活
   E. 多为严重的冠状动脉病变

108. 经口气管插管的留置时间一般不超过
   A. 72 h
   B. 5 天
   C. 7 天
   D. 10 天
   E. 24 h

109. 估计无气管插管困难的饱食患者,行气管内插管时,下列不恰当的是
   A. 清醒插管
   B. 环状软骨加压
   C. 快诱导通气时腹部加压以防胃胀气
   D. 缓慢诱导气管插管
   E. 快速诱导气管插管

110. 与直接动脉压比较,听诊法测量动脉压
   A. 收缩压低、舒张压高

B. 收缩压高、舒张压高

C. 收缩压和舒张压均低

D. 收缩压和舒张压均高

E. 收缩压相同、舒张压有差别

111. 下列药物不适合重症肌无力患者的是

A. 琥珀酰胆碱

B. 利多卡因

C. 氟烷

D. 右旋筒箭毒碱

E. 新斯的明

112. 术后镇痛最有效的给药方式是

A. 口服

B. 肌内注射

C. 静脉注射

D. 皮下注射

E. 椎管内注射

113. Steward 苏醒评分达到多少,患者可离开麻醉恢复室回病房?

A. 1分

B. 2分

C. 3分

D. 4分

E. 5分

114. 口腔内手术全麻拔除气管导管后应重点观察下列哪一情况?

A. 血压波动

B. 心律失常

C. 呼吸道通畅

D. 电解质异常

E. 血容量不足

115. 下列不适于用丙泊酚与芬太尼全静脉复合麻醉的是

A. 烧伤患者手术

B. 严重休克患者手术

C. 心胸手术

D. 颅脑外科手术

E. 肝肾功能受损患者手术

116. 心肺复苏(CPR)存活链的关键环节是

A. 早期诊断

B. 早期 CPR

C. 早期电击除颤

D. 早期进一步处理

E. 早期脑复苏

117. 男,34 岁,工人。平素健康。近 2 个月有反酸,饥饿时上腹部不适,近几天来黑便。轻度贫血貌,心、肺无异常。血红蛋白 90 g/L,白细胞计数和分类正常。患者的上消化道出血最可能是由于

A. 肝硬化食管静脉曲张破裂

B. 十二指肠球部溃疡

C. 胃小弯胃角溃疡

D. 胃黏膜脱垂

E. 钩虫病

二、A3/A4 型题

(118~120 共用题干)

女性,35 岁,身高 152 cm,体重 43 kg。血压持续升高 2 年余,经常为 180~250/100~120 mmHg。B 超检查:右侧肾上腺肥大。血儿茶酚胺检查:ENE 仅轻度升高。

118. 下列哪类药物可用于该患者的诊断?

A. 酚妥拉明

B. 卡托普利

C. 艾司洛尔

D. 维拉帕米

E. 硝普钠

119. 最可能的诊断为

A. 醛固酮增多症

B. 原发性高血压

C. 皮质醇增多症

D. 嗜铬细胞瘤

E. 肾上腺性征异常症

120. 术中患者出现高血压、心动过速,不宜单用哪种药物降压?

A. 酚妥拉明

B. 硝普钠

C. 三甲噻吩

D. 乌拉地尔

E. 卡托普利

(121～123 题共用题干)

男性,70 岁,肺心病。咳脓痰伴气急加重 2 周。今晨起神志恍惚。体检:嗜睡,口唇青紫,两肺湿啰音,心率 116 次/分,血压 188/105 mmHg。

121. 最可能的诊断是

A. 急性左心衰竭

B. 急性心肌梗死

C. 急性右心衰竭

D. 呼吸衰竭

E. 高血压危象

122. 为明确诊断还需要做哪项检查?

A. CT

B. 心电图

C. 心肌酶谱

D. 脑电图

E. 动脉血气分析

123. 此时最主要的治疗在于

A. 用降压药

B. 纠正缺氧及二氧化碳潴留

C. 使用抗生素

D. 纠正心力衰竭

E. 用利尿剂

(124～125 题共用题干)

患者男性,26 岁,60 kg。从高处坠下致全身多处骨折,多处软组织挫伤。查 BP 70/30 mmHg,

HR 120 次/分,Hb 96 g/L,Hct 28%。经输平衡液 500 ml、代血浆 500 ml 后送手术室,准备行骨折切开复位内固定术。术毕患者自主呼吸恢复,BP 110/70 mmHg,HR 106 次/分,VT 450 ml,RR 26 次/分。吸入氧浓度 95%,SpO_2 90%,PaO_2 54 mmHg,$PaCO_2$ 30 mmHg。

124. 引起缺氧的原因不可能为

A. 肺挫伤

B. 肌松药

C. 休克

D. 输血、输液

E. DIC

125. 下列处理不合适的是

A. 抗感染治疗

B. 给予激素

C. 利尿

D. 带管送 ICU,呼吸机治疗

E. 拔除气管内插管,回病房

(126～128 题共用题干)

患者女性,56 岁,因头晕、心悸 3 天就诊。心电图如下图所示。

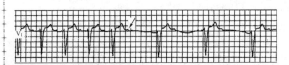

126. 心电图诊断应为

A. 窦性停搏

B. 二度房室传导阻滞

C. 一度房室传导阻滞

D. 一度房室传导阻滞,二度 II 型房室传导阻滞

E. 房性期前收缩未下传,呈二联律

127. 该患者 2∶1 阻滞的部位最可能在

A. 窦房结

B. 房室结

C. 结间束

D. 希氏束

E. 束支水平

128. 该患者一度房室传导阻滞的部位最可能在

A. 房室结

B. 希氏束

C. 右束支

D. 左束支

E. 结间束

（129～130题共用题干）

患者女性,28岁,有心悸史。平时心电图如下图所示。

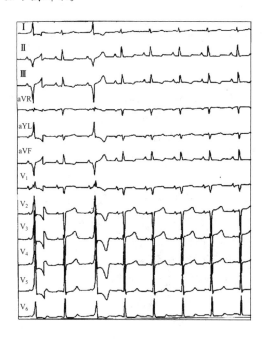

129. 该心电图可能的诊断是

A. 房性期前收缩伴室内差异性传导

B. 单源室性期前收缩

C. 间歇性预激

D. 间歇性左束支阻滞

E. 间歇性右束支阻滞

130. 行食管心房调搏检查,诱发出心动过速如

下图所示（图中 ESO 为食管导联心电图）,应诊断为

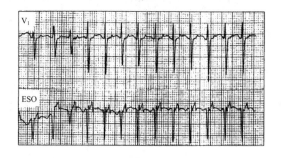

A. 慢快型房室结折返性心动过速

B. 快慢型房室结折返性心动过速

C. 顺向型房室折返性心动过速（左侧旁路）

D. 顺向型房室折返性心动过速（右侧旁路）

E. 逆向型房室折返性心动过速（左侧旁路）

（131～135题共用题干）

患者男性,51岁,因反复心慌、胸闷半个月伴晕厥4次就诊。

131. 患者晕厥发作时的心电图如下图所示,晕厥的原因为

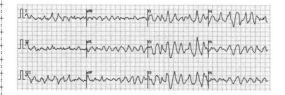

A. 三度房室传导阻滞

B. 心室颤动

C. 阵发性室上性心动过速

D. 预激综合征合并心房颤动

E. 窦性停搏

132. 患者恢复窦性心律后,心电图如下图所示,应诊断为

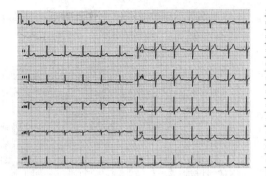

A. 急性前间壁心肌梗死

B. Brugada 综合征

C. 早期复极综合征

D. 长 QT 间期综合征

E. 完全性右束支阻滞

133. 该患者发生心律失常的电生理机制是

A. 2 相折返

B. 0 相折返

C. 触发活动

D. 自律性增高

E. 3 相折返

134. 为了中止该患者发生的心律失常电风暴,应选用的药物为

A. 普鲁卡因胺

B. 异丙肾上腺素

C. 硫酸镁

D. 胺碘酮

E. β受体阻滞剂

135. 预防该患者发生猝死最有效的治疗措施是

A. 药物治疗

B. 起搏器治疗

C. 植入 ICD

D. 射频消融术

E. 补充钾盐

(136～139题共用题干)

患者,女性,50 岁,诊断为嗜铬细胞瘤。

136. 术前用药不宜使用

A. 阿托品

B. 东莨菪碱

C. 氟哌利多

D. 苯巴比妥

E. 哌替啶

137. 探查肿瘤时血压骤升至 220/140 mmHg,心率 120 次/分,最合适的措施是

A. 恩氟烷 2.0MAC 吸入

B. ATP 2 mg/kg 缓慢静脉注射

C. 进行过度通气

D. 0.01% 硝普钠静脉滴注,视血压降低幅度调整滴速

E. 加深麻醉,减少输液量,操作轻柔

138. 为预防硝普钠所致的反跳性血压升高,可以采取的措施为

A. 减少硝普钠用量

B. 缓慢停用硝普钠

C. 停用硝普钠前加深麻醉

D. 降压前应用卡托普利

E. 降压前应用艾司洛尔

139. 摘除肿瘤并停用硝普钠后,血压降至 80/60 mmHg。下列处理不恰当的是

A. 加速输液

B. 应用肾上腺素

C. 静脉注射酚妥拉明

D. 提高吸入氧浓度

E. 取头低位

(140～142题共用题干)

患者男性,49 岁,急性外伤性脾破裂,拟行剖腹探查术。查体:面色苍白、神志淡漠、呼吸急促、心率 120 次/分,律齐,血压 80/60 mmHg。ECG 提示:ST 段改变。患者系酒后驾车。

140. 术前下列处理不当的是

A. 放置鼻胃管

B. 快速输液输血

C. 速配血型

D. 抗感染

E. 催吐

141. ST 段改变应考虑为

A. 失血性休克

B. 冠心病

C. 心肌缺血

D. 高血压

E. 心肌病

142. 气管插管时如已误吸,下列紧急处理不恰当的是

A. 插管后气管内吸引

B. 气管内给予生理盐水、碳酸氢钠冲洗

C. 给予 5～10 cmH$_2$O PEEP 通气

D. 大剂量激素应用

E. 应用扩血管药物

(143～147 题共用题干)

患者女性,26 岁。深度烧伤 60%,伴呼吸道烧伤 2 小时。

143. 首先应采取的治疗措施不合适的是

A. 输液

B. 导尿

C. 气管切开

D. 吸氧

E. 削痂,植皮

144. 局麻下行气管切开时患者躁动不安,下列原因可能性不大的是

A. 低血压

B. 缺氧

C. 疼痛

D. 心功能衰竭

E. 局麻药中毒

145. 静脉推注芬太尼 0.1 mg,5 min 后患者心跳停搏,下列可能性最大的是

A. 迷走神经反射

B. 呼吸抑制

C. 循环衰竭

D. 心肌梗死

E. 肾衰竭

146. 心肺复苏的首选药物为

A. 阿托品

B. 利多卡因

C. 麻黄碱

D. 肾上腺素

E. 纳洛酮

147. 气管造口未遂,立即恢复通气的措施,下列最合理的是

A. 经口明视气管插管

B. 经气管造口气管插管

C. 给呼吸兴奋剂

D. 面罩加压给氧

E. 口对口人工呼吸

(148～150 题共用题干)

女,22 岁,肠梗阻术后要求术后镇痛,拟以硬膜外吗啡镇痛。

148. 硬膜外吗啡镇痛的常用剂量是

A. 1～2 mg

B. 2～4 mg

C. 4～5 mg

D. 5～6 mg

E. 7～8 mg

149. 最必要的监测是

A. 血压

B. 心率

C. 氧饱和度

D. 心电图

E. 二氧化碳图

150. 术后10 h,患者出现恶心呕吐,全身瘙痒,最可能的原因是
    A. 术后肠梗阻
    B. 皮肤湿疹
    C. 吗啡不良反应
    D. 休克引起
    E. 过敏反应

三、X型题

151. 有关氯胺酮麻醉,下列叙述正确的是
    A. 有角膜反射,咳嗽反射,吞咽反射,但无保护作用
    B. 对麻醉和手术失去记忆
    C. 神志完全消失,但肌张力增强
    D. 外观似浅麻醉,但镇痛效果好
    E. 感觉与运动分离

152. 关于局麻药的作用原理,下述错误的是
    A. 阳离子可以透过神经膜的
    B. 碱基是发生麻醉效能的主要因素
    C. 各种局麻药均出现张力性抑制和位相抑制
    D. 膜膨胀学说可解释各种局麻药作用机制
    E. 表面电荷学说只限于带电荷的局麻药

153. 硬膜外追加局麻药的时机可参照
    A. 距上次给药时间
    B. 骨骼肌松转紧
    C. 阻滞平面下移
    D. 手术部位由无痛转为有痛
    E. 内脏牵拉反应由轻变重

154. 关于复合麻醉的基本原则,下列正确的是
    A. 每种药物的药效和药代动力学必须有深刻的了解
    B. 药物和选配要以满足手术基本要求为原则
    C. 静脉全麻期间必须保证呼吸道通畅,

除短小手术外,均应气管内插管
    D. 静脉维持用药应选半衰期短、代谢快和苏醒快的药物
    E. 实施静吸复合麻醉时必须坚持以静脉用药为主,吸入麻醉为辅的原则

155. 控制性降压用于高颅内压患者应十分小心,原因是
    A. 可能加重脑缺氧
    B. 可能使颅内压更高
    C. 降压结束后易致颅内出血
    D. 高颅内压患者血压已经较低
    E. 高颅内压患者的脑血流无自主调节机制

156. 对于先天性心脏病患者的术前评估。应考虑以下哪些病理生理学的影响?
    A. 对肺血管床的继发性影响
    B. 发绀程度
    C. 心脏扩大和肥厚的程度
    D. 直接由于心脏畸形所致的原发性血流动力学的影响
    E. 心电图的继发改变

157. 心肺联合移植术。移植肺开始机械通气时,防止肺萎陷及氧中毒的合理参数包括
    A. IPPV+PEEP 3.5~7.5 mmHg
    B. $FiO_2 \leqslant 0.5$
    C. PaO_2 90~100 mmHg
    D. $PaCO_2 < 35$ mmHg
    E. 气道压>20 mmHg

158. 非溶血性发热反应的主要治疗包括
    A. 减慢输血速度
    B. 降温
    C. 镇静
    D. 镇痛
    E. 肢体保暖

159. 老年人麻醉和手术危险性高的原因主要

在于

A. 除疾病以外器官功能普遍低下

B. 夹杂病的发生率高

C. 术前评估不足

D. 术前准备不足

E. 麻醉药物选择错误

160. 单肺通气时发现 SpO_2 下降,可能需要采取的措施包括

A. 开胸侧高频通气

B. 非开胸侧 PEEP

C. 双肺通气

D. 阻断开胸侧肺动脉及其分支

E. 必要时心肺转流

161. 合并心血管疾病的患者其围术期处理原则为

A. 加强呼吸和循环功能监测

B. 维持血流动力学稳定和氧供/需平衡

C. 防治低血压以及控制高血压

D. 治疗心律失常

E. 支持心脏功能

162. 口腔颌面外科患者术毕拔除气管导管的条件是

A. 完全清醒,示意能理解

B. 通气量正常

C. 吸空气时血氧饱和度在 95％ 以上

D. 肌张力正常,呼吸平稳

E. 脱氧后,呼吸平稳,不要求患者完全清醒

163. 为预防产妇仰卧位低血压综合征,下列措施合理的是

A. 所用局麻药剂量比非孕妇减少 1/3

B. 左侧倾斜 30° 体位

C. 垫高产妇右髋部

D. 开放上肢静脉

E. 预防性输液

164. 下列嗜铬细胞瘤切除术的术前准备中,正确的是

A. 酚妥拉明为短效 α 受体阻滞剂,用于嗜铬细胞瘤的诊断及控制突发高血压或危象

B. 因多数嗜铬细胞瘤以分泌去甲肾上腺素为主,β 受体阻滞剂并非常规应用

C. 患者一般循环血容量比正常人减少 $20％～50％$,血细胞比容及血红蛋白浓度增加

D. 为减少患者的紧张、焦虑使血压升高,应给予适当的镇静药物

E. 术前药可选用阿托品、东莨菪碱、盐酸戊乙奎醚等

165. 二尖瓣狭窄患者手术麻醉管理原则包括

A. 防止心动过速

B. 防止心动过缓

C. 常规应用正性肌力药物

D. 用洋地黄控制心率

E. 术后呼吸辅助

166. 喉肌包括

A. 后环杓肌(成对)

B. 侧环杓肌(成对)

C. 甲杓肌(成对)

D. 环甲肌(成对)

E. 杓状软骨间肌(单个)

167. 下列情况符合 ASA Ⅳ级的是

A. 濒死状态,外科救活的机会很小

B. 二尖瓣狭窄,肺动脉压 80/30 mmHg

C. 器质性心脏病心功能 Ⅱ级

D. 肺气肿,肺活量 1 L

E. 轻度糖尿病,血压 150/95 mmHg

168. 肥胖患者的麻醉前准备,下列必需的是

A. 大号面罩

B. 纤维喉镜

C. 口咽通气导管

D. 氧气

E. 脉搏血氧饱和仪

169. 全身麻醉期间的严重并发症有

　　A. 误吸

　　B. 肺栓塞

　　C. 张力性气胸

　　D. 支气管痉挛

　　E. 急性心肌梗死

170. 恶性高热的处理有

　　A. 立即停止麻醉并终止手术

　　B. 纯氧过度换气

　　C. 体表物理降温或体外循环降温

　　D. 补碱纠酸、利尿

　　E. 静脉滴注丹曲林

171. 下列有关连续硬膜外阻滞用于分娩镇痛的叙述,不正确的有

　　A. 用于先兆子痫的产妇时,局麻药中应加肾上腺素

　　B. 本方法可用于原发及继发宫缩无力

　　C. 该方法可引起第二产程延长或需产钳助产

　　D. 麻醉平面不超过 T_{10} 时,对宫缩可无影响

　　E. 注药时间应在宫缩时或产妇屏气时

172. 关于手术后镇痛下列正确的是

　　A. 可减轻患者术后疼痛

B. 可减少心肌做功和耗氧量

C. 有利于患者深呼吸和咳嗽

D. 无不良反应发生

E. 可减轻手术创伤所致的应激反应

173. 感染性休克扩容治疗要求达到的指标有

　　A. 组织灌注良好,神清、口唇红润、肢端温暖、发绀消失

　　B. 收缩压＞90 mmHg,脉压＞30 mmHg

　　C. 脉率＜100 次/分

　　D. 尿量＞30 ml/h

　　E. 血红蛋白恢复至基础水平,血液浓缩现象消失

174. 心衰伴有心绞痛的患者不宜选用的药物有

　　A. 维拉帕米

　　B. 地尔硫䓬

　　C. 戊四硝酯

　　D. 硝酸甘油

　　E. 硝酸异山梨酯

175. 长期高血压常合并一些重要靶器官的改变,常见的有

　　A. 肾衰竭

　　B. 冠心病

　　C. 高血压性心脏病

　　D. 肺源性心脏病

　　E. 心力衰竭

第十五章

模拟试卷二

一、A1/A2 型题

1. 构成医疗事故的主观方面，应当是
   A. 技术水平欠缺的技术过失
   B. 违反卫生法规和诊疗护理规范、常规的责任过失
   C. 违反操作规程的故意
   D. 疏忽大意的过失
   E. 过于自信的过失

2. 处方标准由以下哪个机构统一规定？
   A. 卫生部
   B. 省级行政管理部门
   C. 医疗机构
   D. 医疗机构按照法律法规制定
   E. 省级卫生行政部门

3. 检验医学伦理学理论正确性的唯一标准是
   A. 理论全面
   B. 理论系统
   C. 理论深刻
   D. 医学实践
   E. 医学科研

4. 对医学伦理学不伤害原则的准确理解是对患者
   A. 避免技术伤害
   B. 避免责任伤害
   C. 避免躯体伤害
   D. 避免心理伤害
   E. 避免上述任何伤害

5. 目前我国的卫生法律文件包括
   A. 只有全国人大常委会制定的法律和国务院制定的法规
   B. 不包括卫生部制定的规章
   C. 不包括地方政府制定的规章
   D. 应包括地方政府制定的规章

6. 依照对医疗机构执业要求的规定，医疗机构有以下义务，除了
   A. 必须承担相应的预防工作和保健工作
   B. 必须承担相应的医疗卫生知识的宣传普及工作
   C. 承担卫生行政部门委托的支援农村的任务
   D. 承担卫生行政部门委托的指导基层医疗卫生工作的任务

7. 为了延长局麻药的作用时间和减少不良反应，可配伍应用的药物是
   A. 肾上腺素
   B. 异丙肾上腺素
   C. 多巴胺
   D. 去甲肾上腺素
   E. 麻黄碱

8. 关于吸入麻醉药错误的是

A. 麻药排出时肺泡浓度下降曲线与诱导时肺泡浓度上升曲线恰好相反

B. 脂肪组织溶解度高的麻醉药苏醒慢

C. 血液溶解度低的麻醉药苏醒慢

D. 心输出量和肺泡通气量越大苏醒越慢

E. 吸入麻醉药的 MAC-awake 与 MAC 比值是一致的

9. 下列作用不属于普鲁卡因的是

A. 抗高热

B. 局麻

C. 止痒

D. 抑制单胺氧化酶

E. 抗惊厥

10. 产生 Mendelson 综合征的原因是

A. 误吸碱性食物碎片

B. 误吸低酸性胃液

C. 误吸酸性食物碎片

D. 误吸高酸性胃液

E. 误吸胆汁液

11. 湿肺患者麻醉诱导插管时,必须避免

A. 呕吐

B. 呛咳

C. 血压升高

D. 心动过缓

E. 哮喘

12. 发绀性心脏病术中出现低氧血症的主要原因是

A. 外周血管阻力过高

B. 通气不足

C. 支气管痉挛

D. 心衰加重

E. 右室流出道痉挛或外周血管阻力降低

13. 先心病患者术前估计应考虑的主要病理生理是

A. 心脏畸形引起的原发性血流动力异常

B. 心腔异常压力和容量负荷所致的继发性影响

C. 肺血管阻力大小

D. 肺血管阻塞程度

E. 以上均是

14. 正常成人最大张口时上下门齿间距离为

A. 2.0～3.2 cm

B. 3.5～5.5 cm

C. 6.0～7.0 cm

D. 7.5 cm

E. >8.0 cm

15. 胆囊炎、胆石症手术最佳的术前用药是

A. 东莨菪碱、苯巴比妥

B. 阿托品、苯巴比妥

C. 吗啡

D. 山莨菪碱、地西泮

E. 哌替啶

16. 类癌综合征患者一旦麻醉中发生缓激肽危象导致严重低血压时,应禁用

A. 抑肽酶

B. 左美丙嗪

C. 儿茶酚胺

D. 甲氧明

E. 间羟胺

17. 妊娠高血压综合征产妇下列药物仍可使用的为

A. 安泰酮

B. 丙泮尼地

C. 氯胺酮

D. 硫喷妥钠

E. 羟丁酸钠

18. 下列不是老年呼吸功能降低的主要原因的是

A. 肺弹性回缩力下降

B. 胸壁僵硬

C. 呼吸肌力变弱

D. 肺防御功能下降

E. 闭合气量增加

19. 治疗低血容量休克,最常用的液体是

A. 全血

B. 浓缩红细胞

C. 血浆代用品

D. 平衡液

E. 葡萄糖

20. 如图示,颈丛是由哪些神经构成的?

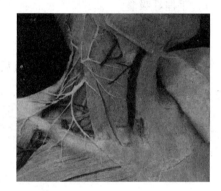

A. $C_1 \sim C_4$脊神经

B. $C_2 \sim C_4$脊神经

C. $C_3 \sim C_8$脊神经

D. $C_1 \sim C_8$脊神经

E. $C_5 \sim T_1$脊神经

21. 治疗休克的基本措施是补充血容量,宜首选

A. 电解质溶液

B. 10%葡萄糖

C. 右旋糖酐

D. 5%碳酸氢钠

E. 全血

22. 自体输血具有的优点,不包括

A. 节约库血用量

B. 减少或避免疾病传播

C. 避免血型不合或过敏等输血反应

D. 降低血液黏滞度、改善微循环

E. 方法简单,便于操作

23. 全身麻醉时的输血反应,下列错误的是

A. 和清醒时相比较,全麻时较少出现输血反应

B. 全麻时出现输血反应,常无寒战

C. 全麻时输血反应的症状常不能感受及表述

D. 全麻时输血反应多表现为荨麻疹及血压下降

E. 全麻时输血反应与清醒时相同

24. 全脊髓麻醉导致的血压急剧下降,属于

A. 失血性休克

B. 低血容量休克

C. 心源性休克

D. 过敏性休克

E. 创伤性休克

25. 胃内容物反流误吸至肺内,不宜进行的处理为

A. 插入带有气囊的气管内导管

B. 气管内吸引

C. 机械通气

D. 迅速将手术台摇到头低20°

E. 即刻大量灌洗支气管

26. 门诊麻醉后的离院标准,下列错误的是

A. 患者的意识和定向力恢复正常

B. 下肢感觉和肌张力恢复正常

C. 呼吸与循环稳定

D. 用肌松药后,仅能主动抬头持续达20 s

E. 坐起与走动后无明显眩晕、恶心或呕吐

27. 中枢兴奋作用最明显的药物是

A. 肾上腺素

B. 去甲肾上腺素

C. 麻黄碱

D. 多巴胺

E. 去氧肾上腺素

28. 机械通气过程中产生循环抑制的机制主
要有
A. 降低回心血量
B. 减少心肌供血
C. 减少心肌氧供
D. A+B
E. A+C

29. 女性,23岁,孕37周,发生无痛性反复的阴
道流血,近日流血量较大,来诊,妇科检查:
子宫大小与停经时间相符,胎先露高浮。
怀疑患者可能为
A. 胎盘早剥
B. 前置胎盘
C. 先兆流产
D. 难免流产
E. 以上均不可能

30. 妇科腹腔镜手术过程中,患者突然出现呼
末 CO_2 压力突然下降,心动过缓,动脉血氧
饱和度下降,心前区听诊闻及大水泡音。
此时应首先考虑其原因为
A. 空气栓塞
B. 麻醉过深
C. 气管导管位置过深
D. 皮下气肿
E. 药物过敏

31. 嗜铬细胞瘤切除术中,肿瘤切除后可出现
的严重并发症有
A. 高血压危象
B. 严重低血压
C. 二氧化碳蓄积
D. 心律失常
E. 高血糖

32. 剖宫产选择硬膜外阻滞,局麻药用量减少

的主要原因是
A. 避免局麻药进入蛛网膜下腔
B. 避免仰卧位低血压综合征
C. 减少全身不良反应
D. 避免局麻药对胎儿影响
E. 硬膜外间隙变小

33. 肥胖患者麻醉诱导及气管插管时,确定气
管导管位置最精确的指标为
A. 听诊法
B. 观察胸壁起伏
C. 脉搏血氧饱和度监测
D. 呼气末二氧化碳分压监测
E. 手捏呼吸囊

34. 侧裂 LAM 插入时最常遇到的是
A. 一次不到位,但经 1~2 次调整后即可
到位
B. 漏气
C. 喉痉挛
D. 虽插入,但气道阻力大
E. 会厌扭曲

35. 术后镇痛最有效的给药方式是
A. 口服
B. 肌内注射
C. 静脉注射
D. 皮下注射
E. 椎管内注射

36. 心脏移植的麻醉处理的叙述错误的是
A. 麻醉中应采取大潮气量过度通气
B. 麻醉诱导首选芬太尼
C. 麻醉维持以麻醉性镇痛药为主,吸入麻
醉为辅
D. 肌松药应首选阿曲库铵
E. 吸入麻醉药多选异氟烷

37. 颈椎骨折并发高位截瘫患者的麻醉不正确
的是

A. 麻醉诱导或术中均须维持头部稳定

B. 常存在气管反射异常,刺激气管后易出现心动过速,甚至心律失常

C. 心血管代偿能力减退,体位改变可造成严重低血压

D. 保证呼吸道通畅和维持有效通气是首要问题

E. 肺水肿或肺栓塞也是高位截瘫可能的并发症

38. 经鼻气管插管固定导管处比经口深

A. 1 cm
B. 2～3 cm
C. 4 cm
D. 5 cm
E. 6 cm

39. 下列最容易发生肺栓塞的情况是

A. 下肢挤压伤
B. 肾功能不全
C. 闭塞性血栓性脉管炎
D. 痢疾
E. 糖尿病

40. 1岁以上小儿所需气管导管长度的推算公式(cm)为

A. 年龄(岁)+14
B. 年龄(岁)+18
C. 年龄(岁)/4+4
D. 年龄(岁)/3+8
E. 年龄(岁)/2+12

41. 有关全髋关节置换术的麻醉,以下叙述错误的是

A. 手术特点为创伤大,失血多
B. 老年患者多见,病因常见为髋关节骨性关节炎、股骨头的无菌性坏死
C. 麻醉方法以全身麻醉为首选
D. 术中应用骨黏合剂有可能发生心血管不良反应

E. 长期服用激素造成股骨头无菌性坏死者,围术期需进行合理的替代治疗

42. 耳鼻喉科麻醉选择错误的是

A. 呼吸道异物取出术选择局麻更安全
B. 气管造口术可选用局麻
C. 声带息肉摘除术选用气管内全麻
D. 声门部巨大肿物为避免插管损伤可行气管造口术
E. 不能合作的儿童必须行全麻

43. 关于袖套测压法错误的是

A. 袖套太宽,读数相对较低
B. 一般袖套宽度应为上臂周径的2/3
C. 婴儿只宜使用2.5 cm的袖套
D. 小儿袖套宽度需覆盖上臂长度的2/3
E. 袖套太狭窄,压力读数偏高

44. 小儿脊麻穿刺间隙应为

A. T_{11}～T_{12}
B. L_1～L_2
C. T_{12}～L_1
D. L_2～L_3
E. L_3～L_4

45. 下列有关麻醉前用药的叙述中正确的是

A. 对发热、脱水、心动过速、甲亢的患者多加大阿托品剂量
B. 支气管哮喘患者术前用药以吗啡为首选
C. 血卟啉症患者术前可使用巴比妥类药物
D. 对老年或疼痛的患者使用东莨菪碱
E. 休克患者麻醉前用药除需吗啡类药物止痛外,还经静脉给予阿托品

46. 临床医生在药物治疗中应遵循的道德要求是

A. 对症下药,剂量尽可能大
B. 尽量开价格较高,质量较好药物

C. 严守法规,接受监督

D. 为满足部分患者要求,可开大处方药

E. 合理配伍,以"多头堵""大包围"为原则

47.《中华人民共和国执业医师法》第二十二条规定的医师的法律义务同时也是其基本的道德义务,这些义务应除外的是

A. 遵守法律、法规、技术操作规范

B. 树立敬业精神,遵守职业道德,履行医师职责,尽职尽责为患者服务

C. 维护医院形象,关心医院创收,积极推进公立医院营利性、市场化改革

D. 关心、爱护、尊重患者,保护患者的隐私

E. 努力钻研业务,更新知识,提高专业技术水平

48. 县级以上人民政府教育主管部门应当指导、督促有关学校将艾滋病防治知识纳入有关课程,开展有关课外教育活动,但不包括以下哪类学校?

A. 高等院校

B. 中等职业学校

C. 普通中学

D. 小学

E. 高等医药院校

49. 下列单位违反法律、行政法规的规定,造成他人感染艾滋病病毒的,应当依法承担民事赔偿责任,但不包括

A. 血站

B. 单采血浆站

C. 医疗卫生机构

D. 血液制品生产单位

E. 卫生行政部门

50. 甲市某药品经营企业为了使自己经营的药品顺利进入该市某三级甲等医院,就给予该医疗机构的相关人员人民币3万元,后被人举报,此时工商行政管理部门对该药品经营企业的行政处罚措施不能是

A. 罚款5万元

B. 罚款10万元

C. 罚款5 000元

D. 没收违法所得

E. 罚款20万元

51. 下列按照劣药论处的是

A. 国务院药品监督管理部门规定禁止使用的药品

B. 变质的药品

C. 未注明有效期的药品

D. 所标明的功能超出规定范围的药品

E. 被污染的药品

52. 医疗机构的负责人收受药品经营企业代理人给予的财物或者其他利益,应承担的法律责任中不包括

A. 卫生行政部门或者本单位给予处分

B. 赔礼道歉

C. 情节严重的,由卫生行政部门吊销医师执业证书

D. 没收违法所得

E. 构成犯罪的,依法追究刑事责任

53. M型超声是指

A. 振幅调制型

B. 辉度调制

C. 彩色血流显像

D. 多普勒血流频谱显示

E. 以上都不是

54. 胎儿单侧肾盂积水超声常同时发现

A. 输尿管肾盂结合处梗阻

B. 膀胱过度充盈

C. 多囊肾

D. 先天性巨大膀胱

E. 输尿管囊肿

55. 发生在妊娠早期的卵巢非赘生性囊肿是

A. 卵泡囊肿

B. 黄体囊肿

C. 黄素化囊肿

D. 巧克力囊肿

E. 滤泡囊肿

56. 关于卵巢无性细胞瘤，下列错误的是
   A. 卵巢恶性生殖细胞实性肿瘤
   B. 常见于儿童及青年妇女
   C. 肿瘤彩色多普勒血流显像可显示丰富血流
   D. 卵巢实性良性肿瘤
   E. 卵巢少见肿瘤

57. 膜后肿瘤的超声表现是
   A. 越峰征阳性和肿瘤悬吊征阳性
   B. 越峰征阳性和肿瘤悬吊征阴性
   C. 越峰征阴性和肿瘤悬吊征阴性
   D. 越峰征阴性和肿瘤悬吊征阳性
   E. 肠管被推移至肿块周围

58. Robertshaw 左侧双腔管位置理想时管端分别位于
   A. 左侧支气管与右侧支气管
   B. 左侧支气管与气管
   C. 右侧支气管与气管
   D. 左上叶支气管与左下叶支气管
   E. 都在气管内

59. FEV_1/FVC 的正常值是
   A. 60%以上
   B. 65%以上
   C. 70%以上
   D. 80%以上
   E. 90%以上

60. 1MAC（肺泡气最低有效浓度）相当于 ED_{50}，那么 1.3MAC 相当于
   A. ED_{70}
   B. ED_{75}
   C. ED_{90}

D. ED_{95}

E. ED_{99}

61. 如图所示，蛛网膜下隙穿刺时，穿刺针穿过的组织层次为

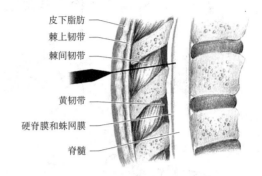

皮下脂肪
棘上韧带
棘间韧带
黄韧带
硬脊膜和蛛网膜
脊髓

   A. 皮肤、皮下组织、棘上韧带、棘间韧带、黄韧带、硬膜外腔、硬膜
   B. 皮肤、皮下组织、棘上韧带、硬膜外腔、黄韧带、硬膜下腔、硬膜
   C. 皮肤、皮下组织、黄韧带、棘上韧带、硬膜外腔、棘间韧带、硬膜
   D. 皮肤、皮下组织、棘上韧带和棘间韧带、硬膜外腔、黄韧带、硬膜
   E. 皮肤、皮下组织、棘间韧带、棘上韧带、硬膜、黄韧带、硬膜外腔

62. 腰麻的穿刺部位为
   A. 成人在 $L_2 \sim L_3$ 以下，小儿在 $L_3 \sim L_4$ 以下
   B. 成人在 $L_1 \sim L_2$ 以下
   C. 小儿在 $L_2 \sim L_3$ 以下
   D. 腰部任何间隙皆可适用
   E. 按手术不同的部位需要可选择任何间隙

63. 如图，经鼻气管插管时，易发生折曲的部位是
   A. 鼻前庭
   B. 下鼻道
   C. 中鼻道
   D. 鼻后孔
   E. 鼻咽部

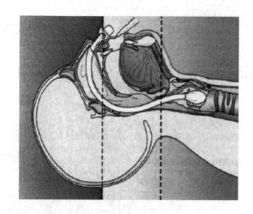

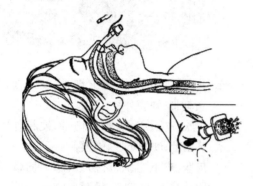

B. 应快速输血、输液

C. 防止术中过敏反应

D. 防止术中心肌梗死

E. 防止术中脑栓塞

67. 经尿道前列腺切除术,经膀胱冲洗患者出现胸闷、心动过缓,低血压,癫痫样发作 SpO_2 降低的可能原因为

A. 麻醉药过量

B. 水中毒

C. 迷走神经张力过高

D. 有效循环血量减少

E. 肺栓塞

68. 男,40岁,因酒后驾车与一货车相撞后1 h入院。查体见患者下颌骨粉碎性开放骨折,舌,口底、咽腔和扁桃体严重撕裂伤。患者清醒,不能仰卧,呼吸困难,心率170次/分,血压 95/80 mmHg。准备行清创、骨折复位固定和软组织缝合术。下面处理最重要的是

A. 建立静脉通道,快速补液治疗休克

B. 快速清理口腔分泌物,行口腔插管

C. 在清理口腔,给氧同时紧急行气管切开

D. 立即行鼻腔插管,同时快速补液治疗休克

E. 快速补液待血压平稳后,做快速诱导鼻腔插管

64. 慢性肺部疾病患者行 IPPV 通气时,突然出现发绀、SpO_2 下降、双侧胸廓运动不佳、听诊一侧呼吸音消失,最可能的原因是

A. 气栓

B. 气胸

C. 喉痉挛

D. 肺栓塞

E. 导管脱出

65. 肝脏手术麻醉处理,下列不必要重视的是

A. 充分评估和保护肝功能

B. 选择合适的麻醉用药和方法

C. 抗生素的合理应用

D. 应充分估计和准备术中失血和输血

E. 肝包囊虫病手术应预防过敏性休克

66. 失血多的前列腺摘除术麻醉管理最关键点是

A. 防止术中牵拉反射

69. 某患者因外伤性肝破裂行急诊手术,术前血压 82/58 mmHg,脉搏 130 次/分。下列麻醉处理原则错误的是

A. 立即开放静脉,加快输血输液

B. 待休克纠正后马上手术

C. 纠正电解质、酸碱紊乱

D. 首选气管内全麻

E. 加强呼吸循环功能监测

70. 男性患者,38岁。实质性脏器破裂,急行腹部探查。查体:一般情况较差,贫血面貌、

心率 120 次/分,律齐,两肺呼吸音清晰,血压 80/60 mmHg。患者曾患乙肝、肝硬化腹水。术中输液暂不用

A. 平衡盐液

B. 10％葡萄糖液

C. 5％碳酸氢钠

D. 新鲜血

E. 胶体液

71. 一老年患者气管插管后血压降低至 80/50 mmHg,最适宜采取的简便措施是

A. 静脉注射多巴胺 4 mg

B. 快速输液

C. 静脉注射麻黄碱 10 mg

D. 取头低位

E. 输血

72. 男性患者 40 岁,因全身大面积烧伤欲在气管内全麻下行切痂术,下列肌肉松弛药不合适的是

A. 阿曲库铵

B. 维库溴铵

C. 顺式阿曲库铵

D. 潘库溴铵

E. 琥珀胆碱

73. 女性,65 岁,高血压病史 13 余年,诊断为贲门癌,拟行胃癌根治术。术中血压骤升至 180/105 mmHg,心率 80 次/分。下列对此降压最好的药物是

A. 维拉帕米

B. 尼莫地平

C. 尼群地平

D. 尼卡地平

E. 硝苯地平

74. 患者男性,42 岁,63 kg。因右手锐器伤,行清创、屈肌腱、神经吻合术。腋路注入 1％利多卡因 400 mg(含 1/200 000 肾上腺素),15 min 后刷洗创面麻醉作用不全,处理的

方法不正确的是

A. 停止刷洗,等待作用完全

B. 立即追加肌间沟 1％利多卡因 20 ml

C. 加用镇痛剂哌替啶 50 mg 或芬太尼 0.1 mg

D. 加用局部神经阻滞 0.5％利多卡因 10 ml

E. 改全身麻醉

75. 接受胆囊手术的患者硬膜外麻醉后,血压从 134/72 mmHg 下降至 90/45 mmHg,心率从 72 次/分降至 63 次/分,SpO_2 从 97％下降至 91％,下述处理中最不合适的是

A. 加快输液

B. 静脉注射麻黄碱 20 mg

C. 面罩吸氧

D. 静脉注射咪达唑仑 7.5 mg

E. 静脉注射阿托品 0.5 mg

76. 患者女性,56 岁,诊断为风湿性心脏病、二尖瓣狭窄,拟在导管室行二尖瓣球囊扩张术,术中可能出现低血压,其原因和处理都不可取的是

A. 导管刺激导致窦性心动过速常引起低血压

B. 造影剂刺激血管壁,是低血压的原因之一

C. 窦性心动过缓时可静脉注射阿托品

D. 注射麻黄素或去氧肾上腺素

E. 持续室速、多源性室早或三度房室传导阻滞,用药物治疗,不必中止手术

77. 6 岁小儿在腰麻下行尿道下裂整形术,腰麻成功后平卧,患儿突然出现恶心,首先考虑的原因是

A. 患儿可能饱胃

B. 麻醉平面过高

C. 体位变动

D. 麻醉药中毒

E. 手术室气味不佳

78. 男,7个月,额顶部肿块,外科诊断怀疑脑脊膜膨出。在全身麻醉气管内插管(导管选择 ID4.5 带套囊)下行肿块切除术。拔管后3小时逐渐发生呼吸困难,躁动,心率160次/分。经面罩吸氧、应用激素、雾化吸入和镇痛治疗1h后,情况逐渐好转。考虑该并发症与气管导管的选择不当有关,你认为最恰当的选择是

A. ID 3.5 或 4.0 不带气囊导管

B. ID 2.5 不带气囊导管

C. ID 5.0 带气囊导管

D. ID 5.0 不带气囊导管

E. 以上均不正确

79. 患者女性,70岁,因慢性阻塞性肺气肿及肺大疱形成,拟在双腔气管麻醉下行肺减容术,麻醉过程中发生的可能性最小的情况是

A. 肺大疱破裂

B. CO_2 蓄积

C. 低氧血症

D. 潮气量不足

E. 自主呼吸长时间不恢复

80. 患者女性,40岁,行肝移植术。无肝期的主要问题不包括

A. 下腔静脉回心血量减少

B. 肾灌注压降低

C. 凝血功能障碍

D. 心出量降低

E. 大出血

81. 某60岁患者在连续硬膜外麻醉下行腹股沟疝修补术,硬膜外置管后即给予1%利多卡因和0.2%丁卡因混合液(含肾上腺素)8 ml,数分钟后患者心跳、呼吸骤停。最可能的原因是

A. 局麻药对心脏的毒性

B. 迷走反射

C. 心肌梗死

D. 全脊麻

E. 局麻药误入血管中毒反应

82. 患者女性,48岁。因胆囊结石行经腹腔镜胆囊切除术。术中以2%的异氟烷吸入,丙泊酚 4 mg/(kg·h)静脉泵入维持麻醉,小剂量芬太尼辅助。手术进行到0.5 h后患者的血压升高、心率增快,考虑患者可能出现了二氧化碳蓄积。正确的处理方法为

A. 给予β受体阻滞剂以降低心率

B. 给予血管扩张剂以降低血压

C. 加深麻醉以降低血压和心率

D. 增加分钟通气量

E. 不需要处理,等待手术后自然恢复

83. 患者男性,28岁。3 h前经右侧颈内静脉放置中心静脉导管,现出现呼吸困难,血压80/69 mmHg,心率130次/分,脉细,听诊心音遥远,检查口唇明显发绀,颈静脉怒张。应采取的措施是

A. 立即给予止血药

B. 中断静脉输液

C. 立即给予强心药物抗心力衰竭

D. 迅速行心包腔引流

E. 立即输血,同时给升压药

84. 下列描述不正确的是

A. 甲状腺功能减退患者对麻醉的耐受性差,尽量避免用中枢神经系统高度抑制的药物

B. 甲状腺功能减退患者术前应补充钙剂并防治心律失常

C. 甲亢患者术前用药中镇静剂的用量需偏小

D. 凡术前半年内应用糖皮质激素总量超过氢化可的松 1 000 mg 以上,应常规应用肾上腺皮质激素作术前准备

E. 艾迪森病患者麻醉耐受性差,麻醉用药剂量宜小

85. 长期服用利血平的患者,椎管内麻醉中出现明显低血压时首选
    A. 去氧肾上腺素
    B. 阿托品
    C. 间羟胺
    D. 分次小量用甲氧明
    E. 多巴酚丁胺

86. 宫外孕破裂时哪个时期可用硬膜外麻醉?
    A. 休克前期及轻度休克
    B. 扩容后血压无改善
    C. 中度休克
    D. 重度休克
    E. 以上均可

87. 风湿性心脏病二尖瓣狭窄最常见的心律失常是
    A. 房室传导阻滞
    B. 室性期前收缩
    C. 心房颤动
    D. 心室颤动
    E. 窦性心律

88. 患者女性,26 岁,诊断为颅内动静脉畸形、继发性癫痫,拟在气管内全麻下行动静脉畸形团切除术。术中关于血红蛋白监测,下列错误的是
    A. 术中根据出血情况决定监测频率
    B. 正常成年女性血红蛋白值为 120～160 g/L
    C. 在麻醉手术期间,患者血红蛋白小于 60～70 g/L,须考虑输血
    D. 血红蛋白 60～100 g/L 是否须输血应根据是否存在进行性器官缺血、进行性出血、血管内容量不足和氧合不佳等危险因素决定
    E. 血红蛋白监测主要用于判断术中失血量、血液稀释程度、组织氧合功能以及指导术中输血等

89. 患者女,29 岁,G_2P_0,孕 37 周,胎儿宫内。拟在腰-硬联合阻滞麻醉下行剖宫产术。麻醉成功后,心率上升至 120 次/分,血压降至 70/45 mmHg,其出现的原因之一是因为增大的子宫压迫了
    A. 下腔静脉
    B. 髂内静脉
    C. 髂外静脉
    D. 髂总静脉
    E. 子宫静脉

90. 患者男性,50 岁,60 kg,心肺功能正常,门诊行整个面部激光换肤术,手术时间拟2 h。如为气管插管全麻,采用哪种药维持麻醉不妥?
    A. 阿芬太尼
    B. 七氟烷
    C. 地氟烷
    D. 硫喷妥钠
    E. 丙泊酚

91. 患者女性,30 岁。行肝破裂修补术。术中吸出腹腔内混有胆汁血 1 500 ml,术后 6 h 出现进行性呼吸困难,增加吸氧浓度后症状和体征无改善,胸片检查示两肺广泛点片状阴影,脉搏 110 次/分,血压 90/70 mmHg。下列不是肺的病理变化的是
    A. 肺大疱
    B. 肺间质、肺泡内水肿
    C. 肺泡萎缩,透明膜形成
    D. 肺通气/灌流比值失调
    E. 肺淤血

92. 男性,23 岁,因打球导致右肩关节脱位,手术医师请求麻醉医师到骨科病房施行麻醉,以便手法使右肩关节复位,如你收到请求,选择下列哪一项?
    A. 给予该患者静脉注射少量丙泊酚和芬太尼,使之入睡和疼痛减轻后,由手术医师手法复位

B. 行右侧臂丛神经阻滞,待麻醉效果出现后由手术医师手法复位

C. 静脉注射短效肌松药,如琥珀胆碱,待肌肉松弛后由手术医师手法复位

D. 静脉注射短效肌松药加瑞芬太尼及丙泊酚,待患者意识消失和肌肉松弛后由手术医师手法复位

E. 拒绝去骨科病房麻醉

93. 颞下颌关节强直并伴小颌畸形患者手术麻醉时最好的插管方法为
A. 经鼻腔清醒盲探插管
B. 纤维支气管镜下插管
C. 经鼻腔快速诱导插管
D. 经口腔清醒盲探插管
E. 气管切开后插管

94. 法洛四联症患儿麻醉 BP 86/42 mmHg,FiO_2 0.60,SpO_2 87%。下述措施对改善血氧最有效的是
A. 提高 FiO_2
B. 增加潮气量
C. PEEP 通气
D. 加快输液
E. 静脉注射去氧肾上腺素 1~2 mg 或麻黄碱 10~15 mg

95. 男,65岁,肠梗阻10天,剧烈呕吐3天,拟行剖腹探查术。患者一般情况差,血压 80/60 mmHg,心率120次/分,血气分析示代谢性酸中毒。此患者麻醉选择应是
A. 全麻
B. 硬膜外麻醉
C. 腰麻
D. 局麻
E. 局麻加强化

96. 患者男性35岁患者,诊断为重度主动脉狭窄,拟行心内直视术,术前一天突感左心前区疼痛,伴冷汗、恶心。如此患者心绞痛时心率125次/分,V_5导联提示ST段下降,正确的治疗措施是
A. 静脉注射利多卡因 70 mg
B. 静脉注射美托洛尔 1~3 mg
C. 静脉注射硝酸甘油 50 mg
D. 静脉注射尼卡地平 1~2 mg
E. 静脉注射普萘洛尔 2~5 mg

97. 碱中毒时补充电解质应先考虑
A. 钠盐
B. 钾盐
C. 碳酸镁
D. 氯化钙
E. 碳酸氢钠

98. 关于手术体位的摆放,下列方法不恰当的是
A. 侧卧位时,在胸腹壁的前后侧挤塞沙袋
B. 仰卧位时,将双臂伸直贴向体侧
C. 甲状腺术位时,垫高肩部使头后仰
D. 截石位时,将双下肢妥善固定于支腿架上
E. 坐直位时,将双侧上、下肢用弹力绷带缠绕

99. 心脏手术后发生低心排综合征首选
A. 异丙肾上腺素
B. 去氧肾上腺素
C. 麻黄碱
D. 肾上腺素
E. 多巴胺

100. 蛛网膜下腔阻滞疗法用于疼痛治疗的并发症不包括
A. 血压下降
B. 神经根、脊髓损伤和脊髓动脉损伤
C. 膀胱直肠功能障碍
D. 上下肢运动功能损伤
E. 呼吸抑制

101. 患者男性,78 岁。拟行胆囊切除术。有活动后胸前不适感。术前检查对麻醉最重要的是
    A. 胃镜
    B. 心电图
    C. 肝功能
    D. 血气分析
    E. 胃肠造影

102. 麻醉中治疗非肾功能不全性少尿,错误的是
    A. 补充晶体液
    B. 补充胶体液
    C. 补充全血
    D. 改善心功能
    E. 大剂量呋塞米

103. 甲状腺手术用硬膜外麻醉,下列不恰当的是
    A. 颈部硬膜外麻醉对呼吸功能有影响
    B. 可完全消除甲状腺牵拉痛
    C. 应慎重选用,并做好应急准备
    D. 术前病情不稳定,预防性处理甲状腺危象有一定效果
    E. 心交感神经被阻滞,有利于甲亢患者的脉搏平稳

104. 控制性降压期间,脏器可能会对血流进行自身调节,此调节功能最弱的是
    A. 心
    B. 脑
    C. 肝
    D. 肺
    E. 肾

105. 高原地区手术患者首选麻醉方法为
    A. 蛛网膜下腔阻滞
    B. 气管内全麻
    C. 局部神经阻滞
    D. 硬膜外隙阻滞
    E. 硬-腰联合阻滞

106. 吗啡作用于边缘系统的阿片受体,产生
    A. 镇咳作用
    B. 止吐作用
    C. 镇痛作用
    D. 减轻情绪反应
    E. 催吐作用

107. 下列药物最可能作用于 γ-氨基丁酸(GABA)受体的是
    A. 巴比妥类
    B. 氯胺酮
    C. 丙泊酚
    D. 依托咪酯
    E. 羟丁酸钠

108. 男孩 9 岁,胸骨左缘第 3、4 肋间听到响亮而粗糙的收缩期杂音,应考虑为
    A. 室间隔缺损
    B. 主动脉瓣狭窄
    C. 二尖瓣关闭不全
    D. 动脉导管未闭
    E. 肺动脉瓣狭窄

109. 男,67 岁,患高血压18年,2 年前患急性前壁心肌梗死,门诊测血压 22.7/13.3 kPa(170/100 mmHg),心率 96 次/分,该患者的最佳药物选择是
    A. 美托洛尔
    B. 维拉帕米
    C. 卡托普利
    D. 吲达帕胺
    E. 哌唑嗪

110. 高血压患者,生气后血压升至 250/120 mmHg,发生癫痫样抽搐、呕吐、意识模糊等中枢神经系统功能障碍的表现,脑 CT 扫描未见异常,最可能的诊断为
    A. 脑出血

B. 高血压脑病

C. 蛛网膜下腔出血

D. 脑梗死

E. 高血压危象

111. 缺血性心肌病是指

A. 心力衰竭和心律失常型冠心病

B. 扩张型原发性心肌病

C. 肥厚型心肌病

D. X综合征

E. 克山病

112. 下列快速心律失常不宜用电复律的是

A. 室上性心动过速

B. 心房颤动

C. 心房扑动

D. 室性心动过速

E. 此快速异位心律失常系病态窦房结综合征的一种表现,即快慢综合征

113. 左心衰竭最早出现的症状是

A. 夜间阵发性呼吸困难

B. 心源性哮喘

C. 端坐呼吸

D. 咳粉红色泡沫痰

E. 劳力性呼吸困难

114. COPD患者出现低氧血症最常见的机制是

A. 肺泡通气量下降

B. 弥散功能障碍

C. 右向左分流

D. 呼吸肌疲劳

E. 通气/血流比例失衡

115. 16岁,男,诊断为Graves病。治疗宜选用

A. 抗甲状腺药物

B. 立即手术治疗

C. ^{131}I治疗

D. 镇静剂

E. 鼓励多食海带

116. 张力性气胸患者,急诊入院。X线片见右肺完全萎缩,纵隔向右移位,立即给右锁骨中线第2肋间置闭式引流溢出大量气体,但患者呼吸困难不见好转,左侧呼吸音消失,皮下气肿有扩延,此诊断应考虑

A. 支气管或肺广泛裂伤

B. 食管裂伤

C. 引流管位置过高

D. 血心包

E. 并发血胸

117. 高血压伴心绞痛及哮喘患者,出现肾功能不全时,下列最适合治疗药是

A. 卡托普利

B. 普萘洛尔

C. 硝苯地平

D. 氢氯噻嗪

E. 哌唑嗪

二、A3/A4型题

(118~121题共用题干)

男,35岁,反复上腹痛3年,近两个月加重,常夜间痛,曾有黑便史。

118. 为明确诊断,应选择下列检查中的

A. 胃镜

B. ^{13}C-呼气试验

C. 上消化道造影

D. 腹部CT

E. 血清胃泌素测定

119. 本例最可能的诊断是

A. 急性胃黏膜病变

B. 胃癌

C. 十二指肠溃疡

D. 胃泌素瘤

E. 胃黏膜脱垂

120. 如果胃镜诊断为十二指肠球部溃疡,HP

（＋），应采用下列哪种方法治疗？

 A. PPI＋克拉霉素＋阿莫西林

 B. 手术

 C. 抗酸剂

 D. PPI

 E. 铋剂

121. 正在服用 PPI 的十二指肠溃疡患者，下列确诊 HP 感染的方法最恰当的是

 A. ^{13}C-呼气试验

 B. 快速尿素酶试验

 C. 血清学 HP 抗体检查

 D. 病理组织学染色

 E. 胃黏膜 PCR 检查

（122～123 题共用题干）

 男性患者，59 岁，诊断为右下肺癌。在静脉普鲁卡因复合麻醉下行肺癌切除术，麻醉药配方为 1% 普鲁卡因 500 ml＋琥珀胆碱 600 mg＋哌替啶 100 mg，术中生命体征平衡。但术后 3 h 患者肌力不能恢复。

122. 患者肌力不能恢复可能的原因是

 A. 琥珀胆碱过量

 B. 血浆胆碱酯酶（ChE）活性增高

 C. ChE 活性下降

 D. 普鲁卡因过量

 E. 哌替啶过量

123. 为明确诊断，必要的检查是

 A. 血常规

 B. 血生化

 C. 地布卡因值和氟化物值

 D. 肝功能

 E. 肾功能

（124～128 题共用题干）

 患者，女，45 岁，高空坠落所致"复合性损伤"，入院神志清楚，清创缝合术后第 3 天出现昏迷，呼出气有"烂苹果"味。

124. 其昏迷原因最可能为

 A. 败血症

 B. 脑出血

 C. 急性左心衰

 D. 低血糖血症

 E. 高血糖血症

125. 既往病史可能有

 A. 高血压

 B. 冠心病

 C. 糖尿病

 D. 慢性肾炎

 E. 风湿性心脏病

126. 为确诊需做下列哪项检查？

 A. 血气分析、血电解质

 B. 血糖、酮体、尿糖

 C. 心脏彩超、心电图

 D. 血尿常规

 E. 脑部 CT、心电图

127. 较合适的治疗措施应为

 A. 给予 10% 葡萄糖

 B. 神经外科手术

 C. 给予碳酸氢钠

 D. 甘露醇脱水治疗

 E. 给予胰岛素、碳酸氢钠及氯化钾

128. 该患者治疗过程中必须严密观察

 A. 尿糖

 B. 心电图

 C. 脑电图

 D. 血糖、血电解质及血 pH

 E. 尿钠

（129～132 题共用题干）

 患者女性，26 岁，左手腕刀砍伤离断 3 h，血压 80/56 mmHg，心率 112 次/分，拟行断腕再植术。

129. 麻醉方法首选
　　A. 全麻
　　B. 局麻
　　C. 腕管阻滞
　　D. 臂丛阻滞

130. 单次臂丛阻滞局麻药可首选
　　A. 利多卡因
　　B. 布比卡因
　　C. 丁卡因
　　D. 普鲁卡因
　　E. 罗哌卡因

131. 如果臂丛效果欠佳,给杜非合剂半量(哌替啶 50 mg,异丙嗪 25 mg)仍欠佳,即给氯胺酮,此时最应注意
　　A. 呼吸抑制
　　B. 循环抑制
　　C. 休克
　　D. 误吸
　　E. 谵妄

132. 不利于该患者断指恢复的因素不包括
　　A. 疼痛
　　B. 输液输血反应
　　C. 缩血管药
　　D. 发热
　　E. 局麻药中毒

(133～135 题共用题干)

女性,82 岁,间歇性发作的右颜面部阵发性、电击样疼痛 2 年余,加重半年;洗脸、刷牙、说话、进食或触摸右下尖牙下的牙龈可诱发自该尖牙向下牙槽、下唇、颏部、耳颞部的电击样疼痛;每次发作可持续十几秒,疼痛发作有间歇,间歇期内一切正常;2 年前被诊断为三叉神经痛,口服卡马西平疼痛基本不发作;近半年来出现粒细胞减少现象,停卡马西平,粒细胞可复原;目前患者服用苯妥英钠和贴用芬太尼透皮贴剂,疼痛控制不理想,且伴有严重头昏、恶心、

呕吐等症状;神经系统体检和辅助检查(头颅 MRI、CT、脑电图、听觉诱发电位等)均未见异常。

133. 该患者最大可能是患有
　　A. 舌咽神经痛
　　B. 面神经麻痹
　　C. 面肌痉挛
　　D. 原发性三叉神经痛
　　E. 继发性三叉神经痛

134. 根据患者目前情况,最有效和最安全可行的治疗方法是
　　A. 射频三叉神经热凝治疗
　　B. 开颅微血管减压术
　　C. 开颅三叉神经感觉根梳理和选择性切断术
　　D. 三叉神经酚甘油或无水酒精毁损术
　　E. 物理治疗

135. 根据患者的临床表现,该患者可能为三叉神经的哪一支病变?
　　A. 第 1 支
　　B. 第 2 支
　　C. 第 3 支
　　D. 眼支
　　E. 上颌支

(136～140 题共用题干)

患者烟龄 40 年,伴有慢性支气管炎。

136. 可不必进行下面哪项术前准备?
　　A. 禁烟 2 周
　　B. 给予镇痛剂
　　C. 改善机体营养状况
　　D. 训练呼吸
　　E. 治疗肺部感染

137. 术前禁烟需多长时间才有意义?
　　A. 2 周内

B. 2 周

C. 4 周

D. 6 周

E. 8 周以上

138. 下面检查对麻醉最重要的是

A. 肺功能

B. 肝胆 B 超

C. 心电图

D. 脑部 CT

E. 血常规

139. 为进一步了解肺功能,下列最重要的是

A. 心功能

B. 胸部 X 线

C. 生化检查

D. 血气分析

E. 肝功能

140. 该患者伴有高血压,对其进行麻醉诱导时
不恰当的是

A. 充分给氧去氮

B. 避免呛咳

C. 半清醒插管

D. 采用对循环抑制较轻的药物

E. 诱导中保持呼吸道通畅

(141～143 题共用题干)

28 岁男患者,有急性间歇性血卟啉病,因
急性阑尾炎拟行手术治疗。

141. 血卟啉病主要缺乏

A. 维生素 A 和维生素 D

B. 维生素 B_{12}

C. 尿卟啉原合成酶

D. 卟吩胆色素原

E. 2,3-二磷酸甘油酸

142. 巴比妥类增加卟吩胆色素原的原因是

A. 细胞色素 P450 的诱导作用

B. 对神经组织的毒性作用

C. 抑制呼吸

D. 增加血红蛋白的形成

E. 以上均可

143. 本病不宜使用下列哪些药物?

A. 阿托品

B. 吗啡

C. 苯妥英钠

D. 琥珀胆碱

E. 氧化亚氮

(144～147 题共用题干)

男,34 岁。拟在介入室导管治疗室行风心
二尖瓣球囊扩张术。

144. 患者精神紧张,心功能 III 级,麻醉前准备
不适当的是

A. 尽可能纠正心肺功能

B. 按全麻要求准备麻醉器械和药品

C. 麻醉前禁食 12 h,禁饮 4 h

D. 术前半小时肌注阿托品 0.5 mg

E. 术前 1 h 肌注哌替啶 50 mg

145. 术中最不可能出现的并发症是

A. 严重高血压

B. 窦性心动过速

C. 窦性心动过缓

D. 室性早搏

E. 低血压

146. 如术中出现低血压,其原因和处理不恰当
的是

A. 导管刺激导致窦性心动过速常引起低
血压

B. 造影剂刺激血管壁,是低血压的原因
之一

C. 窦性心动过缓时可注射阿托品

D. 注射麻黄碱或去氧肾上腺素

E. 持续室速、多源室早或三度房室传导

阻滞,用药物治疗,但可以继续进行
操作

147. 若有房颤史,局麻下突然出现意识不清约
2分钟,右上肢短暂抽搐后无力,应首先考
虑的原因为
A. 颅内出血
B. 脑血栓形成
C. 脑栓塞
D. 颅内小动脉瘤破裂
E. 低血压休克

(148~150题共用题干)

女性患者,46岁,因患骶髂关节结核择期
手术,术前常规苯巴比妥钠0.1 g,阿托品
0.5 mg肌注。用硫喷妥钠、琥珀胆碱快速诱导
插管,普鲁卡因、哌替啶、氯胺酮全静脉复合维
持麻醉,手术历时2 h,术中平稳,术后40 min苏
醒。随即出现大小便失禁,谵妄,躁动不安等
症状。

148. 患者术后躁动的原因可能是
A. 氯胺酮的中枢神经系统作用
B. 原有精神病发作
C. 哌替啶的中枢神经系统作用
D. 硫喷妥钠的中枢神经系统作用
E. 脑血管意外

149. 为预防和减轻上述不良反应,麻醉最好
复合
A. 地西泮或咪达唑仑
B. 丙泊酚
C. 依托咪酯
D. 成年患者使用,加大氯胺酮用量
E. 以上均是

150. 氯胺酮静脉麻醉的禁忌证是
A. 基础麻醉
B. 短小、体表手术或诊断性检查
C. 甲亢或嗜铬细胞瘤手术

D. 失血性休克
E. 哮喘患者行烧伤手术

三、X型题

151. 非处方药疗效必须确切是指
A. 长期使用不易产生耐药性
B. 无不良反应
C. 剂量不需经常调整,不必进行特殊
监测
D. 疗效可靠,适应证明确
E. 方便使用

152. Ⅱ相阻滞的特点有
A. 4个成串刺激可出现衰减
B. 肌松时间延长
C. 无强直刺激后易化
D. 不为抗胆碱酯酶药拮抗
E. 给去极化肌松药后,一旦TOF比值≤
50%时即可诊断

153. 如图示,硬膜外穿刺时经过哪几层组织?

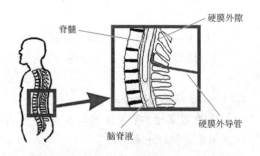
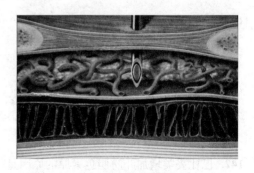

A. 皮肤

B. 皮下组织

C. 棘上韧带

D. 棘间韧带

E. 黄韧带

154. 麻醉气体的肺泡浓度

　　A. 不依赖肺容量

　　B. 与肺泡通气量有关

　　C. 与呼吸频率有关

　　D. 与血液摄取有关

　　E. 与肺顺应性有关

155. 低温的主要适应证有

　　A. 心血管手术

　　B. 神经外科手术

　　C. 脑外科手术

　　D. 创伤大、出血多的手术

　　E. 恶性高热

156. 误吸的临床表现包括

　　A. 急性呼吸道梗阻

　　B. Mendelson 综合征

　　C. 吸入性肺炎

　　D. 吸入性肺不张

　　E. 发绀

157. 开胸纵隔移位摆动时造成哪些循环系统病理生理改变?

　　A. 神经性休克

　　B. 静脉血回流受阻

　　C. 回心血量减少

　　D. 心输出量降低

　　E. 心腔大血管扭曲

158. 产科麻醉的原则是

　　A. 确保母子安全

　　B. 满足手术要求

　　C. 防止呕吐误吸

　　D. 简单、迅速

　　E. 防止术后并发症

159. 老年人硬膜外阻滞应注意的问题包括

　　A. 易发生呼吸抑制

　　B. 局麻药的需要量减少

　　C. 易发生低血压

　　D. 穿刺操作的困难程度增加

　　E. 强调术中给辅助药

160. 防止创伤患者全麻诱导时反流误吸可采取

　　A. 预先药物或机械刺激催吐

　　B. 预先放置胃管吸引

　　C. 预先静脉注射西咪替丁

　　D. 慢诱导气管插管

　　E. 快诱导时压迫环状软骨

161. 下列哪些危险是嗜铬细胞瘤患者在术中最易发生的?

　　A. 低血压危象

　　B. 高血压危象

　　C. 心律失常

　　D. 呼吸抑制

　　E. 肾衰竭

162. 门脉高压症手术麻醉管理要点有

　　A. 维持有效血容量

　　B. 保持血浆白蛋白大于 35 g/L,血细胞比容 40% 左右

　　C. 酌情补充凝血因子及血小板

　　D. 大量失血时,为了减少血源感染性疾病的发生率,应避免输新鲜血

　　E. 少用经肝代谢药物

163. 麻醉手术期间,一般应限制使用葡萄糖,下列情况可考虑输注葡萄糖的是

　　A. 术前空胃的儿童,尤其是婴幼儿

　　B. 术前低糖饮食或者应用胰岛素者

　　C. 术前应用 β 受体阻滞剂或钙通道阻滞剂

　　D. 以葡萄糖为主的静脉高营养患者

　　E. 嗜铬细胞瘤切除术后及有低血糖倾向者

164. 肾移植术中麻醉管理应注意的事项,下列说法正确的是
    A. 术中应行控制性降压,以减少术中出血
    B. 在术中应尽可能减少晶体液用量,适量输入全血
    C. 在开放动脉前,应保持患者血压于较高水平
    D. 在移植肾恢复血流前,应常规给予甲泼尼龙,开放血流时,马上给予呋塞米60~100 mg
    E. 在移植肾恢复血流后,应马上给予抗排异药物

165. 关于神经阻滞疗法的作用机制,下列正确的是
    A. 消除病变区域的骨刺和瘢痕增生
    B. 阻断疼痛的传导通路
    C. 阻断疼痛的恶性循环
    D. 改善血液循环
    E. 抗炎症作用

166. 有关 DIC 的叙述正确的是
    A. 按代偿情况分为代偿期、失代偿期、过度代偿期
    B. 按病程分为高凝期、消耗性低凝期、继发性纤溶亢进期
    C. 按发生快慢分为急性型、亚急性型、慢性型
    D. 易发生 DIC 的疾病有严重感染、手术与创伤、恶性肿瘤、病理产科
    E. 主要临床表现有出血、贫血、休克、器官功能障碍

167. 测定周围动脉压的指征包括
    A. 各类危重患者进行大血管手术时
    B. 严重低血压、休克和需反复测量血压的患者
    C. 监测血管收缩药或扩张药治疗的效果时

D. 术中需进行血液稀释,控制性降压的患者
E. 需要反复采取动脉血样作血气分析和 pH 测定的患者

168. 理想的静脉全麻药的特点有
    A. 漏至皮下不疼痛,对组织无损害,误入动脉不引起栓塞,坏死等严重并发症
    B. 易溶于水,溶液稳定,可长期保存;对静脉无刺激性,不产生血栓或血栓性静脉炎
    C. 应具有镇痛作用,对呼吸循环应无明显影响
    D. 起效快,苏醒期短,在一次臂-脑循环时间内起效者不易过量
    E. 体内无蓄积,可重复用药或静脉滴注

169. 心肌梗死的患者,择期手术应尽可能做到
    A. 心绞痛症状已消失
    B. 心力衰竭症状已基本控制
    C. 心电图无频发室性早搏
    D. 血清尿素氮低于 17.85 mmol/L
    E. 血钾高于 3 mmol/L

170. 术前用药原则,下述正确的是
    A. 老年人一般用量要减少
    B. 手术时间推迟,不必重复给药
    C. 小儿按体重计算比成人小
    D. 患者用药后应保持安静
    E. 术前用药由麻醉医师在访视患者后开出

171. 气管插管拔管后的延迟性并发症有
    A. 咽喉痛
    B. 喉溃疡
    C. 声带麻痹
    D. 气管支气管炎
    E. 喉及声门下水肿

172. 下列是创伤患者出现 ARDS 主要发病因

素的是

A. 胸部直接损伤

B. 休克

C. 大量输血

D. 误吸

E. 败血症

173. 可用于治疗心源性哮喘的药物有

A. 呋塞米

B. 哌替啶

C. 异丙肾上腺素

D. 毛花苷丙

E. 氨茶碱

174. 下列关于疼痛的临床评价方法的描述正确的是

A. 视觉模拟量表（VAS）：10 cm 长的直线，一端表示无痛（0），另一端表示最严重的疼痛（10）。被测者根据其感受程度，在直线上相应部位作记号，从无痛到记号之间的距离即为痛觉评分

B. 语言评价量表（VRS）是将疼痛用"无痛""轻微痛""中度痛"和"极度痛"表示

C. 数字评价量表（NRS）是将疼痛程度用 0 到 10 这 11 个数字表示，0 表示无痛，10 表示最痛，被测者根据个人感受在其中一个刻度上作出标记

D. 疼痛问卷表根据疼痛的生理感觉、患者的情感因素和认识成分等多方面因素设计而成，能较准确地评价患者疼痛的强度和性质

E. 疼痛是主观感受，根本无法测评

175. 40 岁女性患者，术前无明显心肺功能障碍，拟行子宫次全切除术。可选的麻醉方式有

A. $L_2 \sim L_3$ 间隙硬膜外麻醉

B. $L_3 \sim L_4$、$T_{12} \sim L_1$ 双间隙硬膜外麻醉

C. $L_1 \sim L_2$ 间隙腰-硬联合麻醉

D. $L_3 \sim L_4$ 腰麻

E. 全身麻醉

第十六章

模 拟 试 卷 三

一、A1/A2 型题

1. 医疗事故的违法性是指行为人在诊疗护理中违反
- A. 行政法规
- B. 法律
- C. 技术操作规程
- D. 和院方的约定
- E. 和患者的约定

2. 张某没有上过任何层次的医学专业的学校,但他仍有资格参加执业医师资格或执业助理医师资格考试,张某必定具有执业医师法规定的下列情形之一,除了
- A. 以师承方式学习传统医学满 3 年,经医疗、预防、保健机构考核合格并推荐
- B. 以师承方式学习传统医学满 3 年,经县级以上卫生行政部门确定的传统医学专业组织考核合格并推荐
- C. 以师承方式学习传统医学满 3 年,经医疗、预防、保健机构推荐
- D. 经多年实践医术确有专长,经县级以上卫生行政部门确定的传统医学专业组织考核合格并推荐
- E. 经多年实践医术确有专长,经医疗、预防、保健机构考核合格并推荐

3. 构成医疗事故的主观方面,应当是

- A. 技术水平欠缺的技术过失
- B. 违反卫生法规和诊疗护理规范、常规的责任过失
- C. 违反操作规程的故意
- D. 疏忽大意的过失
- E. 过于自信的过失

4. 下述各项中,不属医学伦理学原则的是
- A. 尊重
- B. 有利
- C. 公正
- D. 克已
- E. 不伤害

5. 对医师是"仁者"最准确的理解是
- A. 医师应该精通儒学
- B. 仁者爱人,爱患者
- C. 医师应该是伦理学家
- D. 医师应该善于处理人际关系
- E. 医师角色要求道德高尚

6. 社会主义市场经济条件下加强医学伦理教育的必要性主要决定于
- A. 实现医疗活动道德价值的要求
- B. 公正分配医药卫生资源的要求
- C. 协调医际关系的要求
- D. 合理解决卫生劳务分配问题的要求
- E. 正确处理市场经济对医学服务正、负双

重效应的要求

7. 对患者的利与害共存时,要求临床医师保证最大善果和最小恶果的医学伦理学原则是
A. 为社会主义现代化建设服务
B. 有利患者
C. 患者自主
D. 严谨审慎
E. 双方协商解决

8. 一位 3 岁患儿因急性菌痢住院,经治疗本已好转,行将出院。其父母觉得小儿虚弱,要求输血。碍于情面,医生同意了。可护士为了快点交班,提议给予静脉注射输血。当时患儿哭闹,医护齐动手给他输血过程中,患儿突发心搏骤停死亡。此案例中医护人员的伦理过错是
A. 无知无原则,违背了人道主义原则
B. 无知无原则,违背了有利患者的原则
C. 曲解家属自主权,违反操作规程,违背了有利患者的原则
D. 曲解家属自主权,违反操作规程,违背了不伤害患者的原则
E. 曲解家属自主权,违反操作规程,违背了人道主义原则

9. 医学伦理学的公正原则,是指
A. 不同患者给予不同对待
B. 不同的经济给予不同对待
C. 不同样的需要给予同样的对待
D. 同样需要的人给予同样的对待
E. 以上均不是

10. 与青年人比较,老年人心脏的特点为
A. 重量减轻
B. 心输出量增加
C. 动脉壁血管内膜增厚
D. 血流量增加
E. 收缩力加强

11. 吗啡作为术前用药时,其对呼吸的作用是
A. 频率、深度、每分通气量及对二氧化碳的反应均降低
B. 频率、每分通气量及对二氧化碳的反应降低,但呼吸深度加深
C. 呼吸肌痉挛加剧
D. 由于呼吸衰竭而潮气量减少
E. 肺泡-毛细血管通透性降低

12. 下列最不易诱发恶性高热的是
A. 氟烷
B. 琥珀胆碱
C. 利多卡因
D. 普鲁卡因
E. 恩氟烷

13. 冠心病患者术前治疗的主要目的是
A. 减少心肌氧耗,改善心肌氧供
B. 控制各类严重心律失常
C. 增加心肌收缩性,改善左室功能
D. 加强营养,改善全身状况
E. 控制心衰,改善肺功能

14. 有关气管插管困难的定义正确的是
A. 常规喉镜试插 1 次以上才获成功
B. 常规喉镜试插 2 次以上才获成功
C. 常规喉镜试插 3 次以上才获成功且插管时间超过 5 min
D. 常规喉镜试插 3 次以上才获成功且插管时间超过 10 min
E. 需用纤维喉镜协助

15. 术前了解肝脏患者的凝血功能是非常重要的,临床上不常用的试验为
A. 凝血时间和部分凝血活酶时间
B. 凝血酶原时间
C. 血小板计数
D. 束臂试验
E. 优球蛋白溶解试验

16. 有关下肢手术时应用硬膜外间隙阻滞的注意事项,不正确的是
    A. 若在止血带下手术,自 T_{10} 至骶部都须麻醉效果满意
    B. 下肢神经分布主要包括腰、骶两大神经丛
    C. 如果骶神经丛阻滞不全,则大腿后侧和会阴部仍有感觉
    D. 足部手术出现的 $L_5 \sim S_1$ 阻滞不全常见于老年人
    E. 老年人或高血压患者的局麻药用量要减少

17. 大面积烧伤伴有明显呼吸困难、梗阻者常选用
    A. 经口气管插管
    B. 气管造口
    C. 放置口咽通气道
    D. 经鼻气管插管
    E. 放置喉罩

18. 一般情况下,下列器官移植术中失血量最大的是

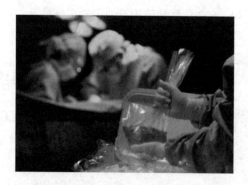

    A. 肾移植
    B. 肝移植
    C. 心脏移植
    D. 心肺联合移植
    E. 胰腺移植

19. 如图示,腋入臂丛阻滞为防止止血带疼痛,主要要阻滞

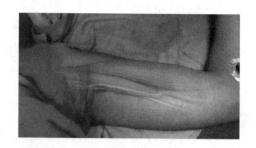

    A. 正中神经
    B. 肋间臂神经
    C. 肌皮神经
    D. 尺神经
    E. 桡神经

20. 局麻药中毒致抽搐或惊厥,下列处理错误的是
    A. 立即静脉注射苯妥英钠
    B. 立即停止使用局麻药
    C. 立即静脉注射硫喷妥钠
    D. 用肌肉松弛剂,同时作气管插管行人工呼吸
    E. 各种支持疗法维持呼吸与循环

21. 从血液流变的角度看,休克时输入何种制剂扩充血容量最能有效地改善血液流变及微循环?
    A. 全血
    B. 血液代用品
    C. 浓缩红细胞
    D. 少浆血
    E. 晶体盐红细胞悬液

22. 成年择期手术患者,麻醉前禁饮禁食 12 h 所丧失的水分量约为
    A. 3～4 ml/kg
    B. 5～7 ml/kg
    C. 8～10 ml/kg
    D. 11～15 ml/kg
    E. 16～20 ml/kg

23. 严重输血最常见的并发症为
　　A. 过敏反应
　　B. 溶血反应
　　C. 细菌污染反应
　　D. 心力衰竭
　　E. 发热反应

24. 怀疑急性溶血性输血反应时。首先应采取的措施是
　　A. 及早扩容利尿,保护肾脏
　　B. 早期应用氢化可的松或地塞米松
　　C. 给予碳酸氢钠碱化尿液
　　D. 详细核对并采集标本作有关实验室检查
　　E. 立即停止输血

25. 丙泊酚的主要优点是
　　A. 作用时间长
　　B. 苏醒快而完全
　　C. 止痛作用强
　　D. 循环抑制轻
　　E. 静脉刺激小

26. 机体急性失血量超过全身血量多少时,即可引起失血性休克?
　　A. 5%
　　B. 10%
　　C. 15%
　　D. 20%
　　E. 25%

27. 关于休克的药物治疗,下列不正确的是
　　A. 扩血管药物
　　B. 缩血管药物
　　C. 大量抗生素
　　D. 代谢性药物治疗
　　E. 钙通道阻滞剂

28. 下列关于休克早期的心、脑灌流量描述正确的是

　　A. 心脑灌流量均明显增加
　　B. 心脑灌流量均明显减少
　　C. 心脑灌流量均无明显改变
　　D. 心灌流量增加,脑灌流量无明显改变
　　E. 脑灌流量增加,心灌流量无明显改变

29. 关于抗高血压药物治疗目前主张用至
　　A. 术前1周
　　B. 术前3 d
　　C. 术前2 d
　　D. 术前1 d
　　E. 手术当天

30. 心脏病患者拟行非心脏手术,现发生房颤,术前控制心室率到多少为宜?
　　A. 50 次/分
　　B. 70 次/分
　　C. 80 次/分
　　D. 90 次/分
　　E. 100 次/分

31. 下列有关门诊手术患者术前用药的说法不正确的是
　　A. 成人一般可不用术前药
　　B. RPP>12 000 者,可给适量短效镇静药
　　C. 麻醉前用药均以口服药为宜
　　D. 对焦虑不安者,可给麻醉性镇痛剂
　　E. 阿托品不列为常规用药

32. 食管超声的最佳适应证是
　　A. 动脉导管结扎术
　　B. 垂体瘤手术
　　C. 食管癌手术
　　D. 合并心房纤颤的甲亢手术
　　E. 坐位后颅窝手术

33. 屏气试验屏气时间小于多少属不正常?
　　A. <20 s
　　B. <30 s
　　C. <40 s

D. <50 s

E. <60 s

34. 麻黄碱的适应证除外

A. 防治椎管内麻醉的低血压

B. 预防支气管哮喘发作

C. 感冒引起的鼻塞

D. 过敏性休克

E. 缓解荨麻疹的皮肤黏膜症状

35. 患者 27 岁,孕 40 周,剖宫产娩出男婴,新生儿脐绕颈 2 周,出生评分为 3 分。在进行新生儿窒息抢救时,下列程序正确的是

A. 预防感染,人工呼吸,改善血液循环,清理呼吸道

B. 人工呼吸,预防感染,改善血液循环,清理呼吸道

C. 清理呼吸道,人工呼吸,预防感染,改善血液循环

D. 预防感染,改善血液循环,清理呼吸道,人工呼吸

E. 清理呼吸道,人工呼吸,改善血液循环,预防感染

36. 输血过程中患者出现头痛、畏寒、发热、结膜充血、脉压降低、呼吸急促和少尿等,首先应考虑

A. 急性溶血反应

B. 非溶血性发热反应

C. 严重过敏反应

D. 细菌污染血液反应

E. 输血后肝炎

37. 患者女性,46 岁。半年前因肺癌行肺叶切除输血 400 ml。现为原发性肝癌行右半肝切除,术中失血多,快速输库血 1 200 ml 时创面渗血加重,血液下降,尿液呈红色。最可能发生的严重的问题是

A. 低血压

B. 贫血

C. 腰背痛

D. 缺氧

E. 肾衰竭

38. 产科麻醉的特点错误的是

A. 针对妊娠妇女的生理变化研究麻醉处理措施

B. 妊娠合并症在分娩过程中易于恶化,同时给麻醉带来困难

C. 产科急诊手术无须了解产程

D. 呕吐误吸是产妇死亡的主要原因之一

E. 避免使用对胎儿有抑制作用的药物,麻醉方法力求简单、安全

39. 先天性髋脱位骨盆截骨术的麻醉不正确的是

A. 骨盆截骨术通常在 3~6 岁进行

B. 手术的特点是创面大、范围广,渗血凶猛且不易止血

C. 椎管内麻醉,平面与 T_{12} 以下既可

D. 应严密检测脉搏、血压、CVP、尿量

E. 术毕需行髋人字石膏固定,耗时较长,不宜过早停止麻醉

40. 患者男性,40 岁,骨盆碾压伤 2 h 急诊入院,最严重的早期并发症为

A. 尿道断裂

B. 膀胱破裂

C. 直肠损伤

D. 骶神经丛损伤

E. 失血性休克

41. 呼吸功能不全、颅内压增高或临产妇女,麻醉前应禁用

A. 吗啡

B. 东莨菪碱

C. 地西泮

D. 苯巴比妥

E. 氟哌利多

42. 女性患者,46岁,因风湿性心脏病、心房颤动、心功能不全长期服用地高辛、利尿剂及阿司匹林治疗;本次因头晕呕吐急诊入院,诉医师所穿白大褂为黄绿色,此时应予的处理为
    A. 静脉注射毛花苷丙强心
    B. 使用排钾利尿药
    C. 快速输注红细胞并补钙
    D. 停用地高辛并检测其血中浓度
    E. 快速大量静脉注射苯妥英钠

43. 关于老年人全身麻醉以下做法错误的是
    A. 诱导要平稳
    B. 保持呼吸道通畅
    C. 维持较深的麻醉
    D. 选择毒性较小的药物
    E. 尽量快苏醒

44. 关于小儿全身麻醉中控制呼吸的说法,下列不正确的是
    A. >15 kg 小儿,可用成人麻醉机作闭式麻醉
    B. 术中应做血气分析,防止呼吸性酸中毒
    C. 体重<10 kg,可用 Mapleson D 呼吸装置
    D. 呼吸机螺纹管可与大人通用
    E. 小儿应作控制呼吸,不宜存在自主呼吸

45. 吞咽困难的患者,麻醉诱导需注意发生
    A. 呼吸困难
    B. 心动过速
    C. 呕吐与误吸
    D. 血压下降
    E. 二氧化碳蓄积

46. 腰麻的穿刺部位
    A. 成人在 $L_2 \sim L_3$ 以下,小儿在 $L_3 \sim L_4$ 以下
    B. 成人在 $L_1 \sim L_2$ 以下
    C. 小儿在 $L_2 \sim L_3$ 以下
    D. 腰部任何间隙皆可适用

    E. 按手术不同的部位需要可选择任何间隙

47. 二尖瓣脱垂综合征的麻醉处理不正确的是
    A. 术前充分镇静
    B. 慎用阿托品
    C. 可用小剂量的普萘洛尔
    D. 可选用氯胺酮作诱导麻醉
    E. 麻醉中应防止低氧血症

48. 下列叙述不正确的是
    A. 婴幼儿气管插管多用直喉镜片
    B. 一般用直喉镜片必须挑起会厌,刺激较大
    C. 弯喉镜片沿舌背置入会厌谷,不刺激喉上神经,不会出现喉痉挛
    D. 弯喉镜片偶尔声门显露不全,插管时需用管芯辅助
    E. 目前采用最广的是弯喉镜片

49. 眼科手术出现眼心反射时正确的处理是
    A. 暂停手术
    B. 加深麻醉
    C. 静脉注射阿托品
    D. 局麻药眼外肌浸润
    E. 以上均是

50. 经口明视气管插管术最关键是
    A. 吸入纯氧,去氮给氧
    B. 应用足量肌松剂
    C. 消除咽喉反射气管插管反应
    D. 托起下颌
    E. 尽量显露声门

51. 一患者手术后表情淡漠,血清 K^+ 浓度 3.4 mmol/L,血清 Na^+ 浓度 125 mmol/L,Hct 降低,MCV 增加,MCHC 降低,比较确切的诊断应为
    A. 低钾血症
    B. 低钠血症

C. 低渗性脱水

D. 水中毒

E. 等渗性脱水

52. 妇科常见重大手术的麻醉术前相对不须重视的是

A. 贫血的程度

B. 发病年龄的大小

C. 与其他脏器疾病的关系

D. 麻醉方法的选择

E. 水电解质的平衡是否紊乱

53. 关于普萘洛尔抗心律失常的机制错误的是

A. 阻断心肌β受体

B. 降低窦房结的自律性

C. 降低浦肯野纤维的自律性

D. 治疗量就延长浦肯野纤维的有效不应期

E. 延长房室结的有效不应期

54. 数字化彩色多普勒超声仪性能高、功能多的关键技术是

A. 宽频技术

B. 变频技术

C. 探头阻抗匹配技术

D. 多段聚焦技术

E. 数字波束形成器

55. 下列为诊断胎死宫内的重要指标的是

A. 浆膜腔积液

B. 头皮及全身水肿

C. 颅骨变形

D. 胎心搏动及胎动消失

E. 四肢变形

56. 将取样容积置于腹主动脉瘤细窄的起始部,可探及的血流频谱为

A. 高速湍流

B. 低速层流

C. 高速层流

D. 低速湍流

E. 以上均是

57. 下列表现不支持原发性肝癌的是

A. 边界清楚的低回声结节

B. 肿块可单发或多发

C. 肝内实性肿块、可见结中结

D. 肿块呈同心圆征

E. 多有边缘弱回声晕

58. 胆囊胆固醇息肉的超声表现,不正确的是

A. 胆囊大小形态多数正常

B. <1.0 cm 的球状或桑椹状略强回声

C. 息肉样病变常是多发,体积小

D. 较少有蒂或基底窄的乳头状略强回声

E. 桑椹状或类圆形略强回声结节,多>1.0 cm

59. 下列可增加心脏前负荷的是

A. 急性肺动脉栓塞

B. 主动脉夹层动脉瘤

C. 开放性气胸

D. 静脉输入过多的生理盐水

E. 剧烈运动,心率增快

60. 下列彩色能量多普勒技术特点错误的是

A. 不能检测血流速度的快慢

B. 显示血流方向性提高

C. 不受检测角度的影响

D. 低速血流检测的敏感度增高数倍

E. 对高速血流不发生彩色血流信号混叠

61. 人体组织和体液中,最少引起声衰减的是

A. 血液

B. 胆汁

C. 皮下脂肪

D. 肌肉

E. 肝脏

62. 下列常被用来增强吗啡止痛效果,降低药物不良反应的药物有

A. 纳洛酮

B. 丁丙诺啡

C. 硝苯地平

D. 头孢拉定

E. 氯胺酮和可乐定

63. 男,32 岁,反复咳嗽、咳痰多年,加重 3 个月,伴咯血 10 天,CT 扫描示左下肺串珠状软组织结节影,可见一小液平,最可能的诊断是

A. 肺支气管动静脉瘘

B. 癌性淋巴管炎

C. 支气管扩张症

D. 支气管肺癌

E. 肺内转移癌

64. 金黄色葡萄球菌肺炎特征性 X 线征象包括

A. 肺不张

B. 两肺多发团片影

C. 肺气囊形成

D. 肺脓肿形成

E. 脓气胸

65. 患者女,96 岁,胸闷气短 1 个月,伴全身乏力、咳嗽、发热。胸片检查示:中上纵隔增宽,右缘呈波浪状改变。白细胞 8.5×10^9/L。最可能的诊断是

A. 胸内甲状腺

B. 胸腺瘤

C. 右侧中心型肺癌

D. 淋巴瘤

E. 畸胎瘤

66. 45 岁农民,8 月初发病,畏寒、发热起病,伴头痛、周身痛,皮肤、黏膜有少许出血点,4 天后出现黄疸并进行性加重。查体:体温 38.9℃,结膜充血,巩膜及皮肤轻度黄染,肝肋下 0.8 cm,脾未触及。血清总胆红素 82 μmol/L,ALT 300 U/L,尿蛋白(＋),每高倍镜视野 RBC 及 WBC 均为 10～20 个。

诊断应考虑为

A. 伤寒

B. 病毒性肝炎

C. 副伤寒病

D. 出血热

E. 钩端螺旋体病

67. 下列不符合支气管扩张症诊断 CT 表现的是

A. 蜂窝肺

B. 印戒征

C. 支气管壁增厚

D. 空气潴留

E. 多发囊状阴影伴气液平面

68. 5 岁男性,有不洁饮食史,自觉胸痛、气急,咳果酱色黏痰,CT 扫描示肺内多发边缘模糊斑片状影,内有多个空洞,空洞壁厚薄不均,部分空洞内有条状高密度影,最可能的诊断是

A. 过敏性肺炎

B. 急性肺脓肿

C. 肺吸虫病

D. 大叶性肺炎

E. 肺钩端螺旋体病

69. 男,43 岁,右胸背痛 13 天,ESR 15 mm/h,CT 检查如图,最可能的 CT 诊断为

A. 肺脓肿

B. 周围型肺癌

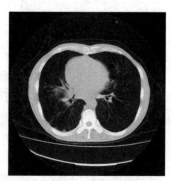

图 1

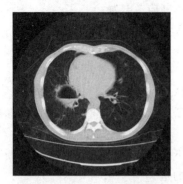

图 2

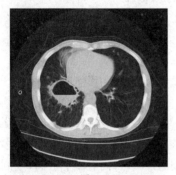

图 3

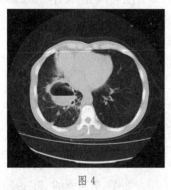

图 4

C. 炎性假瘤

D. 肺结核

E. 错构瘤

70. 大叶性肺炎的 CT 表现说法不恰当的是

A. 实变的肺叶体积均较正常时体积增大

B. 病变可呈大叶性表现,也可呈肺段性分布

C. 病变中可见支气管充气征,有助于同阻塞性肺不张鉴别

D. 病变密度比较均匀,在叶间裂处表现为

边缘清晰

E. 消散期病变呈散在、大小不一的斑片状影

71. 男,28 岁,突发呼吸困难,结合图像,最可能的诊断是

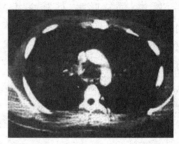

图 1

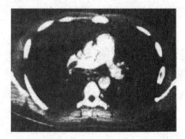

图 2

A. 右上肺大叶性肺炎

B. 右上肺奇叶

C. 右主肺动脉栓塞

D. 右肺中央型肺癌并右上肺不张,淋巴转移

E. 右上肺小叶性肺炎

72. 下列为原发性肺结核最典型 X 线征象的是

A. 哑铃状双极征

B. 肺内浸润阴影

C. 纵隔淋巴结肿大

D. NIT 淋巴结肿大

E. 胸腔积液

73. 右下叶肺不张可出现下列哪项征象?

A. 心后三角征

B. 薄饼征

C. 平腰征

D. 右上三角征

E. 左上肺索条影

74. 男性,60岁,冠心病患者,行直接支架植入术过程中突然出现胸痛、胸闷、烦躁、呼吸困难,血压 70/50 mmHg,两肺呼吸音清,心界向两侧扩大,心率 125 次/分,心音减弱,各瓣膜听诊区未闻及杂音,患者最可能的诊断是

A. 心包压塞

B. 心肌梗死

C. 肺栓塞

D. 主动脉窦瘤破裂

E. 血气胸

75. 男性,67岁,肺源性心脏病急性加重期患者。血气分析示 pH 7.25,$PaCO_2$ 70 mmHg,HCO_3^- 30 mmol/L。对其酸碱失衡的治疗措施应为

A. 静脉滴注 5%碳酸氢钠

B. 静脉滴注盐酸精氨酸

C. 给予利尿剂

D. 补充氯化钾

E. 改善通气功能

76. 单肺通气发现低氧血症时,以下处理错误的是

A. 检查导管位置,麻醉机有否故障,及时吸引

B. 对非通气肺进行高频喷射通气

C. 使用 Mapleson 环路以 10~15 cmH_2O 作 CPAP

D. 通气侧呼气末正压通气

E. PEEP 不超过 5 cmH_2O,最大不超过 10 cmH_2O

77. 如果患者气管插管前已误吸,需紧急处理,下列不恰当的是

A. 插管后气管内吸引

B. 气管内给予生理盐水、碳酸氢钠冲洗

C. 给予 5~10 cmH_2O,PEEP 通气

D. 大量激素应用

E. 应用扩血管药物

78. 维护医患之间相互信任的关系,应除外

A. 主动赢得患者信任

B. 珍惜患者的信任

C. 对患者所提要求言听计从

D. 努力消除误解

E. 对患者出现的疑虑尽量澄清

79. 最应具备公正廉洁医德素质的是

A. 医院后勤保障人员

B. 医疗资源的管理和分配者

C. 妇产科医师

D. 内科医师

E. 临床护士

80. 不属于医疗资源管理和分配道德准则的是

A. 平等交往,患者利益中心

B. 医患利益兼顾,患者群体利益第一

C. 防治结合,预防为主

D. 经济效益与社会效益统一,社会效益第一

E. 投入与效益并重,提高效率优先

81. 男性,62岁。患胃溃疡多年,近年来上腹痛发作频繁,出现无规律,体重减轻,营养不良。上消化道钡餐检查胃窦见龛影。对该患者首先要做的检查是

A. 腹部 B 超

B. 胃酸测定

C. 胃镜和病理学检查

D. 粪便潜血实验

E. 血生化、肝肾功能

82. 肝硬化门脉高压最具特征性的体征是

A. 蜘蛛痣

B. 食管静脉曲张

C. 水肿

D. 痔核形成

E. 肝左叶肿大

83. 治疗变异型心绞痛疗效最好的是

A. β受体阻滞剂

B. 钙通道阻滞剂

C. 硝酸酯类

D. α受体阻滞剂

E. 血管紧张素转换酶抑制剂

84. 以下是急性心肌梗死并发症,不包括

A. 乳头肌功能失调或断裂

B. 心脏破裂

C. 心室壁瘤

D. 梗死后心绞痛

E. 心肌梗死后综合征

85. 患者在插肺动脉导管过程中突然咳嗽、咯大量鲜红色血液,最可能的是

A. 支气管扩张

B. 诱发左心衰竭

C. 心包填塞

D. 血栓脱落引起肺梗死

E. 肺动脉破裂、出血

86. 非甾体抗炎药的药理作用共同点是

A. 通过激动体内的阿片受体产生解热、消炎、镇痛和抗风湿效应

B. 通过抑制神经突触对 5-羟色胺的再吸收发挥解热、消炎、镇痛和抗风湿作用

C. 通过减少去甲肾上腺素的降解发挥解热、消炎、镇痛和抗风湿作用

D. 通过阻断胆碱能受体产生解热、消炎、镇痛和抗风湿作用

E. 通过抑制环氧化酶活性,抑制前列腺素合成,达到解热、消炎、镇痛和抗风湿作用

87. 疼痛治疗主要利用糖皮质激素的哪项药理作用?

A. 抗毒素作用

B. 抗休克作用

C. 对代谢的影响作用

D. 对中枢神经系统的兴奋作用

E. 抗炎和免疫抑制作用

88. 气管插管的拔管体征,错误的是

A. 患者完全清醒,呼之能应

B. 咽喉反射,吞咽反射已完全恢复

C. 潮气量和分钟通气量正常

D. 呼吸空气时血氧饱和度达 90% 以上

E. 估计拔管后无引起呼吸道梗阻的因素存在

89. 下列有关骶管阻滞的叙述中错误的是

A. 硬膜囊的尖端达第 2~3 骶孔的高度

B. 骶管解剖变异较多,成人约占 20%

C. 骶管穿刺可出现负压

D. 穿刺点可选两骶角连线的中点

E. 是硬膜外阻滞的一种方法

90. Starling 心功能曲线反应哪两个指标的关系?

A. 平均动脉压与心率

B. 体循环阻力与心率

C. 每搏量与心率

D. 左心室舒张末期压力与心输出量

E. 每搏量与每搏做功

91. 关于 DIC 的直接原因下列不正确的是

A. 血液高凝状态

B. 红细胞大量破坏

C. 异物颗粒大量入血

D. 组织因子入血

E. 血管内皮细胞受损

92. 某女性患者,56 岁,60 kg,拟喉罩通气全麻下行左眼眶肿瘤切除术。下列术前检查对麻醉意义最大的是

A. 查体温

B. 尿液分析

C. 咽喉检查

D. 脑电图检查

E. 血液流变学检查

93. 24 岁男性患者,既往体健,于连续硬膜外麻醉下行阑尾切除术,术中牵拉阑尾时患者出现烦躁不安,心率减慢,此时有效的处理措施是

A. 给予镇静药物

B. 硬膜外腔追加局麻药

C. 建议术者行阑尾根部系膜封闭

D. 改行全身麻醉

E. 以上都可以

94. 患者男性,45 岁。原发性肺动脉高压伴严重低氧血症和心衰的终末期支气管肺疾患,行心肺联合移植术。入手术室心率 120 次/分,血压 110/70 mmHg, $PaCO_2$ 55 mmHg, PaO_2 75 mmHg。下列检测错误的是

A. 有创动脉压检测

B. 设置漂浮导管

C. 右颈内静脉置管测 CVP

D. ECG

E. SpO_2 及呼气末 CO_2 浓度

95. 患者男性,70 岁。因左侧中叶肺癌,每日咯血 20 ml 左右,拟行肺癌根治术。该患者最佳麻醉方法是

A. 连续硬膜外麻醉

B. 静脉麻醉

C. 气管内插管全麻

D. 左侧双腔支气管插管全麻

E. 右侧双腔支气管插管全麻

96. 患者男性,68 岁。高血压、冠心病史 10 年。因肺癌行纵隔镜检查。此患者麻醉首选

A. 局麻

B. 局麻镇痛强化

C. 非气管插管静脉复合麻醉

D. 非气管插管全麻局麻

E. 气管插管全麻

97. 男性,45 岁,拟在全麻下行胃大部切除术。患者有闭角型青光眼病史,以下麻醉方法错误的是

A. 氯胺酮静脉麻醉

B. 丙泊酚静脉麻醉

C. 丙泊酚-异氟烷(异氟醚)复合麻醉

D. 丙泊酚静脉-硬膜外复合麻醉

E. 芬太尼静脉麻醉

98. 患者男,18 岁,原发性癫痫 12 年,拟行手术治疗。下列吸入麻醉药不能使用的是

A. 七氟烷

B. 异氟烷

C. 恩氟烷

D. 氟烷

E. 地氟烷

99. 男性,24 岁,因工伤以至右侧桡骨粉碎性骨折,来医院就诊,神志清楚,生命体征平稳,失血少,外科手术拟行右侧桡骨切开复位内固定术。此患者的麻醉方法宜选用

A. 非插管静脉全麻

B. 气管内插管全身麻醉

C. 颈丛神经阻滞

D. 臂丛神经阻滞

E. 局部浸润麻醉

100. 对不能配合麻醉和手术的小儿患者,可行

A. 连续硬膜外阻滞麻醉与吸入全身麻醉复合麻醉

B. 硬-腰联合麻醉

C. 神经安定镇痛麻醉

D. 连续硬膜外阻滞与静脉全麻复合麻醉

E. 神经阻滞麻醉

101. 经尿道前列腺电切术行硬膜外麻醉应达到的麻醉平面是

A. $S_2 \sim S_4$

B. $L_3 \sim L_4$

C. T_{10}

D. T_6

E. T_4

102. 患者男性,50岁,脾大、门脉高压症,多次呕血,拟行脾切除及门脉断流术。患者一般状态差,血压 100/60 mmHg,脉搏 100 次/分。Hb 70 g/L,Hct 30%,有明显的出血倾向。K^+ 5.5 mmol/L,肝功能明显下降。术中输血补液中最佳的是

A. 控制晶体液输入量,以胶体液为主

B. 大量输入白蛋白

C. 输全血

D. 脾切除后,输新鲜血液或红细胞、新鲜冰冻血浆

E. 手术开始即输入新鲜血液

103. 午餐后 0.5 h 外伤性肝脾破裂,休克,需要在全麻下剖腹探查,下列处理最恰当的是

A. 洗胃

B. 清醒气管内插管

C. 催吐

D. 气管切开

E. 服抗酸药

104. 患者女性,28岁,车祸致骨盆骨折,有股骨干开放性骨折。体温 39.1℃,血压 55/25 mmHg,脉搏 136 次/分,呼吸 22 次/分。术前未置肠胃减压管,拟行急诊股骨干骨折切开复位内固定术。下列术前准备不正确的是

A. 静脉注射哌替啶 50 mg 止痛

B. 静脉注射甲氧氯普胺 10 mg

C. 置入硬质粗胃管,吸引胃内容物

D. 静脉注射西咪替丁 200 mg

E. 快速补液进行抗休克治疗,血压回升后进行麻醉诱导

105. 某男性患者,50岁,在全麻下行食道癌根治术,术中患者突然出现体动、呛咳、心率增快、血压上升,首先使用下列哪个药物最合适?

A. 阿曲库铵

B. 丙泊酚

C. 芬太尼

D. 加大吸入麻醉药浓度

E. 艾司洛尔

106. 患者女性,62岁。较肥胖,拟行胆囊切除术。术前血压为 130/80 mmHg,脉搏 98 次/分。术前用药为吗啡 10 mg,阿托品 0.5 mg。入手术室时患者主诉右上腹疼痛。用丁卡因 15 mg 和葡萄糖 150 mg 行腰麻,阻滞平面上升至 T_2,血压下降至 88/60 mmHg,脉搏降至 50 次/分。麻醉药后患者出现的低血压治疗应采用

A. 头高仰卧位

B. 头低仰卧位

C. 吸入 10%二氧化碳和 90%氧气

D. 吸入 5%二氧化碳和 95%氧气

E. 静脉注射麻黄碱 10 mg,可重复

107. 2岁小儿,于氯胺酮静脉全麻下行包皮环切术,手术顺利,术毕吸痰时突出现吸气高调啸鸣音,随之发绀,最可能的诊断是

A. 舌后坠

B. 呼吸道分泌物阻塞

C. 支气管痉挛

D. 喉痉挛

E. 误吸

108. 根据图示指出,上呼吸道三轴线是

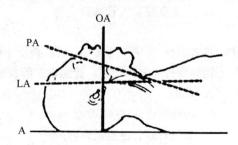

A. 口腔至咽前壁的连线、咽前壁至喉头

的连线、喉头至气管上段的连线

B. 口腔至咽前壁的连线、咽后壁至喉头的连线、喉头至气管上段的连线

C. 口腔至咽后壁的连线、咽后壁至喉头的连线、喉头至气管的连线

D. 口腔至咽后壁的连线、咽后壁至喉头的连线、喉头至气管上段的连线

E. 口腔至咽后壁的连线、咽前壁至喉头的连线、喉头至气管上段的连线

109. 老年人胸、腹腔大手术及需大量输血患者除常规监测血压、心电图、脉搏、血氧饱和度外,还应重点监测

A. 体温、CVP

B. 电解质

C. 脑电图

D. 吸入氧浓度

E. 神经肌传递功能

110. 嗜铬细胞瘤患者在麻醉处理中,下列不恰当的是

A. 术前用肾上腺素能阻滞剂做准备

B. 麻醉力求平稳

C. 术中当血压升高超过原水平的 1/3 或收缩压升高达 200 mmHg 时,应立即采取降压措施

D. 血压必须控制在正常水平以下

E. 积极补充血容量

111. 肝脏手术患者选用麻醉药物和方法不必要了解

A. 肝病类型

B. 胃肠消化功能的情况

C. 肝脏在药物解毒中的作用

D. 肝细胞损害程度

E. 促出血因素

112. 在肝移植手术无肝期中,通常不会发生

A. 内脏和下腔静脉压力增加

B. 高血糖

C. 高血钾

D. 肾灌注压低下

E. 心排出量减少

二、A3/A4 型题

(113～115 共用题干)

患者女性,51 岁。因慢性肝炎、肝硬化、门静脉高压症拟行脾切除和分流术。Hb 82 g/L,PLT 85 × 10^9/L。肝功能:ALT 75 IU/L,TBIL 25 mmol/L,总蛋白 52 g/L,白蛋白 25 g/L,凝血酶原时间 6 min。B 超检查示少量腹水。

113. 麻醉方法首选

A. 硬膜外麻醉

B. 腰麻

C. 全吸入麻醉

D. 静吸复合麻醉

E. 以上均不是

114. 该患者术中出血较多,最好补充

A. 血定安(琥珀明胶)

B. 平衡盐液

C. 葡萄糖、胰岛素、氯化钾溶液

D. 库血

E. 新鲜全血

115. 选用气管插管恩氟烷吸入静吸复合麻醉,肌松药为琥珀酰胆碱持续静脉滴注,另用了芬太尼 0.5 mg。术毕 60 min 仍不苏醒,肌松也无恢复。首先应采取的措施为

A. 纳洛酮

B. 新斯的明阿托品

C. 氨茶碱

D. 继续机械通气

E. 氟马西尼

(116～118 题共用题干)

患者女性,76 岁。因突发胸痛 1d 伴晕厥急诊,心电图如下图所示。

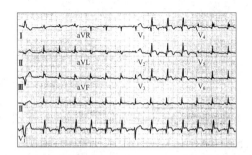

116. 根据患者的病史和心电图表现,应诊断为
    A. 急性前壁非 Q 波型心肌梗死
    B. 变异型心绞痛
    C. Brugada 综合征
    D. 急性前壁 Q 波型心肌梗死
    E. 急性心包炎

117. 患者的心电图改变提示冠状动脉闭塞的部位为
    A. 左回旋支近段
    B. 左前降支
    C. 右冠状动脉+左回旋支
    D. 右冠状动脉近段
    E. 左主干

118. 心电图中第 8 个 QRS 波群变窄的原因为
    A. 快频率依赖性右束支阻滞
    B. 慢频率依赖性右束支阻滞
    C. 交界性期前收缩
    D. 双束支阻滞
    E. 室性融合波

(119～122 题共用题干)

    患者男性,35 岁,因胸痛、咳嗽 2 d 就诊,急查心电图如下图所示。心肌坏死标志物正常,超声心动图提示少许心包积液,临床诊断为急性心包炎。

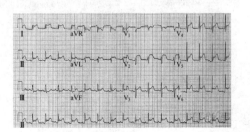

119. 急性心包炎最具特征性的心电图表现是
    A. 窦性心动过速
    B. aVR 导联 ST 段下移,其他导联 ST 段呈凹面向上抬高
    C. 电交替
    D. QRS 波群低电压
    E. T 波倒置

120. 急性心包炎引起广泛导联 ST 段抬高的机制是
    A. 由于心外膜下心肌缺血,产生损伤电流
    B. 由于心内膜下心肌缺血,产生损伤电流
    C. 由于透壁心肌缺血,产生损伤电流
    D. 炎症累及心外膜下浅层心肌,产生损伤电流
    E. 以上都不对

121. 急性心包炎出现 QRS 波群低电压的原因是
    A. 心外膜广泛炎症
    B. 伴有心包积液
    C. 合并心肌缺血
    D. 心率过快
    E. 血压过低

122. 需与急性心包炎心电图改变相鉴别的情况是
    A. 急性心肌梗死
    B. 早期复极综合征
    C. 高钾血症
    D. 急性肺栓塞
    E. 先天性心脏病

(123～125 题共用题干)

    患者男性,23 岁,因反复晕厥就诊。电解质正常,超声心动图正常。常规心电图如下图所示。患者未使用任何抗心律失常药物,晕厥时动态心电图记录到尖端扭转型室性心动过速。

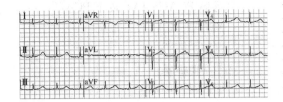

123. 根据该患者的病史,应诊断为
    A. Brugada 综合征
    B. 病态窦房结综合征
    C. 预激综合征
    D. 先天性长 QT 间期综合征
    E. 早期复极综合征

124. 该患者药物治疗应选用
    A. 普萘洛尔
    B. 依布利特
    C. 索他洛尔
    D. 胺碘酮
    E. 普罗帕酮

125. 产生该类型心电图的细胞电生理基础是
    A. I_{Kr} 外流缓慢
    B. I_{Ca} 外流缓慢
    C. I_{Na} 持久内流
    D. I_{Cl} 外流缓慢
    E. 以上都不是

(126～128题共用题干)

男,51 岁,胸骨后剧烈疼痛 4 h,伴大汗淋漓,血压 10.7/8.0 kPa(80/60 mmHg),心率 134 次/分。面色苍白,四肢冰冷。心电图示急性广泛前壁心肌梗死。

126. 该患者血压低的原因是
    A. 血容量不足
    B. 合并右室梗死
    C. 舒张期充盈不足
    D. 心源性休克
    E. 疼痛性休克

127. 对指导治疗最有帮助的辅助检查是
    A. 心电图和血压监测
    B. 心肌酶谱监测
    C. 漂浮导管血流动力学监测
    D. 超声心动图
    E. 胸部 X 线片

128. 对该患者最理想有效的治疗措施是
    A. 毛花苷丙强心
    B. 多巴胺升压
    C. 尿激酶溶栓
    D. 主动脉内球囊反搏泵
    E. 直接 PTCA 术

(129～131题共用题干)

女性患者,24 岁,因突发心悸 0.5 h 来院,既往有类似发作史 5 年。查体:一般情况好,血压 90/50 mmHg,心率 170 次/分。心脏不大,律整,无杂音,双肺(一)。心电图检查 QRS 波群正常,P 波不明显。

129. 首先考虑的诊断为
    A. 窦性心动过速
    B. 阵发性室上性心动过速
    C. 阵发性室性心动过速
    D. 房扑
    E. 房颤

130. 所考虑最可能的诊断是
    A. 急性心肌梗死
    B. 甲亢
    C. 扩张性心肌病
    D. 低钾
    E. 正常心脏

131. 首选的治疗措施应为
    A. 刺激迷走神经
    B. 腺苷静脉注射
    C. 维拉帕米静脉注射
    D. 美西律

E. 普萘洛尔

(132～137题共用题干)

男性,38岁,全麻复合硬膜外麻醉下行肺癌根治术,麻醉满意,手术顺利,手术完毕,患者清醒,拔除气管导管。

132. 该患者的术后镇痛宜采用何种方式?
A. 口服镇痛剂
B. 间断肌注镇痛剂
C. 硬膜外单次注药术后镇痛
D. PCA术后止痛
E. 肋间神经阻滞

133. 该患者术后止痛首选哪种PCA?
A. 静脉PCA(PCIA)
B. 硬膜外PCA(PCEA)
C. 胃肠道PCA
D. 皮下PCA(PCSA)
E. 胸膜腔和神经丛PCA

134. 硬膜外PCA首选用药组合是
A. 利多卡因和曲马多
B. 利多卡因和吗啡
C. 布比卡因和曲马多
D. 布比卡因和芬太尼
E. 丁卡因和吗啡

135. 对于该患者硬膜外PCA的参数设置错误的是
A. 负荷量5 ml
B. 背景流量2 ml/h
C. 单次给药量2 ml
D. 锁定时间15 min,每日总量不超过100 ml
E. 锁定时间15 min,每日总量不超过245 ml

136. 如果患者因故不能使用硬膜外PCA,还可选择的术后镇痛方式为

A. 静脉PCA(PCIA),皮下PCA(PCSA),胸膜腔PCA
B. 口服镇痛剂
C. 间断肌注镇痛剂
D. 肋间神经阻滞
E. 手术切口局麻药浸润

137. 下列不是PCEA镇痛优点的是
A. 镇痛作用确切,不良反应少,对机体干扰小
B. 患者可根据止痛效果自行调整用药,使镇痛作用更完善,不良反应降低到最少
C. 不用担心导管脱落和感染等问题
D. 血药浓度平稳,镇痛作用稳定,不产生欣快感,极少发生呼吸抑制
E. 多种参数设计保证PCA的安全性

(138～142题共用题干)

患者男性,28岁。3 h前经右侧颈内静脉放置中心静脉导管,现在出现呼吸困难,血压80/69 mmHg,心率130次/分,脉细,听诊心音遥远,检查口唇明显发绀、颈静脉怒张。

138. 该患者出现上述异常,最可能的原因是
A. 穿刺时造成空气栓塞
B. 充血性心力衰竭
C. 出现张力性气胸
D. 心包填塞
E. 误穿刺动脉,造成血肿压迫

139. 应采取的措施为
A. 立即给予止血药
B. 中断静脉输液
C. 立即给强心药物抗心力衰竭
D. 迅速行心包腔引流
E. 立即输血,同时给升压药

140. 预防该并发症的措施错误的是
A. 经常注意测压水柱是否随呼吸波动

B. 经常检查回血是否通畅

C. 管端应置于右心房内以便测压准确

D. 可用 X 线显影判断导管尖端位置

E. 导管不宜太硬

141. 国外统计该并发症的病死率约为

A. 10%

B. 20%

C. 78%

D. 90%

E. 60%

142. 抢救中有人建议降低输液容器高度低于患者心脏水平,其作用是

A. 测定准确的中心静脉压力

B. 放出部分循环血,减轻心脏前负荷

C. 排出血中的空气

D. 排出胸腔内积血

E. 引流出心包腔积血

(143～147 题共用题干)

患者男性,65 岁。拟行胆囊切除术。术前检查发现有冠心病、陈旧性心肌梗死,自诉偶有心搏不规则。血压 170/110 mmHg,脉搏 104 次/分。血液生化检查提示:空腹血糖 7.8 mmol/L,血清总胆固醇 11.9 mmol/L,血清钾 3.8 mmol/L。患者双亲均在 50 岁左右死于心脏病。

143. 导致冠心病发作的危险因素有哪些?

A. 高胆固醇血症

B. 糖尿病

C. 高血压

D. 家族史

E. 以上所有

144. 此次手术最好距上次心肌梗死

A. 1 个月

B. 2 个月

C. 3 个月

D. 5 个月

E. 6 个月

145. 加重该患者心律失常的因素有

A. 气管插管

B. 全麻诱导

C. 手术刺激

D. 缺氧/CO_2 蓄积

E. 以上均是

146. 该患者宜选用的麻醉应是

A. 胸部硬膜外阻滞平面达 T_2

B. 脊麻阻滞平面达 T_6

C. 氟烷、氧化亚氮、氧麻醉

D. 氯胺酮静脉复合麻醉

E. 适中的全身平衡麻醉

147. 全麻诱导最好选用下列哪种药?

A. 依托咪酯

B. 丙泊酚

C. 氯胺酮

D. 硫喷妥钠

E. 苯巴比妥

三、X 型题

148. 麻醉诱导前即刻,麻醉医师应该了解患者哪几方面?

A. 基本生命征的测定值

B. 术前用药的种类、剂量、用药时间及效果

C. 禁食禁饮时间

D. 病房输入液体的种类和数量

E. 患者某些特殊要求(如拒绝用腰麻)

149. 关于复合麻醉的基本原则,下列正确的是

A. 每种药物的药效和药代动力学必须有深刻的了解

B. 药物和选配要以满足手术基本要求为原则

C. 静脉全麻期间必须保证呼吸道通畅，除短小手术外，均应气管内插管

D. 静脉维持用药应选半衰期短、代谢快和苏醒快的药物

E. 实施静吸复合麻醉时必须坚持以静脉用药为主，吸入麻醉为辅的原则

150. 硬膜外阻滞的主要机制与部位

A. 椎旁阻滞

B. 经吸收循环后再作用于脊髓

C. 根蛛网膜绒毛阻滞脊神经根

D. 直接透过硬膜与蛛网膜产生蛛网膜下腔阻滞

E. 各种途径进入脑脊液作用于脑部

151. 术中输血输液引起异常出血的原因有

A. 误输异型血

B. 快速输血及大量输血

C. 库存血温度高

D. 库存血枸橼酸的含量低

E. 输入大量右旋糖酐干扰凝血功能

152. 腹腔镜手术麻醉时注意人工气腹引起

A. 腹内压过高

B. 高碳酸血症

C. 上半身高血压反应

D. 冠心患者心肌缺氧加重

E. 下腔静脉回流减少

153. 急腹症患者的特点有

A. 发病急、病情重

B. 饱胃患者多

C. 继发感染、休克者多

D. 详细病史，既往史多不完全了解

E. 麻醉前准备时间短

154. 冠脉搭桥手术的麻醉处理下述正确的是

A. 应用 β 阻滞剂减慢心率有助于降低心肌氧耗

B. 出现心肌缺血时应设法降低心肌氧耗

C. 应重视预防给药，防止强烈刺激诱发高血压

D. 降低前、后负荷可有效降低心肌氧耗

E. 严重患者应常规安插漂浮导管监测血流动力学

155. 全髋关节置换术中，为预防髋臼和髓腔内置入骨黏合剂出现的心血管功能紊乱，以下措施必要的是

A. 出现心动过缓时，可分次静脉注射阿托品

B. 置入骨黏合剂前必须维持收缩压在 90 mmHg 以上，必要时使用升压药

C. 务必及时补充失血，避免低血容量

D. 吸入纯氧

E. 为预防血压的突然下降，可静脉点滴多巴胺，以维持血压平稳

156. 在用于慢性疼痛治疗时，关于曲马多、氯胺酮、可乐定和阿米替林，下列正确的是

A. 氯胺酮禁用于高血压、颅内高压和严重心功能不全的患者

B. 镇痛药、酒精、安眠药或精神药品中毒患者禁用曲马多

C. 可乐定椎管内给药可引起低血压和心动过缓

D. 阿米替林可作为慢性疼痛治疗的辅助用药

E. 阿米替林的禁忌证是严重心脏病、青光眼、前列腺肥大及尿潴留患者

157. 某男性患者，65 岁。患胃癌 4 年，晚期，已失去手术治疗价值，生命垂危。家属再三恳求医师，希望能满足患者心理上的渴求，收他入院。医生将他破格收入院。从患者的权利观点来看，能够为医师行为做伦理辩护的依据有

A. 解除疾病痛苦是患者的基本权利

B. 患者有权享有必要的、合理的、基本的诊治护理

C. 人类的生存权利是平等的,因而医疗保健的享有权也是平等的

D. 对待各种疾病的患者,应一视同仁

E. 患者拥有医疗监督权和医疗费用告知权

158. 对循环无明显影响的静脉全麻醉药有

A. 羟丁酸钠

B. 硫喷妥钠

C. 丙泊酚

D. 依托咪酯

E. 氯胺酮

159. 氟烷的心血管作用包括

A. 增加心室收缩力

B. 神经节阻滞

C. 增加心输出量

D. 降低外周血管阻力

E. 增加心肌对儿茶酚胺的敏感性

160. 椎管内麻醉包括

A. 臂丛阻滞

B. 蛛网膜下腔阻滞

C. 硬膜外间腔阻滞

D. 硬膜下间腔阻滞

E. 骶管阻滞

161. 以下哪些是引起围手术期凝血功能障碍的因素?

A. 术中羊水栓塞

B. 快速输血超过血容量80%

C. 反复多次应用肌肉松弛药

D. 输注大量血浆代用品

E. 吸入氟烷

162. 有关脉搏血氧饱和度(SpO_2)仪,下面说法正确的是

A. SpO_2是根据分光光度计比色原理设计而成

B. SpO_2利用不同组织吸收光线波长的差

异,如 Hb 吸收 660 nm 的红光,HbO_2 吸收 940 nm 的红外线

C. SpO_2 和 SaO_2 呈显著相关

D. 在血液中存有可吸收 660 nm 和 940 nm 光的任何物质时,均可影响 SpO_2 的精确性

E. SpO_2 与 PaO_2 呈明显的线性正相关

163. 预防 TURP 综合征的措施包括

A. 采用低压灌洗,灌洗高度<70 cmH_2O

B. 手术时间尽量控制在 1~1.5 h 内

C. 术中尽量避免损伤静脉窦和前列腺包膜

D. 术中严密观察,及时处理

E. 术中常规使用呋塞米

164. 以下各项属于原发性高血压并发症的是

A. 脑血管病

B. 高血压危象

C. 高血压脑病

D. 主动脉夹层

E. 糖尿病

165. 大叶性肺炎有哪些表现?

A. 肺实质炎症,通常不累及支气管

B. X 线显示不规则片状阴影

C. 肺下叶受累

D. X 线胸片无实变征象

E. X 线胸片显示实变阴影

166. 阻塞性睡眠呼吸暂停综合征行悬雍垂-腭-咽成形术,其麻醉特点有

A. 常伴有气管插管困难

B. 该病常引起全身各系统的病理生理改变

C. 避免应用氧化亚氮

D. 要使用控制性降压

E. 防止气管拔管后的呼吸抑制

167. 严重颏胸瘢痕粘连患者的麻醉处理正确

的是

A. 插管困难的主要原因是三条轴线不能重叠

B. 宜采用清醒插管

C. 表面麻醉常能取得满意效果

D. 面罩通气困难

E. 纤维光导喉镜在此种情况下应用相当安全、可靠

168. 对于疼痛主诉的问诊应包括

A. 疼痛的部位和性质

B. 疼痛的程度和疼痛发作的时间特点

C. 疼痛的影响因素

D. 疼痛的伴随症状

E. 疼痛的诱因和缓解因素

169. 二尖瓣狭窄患者的麻醉处理,以下正确

的是

A. 麻醉前充分镇静,给予阿托品维持较快心率及心输出量

B. 应用吸入麻醉剂麻醉诱导及维持较佳

C. 气管插管及锯胸骨前给予麻醉性镇痛剂有助于稳定循环

D. 转流后须应用心血管药物支持循环

E. 麻醉过浅或输液过快易引起间质肺水肿

170. 低血容量休克导致大失血时尿少的原因是

A. 肾素-血管紧张素-醛固酮系统激活

B. 血容量减少引起血管升压素释放

C. 血压显著降低引起肾血流量减少

D. 晶体渗透压升高引起血管升压素释放

E. 肾血流量发生新分布:髓质少皮质多

参 考 答 案

第一章　麻醉基础知识

1. A

2. B　麻醉学为二级学科,属于临床医学范畴。

3. B　**4.** A　**5.** C

6. C　《针灸甲乙经》是我国最早的一部比较完整的针灸专著;《黄帝内经》是中国最早的医学典籍。《医宗金鉴》是中国综合性中医医书中比较完善而又简要的一种。

7. E　麻沸散是我国古代最著名的麻醉药。曼陀罗是最早发现的麻醉药。

8. B　华佗在我国古代首先用全麻行剖腹术。扁鹊是中国传统医学的鼻祖,中医理论的奠基人。张景岳是古代中医温补学派的代表人物。孙思邈是唐代著名医药学家、道士,被后人尊称为"药王"。李时珍是明代著名医药学家。

9. E　麻醉是指用药物或其他方法使患者整个或部分机体暂时失去感觉。ACD 选项为全身麻醉的三要素。

10. B　**11.** C　**12.** D　**13.** D　**14.** D　**15.** C

16. C　择期手术应尽量推迟到产后施行。

17. C　体温上升麻醉药应慎用;不足 3 个月的婴儿,术前 Hb 应超过 100 g/L;超过标准体重 10% 以上者,麻醉剂量比一般人大;尿蛋白为阳性不一定提示泌尿系统存在炎症。

18. B　侧卧位较仰卧位容易反流。

19. E　术前应用麻醉药多具有抗焦虑、催眠、抗惊厥等作用,与昏迷和癫痫大发作多无关。

20. A

21. E　临床麻醉工作的目的是消除疼痛,保证安全,便利外科手术,预防与处理意外情况。

22. C　**23.** E　**24.** C

25. E　环甲肌司喉头紧张度,兴奋时收缩即可发生喉痉挛。

26. D　**27.** E

28. D　咽神经丛由舌咽、迷走神经的咽支和交感神经的颈上神经节分支组成。

29. D　气管套囊充气以后本身就对气管黏膜造成一定的压力刺激,充气过多压力过大时有可能造成气管黏膜的坏死。

30. D　修正式喉镜头位,头垫高 10 cm,肩部贴于手术台面,这样可使颈椎呈伸直位,颈部肌肉松弛,门齿与声门之间的距离缩短,咽轴线与喉轴线重叠成一线,有人称此头位为"嗅花位"或"士兵立正敬礼位"。

31. E　**32.** C

33. D　气管插管的绝对适应证:指患者的生命安危取决于是否采用气管内插管,否则禁忌在全麻下手术。包括:①全麻颅内手术;②胸腔和心血管手术;③俯卧或坐位等特殊体位的全麻手术;④湿肺全麻手术;⑤呼吸道难以保持通畅的患者(如颌面、颈、五官等全麻大手术,颈部肿瘤压迫气管患者,极度肥胖患者等);⑥腹内压增高频繁呕吐(如肠梗阻)或饱胃患者;⑦某些特殊麻醉,如并用降温术、降压术及静脉普鲁卡因复合麻醉等;⑧需并用肌松药的全麻手术。相对适应证取决于麻醉医师个人技术经验和设备条件,一般均为简化麻醉管理而选用,如时间长于2 h的任何全麻手术;颌面、颈、五官等中、小型全麻手术等。

34. A 注射硫喷妥钠之前,应先用麻醉机面罩施行高流量纯氧"去氮"操作3 min。注射琥珀胆碱之后,一定要施行数次过度通气,以提高机体氧储备,抵消插管"无通气期"的缺氧和CO_2蓄积。

35. D 情绪紧张的患儿应采用快速诱导气管插管。

36. E 快诱导时肌松剂量酌减会引起气道痉挛,增加插管困难。

37. B 插管2 h即有纤毛倒伏和破坏。

38. D 不可将上门齿作为支点显露声门。

39. D　40. E　41. B　42. E　43. E　44. E

45. E 挤压气囊时腹部隆起提示气管导管误入食管,B提示气管导管插入过深,A、C、D提示气管导管插入气道内。

46. D 经鼻气管插管要掌握导管沿下鼻道推进的操作要领,即必须将导管与面部作垂直的方向插入鼻孔,沿鼻底部出鼻后孔至咽腔,切忌将导管向头顶方向推进,否则极易引起严重出血。

47. D　48. D　49. E　50. E　51. A　52. C

53. E

54. B 利多卡因有局麻作用,能抑制吸痰、拔管时的呛咳反应。

55. E 消除咽喉反射的麻醉深度为第Ⅲ期(外科麻醉期)第3级。

56. A 琥珀胆碱起效快、消除快,为快诱导气管插管最常用的肌松药。

57. E 肌型和神经型乙酰胆碱受体、甘氨酸受体、GABA受体、5-羟色胺受体及离子型谷氨酸受体等同属于配体门控通道家族,其共同特征是均为5聚体(亚基)结构,每一亚基有4个跨膜的疏水片段(M1~M4);而Na^+、K^+和Ca^{2+}等电压门控通道由4个高度同源的亚基组成(Ⅰ~Ⅳ),每一亚基又含有6个跨膜片段(S1~S6)。

58. B 麻醉药本身的作用强度属于麻醉药物自身的一种性质,只能说明不同药物效应的强弱,其

基本不影响患者的苏醒。但是吸入麻醉药在组织中的溶解度与患者机体相关,溶解度大者则苏醒速度慢;肺循环的血量和通气量也是与苏醒速度明确相关的,大的肺循环血量和通气能够促进吸入麻醉药的排除;而麻醉维持时间的长度在一定程度上也会对苏醒时间造成影响。麻醉时间越长,体内蓄积的麻醉气体越多,就需要更多的时间排出,这就会导致苏醒延迟。

59. C 脑内5-HT与睡眠、行为、镇痛、体温调节及精神活动等有关。

60. B 20世纪初,Meyer和Overton发现吸入全麻药均具有较高的脂溶性,其在橄榄油中溶性大小与麻醉强度密切相关。据此推测吸入全麻药的作用机制是与神经组织脂质发生物理-化学结合,导致神经细胞各组分的正常关系发生改变而产生麻醉。此种脂溶性与麻醉作用强度的相关关系特性被命名为Meyer-Overton法则,即为全麻机制的脂质学说。

61. B

62. A 临界容积学说认为当药物进入作用部位后,使疏水区容积膨胀,当此种膨胀超出一定临界值时,可阻塞离子通道或改变神经元的电特性而产生麻醉。根据临界容积学说,吸入麻醉药在疏水的模型中应能使之产生容积膨胀,同时施加一定的压力或降低模型的温度应使疏水区的容积回缩,在整体动物中的全麻状态也应随之逆转。

63. E Ca^{2+}、环鸟苷酸(cGMP)以及磷脂酰肌醇等均为"第二信使";ATP不属于信使。

64. C n-烷烃并不服从Meyer-Overton法则,当分子链增加到一定长度时,即使其脂溶性较强,但麻醉作用却减低或消失,称之为截止效应。

65. B 分子量与吸入麻醉药的麻醉诱导速度不成正比。

66. E 影响吸入麻醉药从肺泡弥散入血液的速度的因素有肺泡气中的麻醉药浓度、麻醉药在血中的溶解度、心输出量、通气/灌流比值,与麻醉药的作用强度无关。

67. C 全麻药可使脂质膜的通透性增加,增加阳离子外流;全麻药可增加膜流动性;脂质双层膜的一侧吸收吸入全麻药后,膜膨胀,该侧的容积增

大,同时侧向压力增加。

68. C 根据 Meyer-Overton 法则,全麻状态的产生主要取决于全麻药溶解于作用部位的分子数量,而与其分子存在形态无关。

69. A **70.** A

71. E 全麻药主要作用脑干网状结构、中脑结构、大脑皮质、脊髓背角而产生麻醉作用。

72. E

73. B 脂质双层膜的一侧吸收吸入全麻药后,该侧的容积增大,同时侧向压力增加。由于离子通道受到膜膨胀所致的外部压迫而关闭或开放受阻,冲动传导受到阻抑,从而产生全身麻醉。

74. E 成人黄韧带至硬膜的距离,在腰间隙约 5~6 mm。

75. A 颈椎有 7 节。

76. E 成人脊柱有 4 个生理弯曲颈曲、胸曲、腰曲、骶曲。

77. A 脊神经有 31 对,包括 8 对颈神经、12 对胸神经、5 对腰神经、5 对骶神经和 1 对尾神经。

78. E 硬膜外腔是一环绕硬脊膜囊的潜在腔隙,内有疏松的结缔组织和脂肪组织,并有极为丰富的静脉丛,血管菲薄。

79. D 新生儿的脊髓通常终止于第 3 腰椎或第 4 腰椎。

80. D

81. C 脊髓的硬膜囊延伸到第 2 骶段。

82. B 躯干部皮肤的脊神经支配区:两侧乳头连线是胸 4 神经支配;剑突下是胸 6 神经支配;季肋部肋缘是胸 8 神经支配;平脐是胸 10 神经支配;耻骨联合部是胸 12 神经支配。

83. D 全脊麻的主要特征是注药后迅速发展的广泛的感觉和运动神经阻滞。由于交感神经被阻滞,低血压是最常见的表现。如果颈 3、颈 4 和颈 5 受累,可能出现膈肌麻痹,加上肋间肌也麻痹,可能导致呼吸衰竭甚至呼吸停止。

84. D **85.** B **86.** E **87.** D

88. E 脑血流自动调节的最重要因素是动脉血二氧化碳分压和氧分压。

89. A 正常成人的脑灌注压在 70~90 mmHg,可以保持脑灌注的恒定。

90. C

91. C 腓深神经支配胫前肌、趾长伸肌、趾短伸肌、

[[拇]]长伸肌。

92. D **93.** B **94.** D

二、X 型题

95. ABCDE 手术体位不当可引起的呼吸系统并发症包括:①通气不足或通气障碍;②上呼吸道梗阻:一般都为机械性梗阻,非全麻患者常见舌后坠、口腔内分泌物及异物阻塞、喉头水肿等,全麻患者可因体位变化引起气管插管的位置改变、压迫或扭折,导致呼吸道梗阻;③肺不张:全身麻醉下可发生微型肺不张,引起肺不张的因素较为复杂,而体位改变是重要因素之一;④肺部病变播散;⑤反流、误吸。

96. ABCDE 麻醉器械检查,应包括气源、麻醉机、监护仪、全麻插管用品或穿刺用包、吸引器。

97. ABCE 鼻孔大者选用导管相对较粗。

98. ABC 上呼吸道的 3 条轴线是口轴线、咽轴线和喉轴线。

99. ADE B 为手术操作,C 为自身因素。

100. ABCD

101. ABCE 全麻药可通过干扰突触部位神经递质的释放和再摄取、与后膜受体结合及干扰其结合后产生的效应等方面影响突触的传递过程。

102. AD 电压门控 Ca^{2+} 通道对临床浓度麻醉药不敏感;全麻药可影响脑内 cAMP 或 cGMP 的含量,脑内 cAMP 增加或 cGMP 减少也可使吸入麻醉作用加强。

103. ABCDE 中枢神经递质包括乙酰胆碱、生物胺类(多巴胺、去甲肾上腺素、肾上腺素、5-羟色胺、组胺)、氨基酸类(γ-氨基丁酸、甘氨酸、门冬氨酸、谷氨酸)、肽类(神经肽)和气体分子(NO)等。

104. ABDE

105. ACE 目前普遍认为,中枢神经递质大体可分传统神经递质、氨基酸类递质和神经肽类递质。

106. ACD 神经肽类神经递质包括 P 物质、神经降压素、血管紧张素 II、脑啡肽、促甲状腺激素释放激素(TRH)。

107. ABCDE 蛛网膜绒毛分型包括 I~V 型绒毛。

108. ABCE 紧闭式麻醉的优点有减少手术室污

染、节省麻醉药、增加对患者情况了解、保持呼吸道湿度与温度等。

109. ABCDE 低流量吸入麻醉的缺点有需要特殊的设备、操作困难、浓度调节困难、易发生通气不足、CO等气体易蓄积等。

110. ADE 消除紧张焦虑、适当减慢心率、降低后负荷有助于维持心肌氧供需平衡。

111. AE

112. ABCD 体外循环中泵压的监测能反映动脉插管是否插入主动脉夹层、动脉插管的位置是否适宜、动脉管路有无凝血、动脉输出管道的通畅与否等。

113. ABCE

114. ABCD 二尖瓣脱垂综合征多见于 Marfan 综合征、冠心病、心肌病、先天性心脏病、甲状腺功能亢进患者。

115. ABCD 瓣膜病患者维持循环稳定必须增加前负荷,降低后负荷,加强心肌收缩力,维持心率在正常范围。

116. ABCD　117. ABC

118. ACE 骨折的专有体征有畸形、异常活动、骨擦音或骨擦感。

119. ABC 容易并发动脉损伤的四肢骨折有胫骨上段骨折、肱骨髁上骨折、股骨上段骨折。

120. BE 骨黏合剂骨黏合剂为高分子聚合物,由聚甲基丙烯酸甲酯粉剂和甲基丙烯酸甲酯单体构成,单体具有挥发性,有刺激味,能吸收入血,为减少单体的吸收,应在混合时作充分的搅拌;骨黏合剂的血管扩张作用和可能产生的肺栓塞、低氧血症是造成心血管不良反应的主要原因。

121. AD 糖尿病酮症酸中毒常见于胰岛素依赖性糖尿病;血酮体在 5～30 mg/L。

122. ABCE ACTH 垂体瘤特征:高血压、低血压、休克,基础代谢率增高可致发热、消瘦,肾素和醛固酮分泌增加,排钾过多,少数可出现低钾血症。也可因肿瘤分泌甲状旁腺激素相关肽(PTHrP)而致高钙血症。

123. DE 嗜铬细胞瘤的临床特征:高血糖,高代谢,高血压。

124. ABCD 影响钙磷代谢的激素有雄激素、雌激素、甲状腺激素、甲状旁腺激素。

125. ABCD 糖皮质激素对前列腺素、白三烯、5-羟色胺、缓激肽的生成和释放具有抑制作用。

126. ABCDE 基础状态是指清醒、清晨、静卧,未做肌肉活动;前夜睡眠良好,测试时没有精神紧张;测试前至少禁食 12 h;室内温度保持在20～25℃;体温正常。

127. ABCDE 臂神经丛由 C_5～C_8 及 T_1 脊神经前支组成,有时亦接受 C_4 及 T_2 脊神经前支发出的小分支,主要支配整个手、臂运动和绝大部分手、臂感觉。组成臂丛的脊神经出椎间孔后在锁骨上部,前、中斜角肌的肌间沟分为上、中、下干。上干由 C_4～C_6 前支,中干由 C_7 前支,下干由 C_8、T_1 和 T_2 脊神经前支构成。

128. ABCD 穿透力强的局麻药施用于黏膜表面,使其透过黏膜而阻滞位于黏膜下的神经末梢,使黏膜产生麻醉现象,称表面麻醉。眼、鼻、咽喉、气管、尿道等处的浅表手术或内镜检查常用此法。

129. ABCDE 颈神经丛肌间沟阻滞法的关键是要找到前、中斜角肌间的肌间沟,肌间沟上窄下宽,沿沟向下于锁骨上约 1 cm 可触及细条横向走行肌肉即肩胛舌骨肌,该肌与前、中斜角肌共同构成一个三角,该三角靠肩胛舌骨肌处即为穿刺点。遇有肥胖颈短肩舌骨肌不清楚,可以锁骨上 2 cm 的肌间沟为穿刺点或经环状软骨水平线与肌间沟交点为穿刺点。若沿沟下摸,在锁骨上窝触及锁骨下动脉搏动,并向间沟内深压,患者诉手臂麻木、酸胀或异感,进一步证实定位无误。

130. ABC 可引起传导阻滞的因素有膜电位降低,不应期传导,不均匀传导。

131. ABCDE　132. ABCDE

133. CD 功能余气量指平静呼气末存留于肺内的气量,等于余气量(RV)与补呼气量(ERV)之和。

第二章　麻醉常用药物及相关药物

一、A1/A2 型题

1. A

2. D　肾上腺素为儿茶酚胺类药,是强烈的 α 受体激动药,同时也激动 β 受体。通过 α 受体的激动,可引起血管极度收缩,使血压升高,冠状动脉血流增加;通过 β 受体的激动,使心肌收缩加强,心输出量增加。

3. A　肾上腺素可收缩血管、增加外周阻力、兴奋心肌、增加心输出量、松弛支气管平滑肌,是抢救过敏性休克的首选药物。

4. D

5. B　硝普钠能直接降低阻力血管和容量血管,为一种速效和短时作用的血管扩张剂。

6. A　肾上腺素兴奋心脏 β₁ 受体,心肌收缩力增加,传导加速,心率加快,剂量过大可引起心律失常。

7. B

8. C　扩血管药有 α 受体阻滞剂如酚妥拉明、酚苄明,大剂量阿托品和山莨菪碱,β 受体激动剂如特布他林、吡布特罗,多巴胺受体活性药如多巴胺。此外,还有糖皮质激素、硝普钠,钙拮抗药等。

9. D

10. B　暴发型流脑(休克型)多见于儿童。以高热、头痛、呕吐开始,但中毒症状严重,精神极度萎靡,可有轻重不等的意识障碍,有时出现惊厥。常于短期内(12 h 内)出现遍及全身的广泛瘀点、瘀斑,且迅速扩大,融合成大片皮下出血,或继以坏死。休克是本型的重要表现之一,出现面色苍灰,唇及指端发绀,四肢厥冷,皮肤花斑,脉搏细速,血压明显下降,脉压缩小,不少患者血压可下降至零。

11. B　在临床医学上,阿托品主要用来解除平滑肌痉挛、缓解内脏绞痛、改善循环和抑制腺体分泌,并扩大瞳孔,升高眼压,兴奋呼吸中枢。

12. D　地西泮常作为麻醉前用药,以产生镇静和消除焦虑。

13. B

14. B　丙泊酚对喉反射有一定程度的抑制,由气管内插管引起的喉痉挛很少见。

15. D

16. C　应用巴比妥类药物麻醉中因低血压导致肾血流降低,故尿量减少。

17. D　安泰酮为新型固醇类麻醉,镇痛作用不强,过敏反应发生率很高,严重肝功能不全患者及孕妇禁用。

18. A

19. D　此药最严重的异常反应是对卟啉症(porphyria)患者诱发急性发作。硫喷妥钠能刺激 δ-氨基乙酰丙酸合成酶(ALA 合成酶)的活性。ALA 系卟啉原前驱物质,从而使卟胆原和尿卟啉原的产生增多。发作时急性腹痛,呈阵发性绞痛,神经精神症状有弛缓性瘫痪、谵妄、昏迷,严重者死亡。虽不是每种类型的紫质症均受影响,但因其后果严重,故可疑病例均应视为绝对禁忌证。

20. B　γ-OH 对心肌无明显影响,可改善心肌对缺氧的耐受力,给药后心律失常不常见。

21. A　硫喷妥钠小剂量起镇静和催眠,大剂量起麻醉作用。

22. C　丙泊酚注射点疼痛较依托咪酯少,但较硫喷妥钠多,疼痛部位主要是在手背和腕部小静脉穿刺注药时,前臂和肘窝部较大静脉疼痛较少。

23. C　苯二氮䓬类药物主要作用于苯二氮䓬受体(BZ 受体)。

24. A　咪达唑仑由于具有水溶性和消除半衰期短的特点,临床麻醉中应用较广,是目前应用最广的苯二氮䓬类药。

25. C

26. D　丙泊酚乳剂不影响血液与纤维蛋白溶解功能,对体内凝血机制也无影响,因此适用于潜在性紫质症(卟啉症)患者。

27. D　静脉麻醉最突出的优点就是无须经气道给药和无污染。

28. A　丙泊酚的代谢与排泄很快,故苏醒期迅速而完全。

29. C 丙泊酚是一种新型的快效、短效静脉麻醉药,苏醒迅速而完全,持续输注后无蓄积,为其他静脉麻醉药所无法比拟。

30. D 氯胺酮麻醉后的精神症状,成人多于儿童,女性多于男性,短时间手术多于长时间手术,单一氯胺酮麻醉多于氯胺酮复合麻醉。氟哌利多、苯二氮䓬类或吩噻嗪类药可使症状减轻。麻醉前给予一种或两种上述药物有一定预防作用。

31. E 硫喷妥钠麻醉时对循环系统有明显的抑制,其对心血管的影响主要是静脉系统扩张与末梢循环淤血,同时心脏收缩力抑制;对呼吸中枢有明显的抑制,呼吸的频率与深度均受影响,但主要是潮气量减少;临床剂量对肝功能无明显影响;无肌松作用,故无神经肌肉接头阻滞作用;有抗惊厥作用。

32. E 理想的静脉全麻药应具有起效快、在体内无蓄积、维持平稳、恢复迅速、对呼吸循环抑制较小的作用。

33. E 硫喷妥钠系淡黄色、非结晶粉末,味苦,有硫臭气味。钠盐可溶于水,2.5%～5%水溶液的pH 10.6～10.8,呈强碱性,2.8%水溶液为等渗,安瓿内充以氮气,以避免吸收CO_2形成游离酸。水溶液不稳定,一般可保存24～48 h,在冰箱内能达1周。不能用乳酸钠林格注射液稀释,也不能与酸性溶液如诱导时常用的泮库溴铵、维库溴铵、阿曲库铵、阿芬太尼、舒芬太尼与咪达唑仑等相混合。

34. A 咪达唑仑具有苯二氮䓬类所共有的抗焦虑、催眠、抗惊厥、肌松和顺行性遗忘等作用。对BZ受体的亲和力约为地西泮的2倍,故其效价约为地西泮的1.5～2倍。此药本身无镇痛作用,但可增强其他麻醉药的镇痛作用;咪达唑仑有一定的呼吸抑制作用,其程度与剂量相关。此药对正常人的心血管系统影响轻微,表现为心率轻度增快,体血管阻力和平均动脉压轻度下降,以及左室充盈压和每搏量轻度下降,但对心肌收缩力无影响。

35. B　36. A

37. E 氯胺酮麻醉后的精神症状,成人多于儿童,女性多于男性,短时间手术多于长时间手术,单一氯胺酮麻醉多于氯胺酮复合麻醉。苏醒期肌肉张力先恢复,部分患者有精神激动和梦幻现象,如谵妄、狂躁、呻吟、精神错乱和肢体乱动,严重者抽搐或惊厥。主观有飘然感或肢体离断感。有时视觉异常,如视物变形、复视或暂时失明。偶有夜游现象。苏醒后精神症状常立即消失,但有的数日或数周后再发。其原因主要是氯胺酮使脑特定部位兴奋。此药具有促进脑代谢和增加脑血流的效应,对大脑的刺激作用可能是氯胺酮麻醉后合并精神和运动不良反应的药理学基础。氟哌利多、苯二氮䓬类或吩噻嗪类药可使症状减轻。麻醉前给予一种或两种上述药物有一定预防作用。

38. B 通过对麻醉后血清酶的检查证实,恩氟烷对肝功能的影响很轻。

39. B 异氟烷清醒较氟烷、恩氟烷稍快;对心功能的抑制小于恩氟烷及氟烷,心脏麻醉指数为5.7,大于恩氟烷(3.3)及氟烷(3.0),2MAC以内则较安全;有刺激性气味,影响小儿的诱导;能减低心肌氧耗量及冠状动脉阻力,但并不改变冠状血管血流量。

40. C 吸入麻醉药的MAC值:甲氧氟烷0.16,地氟烷7.25,七氟烷1.71,异氟烷1.15,恩氟烷1.68。

41. A 异氟烷使心率稍增快,但心律稳定,对术前有室性心律失常的患者,应用异氟烷麻醉维持期间并不增加发生心律失常的频率。

42. D 人体血/气分配系数:地氟烷0.42,氧化亚氮0.47,七氟烷0.69,异氟烷1.4;恩氟烷1.91,甲氧氟烷13.0。

43. A　44. E

45. A 吸入麻醉是利用气体或经挥发出来的通过呼吸道进入体内而起到麻醉作用的。挥发性吸入麻醉药又分为烃基醚、卤代烃基醚和卤烃3类。烃基醚包括双乙醚(即乙醚)、双乙烯醚、乙基乙烯醚等;卤代烃基醚包括甲氧氟烷(二氟二氯乙基甲醚)、恩氟烷、异氟烷、七氟烷及地氟烷等;卤烃类包括氟烷、三氯乙烯、氯仿等。气体吸入麻醉药包括氧化亚氮、乙烯、环丙烷。

46. B 升高MAC的因素有:①体温升高时MAC升高,但42℃以上时MAC则减少(动物);②使中枢神经系统儿茶酚胺增加的药物,如右旋苯丙胺等(动物);③脑脊液中Na^+增加时(静脉输注甘露醇、高渗盐水等);④长期饮酒者可增加异氟烷或氟烷 MAC 30%～50%;⑤甲状腺功能亢进(动物)。

47. E　不影响 MAC 的因素有:①性别;②麻醉时间,麻醉开始及经过数小时皆不改变;③昼夜变化;④甲状腺功能减退。

48. E　吸入麻醉药跨肺泡扩散到肺毛细血管内血液的过程随肺泡通气量增加,摄取量减少。

49. C　氟烷对呼吸道无刺激性不引起咳嗽及喉痉挛;临床应用的恩氟烷浓度,对呼吸道无刺激作用,不增加气道分泌。增加吸入浓度亦不引起咳嗽或喉痉挛等并发症。七氟烷对气道的刺激非常小,经常通过面罩吸入进行小儿的麻醉诱导,与氟烷相似;异氟烷抑制呼吸与剂量相关,能严重地降低通气量,使 $PaCO_2$ 增高,且抑制对 $PaCO_2$ 升高的通气反应。

50. A　氟烷麻醉后肝损害表现为麻醉后 7 d 内发热,同时伴有胃肠道症状,嗜酸性粒细胞增多,血清 AST、血清碱性磷酸酶增高,凝血酶原时间延长,并出现黄疸,病死率高。

51. E　琥珀胆碱增加儿茶酚胺释放,这又可在一定程度上减低心动过缓的发生,且成人偶有引起心动过速。

52. C　**53.** E

54. D　阿托品具有拮抗胆碱酯酶抑制剂的作用。

55. E　地西泮肌松作用是通过抑制脑干网状结构内和脊髓内的多突触通路产生的。

56. C　琥珀胆碱引起去极化作用,使 K^+ 由肌纤维膜内向膜外转移致血钾升高。琥珀胆碱升高血钾一般为 0.5 mmol/L 左右。在静脉注射琥珀胆碱前先给予小量氯筒箭毒碱、加拉碘铵等非去极化肌松药可减少血钾升高的幅度,但不能完全防止血钾升高。

57. C

58. A　全身骨骼肌对肌松药的敏感性不同,喉内收肌和膈肌对躯体及四肢肌肉相对不敏感,这可能与呼吸肌上有较多的乙酰胆碱受体有关。

59. B　溴吡斯的明的不良反应有心动过缓、唾液分泌增多和胃肠道症状等。

60. E　属于酯类局麻药的有普鲁卡因、氯普鲁卡因、丁卡因等。

61. C　酰胺类的局麻药有利多卡因、甲哌卡因、布

比卡因、依替卡因、丙胺卡因、罗哌卡因。

62. C　利多卡因的治疗范围较广,从抗惊厥至诱发惊厥间的剂量相差 2 倍,利多卡因抗惊厥剂量,与治疗心律失常的剂量十分接近。

63. D　引起局麻药毒性反应的常见原因有:一次用量超过限制;药物误入血管;注射部位对局麻药的吸收过快;个体差异导致对局麻药的耐受力下降。

64. E　酰胺类局麻药中间链为酰胺链;其亲脂基结构(芳香基)为苯胺;在肝内被酰胺酶所分解;不能形成半抗原,故引起变态反应者极为罕见。酰胺类局麻药有利多卡因、甲哌卡因、布比卡因、依替卡因、丙胺卡因、罗哌卡因等。

65. D　表面麻醉常用的局麻药为丁卡因。

66. E　一般把普鲁卡因和氯普鲁卡因划为短效局麻药;利多卡因、甲哌卡因和丙胺卡因属于中效;布比卡因、丁卡因、罗哌卡因和依替卡因则属于长效。

67. C

68. C　利多卡因加用肾上腺素时极量可达 500 mg。

69. C

70. B　琥珀胆碱的禁忌证有恶性高热、易感性和家属史、对琥珀胆碱过敏、烧伤、最近严重创伤、长期卧床、脊髓损伤及上或下运动神经元损伤、高钾血症、贯穿性眼外伤,血浆胆碱酯酶异常等。

71. D

72. A　多巴胺用于各种类型休克,包括中毒性休克、心源性休克、出血性休克、中枢性休克,特别是对伴有肾功能不全、心输出量降低、周围血管阻力较低并且已补足血容量的患者更有意义。

73. D　氯胺酮具有支气管平滑肌松弛作用,此药与氟烷、恩氟烷一样能有效地预防实验性支气管痉挛。

74. B　氯胺酮可兴奋交感神经中枢,使内源性儿茶酚胺释放增加,表现为心率增快,血压升高,心输出量增加。

75. E　此例属于饱胃急诊手术,而羟丁酸钠可使唾液和呼吸道分泌物增多,增加麻醉风险。

76. D　琥珀胆碱可引起肌纤维去极化是细胞内钾离子释放到细胞外,可导致高钾血症引起严重心律失常,大面积烧伤、多发性创伤、严重腹腔感

染、脊髓或神经损伤等患者尤其危险,应避免使用。

77. C　艾司洛尔是超短效 β 受体阻断药,主要作用于心肌的 $β_1$ 受体,麻醉期间应用可预防气管插管引起的心血管反应。

78. C　毛花苷丙主要用于急性心力衰竭。

79. D　连续吸氧化亚氮 3～4 d 以上的患者,可出现白细胞减少,以多形核白细胞和血小板减少最先出现。骨髓涂片出现渐进性细胞再生不良,与恶性贫血时的骨髓改变相似。因此,吸入 50% 氧化亚氮以限于 48 h 内为安全。

80. A　出现室性心动过速,当利多卡因治疗无效时,可应用胺碘酮。胺碘酮适用于室性和室上性心动过速和期前收缩、阵发性心房扑动和颤动、预激综合征。

81. A　阿曲库铵大剂量,尤其是快速给药,可诱发组胺释放而引起低血压、皮肤潮红、支气管痉挛。

82. B　鉴于硫喷妥钠、γ-羟丁酸钠、氯胺酮、氟烷、琥珀胆碱等药均需应用阿托品以对抗其不良反应(迷走神经兴奋或唾液分泌增加)。因此,阿托品在小儿麻醉前用药中占重要地位。

83. C　阿托品具有缓解内脏绞痛的作用,急腹症在未确诊前禁用任何止痛剂,否则会掩盖病情,导致贻误诊断,失去抢救的时机,所以阿托品绝对不能使用。

84. A　对于长期服用 β 受体阻滞剂的患者,因药物作用会出现心率较慢的表现,此时可使用阿托品升高心率。

85. D　对于风湿性心脏病、二尖瓣狭窄的患者麻醉前用药可用吗啡、东莨菪碱或戊乙奎醚;如若患者心率仍快,麻醉后可再给予东莨菪碱;为避免心率过快或过慢,增加心肌氧耗,应避免使用阿托品。

86. B　琥珀胆碱可加重烧伤患者的高钾血症。

87. B　丙泊酚连续输注时脑电图初期为 α 节律增加,继之为 γ 和 θ 频率,快速输注时可出现突发性抑制。脑电图功率分析显示诱导后振幅增加,血药浓度高于 8 μg/ml 时,振幅明显降低,并有突发性抑制。

88. E　心律失常合并血流动力学障碍首选直流电复律。

89. B　地西泮可透过胎盘,胎儿血药浓度可较母体高 40%,因此待产妇不宜用此药。

90. C　高度房室传导阻滞,心率 30 次/分,首选阿托品。

91. E　维拉帕米属Ⅳ类抗心律失常药,为一种钙离子内流的抑制剂(慢通道阻滞剂),静脉注射适用于治疗快速性室上性心律失常,使阵发性室上性心动过速转为窦性,使心房扑动或心房颤动的心室率减慢。

92. B　异丙肾上腺素为 β 受体激动剂,适用于房室传导阻滞。

93. A　依托咪酯不宜长期使用。

94. C　氯胺酮可经口服、肌内注射及静脉注射等途径用药,兴奋交感使心率增快,心肌收缩力增强,故对心功能差的患儿较容易维持心率和血压,适用于法洛四联症。

95. C　芬太尼静脉注射时可能引起胸壁肌肉强直,如一旦出现,需用肌肉松弛剂对抗。静脉注射太快时,还能出现呼吸抑制,应注意。

96. D　呼吸心脏骤停,此时除了进行人工呼吸和心脏按压外也可经颈内静脉注射肾上腺素。

97. C　对高血压并发急性左侧心力衰竭、肺水肿,硝普钠应及早使用;对急性心肌梗死并发左侧心力衰竭,发病已超过 8 h 且对一般治疗无效者,可考虑采用硝普钠。

二、A3/A4 型题

98. D　脑外伤患者首先应采用快速静脉滴注甘露醇降颅压。

99. E　维拉帕米可降低慢性心房颤动和心房扑动患者的心室率,减少阵发性室上性心动过速发作的频率,但可导致病窦综合征患者窦性停搏或窦房传导阻滞;维拉帕米不改变正常心房的动作电位或室内传导时间,但它降低被抑制的心房纤维去极化的振幅、速度以及传导的速度,加速房室旁路合并心房扑动或心房颤动患者的心室率,甚至会诱发心室颤动。

100. E　为克服气管插管期应激反应,插管前往气管内喷入 4% 利多卡因 1～2 ml,或静脉注射利多卡因 1～1.5 mg/kg,或静脉滴注超短效 β 受体阻滞剂艾司洛尔 500 μg/(kg·min)(4 min 后酌情减量)等措施,都可显著减轻插管心血管反应和颅内压(ICP)升高影响。

101. A　脑外伤患者多非空腹,为防止反流误吸,一般宜选择全麻。

102. C　脑外伤患者多为饱胃,且常合并颅骨骨折、胸部创伤和通气不足情况。因此麻醉诱导的原则是快速建立气道,维持循环稳定,避免呛咳,宜选用快诱导肌松下插管。

103. E　昏迷 30 min,清醒 5 h 后又转入昏迷,为急性硬脑膜外血肿。

三、X 型题

104. ABC　支气管哮喘患者应禁用药物:①非选择性 β 受体阻滞剂普萘洛尔对 $β_1$ 和 $β_2$ 受体均有阻滞作用,可引起支气管平滑肌痉挛和鼻黏膜毛细血管收缩,哮喘患者用后可使病情急剧恶化;②新斯的明、加兰他敏、有机磷酸酯类等抗胆碱酯酶药进入人体后可与胆碱酯酶结合,使乙酰胆碱大量增加,从而使支气管收缩,诱发和加重支气管哮喘;③吗啡可引起呼吸抑制,加重哮喘,哮喘发作时应禁用。

105. CD　阿托品可提高心率,适用于阻滞位于房室结的患者。异丙肾上腺素通过激动 $β_1$ 受体加快房室传导,适用于任何部位的房室传导阻滞,但应用于急性心肌梗死时应十分慎重,因可能导致严重室性心律失常。

106. ABC　去甲肾上腺素用于治疗急性心肌梗死、体外循环、嗜铬细胞瘤切除等引起的低血压。对血容量不足所致的休克或低血压,本品作为急救时补充血容量的辅助治疗,以使血压回升,暂时维持脑与冠状动脉灌注,直到补足血容量治疗发挥作用。也可用于治疗椎管内阻滞时的低血压及心搏骤停复苏后血压维持。

107. AC

108. ABCD　①降低自律性:对窦房结、心房传导纤维及浦肯野纤维都能降低自律性,在运动及情绪激动时作用明显。②也能降低儿茶酚胺及强心苷所致的迟后除极幅度而防止触发活动。③降低传导速度:阻断 β 受体所需的高浓度(10 倍以上)则有膜稳定作用,明显减慢传导速度,使单向阻滞发展成双向阻滞,停止折返激动。

109. ABCDE　器质性心脏病、高血压病、冠心病、心源性哮喘、阻塞性心肌病、心律失常尤其是室性心律失常、甲亢及糖尿病患者,以及脑组织挫伤、分娩患者禁用肾上腺素。

110. ABCDE　以上均为临床试验方法中的对照方法。

111. ABCD　巴比妥酸是由丙二酸与脲缩合而成,本身并无催眠作用。但第 5 位碳上的两个氢原子、第 1 位氮上的氢原子或第 2 位碳上的氧原子被替代后便具有催眠及麻醉作用。5 位碳上侧链的长度对其作用时间与作用强度有相当影响。第 5 位碳上的氢原子被羟基或芳香基(即 R 和 R')替代后形成多种催眠药或麻醉药。

112. ABCDE　地西泮的药理作用:小剂量口服只产生抗焦虑和镇静作用。剂量偏大时,偶尔可引起躁动、谵妄、兴奋等反常反应。地西泮与喷他佐辛并用,组成所谓改良的神经安定麻醉,既往在日本较常用。地西泮本身无全麻作用,但可增强其他全麻药的效力。静脉注射地西泮 0.2 mg/kg 可使氟烷的 MAC 从 0.73% 降至 0.48%,但再加大地西泮剂量并不能使 MAC 进一步下降。

113. ABCDE　羟丁酸钠是一种催眠性静脉麻醉辅助药;无镇痛作用;对呼吸系统无明显影响,很少发生呼吸抑制;使肌肉松弛,能满足腹腔内手术、骨折或脱臼复位手术的需要;可使血清钾降低。

114. ABD　地氟烷的特点:油/气分配系数小,麻醉效能弱;血/气分配系数小,诱导和苏醒快沸点低;室温下蒸气压高,需用特殊的电子装置控制温度的蒸发器;有刺激气味,药效低,价格昂贵。

115. ABCDE　氧化亚氮的优点:①只要不缺氧,氧化亚氮并无毒性;②麻醉诱导及苏醒迅速;③镇痛效果强;④对气道黏膜无刺激;⑤无燃烧性。适应证:①与其他吸入麻醉药、肌松药复合可行各类手术的麻醉;②对循环功能影响小,可用于严重休克或危重患者;③分娩镇痛。

116. BCE　氧化亚氮的不良反应有:①对骨髓的作用:为治疗破伤风、小儿麻痹等连续吸氧化亚氮 3~4 d 以上的患者,可出现白细胞减少,以多形核白细胞和血小板减少最先出现。骨髓涂片出现渐进性细胞再生不良,与恶性贫血时的骨髓改变相似。因此,吸入 50% 氧化亚氮以限于 48 h 内为安全。②体内气体容积增大作用:由于氧化亚氮弥散率大于氮,氧化亚氮麻醉可以使体内含气腔隙容积增大,麻醉3h后容积增大最明显,故肠梗阻、气腹、气脑造影等体内有闭合空腔存在时,氧化亚氮麻醉应列为禁忌。③弥散性缺氧:氧化亚氮易溶于血中,在氧化亚氮麻醉结束时血中溶解的氧化亚氮迅速弥散至肺泡内,冲淡肺泡内的氧浓度,这种缺氧称为弥散性缺氧。

117. ABC

118. DE 深度非去极化阻滞下,强直后计数、强直后单爆发刺激可监测神经-肌肉阻滞的程度。

119. DE 低温影响肌肉和肝肾等血流量影响肌松药代谢、消除和酶活性以及影响对肌松药的敏感性,在低温时非去极化肌松药的作用增强时效延长,其影响与低温程度有关。体温在30~37℃时,去极化肌松药作用强度增加,时效延长,可部分拮抗非去极化肌松药的作用强度,但时效少受影响。26℃以下体温,各种肌松药作用强度和时效均增强。

120. ABCD 维库溴铵主要经胆汁排出,由肾脏排出很少。

121. ABCDE

122. ABC 肾上腺素和去甲肾上腺素通过增加心肌代谢活动和耗氧量,使冠脉血流量增加。

123. CE M胆碱受体激动时的临床表现有心率减慢、腺体分泌增加、瞳孔括约肌和睫状肌收缩、支气管和胃肠道平滑肌收缩。

124. BCDE N胆碱受体激动时的临床表现包括血管扩张、骨骼肌松弛、腺体分泌增加、胃肠道和泌尿道平滑肌收缩等。

125. ACE 儿茶酚胺包括肾上腺素、去甲肾上腺素和多巴胺;麻黄碱兼有β_1和α受体、肾上腺素兼有β_1和β_2受体兴奋作用,在心肺复苏中最主要的作用是β_1受体兴奋作用。

126. DE

127. ABCDE 肾上腺素具有直接兴奋α和β肾上腺素能受体作用,是过敏性休克的首选药物。

128. ABCD 氯胺酮有拟交感神经作用,有利于维持循环功能的稳定,作用快,对哮喘患者有支气管解痉作用,苏醒期几乎所有患者均有精神症状的不良反应,25%的患者有激动现象,甚至持续至术后数小时。

129. DE 氟哌利多有α肾上腺素能受体拮抗作用并直接松弛平滑肌,静脉注射后出现与给药剂量、浓度和速度相关的动脉收缩压降低和代偿性心率增快。硫喷妥钠对左心室的直接抑制和对延髓血管运动中枢的影响。血压下降的原因一方面是心输出量减少,另一方面是交感神经受抑制而使周围血管扩张、血液由中央区分流到末梢的结果。

130. ACDE 由于氧化亚氮弥散率大于氮,氧化亚氮麻醉可以使体内含气腔隙容积增大,麻醉3h后容积增大最明显,故肠梗阻、气腹、气脑造影等体内有闭合空腔存在时,氧化亚氮麻醉应列为禁忌。

131. ABC 氯胺酮一般不增加外周血管阻力,但舒张压升高,可能是外周阻力增加的缘故。麻醉后中心静脉压升高,其部分原因可能与全身肌张力增加有关。

第三章 麻醉前评估与准备

一、A1/A2 型题

1. C 妊娠2~3月易导致流产、妊娠7~8月易导致早产。

2. E ASA分级标准:Ⅰ级,患者的重要器官、系统功能正常,对麻醉和手术的耐受良好;Ⅱ级,患者有轻微的系统性疾病,重要器官有轻度病变,但代偿功能健全,对一般麻醉和手术可以耐受,风险较小;Ⅲ级,患者有严重的系统性疾病,重要器官功能受损,但仍在代偿范围内。行动受限,但未丧失工作能力,施行手术和麻醉有一定的顾虑和风险;Ⅳ级,患者有严重的系统性疾病,重要器官病变严重,功能代偿不全,已经丧失工作能力,经常面临对其生命安全的威胁,施行麻醉和手术风险很大;Ⅴ级,患者病情危重,濒临死亡,麻醉和手术异常危险。

3. A　ASA 指美国麻醉医师协会。

4. E　ASA 分级越大,风险越大,死亡率越高。

5. A　手术麻醉建议禁食指南:清饮料最短禁食时间 2 h,母乳 4 h,婴儿配方奶粉 6 h,牛奶等液体乳制品 6 h,淀粉类固体食物 6 h,油炸、脂肪及肉类食物一般≥8 h。

6. A　胃内充满胃内容物属于饱胃,容易发生吸入性肺炎。

7. D　老年人一般用药量要小些;术前用镇静药物后需要严密观察,以防意外;东莨菪碱的镇静作用强于阿托品。

8. B　高血压病需长期口服降压药物至手术当天早晨,不能擅自停药或者增减药量。合并心肌缺血者需积极改善心肌缺血情况,并非择期手术禁忌。

9. D　多数患者在手术前存在种种不同程度的思想顾虑,如恐惧、紧张、焦急等心理波动,情绪激动或彻夜失眠,导致中枢神经系统活动过度,麻醉手术耐受力明显削弱,术中或术后容易发生休克。为此,术前必须设法解除患者的思想顾虑和焦急情绪,从关怀、安慰、解释和鼓励着手,酌情恰当阐明手术目的、麻醉方式、手术体位,以及麻醉或手术中可能出现的不适等情况,用亲切的语言向患者做具体介绍,针对存在的顾虑和疑问进行交谈和说明,以取得患者信任,争取充分合作。对过度紧张而不能自控的患者,术前数日起即开始服用适量镇静催眠药,晚间给予睡眠药,手术日晨麻醉前再给予适量镇静催眠药。

10. D　急性上呼吸道感染者,手术应推迟至治愈 1周后。

11. C　巴比妥类药物会诱导 ALA(5-氨基乙酰丙酸)酶合成,增加 ALA 蓄积。ALA 是卟啉症患者主要的神经损害物质。

12. E　骨盆为固定侧卧姿势的主要部位,其次是胸部,可在骨盆或胸部前后以支架和软垫固定,也可以在骨盆腹侧置一沙袋,用束带固定。

13. D　瓣膜病心脏扩大者,循环容易受麻醉影响。

14. B　非药物性解除患者术前焦虑,麻醉医师的术前访视最有效。

15. E　对糖尿病患者术前血糖应达到多少,目前尚无一致的意见,一般不要求控制到完全正常水平,以免发生低血糖。一般认为,择期手术患者术前空腹血糖应控制在 8.3 mmol/L(150 mg/dl)以下,最高不应超过 11.1 mmol/L(200 mg/dl)或餐后血糖不超过 13.9 mmol/L(250 mg/dl);尿糖检查为阴性,24 小时尿糖在 0.5 g/dl 以下;尿酮体阴性。

16. E　超过标准体重20%为轻度肥胖,超过30%～50%为中度肥胖,超过50%则为重度肥胖。

17. E　Ⅰ级:屏气试验30 s以上,普通体力劳动、负重、快速步行、上下坡等不感到心慌、气短。心功能正常。Ⅱ级:屏气试验20～30 s,能胜任正常活动,但不能跑步或较用力的工作,否则出现心慌、气短。心功能较差。如麻醉处理恰当,麻醉耐受力仍好。Ⅲ级:屏气试验10～20 s,必须静坐或卧床休息,轻度体力活动后即出现心慌、气短。心功能不全。麻醉前须准备充分,麻醉中应避免任何心脏负担增加。Ⅳ级:屏气试验10 s以内,不能平卧,端坐呼吸,肺底啰音,任何轻微活动即出现心慌、气短。心功能衰竭。麻醉耐受力极差,手术必须推迟。

18. D　在炎热的环境中实施全身麻醉,热传导不受阻,也散发不了多少热量。

19. E　降温过程中防止室颤需降温平稳、防止缺氧、防止二氧化碳蓄积、防止酸碱失衡,使用肌松药与室颤关系不大。

20. D　体表降温时各部位的温差大。

21. D　低温时肾血流量是降低的。

22. D　骨黏合剂如骨水泥聚合反应会放热。

23. E　中度低温时出现 PR、QRS 和 QT 间期延长,窦性心动过缓,游走性节律。

24. E　**25.** D　**26.** E　**27.** B　**28.** A　**29.** E

30. D　控制性降压时老年人或高血压患者保持收缩压值在术前舒张压水平是安全的。

31. E　大脑血管自身调节最重要因素是大脑灌注压而不是血压。脑灌注压是脑动脉血流入压与静脉血流出压(相当于颈内静脉压)之间的差别,相当于颅内压(ICP),控制性降压时脑静脉回流受阻易加重脑缺血。

32. B　控制性降压的适应证主要是:①复杂大手术、术中出血可能较多、止血困难的手术,例如神经外科手术、大型骨手术如全髋关节成形术或复杂的背部手术、动脉瘤切除手术、巨大肿瘤的手术、头颈手术等;②显微外科手术、要求术野清晰的手术,例如中耳手术、不同类型的整形外科手术;③因宗教信仰而拒绝输血的患者;④大量输血有困难或有输血禁忌证的患者;⑤麻醉期间血压、颅内压和眼内压过度升高,可能引致严重不良后果者。坐位麻醉下后颅窝手术可能因为控制性降压造成回心血量不足,脑缺血加重。

33. E **34.** A

35. A 儿茶酚胺为神经机制。

36. E 肺癌晚期手术会引起食管压迫、胸壁转移、上腔静脉综合征、胸膜腔积液。

37. D 血浆内皮素有非常强的收缩血管作用。

38. D 正常二尖瓣的大小面积是 $4\sim6$ cm²;二尖瓣面积 1.5 cm² 以上为轻度狭窄;二尖瓣面积 $1\sim1.5$ cm² 为中度狭窄;二尖瓣面积≤1.0 cm² 为重度狭窄。

39. E 射血分数(EF)有整体射血分数和局部射血分数之分。整体射血分数指左室或右室收缩末期射出的血量占心室舒张末期容量的百分比,是临床常用的心功能指标,主要反映心肌收缩力,在心功能受损时它比心输出量指标敏感。成人正常左室射血分数(LVEF)为 $60\%\pm7\%$,右室射血分数(RVEF)为 $48\%\pm6\%$。一般认为 LVEF<50% 或 RVEF<40% 即为心功能下降。心肌梗死患者若无心力衰竭,EF 多在 $40\%\sim50\%$;如果出现症状,EF 多在 $25\%\sim40\%$;如果在休息时也有症状,EF 可能<25%。

40. B 氯胺酮可兴奋交感使心率增快,心肌收缩力增强,故对心功能差的病儿较容易维持心率和血压,适用于发绀性先心病患者;硫喷妥钠作用迅速可靠,但抑制心肌和扩张外周血管,用于重症心脏病儿易引起血压下降。其他静脉麻醉药有依托咪酯、咪达唑仑、羟丁酸钠、丙泊酚等,仅有安静入睡、遗忘、应激反应迟钝等作用。因无镇痛效应,很少单独应用,但可与吸入麻醉药和镇痛药合用。

41. D 典型的缩窄性心包炎,由于心包失去弹性而由坚硬的纤维组织代替,形成了一个大小固定的心脏外壳压迫心脏,限制了所有心腔的舒张期充盈量而使静脉压升高。由于心包呈匀称性缩窄,4个心腔的舒张期同等升高。缩窄性心包炎心室的全部充盈在舒张早期完成,这种左和右心室舒张期充盈的异常表现在心导管所证实的压力曲线上是呈一具有特征性的左右心室压力曲线,即所谓开方根号压力曲线。缩窄性心包炎另一个显著异常是,在呼吸时,胸腔压力变化不能传到心包腔和心腔内。因此,当吸气时,周身静脉和右房压不下降,由静脉进入右房的血液不增加,这和正常人及心脏压塞时的情况相反。由于心室充盈异常,静脉压升高,心输出量下降,代偿性心率加快。

42. C 重症二尖瓣狭窄患者若出现心动过速,会造成舒张期缩短,左室充盈更减少,心输出量将进一步下降,PCWP 与 LVEDP 差值将加大。

43. B 二尖瓣或主动脉瓣关闭不全患者迅速恶化的原因包括异常的左室对后负荷增加的反应是急性扩张;阻力血管收缩;LVEDP 上升,前向每搏量下降;扩张的心室收缩力不增加。

44. E 主动脉瓣关闭不全防止心动过缓,否则舒张期延长,反流增多,因此诱导时最不合适的药物是艾司洛尔。

45. C 主动脉瓣狭窄患者为了预防出现低血压-心肌缺血-心功能障碍-加重低血压的恶性循环,必须维持足够的灌注压。

46. D 主动脉瓣狭窄患者由于左室收缩压增高而舒张压降低,可影响冠状动脉供血,严重者可因心肌缺血而发作心绞痛。

47. C 体外循环中,末梢阻力升高的原因有:麻醉深度不够,应激反应强烈,外周阻力升高;术前精神过度紧张,体内蓄积过多的儿茶酚胺等血管活性物质;出入不平衡,灌注流量过高;晶体液向细胞间质转移、利尿等造成血液浓缩,温度下降使血液黏度升高;儿茶酚胺等血管活性物质增多引起血管阻力持续升高;静脉麻醉药被体外循环管道吸附,吸入麻醉剂排放至空气使麻醉变浅。

48. C 复杂心脏心肺分流(CPB)手术后,容易突发急性心脏功能衰竭或血容量急剧减少,循环难以维持,患者生命难以保证,其中严密监测、尽早发现、抓紧抢救是手术成功的关键。

49. E 预防心肌梗死的措施有防止血压波动和心动过速,纠正脱水和低钾,充分供氧,防止肺部并发症,避免体温波动和疼痛等。

50. D

51. E 二尖瓣关闭不全的病理生理特点为:左室容量超负荷,左房扩大,右心衰竭、肺水肿,左室低后负荷,多伴有心房纤颤,有心力衰竭史者容易再患心力衰竭。除急性心力衰竭或内科久治无效的患者以外,术前都应加强营养,改善全身情况和应用强心利尿药,以使血压、心率维持在满意状态后再接受手术。

52. B 法洛四联症患者,气管插管时气道压不能过高。

53. C 大量应用阿托品或东莨菪碱可使肝血流量减少,一般剂量时则无影响。镇静镇痛药均在肝内代谢,门脉高压症时分解代谢延迟,可导致药效增强、作用时间延长,故应减量或避免使用。

54. C 急性坏死性胰腺常伴低钙血症,血钙下降,其值 <1.74 mmol/L(7 mg/L)则预后差。

55. E 氟烷使肝血流量下降约30%,部分患者术后可有 ALT 与 AST 一过性升高,因此原有肝损害或疑有肝炎者宜禁用。

56. E 酯类局麻药的代谢是在血浆内被水解或被胆碱酯酶所分解。肝硬化患者血浆假性胆碱酯酶合成减少,因此会影响酯类局麻药的分解。

57. E 普萘洛尔为非选择性 β 受体阻滞剂,阻断心肌的 β 受体,对 $β_1$ 和 $β_2$ 受体均有拮抗作用。可减慢心率,抑制心脏收缩力与传导,使循环血量减少、心肌耗氧量降低。

58. E 东莨菪碱具有缓解疼痛的作用,故不能作为剧烈疼痛患者术前用药,以免掩盖病情,耽误治疗。

59. E　60. A　61. E　62. D　63. B

64. A ASA 评估标准:Ⅰ级健康患者;Ⅱ级轻度系统性疾病,无功能受限;Ⅲ级重度系统性疾病,有一定的功能受限;Ⅳ级重度系统性疾病,终身需要不间断地治疗;Ⅴ级濒死患者,不论手术与否,在 24 h 内不太可能存活。

65. E

66. A 全身炎性反应综合征(SIRS)、脓毒症(sepsis)、脓毒性休克(septic shock)、和多器官功能障碍综合征(MODS)是同一病理过程的不同阶段。具有确切感染过程的 SIRS 称为脓毒症,伴有器官功能障碍的脓毒症称为重症脓毒症,其中具有心血管功能障碍(如顽固性低血压)的脓毒症称为脓毒性休克。具有下列临床表现中两项以上者即可诊断(SIRS):体温 >38℃或 <36℃;心率 >90 次/分;呼吸频率 >20 次/分或过度通气,$PaCO_2$ <32 mmHg;WBC >$12×10^9$/L 或 <$4×10^9$/L 或幼粒细胞 >10%。

67. D

68. C 同64题。

69. D 根据甲亢症状控制的情况和将采用的麻醉方法综合考虑,一般来说,镇静药用量较其他病种要大。可选用巴比妥类或苯二氮䓬类药物,如咪达唑仑 0.07～0.15 mg/kg。对某些精神高度紧张拟选择气管内麻醉的患者,可加用芬太尼 0.1 mg、氟哌利多 5 mg 肌内注射,具有增强镇静、镇痛、抗呕吐的作用。为了减少呼吸道分泌物,可以选用 M 受体阻滞剂,一般选用东莨菪碱。应该强调的是,对于有呼吸道压迫或梗阻症状的患者,麻醉前镇静或镇痛药应减少用量或避免使用。

70. C 咳嗽 4 个月,凌晨及活动后加剧,而应用糖皮质激素、抗过敏药物、$β_2$ 受体激动剂和茶碱类则可缓解,有过敏史,面及颈部散在湿疹,均提示为咳嗽变异性哮喘。

71. D 急性心肌梗死最佳的手术时机为 6 个月后。

72. B 患者既往有胸闷、心前区不适 8 年,术前准备检查心电图最重要。

73. B 东莨菪碱可抑制胃肠道分泌且不加快心率。

74. E 重度主动脉瓣狭窄左室收缩压增高而舒张压低,可影响冠状动脉供血,心肌耗氧量增加,使心内膜下血流灌注减少,严重者可因心肌缺血而发作心绞痛。

75. B 螺内酯为醛固酮的竞争性拮抗剂。作用于远曲小管和集合管,阻断 Na^+-K^+ 和 Na^+-H^+ 交换,导致 Na^+、Cl^- 和水排泄增多,K^+、Mg^{2+} 和 H^+ 排泄减少,对 Ca^{2+} 的作用不定。

76. E 血压低、心律不齐,心率 37 次/分、心电图为三度房室传导阻滞、多源性室性心律,应选用的最佳治疗方案是植入心内膜起搏电极行临时心脏起搏。

77. C 羊水栓塞发病迅猛,常来不及做许多检查患者已经死亡,因此早期诊断极其重要。多数病例在发病时常首先出现一些前驱症状,如寒战、烦躁不安、咳嗽、气急、发绀、呕吐等症。如羊水侵入量极少,则症状较轻,有时可自行恢复,如羊水混浊或入量较多时,则相继出现典型的临床表现。

78. D 烦躁和意识模糊中度,大于 150 mmol/L 高渗性脱水即水和钠同时丧失,但缺水多于缺钠,故血清钠高于正常范围,细胞外液呈高渗状态,又称原发性缺水。

79. D 根据该患者的症状可诊断为心脏损伤。

80. E 老年人术前心率低于 60 次/分,如运动能力正常,可不做特殊处理。

81. C Ⅲ度烧伤面积>25%,对去极化肌松药的敏感性升高,对非去极化肌松药的敏感性降低。

82. E 给予 5%碳酸氢钠纠正酸中毒后,患者出现手足抽搐,应立即给予 10%葡萄糖酸钙。

83. D 该患者心率快、血压低,抽出不凝血即表示有内出血,说明患者处于失血性休克状态,应抗休克的同时,立即手术治疗。

84. A 85. E

86. E 老年患者术前 ECG 检查提示心肌缺血,术前用药应避免阿托品增快心率,增加心肌耗氧量。

87. E 麻醉医师术前准备不包含备皮。

88. B 神志模糊,脉搏细弱,皮肤湿冷,瞳孔呈针尖样,对光反射减弱呼吸频率低,血压低,可能的诊断为阿片类药物中毒。

89. A 老年男性活动后胸前不适感,围术期要重点预防心肌梗死。

90. E

91. B 对于拟行肺癌根治术的患者,麻醉医师欲了解呼吸功能,最简易的测定方法是吹火柴试验。

92. A 凝血酶原时间(PT)正常值 11～14 s。

93. D 此患者存在困难气道,为防止发生插管困难最有效的准备措施是纤维支气管镜。

94. A $PaCO_2$ 下降,为呼吸性碱中毒,pH 7.26,为代谢性酸中毒。

95. B 股骨颈骨折,为防止深静脉血栓,双下肢彩超是必要的。

96. C 每年冬季均有咳嗽、咳痰,清晨尤重,该患者极可能患有慢性支气管炎合并肺气肿。

二、A3/A4 型题

97. BCDE 对休克的治疗应强调综合治疗措施,其治疗原则包括:①有效控制病因;②输液、纠酸、扩容,补充有效循环血容量;③增强心功能,改善微循环;④纠正异常代谢;⑤器官支持疗法;⑥抗菌、抗内毒素等。

98. E 刀刺伤 1 h 入院活动性出血,鲜血外溢,患者呼吸急促,神情淡漠,面色苍白,血压 63/30 mmHg,麻醉后血压为 0,患者诊断应是胸部刀伤、肺挫裂伤、血气胸、失血性休克。

99. E 呼吸循环不稳定宜全麻插管,右胸腋中线第 4、5 肋间平面较高,不宜行椎管内麻醉。

100. C 术后第 3 天出现昏迷,呼出气有"烂苹果"味,提示患者存在酮症酸中毒,既往可能有糖尿病病史。

101. E 102. D 103. D

104. E 术前应了解全身状况、血压、脉搏、肝肾功能的状况、血球压积。

105. D 应常规进行胃肠减压

106. C 上消化道大出血造成的低血容量休克,首选麻醉方法应采用气管内插管全麻。

107. D

108. B 该患者因脾功能亢进,凝血系统紊乱,故气管插管操作要轻巧,防止因咽喉及气管黏膜损伤而导致血肿或出血。

109. C 该患者存在凝血功能异常,如果选连续硬膜外麻醉,宜用细穿刺针,避免反复多次穿刺。

110. B 脾切除术术中发生出血不止,多是由于血小板减少引起。

111. D 肾衰竭患者特别是晚期尿毒症患者多存在贫血,主要原因是:①肾衰竭可导致骨髓抑制及促红细胞生成素减少;②易溶解的畸形红细胞增多,寿命仅为正常细胞的一半;③出血倾向增多,如鼻出血、月经过多等。

112. A

113. E 肾移植患者行椎管内麻醉不宜局麻药中加肾上腺素。

114. E 同种异体肾移植手术,采用硬膜外麻醉最佳穿刺点是 T_{11}～T_{12} 和 L_3～L_4。

115. C 脊麻术中患者血压较为不稳定是由于交感神经节前神经纤维被阻滞,使小动脉扩张,周围阻力下降,加之血液淤积于周围血管系,静脉回心血量减少,心输出量下降而造成血压下降。

116. C 当移植肾血管开放后,下肢酸性代谢产物和内源性血管活性物质进入全身循环,以及尿毒症患者本身肾脏泌尿功能严重受损,可引起代谢性酸中毒,影响移植肾的灌注压,不利于移植肾的成活及术后肾功能的恢复。此时应快速输血输液,在强心升压的同时,应适当补充碱性药物,纠正代谢性酸中毒,血压多会很快升至正常。小剂量多巴胺静脉持续泵入,既可强心维持平均动脉压(MAP),又可扩张肾动脉,改善移植肾的血流灌注,保证供体肾的有效滤过压。

117. C　肾移植手术主张在肾移植血管吻合时开始扩容治疗,维持足够的血管容量可增加肾血流量,改善移植肾灌注,减少肾小管坏死,提高早期移植肾功能。甘露醇在液体扩容同时治疗的情况下能降低移植肾后肾小管坏死,还可防治肾皮质缺血、减轻肾小管梗阻。肾移植血管吻合开放前,依次给予甲基泼尼松龙 6～8 mg/kg 静脉注射、呋塞米 100 mg 静脉注射,以及环磷酰胺 200 mg 静脉滴注。若血压偏低,可给予少量多巴胺静脉滴注。

118. D　透析后的“干体重”对于术中液体管理较为重要。

三、X 型题

119. ABCDE　麻醉方案的选择取决于病情特点、手术性质和要求、麻醉方法本身的优缺点、麻醉者的理论水平和技术经验,以及设备条件等几方面因素,同时还要尽可能考虑手术者对麻醉选择的意见和患者自己的意愿。各种麻醉都有各自的优缺点,但理论上的优缺点还可因具体病情的不同,以及操作熟练程度和经验的差异,而出现效果上、程度上甚至性质上的很大别。患者对各种麻醉方法的具体反应也可因术前准备和术中处理是否恰当而有所不同。例如,硬膜外麻醉用于早期休克患者,在血容量已经补足或尚未补充的两种不同情况下,其麻醉反应则可迥然不同。因此,麻醉的具体选择必须结合病情和麻醉者的自身条件和实际经验,以及设备条件等因素进行全面分析,然后才能确定。

120. ABCDE　麻醉患者合并呼吸道疾病者较为多,麻醉前必须做好以下准备,包括:①禁烟至少 2 周;②避免继续吸入刺激性气体;③彻底控制急慢性肺感染,术前 3～5 天应用有效的抗生素,做体位引流,控制痰量至最少;④练习深呼吸和咳嗽,做胸部体疗以改善肺通气功能;⑤对阻塞性肺功能不全或听诊有支气管痉挛性哮鸣音者,需雾化吸入麻黄碱、氨茶碱、肾上腺素或异丙肾上腺素等支气管扩张药治疗,可利用 FEV_1 试验衡量用药效果;⑥痰液黏稠者,应用蒸汽吸入或口服氯化铵或碘化钾以稀释痰液;⑦经常发作哮喘者,可应用肾上腺皮质激素,以减轻支气管黏膜水肿,如可的松 25 mg,口服,每日 3 次,或地塞米松 0.75 mg,口服,每日 3 次;⑧对肺心病失代偿性右心衰竭者,需用洋地黄、利尿药、吸氧和降低肺血管阻力药(如肼屈嗪)进行治疗;⑨麻醉前用药以小剂量为原则,哌替啶比吗啡好,因有支气管解痉作用,阿托品应等待体位引流结合咳嗽排痰后再使用,剂量要适中,以防痰液黏稠而不易咳出或吸出。

121. ABCDE　采取较深的麻醉深度、尽量缩短喉镜操作时间、结合气管内喷雾局麻药等措施,应激反应的强度与持续时间可得到显著减轻。对心血管病患者需要重视插管应激反应的预防,如插管前适量应用麻醉性镇痛药(常用芬太尼)以加深镇痛;喉镜插管前施行几次过度通气以增加氧合;喉头气管内喷雾局麻药以减轻喉镜插管刺激等。选用麻醉性镇痛药、β 受体阻滞剂或钙。此外,有人主张应用药物性预防措施,但确切效果都尚在验证中。例如,有人在插管前即刻用 4% 利多卡因喷雾喉头气管,认为不能完全制止循环应激反应,但在放置喉镜前 1 min 静脉注射利多卡因 1 mg/kg,则有明显减轻心血管系应激反应的效果,可能与利多卡因加深全麻和抑制气道反射的作用有关。通道阻滞剂等药,应以效能强和时效短的药物为准,其预效应能尚需进一步细致的验证。

122. ABCE　在烧伤、上运动神经元和下运动神经元损伤以及神经脱髓鞘病变等均引起该神经支配肌肉的神经肌肉接头以外的乙酰胆碱受体大量增生时,对去极化肌松药敏感,有引起高钾血症等危险,但对非去极化肌松药有抵抗。

123. ABCDE　由于琥珀胆碱的分子结构与乙酰胆碱相似可以产生窦性心动过缓,伴有结性和室性逸搏,尤其是交感神经张力相对较高的婴幼儿更易发生,其前应用阿托品可以预防。儿童在首次静脉滴注琥珀胆碱后 5 min 左右,再次静脉注射琥珀胆碱,易发生窦性心动过缓,甚至心搏骤停,这可能是琥珀胆碱的分解代谢产物对心脏的直接作用。琥珀胆碱如与舒芬太尼等增强迷走紧张性的药合用可加重心率减慢。

124. ABDE 为防止发生急性肾上腺皮质功能不全,曾用过皮质激素和促肾上腺皮质激素的患者,围术期应再补充适量皮质激素,这样可保护患者不出现肾上腺功能不全,包括:术前证实有肾上腺皮质功能减退、近期连续应用激素超过 1 周、行垂体手术、行肾上腺手术等。

125. ABCD 如果甲状腺功能亢进症症状得到基本控制,则可考虑手术,具体为:①基础代谢率小于+20%;②脉率小于 90 次/分,脉压减小;③患者情绪稳定,睡眠良好,体重增加等。

126. ACD 对糖尿病患者术前血糖应达到多少目前尚无一致的意见,一般不要求控制到完全正常水平,以免发生低血糖。一般认为择期手术患者术前空腹血糖应控制在 8.3 mmol/L(150 mg/dl)以下,最高不应超过 11.1 mmol/L(200 mg/dl),或餐后血糖不超过 13.9 mmol/L(250 mg/dl);尿糖检查为阴性,24 h 尿糖在 0.5 g/dl 以下;尿酮体阴性。对术前口服降糖药的患者应于术前一天改用胰岛素控制血糖;术前已使用胰岛素者,接受小手术的患者可继续原治疗方案;对于术前使用长效或中效胰岛素的患者,最好于术前 1~3 天改用短效胰岛素,以免手术中发生低血糖。

127. ABCDE 新生儿复苏设备有红外线辐射保温床、听诊器、吸引器及吸引管、新生儿面罩、呼吸囊(250 ml、500 ml、750 ml 各 1 个)、婴儿口咽通气管、喉镜及气管插管导管(内径 2.5 mm、3.0 mm、3.5 mm)、肩垫、揩拭羊水用的棉垫、纱布、静脉穿刺套管针(22G、24G)、脐动静脉插管包(包括导管及虹膜剪、血管钳)、注射器、三通管、手套、剪刀、胶布、胃管(可用细导尿管代替)等。

128. ABCD 新生儿气管插管指征:①Apgar 评分 0~3 分,病情严重,单纯面罩吸氧常不能改善,只有气管插管加压吸氧才能使病情迅速改善。

②评分 4~6 分经面罩或一般吸氧未迅速出现呼吸,且病儿仍呈缺氧窒息者。③个别评分7~10 分经 1~5 min 后病情恶化,评分明显降低者,这些病儿常因母体用药(尤其是麻醉性镇痛药、硫酸镁等)导致新生儿呼吸抑制。新生儿某些先天性畸形尤其是呼吸道畸形,也可发生评分进行性降低。④用来进行呼吸道吸引,特别是呼吸道液体黏稠及羊水胎粪污染者,直接经气管导管清除的效果比一般吸引管好。羊水污染者有 60%新生儿发生误吸,其中 20%并发呼吸窘迫综合征、肺炎或气胸,娩出后及早进行气管插管吸引,可以明显降低呼吸窘迫的发生率和死亡率。⑤便于经气管给药。

129. ABC 评分 8~10 分,提示新生儿情况良好,90%以上新生儿属此类。正常新生儿出生后 1 min四肢常呈发绀,评分常是 9 分,但 5 min 评分四肢转红润,可得 10 分。3~4 分为中度抑制,常有发绀和呼吸困难,如用面罩吹氧或加压通气仍不好转,则应立即气管插管。0~2 分为严重抑制,需立即气管插管复苏。Apgar 评分应在出生后 1 min 及 5 min 各进行 1 次。评分越低,酸中毒和低氧血症越严重。现已确认,出生后 1 min 评分与酸中毒及存活率有关,5 min 评分与神经系的预后有关。Apgar 评分也有不足之处,出生时严重窒息应立即进行复苏,而不应等待 1 min 评分的结果。

130. ABCDE 新生儿复苏主要措施包括:保暖、呼吸复苏(吸引、吹氧、张肺、气管插管)、治疗低血容量、纠正酸中毒。

131. ACDE 新生儿心脏复苏指征与成人有所不同,除心搏骤停需行心脏胸外按压外,苍白窒息伴心率<80~100 次/分,对吸氧无反应时,即应开始胸外心脏按压。胸外心脏按压与人工呼吸之比为 5∶1,新生儿心脏复苏通常不需电击除颤。胸外心脏按压方法与成人也有区别,操作时两拇指放在胸骨中部,其余四指放在背后支持,加压深度 1~2 cm,按压频率 100~150 次/分。注意不可压胸骨下部,以免损伤腹腔器官。按压时应监测心率,当心率>120 次/分,血压达 80/20 mmHg 时,心脏复苏满意,此时瞳孔应缩小并在中间位。如瞳孔扩大,提示脑部血流及氧合不足。收缩压低及舒张压＜10 mmHg,可引起冠状血管灌注不足。当复苏效果欠佳时,应加用药物治疗。用药时应注意药液容量要小,否则可导致血容量过高。

132. ABCD　Ayre T 形管装置结构简单、无活瓣,对呼吸阻力小。当气流量是患儿分钟通气量的 2 倍时,可避免重吸入。气流量过低,二氧化碳可被重吸入,且麻醉药可被稀释,呼气端加延长管可减少空气稀释,从而增加氧及麻醉药浓度。气流量过高,可引起肺持续高压,麻醉药也浪费。Ayre 装置主要供自主呼吸时应用,如需控制呼吸,需堵塞 T 管开口端加压,放开时减压,操作不方便。

133. ACD　新生儿肾灌注压低且肾小球滤过和肾小管功能发育不全,按体表面积计,肾小球滤过率是成人的 30%。肾功能发育很快,出生 20 周时,肾小球滤过和肾小管功能已发育完全,至 2 岁时肾功能已达成人水平。新生儿吸收钠的能力低,易丧失钠离子,输液中如不含钠盐,可产生低钠血症。肾对葡萄糖、无机磷、氨基酸及碳酸氢盐的吸收也少,且不能保留钾离子。此外,新生儿对液体过量或脱水的耐受性低,输液及补充电解质应精细调节。

134. ABCDE　　**135.** ABCD

136. ABCDE　术前经过血液病治疗,一般情况尚佳的患者麻醉前可按常规用药。有脑出血、周身情况衰竭或出血严重者,宜避免用吗啡类麻醉性镇痛药物,可口服地西泮 10~15 mg 或苯巴比妥钠 0.1~0.2 g 麻醉前 30 min 给药。麻醉前用药尽量采用口服或静脉注射,避免肌肉或皮下注射,以防皮下血肿,对血友病患者尤需注意。

137. ABCD　卡托普利为降压药,为高血压患者术前常用的药。

138. ABE　遇病史中存在下列情况者,并存缺血性心脏病的可能性极大:①糖尿病;②高血压病;③肥胖、嗜烟、高血脂者;④心电图示检查左室肥厚;⑤周围动脉硬化;⑥不明原因的心动过速和疲劳。缺血性心脏病的典型征象有:①紧束性胸痛,可往臂内侧或颈部放射;②运动、寒冷、

排便或饱餐后出现呼吸困难;③端坐呼吸;④阵发性夜间呼吸困难;⑤周围性水肿;⑥家族中有冠状动脉病;⑦有心肌梗死史;⑧心脏扩大。

139. ABD　从麻醉角度看,术前需要纠正的心律失常有:①心房颤动和心房扑动,术前如能控制其心室率在 80 次/分左右,麻醉的危险性不致增加;相反,如不能控制心室率,提示存在严重心脏病变或其他病因(如甲亢),则麻醉危险性显著增高;②二度以上房室传导阻滞或慢性双束性阻滞(右束支伴左前或后半束支传导阻滞),均有发展为完全性心脏传导阻滞而有猝死的可能,术前需做好心脏起搏器准备,术中需连续监测心电图。需指出,起搏器对电灼器极敏感,易受干扰而失灵,致心脏陷于停搏,故麻醉科医师应掌握起搏器的使用和调节技术。无症状的右或左束支传导阻滞,一般并不增加麻醉危险性;③房性早搏或室性早搏,偶发者在年轻人多属功能性,一般无须特殊处理,或仅用镇静药即可被解除,不影响麻醉耐受力;发生于中年 40 岁以上的患者,尤其当其发生和消失与体力活动有密切关系者,应考虑存在器质性心脏病的可能。频发(每分钟多于 5 次)、多源性或 R 波与 T 波相重的室性早搏,容易演变为心室颤动,术前必须用药加以控制,择期手术需推迟;④预激综合征可发作室上性心动过速,一般只要在麻醉前和麻醉中做到防止交感兴奋和血管活性物质释放,即可有效预防其发作,但对持续而原因不明的发作,要引起重视,有时往往是心肌病变的唯一症状,麻醉危险性极高,择期手术必须推迟。

140. ABCDE　麻醉前访视应了解个人史、过去史、过敏史、治疗用药史、外科疾病史、以往麻醉手术史、今次手术情况、内科疾病史等。

141. ABCDE　麻醉前评估中体格检查应包括:全身情况的评估、生命体征、气道、牙、颈、全身各系统的评估(肺脏、心血管、肝脏、肾脏)、神经系统评估、精神状况、脊柱四肢等。

第四章 麻 醉 实 施

一、A1/A2 型题

1. D 喉水肿、急性喉炎、喉头黏膜下血肿,插管创伤可引起严重出血,除非急救,禁忌气管内插管。

2. D

3. C 运动平面要比感觉平面高两个节段。

4. B

5. C 硬膜外使用布比卡因可阻滞感觉、运动神经。

6. D

7. A 腰麻后发生的脑神经麻痹以第Ⅵ对脑神经发生率高。

8. C 正常成年人的脑脊液约 $100 \sim 150$ ml,其比重为 1,呈弱碱性,不含红细胞,但每升中约含 5×10^6 个淋巴细胞。

9. D

10. A 胸部手术平面太高容易影响呼吸和循环系统。

11. A 进入硬膜外间隙会有突破感、负压现象,回抽无液体流出,注气注水后气泡外溢。

12. A 如果阻滞平面在 T_5 以下,循环功能可借上半身未阻滞区血管收缩来代偿,使血压降低幅度维持在 20%以下。

13. D 脊麻时患者容易发生恶心呕吐的诱因有三:①血压骤降,脑供血骤减,兴奋呕吐中枢;②迷走神经功能亢进,胃肠蠕动增加;③手术牵引内脏。

14. E 同13题。

15. C 位于椎骨内面骨膜与硬脊膜之间的空隙称为硬脊膜外腔。上闭合于枕骨大孔,与颅腔不相通,下终止于骶管裂孔,侧面一般终止于椎间孔。因此,药物不能直接进入颅内。

16. E 等比重可用脑脊液配制。

17. C 骶管穿刺一般不出现负压。

18. E 硬脊膜与椎管内面的骨膜及黄韧带之间的狭窄腔隙称硬膜外隙,其内有疏松结缔组织、脂肪组织、淋巴管、椎内静脉丛,有脊神经根通过。上闭合于枕骨大孔,与颅腔不相通,下终止于骶管裂孔,侧面一般终止于椎间孔。

19. E 中高位脊麻可引起呼吸加快、尿潴留、胃肠蠕动增加、血压下降、心率减慢。

20. D 脊麻后头痛治疗有镇静、卧床休息及补液,静脉或口服咖啡因,硬膜外生理盐水输注,硬膜外自体血充填等。

21. B 硬脊膜囊终止于 S_1 下 1/4。

22. B 蛛网膜是由很薄的结缔组织构成的人体组织,是一层半透明的膜,位于硬脑膜深部,其间有潜在性腔隙为硬脑膜下腔,腔内含有少量液体。

23. C

24. A 交感神经、感觉神经、运动神经阻滞的平面并不一致,一般说交感神经阻滞的平面比感觉消失的平面高 $2 \sim 4$ 神经节段,感觉消失的平面比运动神经阻滞平面高 $1 \sim 4$ 节段。

25. B

26. C 硬膜外间隙注入局麻药 $5 \sim 10$ min 内,在穿刺部位的上下各 2、3 节段的皮肤支配区可出现感觉迟钝;20 min 内阻滞范围可扩大到所预期的范围,麻醉也趋完全。

27. B

28. C 椎管内麻醉血压下降主要是由于交感神经节前神经纤维被阻滞,使小动脉扩张,周围阻力下降,加之血液淤积于周围血管系,静脉回心血量减少,心输出量下降而造成。

29. D 成人仰卧位时脊柱最低部位为 T_6。

30. A 脊麻时由于迷走神经兴奋性相对增强及静脉血回流减少,右房压下降。

31. A 脊麻心率减慢系由迷走神经兴奋性相对增强及静脉血回流减少,右房压下降,导致静脉心脏反射所致;当高平面阻滞时,更由于心脏加速神经纤维被抑制而使心动过缓加重。

32. C 丁卡因常用剂量为 $10 \sim 15$ mg,常用浓度为 0.33%,起效缓慢,需 $5 \sim 20$ min,麻醉平面有时不易控制,维持时间 $2 \sim 3$ h。

33. B

34. B 椎管内麻醉时出现死亡的主要原因是平面过高,呼吸肌麻痹,呼吸抑制。

35. B

36. C 骶管有丰富的静脉丛,除容易穿刺损伤出外,连续骶管阻滞后,容易发生硬膜外脓肿。

37. E 正常人直立时,颈椎、上 3 个胸椎和腰椎的棘突位于水平位。

38. C

39. C 成人仰卧位时脊柱最高部位是 L_3。

40. C 利多卡因具有起效快、易耐药的特点。

41. A

42. C 局麻药阻滞顺序先从自主神经开始,其次是感觉神经纤维,而传递运动的神经纤维及有髓鞘的本体感觉纤维最后被阻滞。具体顺序为:血管舒缩神经纤维→寒冷刺激→温感消失→对不同温度的辨别→慢痛→快痛→触觉消失→运动麻痹→压力感觉消失→本体感觉消失。

43. D 脊髓前角灰质炎、脊髓肿瘤、严重高血压是腰麻的禁忌证。

44. E 45. D

46. D 腰麻下行剖宫产术,发生严重低血压的原因主要是孕妇巨大的子宫压迫下腔静脉,产生仰卧位低血压综合征。

47. C 纠正脊麻引起的低血压,最好同时兴奋 α 和 β 肾上腺素能受体。

48. D 48 h 内重复进行硬膜外阻滞时,麻醉扩散的范围比第 1 次广泛;1 周内重行硬膜外麻醉时,其腰麻效果可能不如第 1 次;如前几次硬膜外穿刺有出血或注药后回流较多,则此次硬膜外麻醉的不成功的机会增加;多次硬膜外麻醉对麻醉效果有影响。

49. A 若脊麻没有引起并发症,1 周脑脊液已恢复正常。

50. B 脊麻心率减慢系由迷走神经兴奋性相对增强及静脉血回流减少,右房压下降,导致静脉心脏反射所致;当高平面阻滞时,更由于心脏加速神经纤维被抑制而使心动过缓加重。

51. B 高平面阻滞时血压可下降 30%～40%。

52. A

53. E 麻醉平面过高、牵拉反应、全脊髓麻醉、低血压、缺氧都可造成硬膜外麻醉时心率减慢。

54. B

55. C 输尿管上部阻滞 T_5～L_2,下部 T_{10}～S_4。

56. A 脊麻后头痛是常见的并发症,由于脑脊液通过硬膜穿刺孔不断丢失,使脑脊液压力降低所致,发生率在 3%～30%。典型的症状为直立位头痛,而平卧后则好转。疼痛多为枕部、顶部,偶尔也伴有耳鸣、畏光。

57. C 脊髓损伤早期与神经根损伤的鉴别之点为:①神经根损伤当时有"触电"或痛感,而脊髓损伤时为剧痛,偶伴一过性意识障碍;②神经根损伤以感觉障碍为主,有典型"根痛",很少有运动障碍;③神经根伤后感觉缺失仅限于 1～2 根脊神经支配的皮区,与穿刺点棘突的平面一致,而脊髓损伤的感觉障碍与穿刺点不在同一平面,颈部低 1 节段,上胸部低 2 节段,下胸部低 3 节段。

58. C 59. E 60. C

61. D 低浓度异氟醚(≤1MAC)使 MAP 可控性下降,产生与浓度相关的大脑代谢抑制,同时保留脑血流量、灌注压力、流量与代谢之间生理调节能力。高浓度异氟醚,直接血管扩张效应占优势,脑血流量(CBF)增加,自身调节失代偿。然而,低浓度异氟醚仍可使颅内顺应性减低的患者颅内压(ICP)增加,并发生脑水肿与继发性神经伤害。

62. C 老年患者代谢功能差,所以需要减少用药。

63. D 全凭静脉麻醉的麻醉深度不易控制。

64. C γ-OH 毒性很低,对呼吸、循环很少影响,主要用于麻醉诱导和维持,是静脉复合麻醉的用药之一,但苏醒期较长。严重高血压患者禁用。除缺血性心脏病外,病情危重者尤其是支气管痉挛性疾病患者,氯胺酮为较好的麻醉诱导药物,但对低血容量患者应先行纠正。否则,在体内儿茶酚胺储存不足的情况,由于氯胺酮对心肌的抑制,不仅不能提升血压,反而会使血压下降。

65. B 给高颅压患者行吸入麻醉,过度通气能缓解高颅压。

66. E 七氟烷 MAC 老年人降低,低温时、应用氧化亚氮时降低,小儿最高。

67. D 氯胺酮、羟丁酸钠会使血压升高,因此不宜用于高血压患者;氯胺酮由于兴奋心血管系统,有高血压、脑血管意外史、颅内压增高、颅内占位性病变的患者禁用。

68. E 69. E

70. A 麻醉深度适当时瞳孔中等偏小,麻醉过浅和过深均使瞳孔扩大。

71. D 氯胺酮主要用于各种体表的短小手术、烧伤清创,以及麻醉诱导、静脉复合麻醉与小儿麻醉,亦可用于小儿镇静与疼痛治疗;高血压、颅内压升高、心肌供血不全和癫痫患者不宜应用。

72. C 氟哌利多可产生锥体外系症状。

73. A　74. C　75. D　76. E　77. D　78. D

79. C　80. E　81. A　82. E　83. B　84. B

85. D　86. A　87. B　88. B　89. B　90. E

91. C

92. A 胸壁手术主要包括胸壁畸形、创伤、感染、肿瘤、结核等手术。虽然胸壁手术位置较浅,但由于一些病变或手术可累及胸腔,导致严重呼吸、循环功能紊乱。麻醉期间应加强监测并采取必要的措施,维持重要脏器的生理功能。胸壁外伤常合并其他重要脏器损伤,病情往往严重。而胸壁结核、慢性感染者,因病程长,患者全身情况差,手术前必须尽可能改善患者全身状况,然后实施手术及麻醉。

93. E　94. B

95. A 氯胺酮禁用于青光眼患者。

96. B　97. D

98. A 硬脊膜外麻醉或蛛网膜下腔麻醉要严格控制阻滞平面,平面过高抑制呼吸和循环的危险性远胜于平原地区,对此应有足够的认识。应强调在不具备有效给氧的条件下,不宜选用此类麻醉。

99. C

100. B 采用硬膜外麻醉人工气腹带来的不适是其缺点。

101. C 嗜铬细胞瘤,准备行肾上腺肿瘤切除术,全麻更易掌管循环和呼吸。

102. C 反比通气(inverse ratio ventilation, IRV)是延长吸气时间的一种通气方式。常规通气IPPV的I/E为1:2或1:3,而反比通气I/E一般在1.1:1~1.7:1,最高可达4:1,并可同时使用EIP或低水平PEEP/CPAP。反比通气的特点是吸气时间延长,气体在肺内停留时间长,产生类似PEEP的作用,由于FRC增加可防止肺泡萎陷,减少Qs/Qt肺顺应性增加和通气阻力降低,因而改变时间常数。常与限压型通气方式同时应用于治疗严重ARDS患者。但反比通气也有缺点,可使平均气道压力升高,

心输出量减少和肺气压伤机会增多,二氧化碳排出受到影响,使用时还需监测氧输送,一般只限于自主呼吸消失的患者。

103. D 甲状腺手术颈丛阻滞应同时阻滞颈浅丛、颈深丛。

104. D TURP为经尿道前列腺切除术的简称。手术中发生的医源性水中毒称为TURP综合征,水中毒的症状包括烦躁不安,干呕,肌肉抽搐震颤等。TURP综合征通常发生在术中或手术后几小时内,其表现为:①初期表现为血压高(收缩压、舒张压均升高),中心静脉压升高及心动过缓,后期血压下降。②清醒患者出现烦躁不安、意识障碍、恶心呕吐、头痛、视力模糊、呼吸急促等脑水肿症状。③肺水肿时出现呼吸困难、呼吸急促和发绀缺氧。④肾水肿则可引起少尿或无尿。⑤血钠降低。血钠是一项重要的诊断指标,当血钠下降至120 mmol/L时,表现为烦躁和神志恍惚;低于110 mmol/L时可发生抽搐和知觉丧失,休克,甚至心脏骤停而死亡。

105. A 颈交感神经被阻滞后出现同侧眼睑下垂、瞳孔缩小、眼球内陷、眼结膜充血、鼻塞、面微红及不出汗等症状,短期内可自行缓解。

106. C 此患者出现局麻药毒性反应,是由于面部血运丰富没减量。

107. D 支气管扩张合并感染是支气管内插管全麻的适应证。

108. E 患者的要求尽量满足,可请示上级医师,请熟练掌握全身麻醉的麻醉医师到场给该患者进行全身麻醉。

109. C 该患者有反流误吸的风险,故最好的麻醉方法是气管插管全麻。

110. A 全麻和非全麻复合麻醉的优点包括免用或少用肌松药。

111. A 全身麻醉分为4期,外科手术在第3期。

112. A 该患者最为可能是由于麻醉平面过高导致心脏骤停。

113. D 近年来,国外行剖宫产术的首选麻醉方法是硬膜外麻醉。

114. D 硬膜外麻醉较全身麻醉血流动力学改变更明显。

115. E 小孩大致ID=年龄/4+4,由于小孩气管较

细,为避免损伤可以使用不带套囊导管。

116. B　**117.** C　**118.** B

119. E　颈丛神经阻滞时,容易阻滞喉返神经,出现发音嘶哑或失音,呼吸困难。

120. B　全脊椎麻醉为穿刺针或硬膜外导管误入蛛网膜下腔,未及时发现,将硬膜外麻醉剂量的局麻药注入,产生异常广泛的阻滞。全脊麻的主要特征是注药后迅速发展的广泛的感觉和运动神经阻滞。由于交感神经被阻滞,低血压是最常见的表现。如果 C_3、C_4 和 C_5 受累,可能出现膈肌麻痹,加上肋间肌也麻痹,可能导致呼吸衰竭甚至呼吸停止。随着低血压及缺氧,患者可能很快意识不清、昏迷。

121. E　腋路臂丛阻滞桡神经有时阻滞起效延迟。

122. C　椎管麻醉时对心血管系统的影响主要是由于节前交感神经阻滞。

123. A　患者为老年男性,一般情况差,根据生命体征判断已存在休克征象。急性肠梗阻或肠坏死无继发中毒性休克的患者,可选用连续硬膜外阻滞。有严重脱水、电解质、酸碱失衡、腹胀、呼吸急促、血压下降、心率增快的休克患者,以选择气管内插管全麻为安全。麻醉诱导及维持过程中应预防呕吐、反流误吸;同时抗休克治疗,维护心、肺、肾功能,预防呼吸困难综合征、心力衰竭和肾衰竭。输血输液时,应掌握剂量与速度,胶体与晶体比例,以维持生理需要的血红蛋白与血细胞比积。麻醉后需待患者完全清醒,呼吸交换正常、循环稳定、血气分析正常,方停止呼吸治疗。

124. D　**125.** B

126. B　肌间沟法尺神经阻滞起效迟,有时需增加药液容量才被阻滞。

127. E　门诊行面部手术,为便于呼吸道管理,宜气管插管全麻。

128. B　右肾上腺肿瘤切除,术中探查肿瘤时出现呼吸困难应考虑胸膜损伤引起的气胸。

129. D　肌间沟法主要以前中斜角肌定位。

130. C　无继发中毒性休克的患者,可选用连续硬膜外阻滞。有严重脱水、电解质、酸碱失衡、腹胀、呼吸急促、血压下降、心率增快的休克患者,以选择气管内插管全麻为安全。

131. E　麻醉诱导时应首先防止出现咳嗽,插双腔管时应避免引起高气道反应、气管痉挛。

132. B　前臂手术需阻滞 C_5 ～ C_8 和 T_1 神经根形成臂丛所有分支,以锁骨下入路为最佳选择,因为局麻药可在神经束平面阻滞所有的神经,也易于阻滞腋部的肋间臂神位,有助于缓解上肢手术不可少的止血带所引起的痛苦,而其他入路不能达到此效果。

133. C　依托咪酯对循环影响小。

134. D　临床上使用循环反射被抑制程度来监视患者麻醉深度。

135. A　高血压、心肌供血不足、癫痫、颅内高压都是氯胺酮的禁忌证。

136. C　肌间沟做臂丛神经阻滞时,最常见阻滞不全的是尺神经,阻滞桡神经较好。

137. D　该婴儿为低体温,代谢能力降低,麻醉用药首先考虑大量减少。

138. C　术中肿瘤切除后出现呼吸困难,应首先考虑为胸膜损伤。

139. C　东莨菪碱对呼吸道的影响较小。

140. C　**141.** C　**142.** B

143. D　气胸、出血及血肿、局麻药毒性反应、膈神经麻痹、声音嘶哑、霍纳综合征、高位硬膜外阻滞或全脊麻属于肌间沟臂丛神经阻滞常见并发症。

144. E　呼吸衰竭时最常发生的酸碱平衡紊乱是混合性酸碱紊乱,呼酸合并代酸,有的患者会表现过度通气,造成呼吸性碱中毒。

145. D　该患者为输血后出现了过敏反应,不应静脉滴注酚磺乙胺。

146. D　全脊麻的主要特征是注药后迅速发展的广泛的感觉和运动神经阻滞。由于交感神经被阻滞,低血压是最常见的表现。如果 C_3、C_4 和 C_5 受累,可能出现膈肌麻痹,加上肋间肌也麻痹,可能导致呼吸衰竭甚至呼吸停止。随着低血压及缺氧,患者可能很快意识不清、昏迷。

147. B　经锁骨上途径行臂丛神经阻滞时,可行上臂外侧手术。

148. B　**149.** E　**150.** D

151. A　穿刺侧胸部呼吸音弱可能是引起了气胸。

152. A　氧化亚氮可迅速透过胎盘,且胎间的血浓度差约为 55%～91%,且随吸入时间延长而成比例增加。氧化亚氮对母体的呼吸、循环、子宫收缩力有增强作用,使宫缩力与频率增加。用于产科多取半紧闭法作间歇吸入,可在分娩第一期末宫缩前 20~30 s 吸入。

153. D 拟行肝内外胆管切开取石术,既往有胸闷,心前区不适 8 年麻醉应气管内插管全麻。

154. D

155. C 肾移植患者硬膜外麻醉局麻药作用时间比正常人短。

156. C 吸呼比为 1:2。

157. B 脊麻平面指感觉神经阻滞平面。

158. A 气道压明显上升脉氧下降其最有可能的原因是气管导管插入过深,误入一侧支气管。

159. B 如果气管受压变形,宜选用清醒插管全麻。

160. A **161.** B **162.** E **163.** C **164.** A

165. C 探查胆囊时患者诉恶心,血压降至 86/50 mmHg,心率减慢至 52 次/分,最可能的原因是迷走神经反射,发生了胆心反射。

166. B 锁骨下血管旁臂丛神经阻滞法误入血管的可能性较大。

二、A3/A4 型题

167. B 手锐器伤,行清创、屈肌腱、神经吻合术,手术应常规吸氧,注意病情变化。

168. C

169. D 屈肌腱于内侧腋入法更好。

170. C 膈神经主要由第 4 颈神经组成,同时接受第 3、5 颈神经的小分支。颈深丛阻滞常易累及膈神经,双侧受累时可出现呼吸困难和胸闷。

171. D 该患者宜使用 4 号喉罩。

172. D

173. E 该患者年轻,体格检查无异常,拟行阑尾切除术,麻醉方式宜首选椎管内麻醉。

174. C 拟行阑尾切除术,如选硬膜外麻醉,其穿刺点最恰当的为:T_{10}~T_{11}。

175. B 在行椎管内麻醉时应备好麻黄碱或多巴胺,防止出现血压下降、心率减慢。

三、X 型题

176. ABCDE **177.** ABCDE **178.** ADE

179. ADE 要注意困难气管插管及麻醉和鼻息肉引起的呼吸困难。

180. ABCDE **181.** DE **182.** ABCDE **183.** BCE

184. ADE **185.** BCE

186. BE 腋路臂丛神经阻滞、全身麻醉可以避免膈肌麻痹。

187. BCE 硬膜外麻醉下行肾移植手术,适当提高局麻药的浓度,肾动脉开放前后应适当输血和平衡液维持正常血压。

188. ABCDE **189.** ABCDE

190. ACD 对普鲁卡因过敏,行神经阻滞麻醉,最好选用布比卡因、利多卡因、罗哌卡因;丁卡因一般用于表面麻醉。

191. ABCDE 臂丛神经阻滞入路有腋路臂丛阻滞、喙突下臂丛阻滞、肌间沟臂丛阻滞、锁骨上臂丛阻滞、经颈入路臂丛阻滞。

192. ABCDE

193. ACDE 均有双重神经支配不是自主神经系统对内脏活动调节的特点。

194. ABCD A:低钙性手足抽搐因手术操作误伤甲状旁腺或使其血液供给受累所致,血钙浓度下降至 2.0 mmol/L 以下,导致神经肌肉的应激性增高而在术中或术后发生手足抽搐,严重者可发生喉和膈肌痉挛,引起窒息甚至死亡;B:一般选择气管内麻醉,插管时要求气管导管前端越过气管受压部位;C:切除胸骨后甲状腺,应避免发生气胸;D:手术操作可因切断、缝扎、牵拉或钳夹喉返神经后造成永久性或暂时性损伤。若损伤前支则该侧声带外展,若损伤后支则声带内收,如两侧喉返神经主干被损伤,则可出现呼吸困难甚至窒息,需立即行气管造口以解除呼吸道梗阻。

195. ACDE

196. ABC 拟行动脉瘤夹闭术,术前应了解是否存在颅内高压,水、电解质情况,血流动力学是否稳定。

197. BCD 蛛网膜下腔是在脊髓的蛛网膜和软脊膜之间的宽大间隙。腰部最大,内含脑脊液,腰椎穿刺术一般在第 3~4 或第 4~5 腰椎间进行,此处不会伤至脊髓,长的马尾神经根游动于脑脊液内,也不易刺伤,是腰穿的安全部位。蛛网膜下腔下部扩大为终池。

198. BDE 甲状腺功能亢进、重度高血压患者、指神经阻滞患者禁忌在局麻药中加肾上腺素。

199. ABCDE　出血量估计不足,手术结束送患者前应进一步评估病情,发现患者呼吸停止时应进一步判断心跳是否存在,直接面罩通气即可视情况气管插管,经治医师需随同一起护送患者回病房。

200. ABCE　耳鼻喉科手术出血较少但易引起误吸。

201. ACE　局麻药内加很小量的肾上腺素的目的是收缩作用部位血管、延缓局麻药吸收、预防局麻药中毒、延长局麻药作用时间。

202. ABCDE

203. ACD　术前2 h进大量牛奶和饮料,可在局部麻醉下手术,也可在硬膜外麻醉下手术,术前可先放置较粗的胃管,引流胃内容物后再手术。

204. ABC　困难气道可插入喉罩行人工通气,先充分预氧,用纤支镜或GEB引导气管插管。

205. ABCD　出现局麻药全身中毒反应时应:①停止用药。②保持患者呼吸道通畅,面罩吸氧。轻度毒性反应多为一过性,吸氧观察即可,一般无须特殊处理即能很快恢复。③出现烦躁、惊恐、肌肉抽搐、惊厥发作者可静脉注射硫喷妥钠、地西泮或咪达唑仑,同时面罩加压给氧辅助呼吸。④惊厥严重并仍未得到控制者,可辅用短效肌肉松弛药,并行气管插管,建立人工通气。⑤发现血压有下降趋势,应立即静脉注射升压药物,常用的如麻黄碱,必要时重复,或去氧肾上腺素,低血压严重至血压不可测得时,立即静脉滴注多巴胺或间羟胺。⑥静脉输液。对血管扩张或血容量不足的患者更应重视输入平衡液或代血浆以扩容。⑦注意生命体征监测,维持血流动力学和血氧指标稳定。

206. ABCD　硬膜外麻醉下行剖宫产术出现血压下降,心率上升,说明发生了仰卧位低血压,应鼻导管给氧,将产妇右臀部垫高,加快输血输液,并将产妇左侧卧。

207. ABD　普鲁卡因:用于局部浸润麻醉和神经阻滞麻醉,使用前需作过敏试验,一次限量1 g。丁卡因:用于表面麻醉,一次限量40 mg;用于神经阻滞麻醉,一次限量80 mg。利多卡因:用于表面麻醉,一次限量100 mg;用于局部浸润麻醉和神经阻滞麻醉,一次限量400 mg。布比

卡因:用于神经阻滞麻醉,一次限量150 mg。

208. BCDE　影响局麻药作用的因素包括pH、药液中加碳酸氢钠、药物剂量、局麻药混合应用等。

209. ABDE　硬膜外麻醉效果不理想可给予镇定镇痛或改全麻。产妇临产前2～4 h不宜用哌替啶的原因是:产妇对哌替啶的抑制呼吸很敏感,可致眩晕、恶心、呕吐、直立性低血压,新生儿对哌替啶的抑制呼吸作用也极为敏感。

210. ABDE　C为神经阻滞复合麻醉镇痛药。

211. ABCD　预防局麻药毒性反应的措施有:①应用局麻药的安全剂量;②在局麻药溶液中加用肾上腺素,以减慢吸收和延长麻醉时效;③防止局麻药误注入血管内,必须细心抽吸有无血液回流;在注入全剂量前,可先注试剂量以观察反应;④警惕毒性反应的先驱症状,如惊恐、突然入睡、多语和肌肉抽动。此时就应停止注射,采用过度通气以提高大脑惊厥阈。若惊厥继续进展,则需行控制呼吸,以保持心脏和大脑的充分氧合。⑤一般习惯应用非抑制量的巴比妥药物(1～2 mg/kg)作为麻醉前用药,以期达到预防反应的目的。有效的预防药物是地西泮和其他苯二氮䓬类药,最大的优点是对惊厥有较好的保护作用,且对人体生理干扰最小。

212. ABE　严重打鼾会影响睡眠,增加呼吸肌做功,并诱发呼吸暂停,造成慢性缺氧,二氧化碳蓄积,最终导致心肺疾患的发生。对OSAS患者,静吸复合平衡麻醉是较为适宜的全麻方法。气道的高风险决定了OSAS患者施行全麻时均应予以气管插管。由于麻醉诱导后可能出现呼吸道阻塞、通气功能下降和插管时间延长,OSAS患者在插管过程中更易发生低氧血症,对已伴有低氧血症和并发心肺疾病的患者十分不利。由于这类患者全麻下插管失败的发生率高且继发的面罩通气困难有危及生命的危险,故有建议,所有OSAS患者都应使用清醒插管;术后气管导管的拔除应慎重,待到患者完全清醒、能控制气道、残余的肌松作用被完全拮抗、呼吸功能恢复良好后方可拔管。

213. ABCE　椎管内注射不是全麻方式,属于椎管内麻醉。

214. ABCDE

215. BCDE　全脊椎麻醉属于术中并发症。

216. AB　局麻药阻滞胸腰段($T_1 \sim L_2$)交感神经血管收缩纤维,产生血管扩张,继而发生一系列循环动力学改变,其程度与交感神经节前纤维被阻滞的平面高低相一致。表现为外周血管张力、心率、心输出量及血压均有一定程度的下降。外周血管阻力下降系由大量的容量血管扩张所致。心率减慢系由迷走神经兴奋性相对增强及静脉血回流减少,右房压下降,导致静脉心脏反射所致;当高平面阻滞时,更由于心脏加速神经纤维被抑制而使心动过缓加重。

217. ADE　全麻下行鼻息肉摘除术,麻醉诱导可采用常规快诱导中放入口咽通气道;清醒、表面麻醉下慢诱导。

218. ABCD　E 选项不是拔管指征

219. ABD　老年人心肺功能不全,补液过快易致肺水肿,此时应利尿、插导尿管,为防止患者烦躁,可加用镇静剂或麻醉药。

220. ABCDE　可能的原因有气管导管移位、气管导管误入食管、分泌物阻塞、气管导管打折、肺大泡破裂。

221. ADE　如发现气管内有少许血凝块吸出困难,不可用吸痰管将血凝块推入支气管内,以免血凝块堵塞气道;新生儿吸痰时间过长,负压过大可导致呼吸道黏膜损伤、缺氧。

222. ABCE　肌间沟臂丛神经阻滞的常见并发症有气胸、膈神经麻痹、声音嘶哑、出血及血肿、局麻药毒性反应、高位硬膜外阻滞或全脊麻等。

223. ABCD　面部烧伤致鼻变形是经鼻气管插管的适应证。

224. ABCE　急诊气道:困难面罩通气兼有困难气管插管时,患者处于紧迫的缺氧状态,必须紧急建立气道,这种不能正压通气同时可能合并困难气管插管的气道定义为急诊气道。不能面罩通气又不能气管插管可导致气管切开、脑损伤和死亡的严重后果。

第五章　麻　醉　监　测

一、A1/A2 型题

1. B　神经刺激器是一个脉冲发生器,刺激神经的基本脉冲波形是单相的矩形波,其波宽为 $0.2 \sim 0.3$ ms,如果脉冲波为双相波则可引起爆发性的神经动作电位,增加刺激的反应。波宽过长其持续时间超过肌纤维的不应期可能激发肌纤维的重复收缩,波宽超过 0.5 ms,可直接兴奋肌肉而引起收缩。

2. D　4 个成串刺激是由一串有 4 个频率为 2 Hz,波宽为 $0.2 \sim 0.3$ ms 的矩形波组成的成串刺激,连续刺激时其串间距为 $10 \sim 12$ s,4 个成串刺激引起 4 个肌颤搐,分别为 T1、T2、T3 和 T4。用 TOF 刺激可以观察肌颤搐的收缩强度和各次肌颤搐之间是否依次出现衰减,观察衰减可以确定肌松药阻滞特性及评定肌松作用。TOF 的 4 个肌颤搐变化可以反映非去极化肌松药的阻滞程度。当非去极化肌松药的阻滞程度逐渐增强时,T4/T1 比值逐渐变小,直至 T4 消失,T4/T1 比值变为零。阻滞再进一步加深时,接着 T3、T2 和 T1 随阻滞程度增加而依次消失,当 T4 消失时约相当于单次刺激肌颤搐抑制 75%,T3、T2 和 T1 消失,分别相当于单刺激时肌颤搐抑制 80%、90% 和 100%。4 个成串刺激用在术中监测时,即使没有肌收缩效应的记录,仍可根据眼看和手触到的肌颤搐次数粗略地估计非去极化阻滞程度。T4/T1 恢复到 0.60,患者已能保持抬头 3 s,T4/T1>0.75,此时抬头试验能维持 5 s,但要临床上肌张力充分恢复,没有残余肌松作用,要求 T4/T1 达 0.9。TOF 引起疼痛较强直刺激轻,对神经肌肉传递功能的后效应影响小,间隔 10 s 即可重复测试,可用以连续监测包括短时效的肌松药作用,如监测琥珀胆碱持续静脉滴注时的阻滞程度和阻滞性质演变。

3. C　单次刺激引起一次肌颤搐,其肌收缩效应与所用刺激的频率有关,常用的刺激频率有两种,即 0.1 Hz 和 1.0 Hz,频率超过 0.15 Hz,肌收缩效应逐渐降低并维持在一个较低水平,因此

1.0 Hz 的单刺激仅用于确定最大刺激强度。根据连续单刺激逐渐增大刺激强度直至引起最大的肌颤搐效应,依此选用 0.1 Hz 确定最大刺激强度所需时间。而 1.0 Hz 单刺激常用于术中连续监测和比较不同肌松药的作用。0.1 Hz 监测肌松药起效、强度、时效与恢复。肌颤搐抑制 90% 以上可顺利完成气管插管,腹部手术要求肌颤搐保持压抑 90% 左右。拮抗非去极化肌松药作用待肌颤搐恢复到 25% 以上时应用拮抗药则恢复快。用单刺激监测要求在使用肌松药之前,首先测定肌颤搐的对照值,不然就不能与术中或术后肌颤搐的幅度相比较。且在术中要长时间保持刺激条件不变十分困难,否则,所测结果就难以与对照值比较。此外,肌颤搐高度即使恢复到对照值水平,仍有可能有残余肌松。

4. C 神经刺激器的选择首先考虑的是其产生的脉冲波,这要求是单相、宽为 0.2~0.3 ms 的矩形波。并在输出电极上表明电极的极性。恒电流输出优于恒电压输出,恒电流的可变强度范围为 0~70 mA,最大不超过 80 mA。要求在皮肤电阻抗改变的情况下,也不影响恒电流输出。这样即使肢体因寒冷使皮肤阻抗由一般的 1 kΩ 上升到 5 kΩ 时,输出电流也不致因此而降低。

5. D

6. E 常用于监测深部温度的部位是食管,食管温度近似于中心温度。

7. E 体表降温时直肠温度下降最慢。

8. C 一般搭桥术中动脉平均压(MAP)维持在60~80 mmHg,过高或过低的血压均会造成组织的灌注不足。

9. D RPP 是心率与收缩压的乘积,即 RPP=SBP×HR,正常值为<12 000。RPP 与心电图 II 导联缺血性改变有一定关系,RPP>12 000,提示心肌缺血,若>15 000,则可能发生心绞痛。

10. E   11. A

12. D 监测心肌缺血最敏感和准确的是食管二维超声心动图,是将超声探头置入食管内,从心脏的后方向前近距离探查其深部结构,避免了胸壁、肺气等因素的干扰,故可显示出清晰的图像,提高对心血管疾病诊断的敏感性和可靠性,也便于进行心脏手术中的超声监测与评价。主要通过观察心室壁的节段性室壁运动异常来反映

心肌缺血。

13. A 二尖瓣关闭不全换瓣术后调整左房压使用正性肌力药物虽使左房压下降,可增加心输出量。

14. A 后负荷及心室收缩力不变,前负荷增加时,SV 及 EF 降低。

15. C 监测心肌缺血最敏感和准确的是食管二维超声心动图,是将超声探头置入食管内,从心脏的后方向前近距离探查其深部结构,避免了胸壁、肺气等因素的干扰,故可显示清晰的图像,提高对心血管疾病诊断的敏感性和可靠性,也便于进行心脏手术中的超声监测与评价。主要通过观察心室壁的节段性室壁运动异常来反映心肌缺血。

16. E 室上性早搏 ECG 特点:心率 150~250 次/分,节律规则;QRS 正常,伴束支或室内差异波性阻滞时可有宽 QRS 波;P 波早期出现,可出现双相或逆行 P 波;不完全代偿间歇。

17. D 第 II 导联监测心电图能观察到心房收缩的最大波幅。

18. E T 波为心室快速复极时的点位变化。

19. C   20. C   21. E

22. C ①低钾可使心肌应激性减低和出现各种心律失常和传导阻滞。轻症者有窦性心动过速、房性或室性期前收缩、房室传导阻滞;重症者发生阵发性房性或室性心动过速,甚至心室纤颤;②心电图表现为 ST 段压低,T 波压低、增宽、倒置,出现 δ 波,QT 间期延长;③与碱中毒有关;④轻症只需口服钾,以 10% 氯化钾为首选药;⑤低钾血症合并有低钙血症时,补钾过程中可出现手足搐搦症,此时应给予补钙。

23. C 静脉补钾过程中应注意:①尿量每天在 700 ml 以上,或每小时尿量为 30 ml,在补钾过程中应进行严密监测。②补钾溶液的钾浓度一般为 0.3% 的氯化钾,每天补氯化钾量一般为 3~8 g。在肾功能良好情况下,缺钾严重者每天可补钾 240 mmol。③滴速:以缓慢静脉滴注为原则。一般每小时补氯化钾为 1 g,严重者可每小时补 2 g。

24. D 后负荷是指左心室射血时,心肌壁所面临的应力。主动脉正常情况下,后负荷就是左心室射血时的阻抗,即等容收缩期和射血期间心室肌

纤维收缩产生的张力。它受心室容量、室壁厚度、外周血管阻力等因素影响。临床常测定平均动脉压(MAP)反映后负荷,但确切地说测定体循环阻力(SVR)更能反映后负荷。因为 MAP 取决于每搏量和左心室射血时的阻抗,MAP 升高,提示左心室射血时阻抗增高,因此计算体循环血管阻力以反映后负荷比测量 MAP 更为确切。

25. E

26. B　中心静脉压(CVP)是上、下腔静脉进入右心房处的压力,通过上、下腔静脉或右心房内置管测得,它反映右房压,是临床观察血流动力学的主要指标之一,它受心功能、循环血容量及血管张力 3 个因素影响。通常将右心房和胸腔内大静脉的血压称为中心静脉压。

27. B　在左心室功能不全,心室壁的顺应性降低和心室舒张时心房的收缩作用,均可引起左心室舒张末期压显著升高,常超过 PCWP 和肺动脉舒张末期压,有时可超过 10 mmHg。

28. E　从 Swan-Ganz 气囊漂浮导管所获得的直接指标为右心房压力(RAP)、肺动脉压力(PAP)、肺动脉嵌入压力(PCWP)、心输出量(CO)。通过公式计算所获得的间接指标为肺循环阻力(PVR)、体循环阻力(SVR)、每搏功(SW)、左室每搏功(LVSW)、右室每搏功(RVSW)、心脏指数(CI)。

29. D

30. A　心脏指数是将由心脏泵出的血容量(L/min)除以体表面积(m^2)得出的数值。中等身材的成年人体表面积约为 $1.6 \sim 1.7\ m^2$,安静和空腹情况下心输出量约 $5 \sim 6\ L/min$,故心指数约为 $3.0 \sim 3.5\ L/(min \cdot m^2)$。

31. E　周围动脉穿刺首选桡动脉,因为位置表浅、相对固定,因此穿刺置管比较容易。

32. B　混合静脉血氧饱和度(SvO_2)的正常值为 $60\% \sim 80\%$。

33. C　中心静脉压的大小取决于心脏射血能力和静脉回心血量之间的相互关系。若心脏射血能力强,能将回心的血液及时射到动脉内,中心静脉压则低。反之由于心力衰竭等原因造成的射血能力下降则会导致中心静脉压变高。

34. C

35. E　CVP 检测的适应证:①严重创伤、各类休克及急性循环功能衰竭等危重患者;②各类大、中手术,尤其是心血管、颅脑和腹部的大手术;③需长期输液或接受完全胃肠外营养的患者;④需接受大量、快速输血补液的患者;⑤经导管安置心脏临时起搏器。

36. D　二尖瓣狭窄的病理生理特点为:左室充盈不足,心输出量受限;左房压力及容量超负荷;肺动脉高压;右室压力超负荷致功能障碍或衰竭;多伴心房纤颤,部分有血栓形成。

37. B

38. E　最佳处理为利尿、加深麻醉。

39. E

40. A　一般认为直接测得的动脉压比间接法略高,收缩压常常会高出 $5 \sim 20$ mmHg。

41. E

42. C　在无肺血管病变时,肺动脉舒张末期压仅较肺毛细血管楔压高 $1 \sim 3$ mmHg,且与左心室舒张末期压(LVEDP)和左心房压有很好的一致性,故可以用肺动脉舒张末期压表示上述各部位的压力。

43. E　中路的进针点:胸锁乳突肌下端胸骨头、锁骨头与锁骨上缘组成一个三角,称胸锁乳突肌三角,颈内静脉正好位于此三角的中心位置。在三角形的顶端处约离锁骨上缘 $2 \sim 3$ 横指作为进针点,针干与皮肤呈 $30°$ 角,与中线平行直接指向尾端。若试探未成功,针尖向外偏斜 $5° \sim 10°$ 指向胸锁乳突肌锁骨头内侧的后缘,常能成功。

44. A

45. D　①诱发电位是指于神经系统(包括感觉器)某一特定部位施加适宜刺激,在 CNS(包括周围神经系统)相应部位检出的与刺激有锁定关系的电位变化,即 CNS 在感受外在或内在刺激中产生的生物电活动。②EP 按刺激类型分 3 类:躯体感觉诱发电位、听觉诱发电位、视觉诱发电位。③年龄、性别和身高、血压、体温、血液气体分压和颅内压为诱发电位的影响因素。

46. D　等电位脑电图是脑死亡判断的重要指标,但等电位脑电图不仅见于脑死亡者,也见于低温及巴比妥盐类中毒者,不过后者是可逆的,经急救能完全恢复正常。

47. D　升高二氧化碳引起的脑血管扩张与降低二

氧化碳时的脑血管收缩程度不同。

48. D　经颅多普勒(TCD)不能正确测出 V_{mean}(平均流速)自动调节的上下限。

49. B　激光多普勒脑血流监测受局部血细胞比容改变的影响。

50. B

51. E　中心静脉压仅反映右心室的功能情况,当左心室由于疾病、缺氧和毒素等影响而功能不全为主时,患者出现肺水肿而中心静脉压可仍正常甚或偏低,但此时肺毛细血管楔压已有相应的升高,因此用中心静脉压判断、预防肺水肿颇受限制。

52. D　呼吸频率对指导临床指导输液意义相对较小。

53. B　SaO_2的高低与氧分压(PaO_2)呈正相关。

54. C　静脉血氧分压(PvO_2)正常约为 40 mmHg。

55. A　$TcPO_2$、$TcPCO_2$为采用经皮氧分压仪检测,主要反映毛细血管营养血流,适用于新生儿和婴儿。

56. E　SaO_2和PaO_2在一定范围内呈线性相关,氧离曲线呈平坦状;当氧分压较高时($PaO_2 >$ 160 mmHg),SpO_2不能再准确反映PaO_2的变化。

57. E　静脉血氧分压(PvO_2)正常约为 40 mmHg,因此吸纯氧时PvO_2应为 46 mmHg。

58. C　呼吸指数(respiratory index, RI)是指肺泡动脉氧分压差与动脉氧分压之比 $P(A-a)DO_2/PaO_2$,是反映肺的通气、氧交换功能的一个简单而实用的指标。

59. A　气体分压指的是当气体混合物中的某一种组分在相同的温度下占据气体混合物相同的体积时,该组分所形成的压强。

60. D　若呼吸功增大,仍有可能发生呼吸功能衰竭。

61. E　哮喘患者术中常规监测项目是心率、血压、心电图、呼气末二氧化碳分压、血氧饱和度、胸前或食管听诊等。

62. C　麻醉期间可通过直接观察呼吸运动类型、呼吸节律、频率、幅度、膈肌或胸廓活动状况、呼吸囊的活动状况来观察呼吸运动。

63. E　外周化学感受器的主要刺激因素是缺氧,中枢化学感受器主要是感受$PaCO_2$、pH 变化和酸碱平衡失调。

64. A　慢性支气管炎呼吸功能检查早期常无异常。如有小气道阻塞,最大呼气流速-容量曲线在75%和50%肺容量时流量明显降低,它比第 1秒用力呼气容积更为敏感;闭合容积可增加。

65. C　肺通气的动力为呼吸肌的舒缩引起肺内压变化。

66. E　时间肺活量也称用力肺活量,是指最大深吸气后用力作最快速度呼气,在一定时间内所能呼出的空气量。在临床上鉴别阻塞性肺疾病和限制性肺疾病中具有重要意义,能较好反映小气道的功能。

67. A　通气/血流比值(VA/Q)为每分钟肺泡通气量与每分钟肺血流量的比值。正常成人安静状态为 0.84。由于重力作用,肺内负压自上而下降低,通气亦自上而下降低;由于重力作用,肺毛细血管血流量自上而下升高。故肺尖部 VA/Q比值可高达 3 以上,肺底部则可低至 0.6;VA/Q 值在肺上部偏高,在肺下部偏低。正常人总的V/Q 比值为 0.8,这是肺的不同区域,高低不等的 V/Q 比值的综合结果。单肺通气通常会引起VA/Q 比值失调。

68. E

69. E　①积极治疗其原发病,在治疗原发病的过程中能逐渐恢复;②必须纠正缺氧和低钾;③对过度通气的患者可给吸入含 5%CO_2的氧气;④危重患者或中枢神经系统病变所致呼吸急促,可使用镇静药和肌松药阻断其自主呼吸,由呼吸机进行控制呼吸。

70. D　高钙血症可增强心脏收缩,影响心脏传导,出现心动过速或心动徐缓、传导阻滞。心电图示 QT 间期缩短,T 波增宽,血压轻度增高,易发生洋地黄中毒。

71. C　房性期前收缩的 P'波提前出现,可重叠在前一窦性心搏的 T 波之后、T 波上,可使 T 波发生钝挫、切迹或波幅增高、降低等各种变形。如果提前更早,P'波可重叠在 ST 段上,或 R 波降支至 S 波这一区域内。而 ST 段、T 波、R 波降支至 S 波区域均为心房易颤期,易导致心房颤动的发生。P'波可呈高尖、扁平、双向或倒置。在同一个导联上 P'波形态可有 2 种或 3 种以上,称多源性房性期前收缩。

72. E　标准肢体导联为双极肢体导联。

73. E 各导联上窦性 P 波消失,代之以形态各异、大小不同、间隔不等的心房颤动波(f 波),频率为 350~600 次/分。QRS 波形态、振幅与窦性心律基本相同,或伴有室内差异传导,但振幅变化较大,彼此不等。RR 间期绝对不匀齐。

74. D　75. B

76. B 冠状动脉供血不足,复极延长,结果内膜下心肌复极优先,遂使复极方向逆转。故心电图表现为 T 波倒置,深而对称,即"冠状 T"。

77. D 支气管镜检时麻醉处理的要点为保持呼吸道通畅,有足够的通气量,应该避免缺氧、支气管痉挛。

78. D 早期诊断心腔气栓最有效的手段是经食管超声心动图检查(TEE)。

79. E 以食管超声心动图测量 CO,环形二尖瓣瓣口、血流层流、无反流、心律规则是必须条件。

80. D 自动间断测压法主要采用振荡技术,即上臂缚上普通橡胶袖套,测压仪内装有压力换能器、充气泵和微机等,能够定时地使袖套自动充气和排气,当袖套充气压迫肱动脉时,动脉搏动消失,接着逐渐排气,由于动脉的搏动大小就形成袖套压力的变化。优点:无创伤性,重复性好;操作简单,易于掌握;适用范围广泛,包括各年龄的患者和拟行各种大小手术的患者;自动化的血压监测,能够按需定时测压,省时省力;能够自动检出袖套的大小,确定充气量;血压超出设定的上下限时能自动报警。缺点:不能反映每一心动周期的血压,没有动脉压波形显示;低温、血容量不足时均会影响测量结果。

81. A

82. C TEE 的禁忌证与胃镜检查大致相似。由于 TEE 属于半侵入性检查,而受检者均是怀疑心血管疾病的患者,检查中有发生严重并发症的潜在可能性,故不应盲目开展此项目。应严格掌握下列禁忌证,以尽可能减少或避免并症:①咽喉或食管疾病;②严重心血管疾病:巨大心脏、重症心力衰竭、严重心律失常、急性冠脉综合征、严重高血压、低血压或休克等;③其他系统疾病:剧烈胸痛、腹痛、咳嗽、哮喘,症状未控制者,严重感染、传染性疾病、凝血功能障碍及体质极度虚弱者;④局部麻醉药物过敏;⑤对于精神障碍或过度紧张等不能配合检查的患者,应禁用

或慎用。

83. C 最简单基本的心血管监测是心率、血压。

84. B 麻醉中循环监测最常用和最简单的工具是听诊器,可直接计数心音。

85. A 手指扪脉可监测心率快慢、强度及节律。大动脉搏动消失是临床上判断心搏骤停的经典方法。

86. A 对于患有上部食道憩室症或狭窄的患者,禁忌使用食管听诊。此外,颈部进行过手术(例如气管切开术或插入颈静脉导管)的新生儿或幼儿禁忌使用食管听诊器。对于手术前禁食未超过 6 h 的患者,也禁忌使用该设备。如果不小心将插管插入气管或支气管,则可能导致呼吸道阻塞。不良反应包括:呼吸道阻塞、吸入性肺炎、支气管插入、由于异常放电导致的电烧伤、鼻出血、食管磨损、食管穿孔、食管狭窄(并发酸液回流)、食管炎、嘶哑、喉咙痛、气管入、咽-食管-胃黏膜损伤。

87. A 搏动显示法:使用弹簧血压表袖带充气后慢慢放气,观察指针摆动最大点为收缩压,而指针摆动不明显时为舒张压,舒张压只能作粗略估计。听诊法:是临床上利用柯氏音的原理使用最普遍的方法。柯氏音是血压计袖套放气后在其远端听到的声音,典型的柯氏音可分 5 个相,当袖套充气后放气,开始听到响亮的柯氏音(第 1 相开始),即为收缩压;柯氏音变音时(第 4 相开始,音调变低)为舒张压。触诊法:将袖套充气至动脉搏动消失,再缓慢放气,当搏动再次出现时的压力值为收缩压,继续放气后出现水冲样搏动,后突然转为正常,此转折点为舒张压。此法适用于低血压或低温时,听诊有困难者,触诊法读数的血压值较听诊法低。

88. A 食管疾病为 TEE 的禁忌证。

89. B 静息肺功能指在静息状态下,对受试者的肺通气功能(肺容积、肺通气量、小气道功能、呼吸动力学、吸入气体分布、呼吸肌功能)和肺换气功能(弥散功能、通气血流比值)进行测定和评估。

90. E 周围气道阻力增加,形成阻塞性通气功能障碍,FEV_1 和 FEV_1/FVC 减少,最大呼气峰流速(PEF)降低。肺容量改变包括肺总量(TLC)、功能残气量(FRC)和残气量(RV)增加,肺活量(VC)下降等。

91. C 肺静态顺应性是肺组织的弹性,是指在呼吸周期中,气流暂时阻断测得的顺应性。不受时间限制,主要影响因素是肺组织的弹性。呼吸系统静态顺应性＝潮气量/(气道平台压－PEEP)。呼吸系统动态顺应性＝潮气量/(气道峰压－PEEP)。

92. E 通气储备用以衡量胸廓肺组织弹性、气道阻力、呼吸肌力量。通气储量百分比高于95％者正常,低于86％者提示通气储备不佳,低于70％为通气功能严重受损。通常采用每分钟最大通气量(MVV)来表示肺通气储备能力。禁忌证:①严重心肺疾病,身体虚弱者;②精神异常或不能很好配合者。

93. A 在临床麻醉中和ICU内脉搏血氧饱和度监测是必备的常规监测项目。

94. C 呼气末二氧化碳分压与气道压力无关,因此不能监测气道压力波形。

95. B

96. B 功能性子宫出血患者由于慢性失血多存在贫血,且患者多能耐受,故不会出现发绀、休克、抽搐等表现。

97. B

98. B 麻醉深度适当时瞳孔中等偏小,麻醉过浅和过深均使瞳孔扩大。吸入麻醉药过量可使瞳孔不规则,吗啡可使瞳孔缩小。抗胆碱能药可使瞳孔扩大。瞳孔有对光反射是麻醉不够的特征,大多数吸入麻醉药达2MAC时都可抑制对光反射。浅麻醉时可有眼球运动,深麻醉时眼球固定。较浅的麻醉时眼睑反射即消失。交感兴奋过度时使提上睑肌中的平滑肌部分收缩,使眼睑回缩。浅麻醉下疼痛和呼吸道刺激(刺激性气体和气管导管)可引起流泪反射。呼吸道刺激引起的流泪可用气管表面麻醉而减少。眼征受肌松药、眼病和眼药等影响。

99. B 额肌电能探测患者在皱眉前的额肌亚临床活动。在未用肌松药的情况下额肌电波幅在7～12 U为深麻醉,25～30 U为浅麻醉,但尚属适当,大于30 U为麻醉过浅,觉醒时为40 U以上,是判断麻醉深度的有用指标,尤其对判断麻醉过浅更为可靠。

100. D 呼吸系统体征主要受肌松药和呼吸疾病的影响。

101. E 呼吸量、呼吸模式和节律变化在未用肌松药的患者能反映麻醉适当与否,深麻醉时分钟通气量显著降低。乙醚麻醉第4期出现呼吸麻痹。呃逆和支气管痉挛常为麻醉过浅,但要完全抑制需相当深的麻醉。呼吸系统体征主要受肌松药和呼吸疾病的影响。

102. E　103. E　104. B

105. A 胸肺顺应性的简易计算方法是潮气量/(平台压－呼气末压)。

106. D 由于动脉有搏动,故SpO_2只测定动脉血氧饱和度。

107. C

108. E 目前,临床上使用的心输出量监测方法主要是热稀释法。这种方法是先将漂浮导管经右心房插入到肺动脉,该导管的前端放置有温度传感器,然后经导管向右心房注入冷的生理盐水或葡萄糖液,该冷溶液与血液混合后就会发生温度变化,被导管前端的温度传感器所感知,根据注入的时刻和液体混合后温度的变化情况,监护仪就可以计算出心输出量和其他血流动力学指标。

109. D　110. B

111. D 肌松监测的目的是指导我们在围术期科学合理使用肌松药,减少肌松药的不良反应和术后及时正确地使用肌松药的拮抗药,逆转残余肌松作用等。

112. E　113. C　114. B

115. C 根据血气分析提示患者为代谢性酸中毒,处理"宁酸毋碱"。

116. D 该患者现为肠梗阻减压后休克,故应进一步的监测中心静脉压、尿量、血气分析、电解质及心电图。

117. E 患者痰量较多,为防止痰液堵塞气道,故诱导完毕,改侧卧位后首先要做的就是吸痰。

118. D 脑电双频指数监测(BIS)可以有效预防术中知晓。

119. E 检测外周末梢循环的体温可以了解外周灌注状态。

120. E 判断心搏骤停最简单有效的方法为立即触摸大动脉搏动。

121. C 吗啡可影响患者呼吸,故硬膜外吗啡镇痛最必要的检测是氧饱和度。

122. A

123. E 中心静脉测压现一般均以右心房中部水平线作为理想的标准零点。心脏外科的发展已能比较准确地在胸壁上找到右心房中部在体表的投射位置,仰卧位时,基本上相当于第4肋间前、后胸径中点(腋中线)的水平线,侧卧位时则相当于胸骨右缘第4肋间水平。

124. A 尽管近年来麻醉监测仪发展迅速,但基本属安全性而非麻醉深度监测,故临床体征的观察仍是判断麻醉深度的基本方法。临床体征总体说是机体对外科伤害性刺激的反应和麻醉药对那些反应的抑制效应的综合结果。

125. A 腹腔镜手术麻醉的血压常规监测多采用无创血压监测。

126. B

127. C 心率与收缩压的乘积即 $RPP=SBP\times HR$,正常值为$<12\,000$。RPP与心电图Ⅱ导联缺血性改变有一定关系,$RPP>12\,000$,提示心肌缺血,$>15\,000$,可能发生心绞痛。

128. D $PCWP<8\,mmHg$,伴心输出量的降低,周围循环障碍,说明血容量不足。故应补充血容量、静脉滴注多巴酚丁胺。

129. B 一般情况下,SpO_2的数值与动脉血氧分压(PaO_2)值存在相关性,当PaO_2为$80\,mmHg$时,SpO_2约为95%,如SpO_2为90%,则PaO_2已降至60%左右。

130. E 低温可使$PETCO_2$降低。

131. A **132.** B

二、A3/A4 型题

133. D 留置中心静脉导管的患者突然出现发绀、面颈部静脉怒张、恶心、胸骨后和上腹部痛、不安和呼吸困难,继而低血压、脉压变窄、奇脉、心动过速、心音低远,都提示有心包填塞的可能。

134. D 遇有上述紧急情况应:①立即中断静脉输注;②降低输液容器的高度,使之低于患者的心脏水平,利用重力尽量吸出心包腔或纵隔内积血或液体,然后慢慢拔出导管;③如经由导管吸出的液体很少,病情未得到改善,应考虑做心包穿刺减压;④严密观察患者,防止心包积血

再现。

135. C 由于心包填塞确诊、抢救难以及时,病死率又高,因此预防就显得特别重要。其措施是:①选用适当硬度尖端柔软的导管;②导管插入不要过深,管端位于上腔静脉或右心房入口处已足够;③防止导管移动深入,应在皮肤入口处缝固导管;④经常检查中心静脉导管,观察回血情况,以及测压水柱液面是否随呼吸波动和压值是否显著异常;⑤有怀疑时可经导管注$2\sim5\,ml$X线显影剂以判断导管尖端的位置。

136. C

137. E 一旦中心静脉导管端入心包腔,即引起心包腔积液,少数伴有积血。当液体或血液在心包腔或纵隔中积聚达$300\sim500\,ml$时,就足以引起致命的填塞。抢救中有人建议降低输液容器高度低于患者心脏水平,其作用是引流出心包腔积血。

三、X 型题

138. ABCDE 监测肌松药作用除用神经刺激器外,还可通过直接测定随意肌的肌力,如抬头、握力、睁眼、伸舌,以及通过间接测定呼吸运动如潮气量、肺活量、分钟通气量和吸气产生最大负压,甚至在X线下观察横膈活动等来间接评定神经肌肉兴奋传递功能。

139. ABCD 肺动脉导管的临床应用:①测压。肺毛细血管楔压可用于估计肺循环状态和左心室功能,特别是对左心室的前负荷提供有用和可靠的指标。②测量心输出量(CO)。③记录心腔内心电图和心室内临时起搏。④混合静脉血氧饱和度(SvO_2)连续测定。

140. BCE 呼气末二氧化碳过低主要是肺泡通气过度或输入肺泡的CO_2减少。有以下3种情形:①呼吸频率和峰相正常,但$ETCO_2$过低。见于潮气量过大的机械通气,休克、体温低下的患者,亦可见于处在代谢性酸中毒代偿期的自主呼吸患者。②呼吸过缓,峰相长,$ETCO_2$值低。如人工通气时,频率过慢,潮气量过大;患有中枢神经系统疾病可呈中枢性通气过度,另外体温太低时也有类似的表现。③呼吸过速,峰相短,$ETCO_2$值低。人工通气的频率和潮气量均

属太高;患者因疼痛、代谢性酸中毒、低氧血症、严重休克状态或中枢神经性的通气过度。

141. CDE　心脏舒缩的主要目的是射血,故其泵血功能的评价主要通过其射血量,即 1 次或 1 分钟的射血量来衡量。包括:①每搏输出量(搏出量):一侧心室一次收缩射出的血量,约 70 ml。②每分输出量(心输出量):每分钟由一侧心室收缩射出的血液量,约 5 000 ml/min。③射血分数:搏出量占心室舒张末期容积的百分比,约为 55%～65%。④心指数:安静空腹时每一平方米体表面积的每分心输出量,3.0～3.5 L/(min·m²)。⑤搏功和分功:左心室 1 次收缩所做的功,称为每搏功(搏功)。搏功=(射血期左心室内压-左心室舒张末期压)×搏出量。每分功(分功)指心室每分钟做的功。分功=搏功×心率。

142. CDE　容量血管收缩、输血或输液过多、右心室射血功能减弱均会引起中心静脉压升高。

143. ABCDE　中心静脉插管的适应证有:①严重创伤、休克以及急性循环功能衰竭等危重患者;②需长期输液或静脉抗生素治疗;③全胃肠外营养治疗;④需接受大量、快速、输血、补液的患者,利用中心静脉压的测定可随时调节输入量和速度;⑤心血管代偿功能不全的患者,进行危险性较大的手术或手术本身会引起血流动力学显著的变化,如嗜铬细胞瘤、大动脉瘤和心内直视手术等;⑥研究麻醉药或治疗用药对循环系统的作用时收集有关资料;⑦经导管安置心脏临时起搏器。

144. BC　患者的不同病理可影响心排血量测定的准确性。三尖瓣关闭不全和心内左向右分流可使测量结果偏高。

145. ABCDE　插入肺动脉导管常见的并发症有心律失常、气囊破裂、肺梗死、肺动脉破裂和出血、导管打结等。

146. ABCDE　测定脑、神经功能的现代医学技术包括脑血流、脑电图、颅内压、脑代谢、诱发电位等。

147. ABCDE　148. ABC　149. ABCDE

150. ABCDE

151. ACE　超声心动图通过测量左室舒张末期和收缩末期容量,两者相减即为心搏量,即可求出射血分数。

152. ABCDE

153. ABCDE　参见第 87 题解析。

154. ABD

155. ACD　中心静脉压(CVP)是测定位于胸腔内的上、下腔静脉或右心房内的压力,是衡量右心对排出回心血量能力的指标。中心静脉压的正常值为 4～12 cmH₂O。CVP 可通过颈内静脉、锁骨下静脉、股静脉、颈外静脉等置管来测量。临床上常依据中心静脉压的变化来估计患者的血流动力学状况。中心静脉压的高低取决于心功能、血容量、静脉血管张力、胸内压、静脉血回流量和肺循环阻力等因素,其中尤以静脉回流与右心室输出量之间的平衡关系最为重要。

156. ABCDE　A、B、C、D、E 均为呼吸功能检测指标。

第六章　围术期输液、输血

一、A1/A2 型题

1. D　麻醉引起的失液量与麻醉方法有关,紧闭装置液体丧失少,无重复吸入装置呼吸道液体丧失多,每分每升通气量为 1～3 ml/h。不管失液量相差多少,都应当做到精确计算。

2. A　热传递包括辐射、传导、对流、蒸发四种途径。围术期导致热丢失最多的是辐射和对流,体感描述为典型的热传导方式。

3. B　等渗性缺水使用生理盐水;低渗性缺水针对缺钠多于缺水的特点,采用含盐溶液或高渗盐水静脉滴注,以纠正体液的低渗状态和补充血容量;高渗性缺水则补充已丧失的液体,可静脉输注 5% 葡萄糖或低渗盐水溶液。故本题选 B。

4. D

5. C　血浆胶体渗透压正常值为 1.5 mmol/L,相当于 25 mmHg,题干中所给 9 mmHg 远低于正常值,故应当给予胶体液或含胶体的晶体液。

6. C　补充的基础需要量:0～10 kg 为 4 ml/(kg·h);11～20 kg 为 40 ml/h＋超过 10 kg 体重数×2 ml/h;>20 kg 为 60 ml/h＋超过 20 kg 体重数×1 ml/h,由此计算 13 kg 患儿为 40＋2×3＝46(ml/h)。

7. D　题中所给 5 个选项均能升高患者血压,但最适宜的简便措施只有取患者低头位。

8. D　小儿术中,当手术中失液、失血较多时应增补胶体液,可选用白蛋白等血液制品或羟乙基淀粉、明胶类等血浆代用品。失血 120 ml 故给予 120 ml 胶体,这点应与成人区分。

9. B　体温每升高 1℃,从皮肤缺水 3～5 ml/kg。体温 40℃时,每日需加补液 630～1 050 ml。故选 B。

10. A　由题干可得知患者腹膜炎体征,故此时应以急症对待处理,大剂量静脉使用抗生素此时已经失去治疗的意义。故选择 A。

11. B　高渗性脱水(高钠血症伴脱水)分度缺水量(体重%):轻度 2%～4%,轻度口渴;中度 4%～6%,明显缺水表现(极度口渴、尿少等);重度>6%,明显缺水表现,精神症状、昏迷。故选择 B。

12. C　5%清蛋白相比其他选项最能有效地增加血管内容积。

13. C　中心静脉压正常值为 0.05%～0.12 kPa(5～12 cmH₂O),题干中明显升高,故应当调整输液速度,将输液速度减慢。

14. B　大量体液丢失后再输入葡萄糖,会使组织液继续向血管中渗透,形成低渗性脱水。

15. D　外科补液数据记忆题。输液时液体的钾离子浓度不应大于 40～50 mmol/L。

16. A　24 h 尿量大于 2.5 L 称为多尿;24 h 尿量少于 0.4 L 或每小时尿量持续少于 17 ml 称为少尿;24 h 尿量小于 0.1 L,或在 12 h 内完全无尿者称为无尿。故患者属于无尿期,血压 186/100 mmHg,颜面水肿判断为肾性高血压,故应当严格控制输液量,高效利尿剂,早期导泻。

17. A　此时补钾不应过快,过多,否则会有心脏骤停的危险。

18. C　交叉配血,是确定能否输血的重要依据,两侧均不凝集可输血。将献血人的红细胞和血清

分别与受血人的血清和红细胞混合,观察有无凝集反应,这一试验又称为交叉配血试验。

19. D　疑为溶血性或细菌污染性输血反应,应核对受血者及供血者 ABO 血型、Rh(D)血型。

20. D　当事人对罚款决定不服的,可以自收到处罚决定通知书之日起 15 日内向上一级卫生行政部门申请复议,也可以自收到处罚决定通知书之日起 15 日内直接向人民法院起诉。

21. D　该患者家属需要承担因不同意尸检而延迟尸检无法得出结论的结果。

22. C　长期补液放置静脉留置导管后导致的全身反应,首先考虑留置管处消毒不彻底导致的感染。

23. A　维生素 C 在体内不能合成,需依靠外源供给。维生素 C 是一种含有 6 个碳原子的酸性多羟化合物,为人工合成品。它具有有机酸的性质,极不稳定,在中性或碱性溶液中极易被破坏而失去生理效能。碳酸氢钠和氨茶碱均属碱性药物,若与维生素 C 配伍应用,可使维生素 C 遭到破坏而失去疗效,甚至引起不良反应。因此维生素 C 不能与碳酸氢钠和氨茶碱等药物合用。若必须同时给药,可建立不同的静脉通道,分别静脉给药。口服维生素 C 也应该与碳酸氢钠及氨茶碱口服时间分开,间隔一定时间,避免影响疗效。

24. E　患者出现心衰的表现,快速输入胶体液会增加血容量,加重心脏负荷,加重病情,其余均是心衰的治疗措施。

25. B　肝移植时要结扎肝门静脉,大隐静脉最终要注入股静脉回流入肝门静脉,因此不能选择大隐静脉输液。

26. C　输液治疗造成的血液稀释,红细胞比容不得低于 25%。

27. D　第三间隙体液丢失(手术创伤)轻度创伤为 4 ml/(kg·h);中度创伤为 6 ml/(kg·h);严重创伤为 8 ml/(kg·h)。故选择 D。

28. B　营养状况尚可,肝功能正常,故术中没必要输入葡萄糖液。

29. A　中心静脉压正常值:0.05～0.12 kPa(5～12 cmH₂O)。患者中心静脉压为临界值,故应当快速补充液体,升高 CVP。

30. A　要诊断血制品的受污染情况最简单而快速

当然是血制品的直接涂片。

31. C　Hct 正常值参考范围男性 0.42～0.49（42%～49%），女性 0.37～0.43（37%～43%）。休克时输液输血一般将其维持在 35% 左右。

32. B　本题问常见病因，输液过量导致的低渗性状态属于操作不当，不属于病因范围。

33. E　5 个选项均为大量输血输液的并发症，其中以凝血功能障碍最为常见。

34. C　快速输液会加大血管容量，使左心前后负荷均增大，导致急性左心功能不全。

35. E　病因治疗，输液能够快速补充血容量，故首先使用低血容量性休克。

36. B　椎管内麻醉后对于血压骤降的处理，头低位是最简单的方法，立即静脉注射麻黄碱是最有效的方法，注意题干。

37. C　术中急症的处理，记忆类型型。

38. B　5% 葡萄糖溶液是高渗性缺水输液治疗的首选。

39. D　血型分析，红细胞与 A 型血的血清凝集，血清与 A 型血的红细胞凝集，判断患者为 B 型血。

二、A3/A4 型题

40. C　根据患者基础病因，血压、心率以及肺部啰音，急性左心衰（心源性肺水肿）的诊断是明确的。

41. A　此时造成左心衰的原因除血管痉挛外，体内潴留的大量水分回到血液循环中导致的容量负荷过重也是一个重要的因素。此类患者的左心衰多以大量补液有关，治疗上应以大剂量利尿为主，同时可适当剂量的血管扩张剂应用，为减轻肺水肿和低氧血症，在机械通气日可加一定水平的 PEEP。

42. B　大剂量襻利尿剂(呋塞米 200 mg)应用后，尿量仍<20 ml/h，测血肌酐 156 μmol/L，且临床症状无明显缓解。通过床边持续血液滤过体内潴留的大量水分在短时间内超滤出来，迅速改善病情。如胶体渗透压较低，也可以在滤过过程中适当补充白蛋白以提高胶体渗透压，促使组织间隙的水分向血管内转移，提高滤过效率。

43. D　患者体征较差，血压较低，故应采取气管插管静吸复合麻醉。

44. E　术前准备当以对手术中的突发状况做准备，预防突发情况，与加强营养无关。

45. B　10% 葡萄糖液不是术中用药。

46. D　术中低血压首选扩容治疗。

三、X 型题

47. BCDE　肝肠循环指胆汁或部分经胆汁排入肠道的药物，在肠道中又重新被吸收，经门静脉又返回肝脏的现象。此现象主要发生在经胆汁排泄的药物中，有些由胆汁排入肠道的原型药物如毒毛花苷 G，极性高，很少能再从肠道吸收，而大部分从粪便排出。并不会影响药物在体内的分布。

48. ABCDE　题中 5 个选项在输入晶体液的同时都应配用胶体液。

49. ABCDE　非免疫性溶血反应即题中各个选项的描述。

50. BCDE　对于失血量小于自身血容量的 20% 的急性失血者，临床医师应予输注晶体液和胶体液，原则上不输血。

51. ABCDE　特异性免疫系统由免疫器官和免疫活性细胞组成，多为后天获得的功能表现且具有针对性，可因抗原多次刺激而加强，包括产生特异性抗体(体液免疫)和致敏淋巴细胞(细胞免疫)两方面的免疫作用。故选 ABCDE。

52. ABCD　由于手术存在应激反应，术中不应输注葡萄糖这种说法本身就是错误的，术中的葡萄糖输入应视情况而定。

53. CDE　晶体液按其是否导电分为：①电解质溶液，如 0.9% 氯化钠、复方氯化钠、乳酸林格液、等渗电解质平衡液、5% 碳酸氢钠等；②非电解质溶液，主要是各浓度的葡萄糖溶液，如 5% 葡萄糖、10% 葡萄糖、25% 葡萄糖、50% 葡萄糖。

54. ABCDE　5 个选项均为麻醉前体液的丢失途径。

55. ABCDE　5 个选项均为术中体液的丢失途径。

56. ACDE　大量输血后对 pH 的影响不大。

57. ABCDE　术中体液补充量＝基础需要量＋术前欠缺量＋术中蒸发及不显性丢失量＋术中失血量＋第三间隙体液丢失量。

58. ABDE　此时大腿根部热敷会加重病情。

59. ABCE　普通冰冻血浆在−20℃保存期为5年,┆主要含血浆蛋白和凝血因子。

第七章　特殊患者的麻醉

一、A1/A2 型题

1. A　硝普钠为一种速效和短时作用的血管扩张药。主要用于高血压急症,如高血压危象、高血压脑病、恶性高血压、嗜铬细胞瘤手术前后阵发性高血压等的紧急降血压,也用于外科麻醉期间进行控制性降压。

2. D　利多卡因在低剂量时,可促进心肌细胞内 K^+ 外流,降低心肌的自律性而具有抗室性心律失常作用,为急性心肌梗死、外科手术、洋地黄中毒及心脏导管等所致急性室性心律失常,包括室性早搏、室性心动过速及室颤的首选药物。

3. D　心脏病患者的手术死亡率较一般患者高2.8倍,故应做好充分准备。心脏病的类型不同,其耐受力也各不相同,心力衰竭患者,最好在心衰控制3~4周后再施行手术。

4. B　低温氧合血具有增加心肌氧供,补充心肌能量物质,胶体压接近生理水平的优点,不会造成心肌缺血再灌注损伤;低温晶体液不提供氧和心肌营养;常温氧合血影响手术视野,只适用于危重患者。

5. E　射血分数与心肌的收缩能力有关,心肌收缩能力越强,则每搏输出量越多,射血分数也越大。正常情况下左室射血分数为≥50%;右心室射血分数为≥40%。若小于此值即为心功能不全。因此,冠心病患者评估最重要的就是射血分数。

6. E　冠脉搭桥手术麻醉诱导药可选用咪达唑仑、地西泮、依托咪酯、芬太尼等。单纯吸入麻醉药或静脉麻醉药往往不能减轻围术期应激反应,加用芬太尼可弥补此缺陷,用量为 10~20 $\mu g/kg$ 不等。应用较大剂量芬太尼的同时或先后,应注射肌松药,以防胸腹肌僵直不良反应。肌松药常用哌库溴铵、维库溴铵等。

7. E　A、B、C、D均是过度通气对心脏病患者的不利因素。

8. D　QT 间期延长综合征指具有心电图上 QT 间期延长、室性心律失常、晕厥和猝死的一组综合征。在用力、惊恐、疼痛、激动等交感神经张力增高的情况下容易发病。发病时心率加快,U 波振幅增高,QTU 间期延长,然后出现尖端扭转型室性心动过速发作,最后可致心室颤动。室性快速心律发作时可有眩晕发作,重者意识丧失、抽搐、猝死。治疗以减低交感神经张力为主,常用β受体阻滞剂如普萘洛尔作为首选治疗。

9. C　洋地黄化患者使用琥珀胆碱可因一过性高血钾引起室性心律失常。

10. E　引起窦性心动过速的原因有两大类:第一类是心脏本身疾病引起的窦性心动过速,年轻者多见于心肌炎、风湿性心脏病、心肌病和心包疾病等。中老年患者多见于冠心病和心肌梗死后心力衰竭。第二类是心脏以外的原因,多见于迷走神经与交感神经的作用、化学介质作用、体位变化、情绪波动、体力活动、体温升高、贫血、代谢异常如甲亢与药物影响等。

11. A　术后1周之内为围术期心肌梗死高发时间段。

12. B　对病情严重、心功能储备差、手术复杂、术中会引起显著的血流动力学不稳定以及预计手术时间冗长的患者主张采用气管内全麻,可维持呼吸道通畅,有效地给氧和通气,提供良好的镇痛,较好地保持心肌氧供需平衡。

13. C　普鲁卡因可抑制细胞 Na^+ 通道,使 Na^+ 在其作用期间内不能进入传导组织神经细胞内,使窦房结的兴奋性不能下传心室,从而引起三度房室传导阻滞。

14. E　氟烷对心肌有直接抑制作用,且易使心肌对肾上腺素及去甲肾上腺素的作用敏感,因此禁止与此二药合用,否则易引起室性心动过速或室颤。

15. A　临床上洋地黄化患者主张术前24~48 h 停用洋地黄类药物。

16. B　Q-T 间期延长综合征常用β受体阻滞剂如

普萘洛尔,可防止晕厥发作,在治疗显效后勿中断服药,否则有发生猝死的可能。

17. E　对安置永久性起搏器患者术前评估应包括基础心脏疾病,起搏器的类型、频率、性能等。

18. E　脊麻对于患者血流动力学影响较大,可增加心肌氧耗,不适用于心绞痛患者。

19. A　乙醚明显刺激内分泌系统的活性,抗利尿激素、生长激素、ACTH、甲状腺激素及儿茶酚胺均升高。

20. C　甲亢在病情没有被控制的情况下,由于一些应激的激发因素,使甲亢病情突然加重,出现了严重的危及患者健康和生命的状态,医学上叫作甲状腺危象。由于危象期病死率很高,患者常死于休克、心力衰竭。为及时抢救患者,临床提出危象前期或先兆危象的诊断。先兆危象是指:①体温在38~39℃;②心率在120~159次/分,也可有心律不齐;③食欲缺乏,恶心,大便次数增多,多汗;④焦虑、烦躁不安,危象预感。

21. E　从麻醉的观点来看,甲状腺功能亢进最危险的并发症是心功能代偿不全。

22. C　甲亢患者术前应控制基础代谢率小于+20%。

23. C

24. D　随年龄的增加肺部闭合气量呈进行性增加,当气道闭合发生在功能残气量以上时,则在潮气量呼吸时,肺底部即可发生气道闭合,因此需在麻醉期间给氧。

25. C　老年患者吸入麻醉药的MAC几乎随着年龄增长呈直线下降,对吸入麻醉剂的敏感性增强;老年患者氧储备明显降低,及神经元密度减少和神经递质浓度的改变导致老年患者对作用于中枢神经系统的药物敏感性明显增加,对静脉麻醉药的耐受性降低,对静脉麻醉药的呼吸抑制更加敏感。

26. C　老年人全麻诱导力求平稳,减轻气管插管时的心血管应激反应,同时防止麻醉用量过大引起严重的循环抑制和缺氧;麻醉维持要求各生命体征处于生理或接近生理状态,注意维护重要器官功能,麻醉深浅要适应手术操作,及时控制由于手术创伤引起的过度刺激。一般而言,老年患者麻醉维持不宜太深,但过浅的麻醉会出现镇痛不全和术中知晓,应予避免。呼吸管理

在全麻维持中特别重要,老年患者对缺氧耐受能力差,保持呼吸道通畅,保证足够的通气量和氧供,避免缺氧和二氧化碳蓄积,是时刻需要关注的。

27. E　一般治疗剂量下,洋地黄可抑制心脏传导系统,对房室交界区的抑制最为明显。老年人对药物的(尤其是洋地黄类)耐受性降低,因此存在房室传导阻滞时不适宜应用洋地黄类药物。

28. D　由于老年人神经元密度减少和神经递质浓度的改变导致老年患者对作用于中枢神经系统的药物敏感性明显增加,因此蛛网膜下腔阻滞剂物作用时间延长、起效较快、范围广、效果确切完善;同时由于老年患者交感神经调节功能受损和动脉弹性降低,接受椎管内麻醉时更容易发生低血压。

29. B　老年患者肾素-醛固酮系统反应迟钝,肾小球滤过率又明显下降,存在发生高钾血症的危险。

30. E　老年患者心血管功能及交感-肾上腺素系统功能降低是产生循环抑制的重要原因。

31. D　**32.** C

33. A　老年患者由于麻醉药物的敏感性增高、代谢降低,术毕苏醒延迟或呼吸恢复不满意较多见,最好进入苏醒室继续观察和呼吸支持。对老年患者需完全清醒后拔出气管导管,必须慎重使用肌松药和麻醉性镇痛药的拮抗剂。

34. D　肺气肿患者吸入麻醉时,加深、苏醒均慢。

35. A

36. B　老年患者对于麻醉药的反应性增高,但心排血量低,吸入异氟烷后与年轻人比较心率加快不明显、血压下降明显。

37. C　老年患者一般反应迟钝,应激能力较差,术中过剧的血压波动、咳嗽、屏气都有可能诱发心衰;老年患者的氧储备能力显著下降,对缺氧的耐受能力差,要保持足够的通气量和氧供;同时老年患者由于心、脑、肾血管硬化以及呼吸系统疾病的并存,快速大量输液会也导致心衰。

38. E　应激是机体在受到内外环境因素及社会、心理因素刺激时所出现的全身性非特异性适应反应。这些刺激因素称为应激原,如创伤、失血、缺氧、疼痛、冷热、恐惧、剧烈运动、急性感染、手术和麻醉等。

39. E 创伤后机体耗氧量增加,肺动脉压升高,肺毛细血管通透性增加,出现通气和换气功能障碍,常表现为 V/Q 比值失调,呼吸浅快,肺泡-动脉血氧分压差增加。

40. C

41. E 应激的防治原则主要包括:①避免过于强烈的或过于持久的应激原作用于人体,例如,避免不良情绪和有害的精神刺激,避免过度而持久的精神紧张,避免各种意外的躯体性的严重伤害,等等。②及时正确地处理伴有病理性应激的疾病或病理过程如烧伤、创伤、感染、休克等,以尽量防止或减轻对人体的不利影响。③采取一些针对应激本身所造成损害的措施,例如在严重创伤后加强不经胃肠道的营养补充,其目的之一就是弥补应激时因高代谢率和蛋白分解加强所造成的机体的消耗。④急性肾上腺皮质功能不全(如肾上腺出血、坏死)或慢性肾上腺皮质功能不全的患者,受到应激原刺激时,不能产生应激;或者由于应激时肾上腺糖皮质激素受体明显减少,病情危急,应及时大量补充肾上腺糖皮质激素。

42. D 创伤挤压综合征指外伤后血液和组织蛋白破坏分解后的有毒中间代谢产物被吸收入血引起的外伤后急性肾小管坏死和由其引起的急性肾衰竭,此为广泛性软组织挫伤的伤者晚发性死亡的常见原因。

43. E 低血容量时,肾血流量也随之减少,以致肾小球滤过率下降。肾血流量减少,又可激活肾素、血管紧张素系统的活性,引起入球小动脉收缩而降低有效滤过压,遂使肾小球滤过率更为降低。有效循环血量下降时,可出现肾血流重新分布的情况。即通过皮质肾单位的血流明显减少,这是由于皮质肾单位交感神经丰富,肾素含量较高,形成的血管紧张素Ⅱ较多,使皮质肾单位的血管收缩,于是流向髓旁肾单位的血量增多,导致肾对钠水重吸收增加而发生水肿。

44. B ①高原地区处于低压低氧的环境,因此麻醉前要充分准备供氧设备,麻醉中要持续高流量吸氧,在不具备维持呼吸支持设备的条件下,不贸然使用椎管内麻醉。②可采用控制性低温用于心脏直视手术,宜采用以麻醉性镇痛药为主的静脉麻醉,转流中采用血液稀释,高流量灌注,手术后给予一定时间的机械通气。③控制性降压指

在全麻手术期间,在保证重要脏器氧供情况下,采用降压药物与技术,人为地将平均动脉血压(MAP)减低至基础血压的70%,使手术野出血量随血压降低而减少,以免有重要器官的缺血缺氧性损害,终止降压后血压可以迅速回复至正常水平,不产生永久性器官损害。④局部浸润或神经阻滞在高原地区使用具有一定的优点,但又有引起镇痛不全的可能性,疼痛及复合辅助药物具有加重缺氧的可能,应慎重选择;高原地区全身麻醉首选气管插管全麻,可充分供氧,保持良好的通气;可减少呼吸做功、减少氧耗、改善氧合。

45. C 高原高血压症是指在平原地区血压正常,进入高原后才有血压增高,舒张压在 12.0 kPa (90 mmHg),收缩压在 18.7 kPa(140 mmHg)或以上者。人到达高原初期,机体对低氧产生急性应激反应,交感-肾上腺系统活动增强,血中可以促使血压增高的生物活性物质儿茶酚胺类增多,心输出量增加,周围小血管收缩,引起血压升高。这种患者如返回平原,血压会恢复正常,可不治自愈。

46. D 全身麻醉中,高原上因为气压低,吸入麻醉药容易挥发,其实际麻醉蒸气浓度比挥发器刻度所示浓度高,但使用吸入麻醉药欲达到预期麻醉浓度时,所需麻醉药的蒸气浓度比平原地区高,故常规按照挥发罐刻度使用吸入麻醉药就可以达到预期效果。使用阿片类、巴比妥类或安定类药物时,因为高原地区患者的中枢神经系统和肝脏对静脉麻醉药的耐受力降低,应减量。

47. E 硬膜外阻滞导管均为一次性麻醉操作器械,不能重复使用。

48. B 高原性肺水肿发病多见于海拔 3 000 m 以上地区。初次进入或重返高原者,在进入高原 1～7 天内起病,乘飞机进入高原者多在 3 天内发病。表现与一般肺水肿相同,症状有头痛、呼吸困难、不能平卧、咳白色或粉红色泡沫痰,检查见发绀或面色土灰,肺部有大、中型湿啰音及痰鸣音等。胸部 X 线片表现典型肺水肿影像。

49. C 患者本身存在心功能不全,术中 PCWP 升高,提示左心衰竭或肺水肿,因此可酌情使用心血管药物;血浆胶体渗透压降低,应使用胶体液进行扩容。

50. A 应考虑患者可能存在心功能不全。

51. E 吸入氧化亚氮 3 天以上可出现骨髓损害,抑制组织细胞快速分裂,白细胞减少,以多形核白细胞和血小板减少最先出现,同时可引起淋巴细胞胞质内空泡形成。骨髓涂片出现渐进性白细胞再生不良,与恶性贫血时的骨髓改变相似。

52. D ①阿司匹林有阻止血小板聚集,使其不易放出凝血因子,具有一定的抗凝血作用,长期使用可引起出血、溶血、造血功能障碍;②长期应用苯海拉明可能引起溶血或造血功能障碍,尤其不宜长期注射用药;③双嘧达莫具有扩张冠状血管、促进侧支循环形成和轻度抗凝作用;④吲哚美辛类药物可造血系统受抑制而出现再生障碍性贫血,白细胞或血小板减少等。

53. A 维生素 K 是维生素 K 依赖凝血因子(Ⅱ、Ⅶ、Ⅸ、Ⅹ)、血浆凝血抑制物(蛋白 C、蛋白 S)谷氨酸残基 γ-羧基化的重要辅酶,维生素 K 缺乏时,上述凝血因子的合成、激活受到显著抑制,引起各种出血表现。

54. E 术前血小板计数少于≤50×10^9/L 时,可输注血小板,以减少围术期出血风险。

55. C 血小板数为≤20×10^9/L 时,不进行手术即可发生自发性出血。

56. B DIC 可造成广泛微血栓形成使各种凝血因子包括 Fbg、FV、FⅧ、FⅨ、FⅩ和血小板大量消耗,故 DIC 又称为消耗性凝血病。

57. A 术后血栓栓塞的主要致死原因为肺栓塞,占临床肺栓塞患者总数 90% 以上。

58. B 重症肌无力患者为抑制呼吸道分泌及预防抗胆碱酯酶药物不良反应,应常规使用阿托品或东莨菪碱,但剂量宜小。

59. A 格林-巴利综合征又称急性感染性多发神经根神经炎,是由病毒感染或感染后以及其他原因导致的一种自身免疫性疾病。其主要病理改变为周围神经系统的广泛性炎性脱髓鞘。临床上以四肢对称性弛缓性瘫痪为其主要表现。呼吸肌麻痹引起的通气障碍性呼吸衰竭是致死的主要原因,保证足够的肺泡通气、纠正缺氧是急性期治疗的首要任务,因此禁用麻醉性镇痛药。

60. B 本例为药物引起的急性中毒,应减少或停用抗精神病药物进行观察。

61. D 躁狂型精神病患者由于不能配合麻醉,麻醉应给予大剂量的镇静镇痛药物,且由于长期服用氯丙嗪等药物而导致循环不稳定,故应首选全身麻醉加气管插管。

62. A 为了防止围醉期癫痫大发作,麻醉前用药的镇静药剂量宜适当加大,但要避免过量导致中毒。

63. D 重症肌无力患者麻醉选择的关键以尽可能不影响神经肌肉传导及呼吸功能为原则。

64. B 在呼吸过程中,呼吸肌为克服弹性阻力和非弹性阻力而实现肺通气所做的功为呼吸功。呼吸频率不规则;呼吸时感紧迫,动用辅助呼吸肌呼吸;心率、呼吸加快、血压升高;被迫坐位并前倾,吸气三凹征均可提示存在气道梗阻、严重呼吸功能障碍等进而引起呼吸做功增加。

65. B 有呼吸系统急性感染的患者术后极易并发肺炎和肺不张,择期手术应推迟到炎症消失后 1~2 周进行。

66. E COPD 患者上腹部术后易出现肺部并发症,常见影响因素主要有:①麻醉药物的残余作用以及术后重复应用镇痛药,均可使通气量减少,咳嗽反射减弱,甚至呼吸明显抑制;②术后因切口疼痛致膈肌活动减弱,以及术后腹胀、胸腹部辅料包扎均可限制通气出现低氧血症;③手术创伤和吸入麻醉药均可抑制肺泡表面活性物质,致肺顺应性降低及肺泡萎陷;痰液潴留于气道可引起支气管阻塞及肺不张,易继发肺内感染。

67. C 急性肺水肿的治疗原则:①缓解和根本消除肺水肿,维持气道通畅;②充分供氧和机械通气治疗,纠正低氧血症;③降低肺血管静水压,提高血浆胶体渗透压,改善肺毛细血管通透性;④保持患者镇静,预防和控制感染。

68. C 吗啡禁用于支气管哮喘、肺源性心脏病的患者。因为吗啡可抑制呼吸中枢及咳嗽反射,释放组胺,收缩支气管。

69. B 哮喘的本质是气道炎症,气道水肿和组胺释放可增加气道受体活性,各种刺激可诱发支气管痉挛,严重的可造成呼吸骤停。

70. B 哮喘活动期术中易诱发气管痉挛,应在术前应用支气管扩张剂松弛气管平滑肌、扩张气管、缓解气流受限。

71. E 哮喘患者麻醉前必须先了解哮喘发作类型、发作频率、程度、诱因和发作后有效的治疗药物,最后一次发作情况,麻醉史、用药史、过敏史等。

72. E 高血压的诊断标准是安静状态,未服用降压药物,多次测量,至少有连续两次血压大于140/90 mmHg。

73. D 某高血压患者气管插管后出现持续低血压,其原因最可能是动脉瘤破裂,造成大出血。

74. A 可乐定是中枢性抗高血压药,它是通过抑制中枢性交感神经冲动,使外周血管扩张,而产生降压效应。手术前突然停用可乐定,可使血浆儿茶酚胺浓度增加1倍,停用后24 h可出现可乐定停药综合征,如果患者同时服用普萘洛尔等β受体阻滞剂,则情况更为严重。对于手术前用可乐定治疗的患者,应采取以下的处理原则:如果估计手术后很快可口服药物,手术前可继续用药,麻醉前1 h服1次,手术后继续服用;如果手术后不能口服药物,手术前3天,逐渐减量,改用注射制剂(如肼屈嗪),至手术前1日停用可乐定,手术后先用注射制剂,待可口服后再用口服制剂。

75. D 严重肥胖患者对平卧位的耐受力极差。适当的头高斜坡位可使绝大多数肥胖患者感到更舒适。

76. D 异氟烷体内代谢率低,为0.17%~0.20%;麻醉诱导及苏醒快,同时具有良好的肌松作用,因此适合肥胖患者麻醉。

77. B 肥胖患者使用吸入麻醉药如异氟烷或七氟烷并不会延长苏醒时间。

78. C 阿曲库铵为非去极化型肌松药,体内主要通过霍夫曼消除快速代谢,代谢产物经肾脏排出。

79. E 此患者肝功能Child分级应为Ⅰ级,为肝功能良好。

80. D 乙醚明显刺激内分泌系统的活性,可使抗利尿激素、生长激素、ACTH、甲状腺激素及儿茶酚胺均升高。

81. B 糖尿病患者出现低血糖症多见于降糖药使用不当或碳水化合物补充不足,可伴有心动过速、出汗、意识改变与麻醉用药后不符,如采用全麻,则出现苏醒延迟。

82. E 甲状腺手术牵拉引起心率减低、血压下降,应立即停止手术操作,可给予升心率、血压的对

症治疗;此外,刺激颈动脉窦也可引起血压下降、心率下降,因此可采用局部浸润麻醉抑制对颈动脉窦刺激。

83. C 甲状腺危象表现为:①高热:体温急骤升高,高热常在39℃以上,大汗淋漓,皮肤潮红,继而可汗闭、皮肤苍白和脱水。高热是甲状腺危象的特征表现,使用一般解热措施无效。②心血管系统:脉压明显增大,心率显著增快,超过160次/分。患者易出现各种快速心律失常,如期前收缩、房性心动过速、阵发性及持续性心房颤动,其中以期前收缩及心房颤动最为多见。另外,心脏增大甚至心力衰竭也较常见。如果患者出现血压下降、心音减弱及心率慢,说明患者心血管处于严重失代偿状态,预示已发生心源性休克。③消化系统:食欲极差、恶心、呕吐频繁,腹痛、腹泻明显。④中枢神经系统:精神神经障碍、焦虑、烦躁、精神变态、嗜睡,最后陷入昏迷。

84. D 支气管扩张症患者行肺叶切除术,在麻醉前虽经治疗但病灶内仍然积存有大量脓痰、血液和分泌物,手术体位及操作均可是大量脓痰、分泌物涌出堵塞气道,造成气道压升高。

85. E 支气管扩张症患者行肺叶切除术,在麻醉前虽经治疗但病灶内仍然积存有大量脓痰、血液和分泌物,手术体位及操作均可使大量脓痰和分泌物涌出堵塞气道,这类患者应特别注意预防肺内物质的扩散和保持呼吸道通畅,一般均需插双腔支气管导管将病肺与健肺隔离。

86. D

87. B 支气管扩张症患者行肺叶切除术,在麻醉前虽经治疗但病灶内仍然积存有大量脓痰、血液和分泌物,手术体位及操作均可是大量脓痰、分泌物涌出堵塞气道,这类患者应特别注意预防肺内物质的扩散和保持呼吸道通畅,一般均需采用快速诱导,插双腔支气管导管将病肺与健肺隔离。

88. D 烧伤患者出现术中无尿首先应检查膀胱区及导管是否通畅。

89. B 患者有房颤史多年,术中心率增快可使栓子脱落,造成肺栓塞,临床表现为急性呼吸困难、咳嗽和胸痛,肺部可无有阳性体征,患者氧饱和迅速下降。心动过速为最常见或是唯一的体征。

90. A 该患者机械通气模式宜选用间歇正压通气。

91. C 该患者为烧伤后造成的困难气道,需采用经

鼻盲探气管插管,使用麻黄碱滴鼻是为了收缩鼻黏膜血管,一方面使鼻腔空间扩大,有利于置入较粗的导管,并降低插管阻力,另一方面可减少或避免黏膜损伤出血。

92. E　烧伤早期及时进行液体复苏,并纠正电解质及酸碱平衡紊乱。通过观察患者尿量来判断液体复苏是否适当。合并吸入烧伤的患者,可能由于进行性软组织肿胀而出现呼吸道梗阻,可出现低氧血症,因此需常规吸氧。此外,此类患者多存在气管插管、置入喉罩等气道建立的困难,此时可行气管切开建立气道通气。

93. A　患者有活动后胸前不适感,首先应怀疑并发心绞痛、心肌梗死等冠心病的可能。

94. E　甲亢在病情没有被控制的情况下,由于一些应激的激发因素,使甲亢病情突然加重,出现了严重的危及患者健康和生命的状态,医学上叫作甲状腺危象。

95. B　颈神经丛由 $C_1 \sim C_4$ 脊神经前支组成。颈浅神经丛阻滞可用于锁骨上颈部表浅手术,而颈部较深手术,如甲状腺手术、颈动脉内膜剥脱术等,尚须行颈深神经丛阻滞。

96. B　α受体阻滞剂可引起患者血压进一步降低。

97. E　急性肺损伤是各种直接和间接致伤因素导致的肺泡上皮细胞及毛细血管内皮细胞损伤,造成弥漫性肺间质及肺泡水肿,导致的急性低氧性呼吸功能不全。以肺容积减少、肺顺应性降低、通气/血流比例失调为病理生理特征,临床上表现为进行性低氧血症和呼吸窘迫,肺部影像学上表现为非均一性的渗出性病变,其发展至严重阶段(氧合指数<200)被称为急性呼吸窘迫综合征。

98. A

99. E　纵隔镜检查一般都选用全身麻醉控制呼吸。气管插管全麻既能抑制喉与气管的反射,防治体动和呛咳,减少静脉损伤后气栓的可能性,应有利于及时处理严重并发症。

100. C　嗜铬细胞瘤切除术过程中导致的严重并发症为高血压危象、低血压、低血糖、心律失常等。

101. D　患儿清醒,吸气性呼吸困难,有三凹症,鼻导管吸氧 3 L/min,能维持 SpO_2 在 90% 以上,说明情况暂时不是很危急。此时先行对症处理继续观察病情,因此 D 选项最为合适。

102. E　术中处理胆囊时突然心率减慢、室性二联律,为发生了胆心反射,术中应采取较深的麻醉维持,防止刺激迷走反射。A、B、C、D 均为较合理的治疗措施。

103. C　**104.** C

105. C　支气管扩张患者行侧卧位后可使患肺位置抬高,引流支气管开口朝下,淤积在支气管腔内的脓液流入大支气管和气管而排出,因此应及时吸引。

106. C　①局麻药中毒反应归纳为兴奋性和抑制性:兴奋性表现在烦躁不安、多话、颤抖、恶心、呕吐、气急、多汗、血压上升,严重者出现全身抽搐、缺氧、发绀;抑制性上述症状不明显,迅速出现脉搏细弱、血压下降、神志不清,随即呼吸心跳停止。②肾上腺素反应常见症状是头晕、头痛、口唇苍白、血压上升、心律失常、脉搏快而有力。

107. B　血液患者常继发心、脑、肺、肾等主要器官的病理生理改变,从而对麻醉的耐受性降低,应选择对机体影响小的麻醉药,并降低药物浓度、减少用量。

108. B　此患儿体温处于较低状态,新生儿体温调节机制发育不全,皮下脂肪少,而体表面积相对较大,热量容易散发,故需加强保温。体温降低时全身麻醉容易加深,易引起呼吸及循环抑制,药物代谢延长,增加术后通气不足、反流及误吸的危险。

109. A　氯胺酮是目前临床所用的静脉全麻药中唯一具有镇痛作用的药物。广泛应用于各种小儿手术,且可用于支气管哮喘患者的麻醉。

110. D　重度喉痉挛患者声门紧闭致完全性上呼吸道梗阻,呼吸气流中断,呼吸音消失,无喉鸣音,很快出现窒息和缺氧的症状。因此本病例此种可能性较大,应进一步紧急处理,保证患者供氧。

111. D　颈部大静脉破裂产生气栓时应采取头低足高位在吸气时可增加胸腔内压力,而减少空气进入静脉;左侧卧位可使肺动脉的位置低于右心室,使气泡向上漂移至右心室尖部,以避免肺动脉入口。

112. B　对于高段颈损伤一定要防止头部后仰,以防进一步损伤呼吸中枢,引起呼吸衰竭等严重并发症。

113. D 气管插管全身麻醉可防止刺激迷走反射引起的胆心反射。

114. C 骨科手术患者在充分供氧和通气的情况下出现心率减慢,血压降低,给予血管活性药物无明显效果,ECG出现右束支传到阻滞,应考虑肺栓塞的可能。

115. A 通常对出凝血功能障碍患者麻醉选择应禁用神经阻滞及椎管内麻醉,多选用全身麻醉,但还是应结合患者病情、手术大小、并发症的风险等,权衡利弊做出决定。

116. B 体内存在有内源性及外源性两种激活系统。前者是指心血管内膜受损,或血液流出体外通过与异常表面接触而激活因子Ⅻ。后者则由于组织损伤释放出因子Ⅲ,从而激活因子Ⅶ。两者都能启动一系列连锁反应,并在因子Ⅹ处汇合,最后都导致凝血酶原的激活及纤维蛋白的形成。

117. C 发绀性心脏病患者术中探查可出现肺循环阻力升高,进一步加重右向左分流,右室流出道兴奋性增加,机体出现缺氧和二氧化碳蓄积。

118. C A:因术前有使用苯巴比妥类镇静药物,且精神紧张一般不会引起心率增加到180次/分。B:颈丛阻滞麻醉下行甲状腺手术,可能会有手术镇痛不全,但是心率不会大幅度增加。D、E:休克代偿期和甲状腺危象早期患者不仅出现心率增快,一般还伴有血压的变化。因此,本题最为可能为术前阿托品作用的结果。

119. B

120. C 羟丁酸钠麻醉中血清钾降低,心电图有时T波低平、倒置或出现U波。此种改变是一过性的,注药后10~20 min血清钾开始下降,20~40 min降到最低值,但一般仍在正常范围内,60 min后基本恢复正常。血清钾的降低与药量关系不大,而与注药速度关系密切,慢速注射较快速注射的下降幅度大。血清钾下降时,尿钾排出量并不增多,提示γ-OH代谢时促使钾离子进入细胞内是其主要原因。一般患者此种改变并不明显,心电图亦无显著变化,但低血钾的患者或大量、重复给药时可诱发心律失常,应酌情补钾。

二、A3/A4型题

121. A 主动脉狭窄患者应用血管扩张剂要非常慎重,如患者在麻醉诱导前发生心绞痛,应立即给氧,必要时可用小量β受体阻滞剂或钙通道阻滞剂。硝酸甘油常不能解除这类心内膜下缺血的心绞痛。如术中出现肺动脉压升高,可使用硝酸甘油降低PWCP而不引起动脉压急剧下降。

122. E 重度主动脉狭窄的麻醉最重要就是要维持窦性心律,保持适宜的有效循环容量;避免心动过速和后负荷增加,避免深的心肌抑制,及时纠正血钾异常,应用血管扩张剂要非常慎重。

123. D 恶性高热是目前所知的唯一可由常规麻醉用药引起围手术期死亡的遗传性疾病。它是一种亚临床肌肉病,即患者平时无异常表现,在全麻过程中接触挥发性吸入麻醉药(如氟烷、恩氟烷、异氟烷等)和去极化肌松药(琥珀酰胆碱)后出现骨骼肌强直性收缩,产生大量能量,导致体温持续快速增高,在没有特异性治疗药物的情况下,一般的临床降温措施难以控制体温的增高,最终可导致患者死亡。

124. E 恶性高热,临床上多因吸入强效的全身麻醉药和琥珀胆碱时诱发以肌肉强直、挛缩为特征的骨骼肌高代谢状态,呼出CO_2和体温骤然增高、心动过速,并出现肌红蛋白尿等综合征。

125. B 甲状腺危象是甲状腺功能亢进最严重的并发症,多发生在甲亢未治疗或控制不良的患者,在感染、手术、创伤或突然停药后,以高热、大汗、心动过速、心律失常、严重吐泻、意识障碍等为特征的临床综合征。

126. E 处理措施有:①尽快减少甲状腺激素释放和合成:抑制甲状腺激素合成首选丙硫氧嘧啶(PTU),也可用甲巯咪唑。丙硫氧嘧啶的用量为200~300 mg,甲巯咪唑20~30 mg,每6 h 1次,口服。有时根据患者病情则需要更大剂量,如丙硫氧嘧啶600~1 000 mg/d,或甲巯咪唑60~100 mg/d,口服或鼻饲,一般在服药后1 h开始起作用。对神志不清者,可将药物研碎经胃管注入。②迅速阻滞儿茶酚胺释放:在无心衰、哮喘和房室传导阻滞的情况下,应用肾上腺素能受体阻滞剂甚为重要,必要时应在心电监

视下进行。一般以普萘洛尔 10～40 mg,每 4～
6 h 1 次口服;或 0.5～1 mg 静脉滴注,必要时再
重复治疗或加量缓慢静脉滴注。也有用普萘洛
尔 1～5 mg 静脉注射,或每 6 h 口服 40～80 mg
者,用药数小时以后患者症状可改善。③肾上
腺皮质激素:肾上腺皮质激素既可抑制甲状腺
激素的释放,又可减少 T_4 向 T_3 转化,并可纠正
在甲状腺危象时肾上腺皮质功能相对不全。常
用药物有氢化可的松 200～500 mg/d,或地塞米
松 15～30 mg/d,静点。对高热、大汗、昏迷等患
者,可静推地塞米松 5～10 mg,再以氢化可的
松或地塞米松维持静脉滴注,症状减轻后逐渐
减量,渐至停用。④对症处理:包括采用药物或
物理的方法降低体温,避免使用水杨酸盐降温,
因它可竞争 T_3、T_4 与甲状腺结合蛋白的结合,
使游离激素增加,大量水杨酸盐也增加代谢率。
对甲状腺危象患者应予吸氧,补充水、电解质、
维生素等治疗,烦躁时可使用镇静剂,必要时可
采用人工冬眠。在饮食上,应给予患者高热量、
高蛋白、高糖饮食,加强支持疗法,保持水、电解
质平衡。对有感染的患者,给予适当的抗生素
治疗,同时积极去除诱因。⑤清除血中过多的
甲状腺激素:在以上措施无效时,有条件的医院
可试用换血、血浆去除、血液透析、腹膜透析等
方法,以去除过多的甲状腺激素。

127. E　此时合理的处理是服用硫氧嘧啶类药物降
低患者术前基础代谢率。

128. D　如果甲亢症状得到基本控制,则可考虑手
术,具体为:①基础代谢率小于＋20%;②脉率
小于 90 次/分,脉压减小;③患者情绪稳定,睡
眠良好,体重增加等。术前应服用碘剂 2～
3 周。

129. E　呼吸困难和窒息多发生于手术后 48 h 内,
是最危急的并发症。因患者发生呼吸道梗阻症
状,应及时采取措施以确保呼吸道通畅,此时应
立即紧急气管切开。

130. A　嗜铬细胞瘤患者为减少麻醉诱导时患者的
紧张、焦虑及气道分泌物增加,人们常在术前合
理使用一些药物,镇静抗焦虑药可用苯二氮䓬
类如地西泮、咪达唑仑等,它们对大脑边缘系统
及间脑均有作用,可消除患者的紧张与恐惧。
为减少对循环系统干扰,阿片类药物可选择吗

啡。阿托品因有使交感神经兴奋导致心动过速
的不良反应,最好使用东莨菪碱。药量应根据
病情给予,目的是获得良好的镇静状态。

131. D　手术麻醉过程中应密切观察血压、脉搏、心
电图的变化,一旦血压升高超过原水平的 1/3
或达到 26.7 kPa(200 mmHg)时,除分析与排
除诱发原因外,应采取降压措施,根据情况采用
酚妥拉明 1～5 mg 静脉注射或配成 0.01% 的
溶液静脉滴注以控制血压,也可用硝普钠
50 mg 溶于 5% 的葡萄糖液 500 ml(100 μg/ml)
中静脉滴注以控制血压,或用微量泵输入,先从
0.5～1.5 μg/(kg·min)的剂量开始,根据血压
高低再随时调整,获得满意效果为止。

132. D　预防硝普钠所致的反跳性血压升高,可以
降压前应用卡托普利。

133. C　肿瘤切除后的低血压,主要原因是儿茶酚
胺的分泌随瘤切除迅速降低,引起外周血管
扩张,再加上血容量不足,导致低血压甚至休
克。可加速输液,或需根据肿瘤分泌儿茶酚胺
的成分比例给予相关的血管活性药物,尤其是
合并有儿茶酚胺性心肌病者会表现出顽固性
低血压,通常需使用去甲肾上腺素 0.1～
0.2 mg 推注或将 1 mg 去甲肾上腺素溶于 5%
的葡萄糖溶液 250 ml 中,经静脉持续点滴,根
据血压水平调整滴速;或提高吸入氧浓度、取头
低位,增加回心血量。

134. D　尿毒症患者肾促红细胞生成素减少,贫血
时必有的症状。由于水钠潴留或肾素增高,患
者有不同程度的高血压。体内尿液排钾减少
或酸中毒时细胞内钾转移至细胞外等因素,患
者易出现高钾血症。

135. D　应于手术前行血液或腹膜透析,纠正水、电
解质和酸碱代谢失衡,为手术、麻醉平顺创造
条件。

136. D　如果选择肝素化透析,透析时间应至少在
术前 24 小时进行,以防术中出血倾向增加。

137. C　肾移植麻醉方法选择的原则是保证无痛、
肌肉松弛、充分镇静、生命体征平稳、无并发症。
硬膜外避免了肌松药的不良反应,还可以避免
因插管而引起的肺部感染。但须注意最后一次
透析应距手术时间至少 24 h,严格控制麻醉平
面上界不宜超过 T_8。缺点是硬膜外麻醉下的

补液较难掌握。

138. B　开放时如果血压下降,可适当补液后用小剂量多巴胺提升血压保证肾灌注,必要时给予呋塞米。

139. D　肾衰竭的全麻用药应选择肾毒性小、经肾代谢少的药物。肌松药中泮库溴铵、维库溴铵和罗库溴铵均有部分经肾代谢。琥珀酰胆碱一般仅用于诱导插管。阿曲库铵有特有的 Hofmann 降解,还可通过血浆中酯酶进行酶性分解,不受肾功能影响。

140. B　异丙酚对肝肾功能亦没有影响,蓄积作用少,适宜肾移植手术。

141. B　慢性肾衰竭患者食物在体内潴留时间增加,其产生的毒性物质刺激胃肠,更加减慢胃肠蠕动,故术前禁食时间应适当延长。术前应用抗胆碱类药物可抑制腺体分泌,但阿托品注射后大约有 50% 在尿中以原形排出,且有体温升高基础代谢率增加,以及和肌松剂的协调作用,故不宜选用。不宜在动静脉瘘侧肢体测量血压,亦不宜在手术侧的下肢输血。

142. A　肾移植手术的麻醉管理要点:防治低血压,防治高血压,注意尿量,监测中心静脉压及血容量,监测血清钾,注意心电图变化。

143. A　肾移植手术中出现低血压时,除补充血容量外,所用血管收缩药应选多巴胺、美芬丁胺及间羟胺等,避免用强烈收缩肾血管的升压药。严格控制输血和输液速度,等量输血,限制钾的输入。开放时如果血压下降,可适当补液后用小剂量多巴胺提升血压以保证肾灌注,必要时给予呋塞米。

144. D　嗜铬细胞瘤由嗜铬细胞所形成,主要见于肾上腺髓质,其他含有嗜铬细胞的组织如交感神经节均有可能发生,异位的嗜铬细胞瘤还可能出现在肠系膜下静脉、膀胱等部位。内源性儿茶酚胺分泌过多是嗜铬细胞瘤的基本病理生理变化,由此可产生与此有关的一系列临床症状,主要以心血管系病理改变为主。多以阵发性高血压为特点,病程较长者也可呈现持续性高血压,伴有阵发性加剧,如超高血压。长期恶性高血压可继发心肌劳损、冠状血管供血不足、肾功能障碍、视网膜炎、糖尿病等。

145. C　阿托品因使交感神经兴奋导致心动过速

的不良反应,最好使用东莨菪碱。

146. E　在结扎肿瘤血管(静脉)或切除肿瘤后体内源性儿茶酚胺大幅度减少,周围血管张力减弱,可发生低血压。另外,麻醉药及硬膜外阻滞的影响、心脏代偿功能不全、肾上腺素能阻滞剂的作用等均可诱发及加重低血压。通常在肿瘤血管被阻断时即开始。是肿瘤切除后严重并发症,可致死。

147. D

148. B　该类手术首选气管插管全身麻醉,易于术中管理。

149. A　嗜铬细胞瘤患者在麻醉后仍可能发生复杂的病情变化,出现各种严重症状,如高血压、心律失常、心功能不全、代谢异常等。因此,在术后仍应密切观察循环动力学的变化,如血压、心律、心率、中心静脉压等。最好的方式是将患者自手术室直接转运至 ICU 由专人监测、治疗。及时采取有效措施,维持循环动力学稳定,直至患者完全恢复正常。同时注意由于肾上腺切除而导致皮质功能低下的情况发生。

三、X 型题

150. ACE　近年来认为甲状腺危象是肾上腺皮质激素分泌不足所致,于动物实验或给甲亢患者做交感神经阻断,或服用抗交感神经或 β 受体阻滞剂,均可使甲亢的症状得到改善,说明甲亢的许多表现是由于患者血中甲状腺激素增多,使儿茶酚胺的作用增强所致。甲状腺危象所以产热过多是由于脂肪分解加重,甲状腺激素可直接或通过增加儿茶酚胺使脂肪分解。甲状腺危象时,体温急骤升高,高热常在 $39℃$ 以上,脉压明显增大,心率显著增快,超过 160 次/分。麻醉前用药宜选用剂量较大的神经安定镇痛药。普萘洛尔能选择性地阻断各种靶器官组织上的 β 受体对儿茶酚胺的敏感性,从而改善甲状腺功能亢进症的症状,剂量为每 6 h 口服 1 次,每次 $20\sim60$ mg,一般 1 周后心率降至正常水平,即可施行手术。

151. ABCDE　此题考察甲状腺手术患者麻醉相关问题,5 个选项均为正确答案。

152. ACD　椎管内麻醉时肾上腺素分泌减少、对血糖影响不大、ACTH无变化。

153. BCDE β细胞具有α和β双相受体系统,α肾上腺素能受体被激活,抑制胰岛素分泌,而激活β受体则使胰岛素分泌增加。由于β细胞膜上的α受体较多,故肾上腺素主要刺激α受体,从而抑制胰岛素分泌。

154. ABCD

155. ABCDE 此类患者应尽量择期手术,对急诊手术的患者应重视。因为此类患者对麻醉药物非常敏感,对麻醉及手术的耐受性较差,术前应进行甲状腺激素治疗,改善全身情况,麻醉恢复期可能延长,甚至出现循环不稳定。应减少术前药用量,术前药仅给阿托品即可。麻醉后因体位变化易发生血压下降且对升压药反应较弱,及时补充血容量、纠正贫血及低血糖;术中如果发生昏迷,应静脉注射甲状腺激素和肾上腺皮质激素,避免不必要的用药,加强术中监测,以及麻醉恢复期的管理。

156. BE

157. ABCDE 血液病患者麻醉的一个特点是异常出血,其发生原因甚多,主要与下述因素有关:(1)血液pH。高碳酸血症可引起血管扩张、循环迟滞和渗血增多,酸中毒或碱中毒可显著延长纤维蛋白原转变为纤维蛋白所需的时间,若pH为7.5时,凝血酶原时间为100%,当pH降至6.5时,凝血酶原时间延长50%,pH为8.8时延长60%,由此可出现异常出血。(2)麻醉因素。深度麻醉易致血管扩张而渗血增多;低温可延长出血时间,使手术区渗血增多。(3)大量输血。大量输血的量超过总血容量时,可引起凝血障碍,其原因可能为:①库血凝血因子V、Ⅶ和血小板均减少;②枸橼酸钠降低毛细血管张力,改变血管壁的通透性;③枸橼酸与钙离子结合,导致参与凝血全过程所需的Ca^{2+}下降;④大量失血的同时,也丢失大量凝血因子;⑤因失血性休克导致组织灌注不足、缺氧和酸中毒,可加重凝血障碍。(4)弥散性血管内凝血(DIC)。术中如出现异常渗血,同时伴血小板明显减少及严重休克时,应想到DIC。纤溶抑制时可使用促纤溶药,如尿激酶、链激酶;继发纤溶时可用抗纤溶药如纤维蛋白溶酶抑制剂6-氨基己酸(EACA)5~10 g。对羧基苄胺

(PAMBA)100~200 mg,氨甲环酸(Trons-AMCHA)250 mg等,同时应补充新鲜血小板、冷沉淀物或新鲜冷冻血浆。(5)肝损害。凝血因子Ⅰ、Ⅱ、Ⅴ、Ⅶ、Ⅸ(PTC)、Ⅻ(HF)、ⅩⅢ(FSF)都在肝内合成,肝功能异常,凝血因子的合成障碍,引起异常渗血不止。因此手术前应准备新鲜血、冷沉淀物或新鲜冰冻血浆,并补充维生素K、EACA等。(6)原发性纤维蛋白溶解。易见于严重创伤或某些外科手术如肺、胰腺或前列腺等手术,这与大量组织激活因子进入循环,促使纤维蛋白溶酶原转变为纤维蛋白溶酶而发生纤溶有关。肝功能正常的患者、也可因内源性纤维蛋白溶酶原活化素灭活,而出现原发性纤溶。(7)凝血因子缺乏。先天性凝血因子缺乏常见于血友病甲,为术中异常渗血的主要原因之一。血友病为遗传性疾病因血浆凝血因子Ⅷ活力缺陷所致,其中血友病甲占70%~80%,血友患者手术中常因出血不止而死亡,治疗极困难,主要靠替代疗法,手术前、后输注凝血因子Ⅷ及冷沉淀。这些凝血因子都从3日内的新鲜冰冻血浆提取,每毫升含Ⅷ因子3~5 U/ml,一般术前应输Ⅷ因子1 000 U(即20 U/kg),同时静脉注射氢化可的松100 mg。大多数凝血因子缺乏是后天获得性,且多呈多因子综合性缺乏。(8)血小板减少。一般认为,血小板在50×10^9/L或以下时,术中和术后不可避免地会发生创面渗血过多,因此将血小板$\leqslant50\times10^9$/L视为手术的禁忌。血小板在20×10^9/L以下时,不进行手术即可致自发性出血。如患者手术前长期服用双嘧达莫、阿司匹林、苯海拉明、吲哚美辛类药物,可能发生因血小板功能异常所致的出血。药物对骨髓功能的抑制和各种恶性肿瘤骨髓转移可引起生成障碍性血小板减少;而脾功能亢进和某些药物过敏则通过血小板破坏消耗导致血小板减少。对此类患者术前必须积极地治疗血小板减少的原因,除脾功能亢进及原发性血小板减少性紫癜可作脾切除术外,可输注新鲜血液、血浆和富含血小板血浆,亦可输给浓缩血小板,保证术前24 h、术中和术后72 h血小板在止血水平(70~80)$\times10^9$/L以上。(9)术中大量快速输液,使血浆中凝血因子、血小板稀释,凝血功能下降。

右旋糖酐使红细胞和血小板产生凝集,引起凝血功能障碍。

158. ABC　水、钠潴留与垂体后叶激素、醛固酮、糖皮质激素分泌增多有关。

159. AB

160. ABC　应激或应激反应(stress response)是指机体受到伤害性刺激,比如创伤、失血、缺氧、疼痛、冷热、恐惧、剧烈运动、急性感染和手术麻醉等,导致以交感神经兴奋,和垂体-肾上腺皮质分泌增多为主的一系列神经内分泌反应,并由此而引起机体的各种功能和代谢变化的过程。

161. ABCDE　体温反应:伤后部分炎症介质作用于体温中枢导致发热。并发感染时体温明显增高;并发深度休克体温反应受抑制。体温中枢受累严重可发生高热或体温过低。神经内分泌系统的反应:创伤刺激、失血、失液、精神紧张等可引起神经-内分泌方面的变化和重要器官的功能变化(心、肺、肾、肝、胃肠、脑的功能影响)。代谢变化:体液、体内能源(伤后高血糖)、蛋白质、血清钾、钙等都会起相应变化。免疫功能变化:现已认识到,严重创伤可引起机体免疫功能发生紊乱或失调,既可能低下,也可能亢进。

162. ABC

163. BC　糖代谢紊乱是创伤后代谢反应的重要变化,常表现为血糖升高和乳酸血症,系肝糖原分解、糖异生作用、胰岛素分泌抑制、胰高血糖素分泌所致。

164. ACD

165. ABCDE　急性期常伴有低血容量、严重贫血、低蛋白血症、水电解质与酸碱失衡,术前应适当纠正,否则患者难以耐受麻醉;广泛烧伤,疼痛剧烈,术前应充分镇痛;注意呼吸道有无烧伤,应保持气道通畅;对因四肢烧伤无法测量BP的患者,需测量尿量、CVP、HR、ECG等变化;严重烧伤者,全身情况差,机体代偿功能不全,易发生麻醉意外;大面积烧伤的患者常需多次麻醉和手术,机体消耗严重,故麻醉不宜过深;大面积烧伤后,浅表静脉穿刺难以成功,常常需要做静脉切开或中心静脉穿刺。

166. ABCDE

167. ABCDE　到达高原低氧环境时,早期明显的反应是通气功能的增加以维持较大的通气量,从而提高肺泡气的氧分压,增加摄氧量。通气量的增加与海拔高度相关,在海拔4 000 m以下的高度,主要是潮气量增大;在海拔4 000 m以上,不仅潮气量增加,呼吸频率也增加,在4~5天内达到最高峰。人到高原一定时间后,肺的弥散能力提高,肺泡气和动脉血之间的氧分压差可由0.67~1.33 kPa降到0.27 kPa。氧离解曲线右移,红细胞2,3-磷酸甘油酸增高。随海拔增高,红细胞和血红蛋白均增加,以移居者高于世居者,但均为可逆性。

168. ABCDE　急性高原反应,经3个月的自身调节,仍难习服者,称慢性高原反应,表现为急性期症状时起时伏、或轻或重、不定期地反复出现,同时还伴有脱发、水肿、指甲和皮下瘀血,明显健忘、昏厥、强迫观念、咯血,睡眠性潮式呼吸,心前区刺痛,腹胀,上消化道出血,肝脏肿大,血尿,蛋白尿,性欲减退,关节疼痛等症状,这些多系统的表现又极类似神经官能症,时重时轻或消失,需仔细鉴别诊断。一般高原反应患者可在返回平原后缓解或痊愈。

169. AD　恩氟烷与异氟烷对脑血流和脑代谢的影响与剂量有关,低浓度时其作用与氟烷相似;高浓度时,增加脑血流比氟烷明显。临床麻醉浓度下,异氟烷对脑氧代谢的抑制作用比氟烷强,1.5~2.0MAC时脑氧代谢减少50%,脑电图也表现为等电位。继续提高浓度不会进一步地抑制代谢。

170. ABCDE　常见原因有全麻药对心肌的抑制、心输出量减少,或椎管内麻醉阻滞平面过高,外周血管扩张使有效循环血量下降,麻醉中由于出血、大量体液丧失等如不及时补给致低血容量等。由于高血压患者长期服用抗高血压药,特别是利血平、哌唑嗪、普萘洛尔等抗肾上腺素能神经活性药能抑制血管运动张力,当体位突然改变时即可发生低血压,另外,手术中的刺激、内脏牵拉所致迷走反射在高血压患者中也易发生低血压。

171. ABCDE　常见原因是术前紧张和焦虑,镇静镇痛等术前准备不足。全麻中血压过分升高大都由手术或麻醉的操作刺激而麻醉的深度不够所致,呼吸管理不当致缺氧或二氧化碳蓄积早期表现也为血压升高和心率增快,部分隐匿性嗜铬细胞瘤手术中血压也能急剧升高,应引起注意。

172. ABCDE　持续重度高血压,若不能及时消除其发生原因和必要的处理,则可因心肌氧耗量的增高,而导致左室心力衰竭,心肌梗死或心律失常,高血压危象则可发生急性肺水肿或脑卒中、脑疝。合并夹层动脉瘤患者可应血压过高引起破裂。

173. ABCDE　①低氧血症:肥胖患者功能余气量减少,取仰卧位后则更减少,全麻诱导后功能余气量进一步下降。术后肠胀气、气腹、因疼痛引起的腹肌痉挛、横膈抬高等加重术后肺功能不全,所以肥胖患者术后易发生低氧血症。腹部手术后低氧血症可持续 3～4 天,故术后 4～5 天内应持续氧疗,并进行 SpO_2 监测。如循环稳定,协助患者取半卧位或坐位可改善肺功能,减轻低氧血症。肥胖患者手术后呼吸功能恢复至术前水平往往需 2～3 周。②肺部并发症:以前有呼吸系统疾病的肥胖患者,伴 OHS 或匹克威克综合征的患者,以及施行上腹部或胸部手术的肥胖患者,术后容易发生呼吸系统并发症。对这些患者术后最好是有选择地送入 ICU,以便早期发现病情变化,积极进行预防及治疗,如吸入湿化气体、尽早进行胸部理疗、合理供氧、以及在护理人员帮助下早期活动等。③深静脉血栓及肺梗死:肥胖患者术后肺梗死发生率比正常人高 2 倍,约为 4.8%。这可能与肥胖患者多患有红细胞增多症、下腔静脉受腹部脂肪压迫及活动量减少致使术后深静脉血栓发生率增加有关。应积极采取预防深静脉血栓形成的措施,通常自手术日开始的 4 天内,每天静脉滴注低分子右旋糖酐 500 ml,必要时术后每天 2 次静脉注射肝素 5 000 IU 或早期腿部理疗。此外,也可在手术中即开始用弹力绷带包扎双下肢 1 周,术后应早期离床活动。④切口感染:切口感染是肥胖患者术后常见并发症,这可能与肥胖患者并存糖尿病、机体免疫力降低、皮下厚积脂肪抗感染能力弱、再加上术中用力牵拉致机械损伤等因素有关。故应严格无菌操作及创口皮下彻底冲洗等预防

措施。

174. BCDE　肥胖患者蛛网膜下腔阻滞比正常人困难得多,但肥胖患者腰部脊柱中线的脂肪要比两侧的相对少和薄一些,故取坐位穿刺更容易成功。肥胖患者蛛网膜下腔用药是正常人用量的 2/3,但阻滞平面不易调节,平卧后仍会继续上升。如果阻滞平面在 T_5 以下,对潮气量的影响很小;阻滞平面超过 T_5 水平,则可产生呼吸抑制,对伴有呼吸系统疾病的肥胖患者,影响更大。肥胖患者硬膜外腔用药量只需 2/3 常用剂量即足。

175. ABCE　①肥胖患者功能余气量减少,取仰卧位后则更减少,全麻诱导后功能余气量进一步下降。术后肠胀气、气腹、因疼痛引起的腹肌痉挛、横膈抬高等加重术后肺功能不全,所以肥胖患者术后易发生低氧血症。②肥胖患者术后肺梗死发生率比正常人高 2 倍,约为 4.8%。这可能与肥胖患者多患有红细胞增多症、下腔静脉受腹部脂肪压迫及活动量减少致使术后深静脉血栓发生率增加有关。③体位改变对肥胖患者肺容量的影响非常明显。直立位时,补呼气量和功能余气量都减少,FRC 的降低,导致在正常潮气量通气时的肺容量低于闭合容量,随之产生肺通气/灌注异常,或明显的右向左分流,甚至发生低氧血症。仰卧位时,功能余气量进一步减少,加重肺顺应性低下及通气/灌注比例失衡。胸腹壁脂肪堆积可降低胸廓的顺应性,使呼吸阻力增加,但肺的顺应性仍保持不变。

176. ABCDE　拔管后仍应继续面罩吸氧,并监测 SpO_2 1～3 天。

177. ABCDE　应详细了解患者的活动度及对体位改变的适应能力。阅读心电图及胸部 X 线片,是否有左、右室肥厚、P 波高尖或冠脉缺血等改变;是否有肺动脉高压、高血压及左、右心室功能不全的症状;如果有异常发现,必要时应做进一步检查,如动态心电图、超声心动图、左室射血分数或肺动脉导管检查。若血红蛋白大于 165 g/L,术前可考虑放血及血液稀释。

178. ABCDE　很多肥胖患者伴有气道解剖异常,麻醉前忌用阿片类药物,可用少量镇痛药静脉注射或口服,不宜采用肌注。口服地西泮(安定)

效果满意,但应严密监测呼吸。全麻或清醒插管前应给阿托品,以减少气道分泌物。肥胖患者易发生胃液反流,且约有 88% 肥胖患者的胃液量在 25 ml 以上,pH 在 2.5 以下,诱导期误吸发生率约为 1.7%,因此麻醉前应给制酸药(H_2 受体阻滞剂),如手术日晨给甲氧氯普胺 10 mg 或雷尼替丁 300 mg 口服,也可两药合用,以减少胃液,提高胃液的 pH。西咪替丁对心血管及呼吸系统的不良反应较大,近来已少用。

179. ABCDE OHS 主要见于在静息状态下出现低通气量及高 CO_2 血症的病态肥胖患者,约占病态肥胖患者的 5%～10%。此综合征包括极度肥胖、嗜睡、低肺泡通气量、周期性呼吸、低氧血症、继发性红细胞增多症、肺动脉高压、左右心室增大(尤以右心室增大为主)、右心功能不全、凹陷性水肿、肺部啰音和肺水肿。患者常于睡眠开始后即出现舌后坠致上呼吸道梗阻,继后因缺氧及 CO_2 蓄积迫使患者苏醒而恢复呼吸,入睡后又再发生舌后坠,周期性发作呼吸暂停,使患者不得安眠,以至白天嗜睡为其特殊表现。此也可称为睡眠呼吸暂停综合征(sleep apnea syndrome, SAS),其病因尚不清楚,可能为中枢神经系统对通气调节失控及(或)呼吸肌对神经冲动不起反应所致。

180. ABCDE 急性呼吸道梗阻多发生于手术后 48 h 内,是最危急的并发症。常见原因是:①手术切口内出血或敷料包扎过紧而压迫气管;②喉头水肿,可能是手术创伤或气管插管引起;③气管塌陷,由于气管壁长期受肿大甲状腺压迫而发生软化,切除大部甲状腺后,软化之气管壁失去支撑所致;④喉痉挛、呼吸道分泌物等;⑤双侧喉返神经损伤。

181. ABCDE

182. ABCDE 麻醉前访视患者时,可根据其症状、体征及实验室检查评估甲亢的严重程度。临床表现主要包括:①性情急躁,容易激动,失眠,双手平行伸出时出现震颤。②食欲亢进,但有体重减轻、怕热、多汗、皮肤潮湿。③脉搏快而有力(休息及睡眠时仍快)、脉压增大、病程长者可出现甲亢性心脏病,严重病例可出现心房颤动,甚至充血性心力衰竭。④突眼征常发生于

原发性甲状腺功能亢进症患者,双侧眼球突出、眼裂开大,上下眼睑不能完全闭合,以致角膜受损,严重者可发生溃疡甚至失明。⑤甲状腺弥漫性对称性肿大,严重者可压迫气管等,但较少见,可扪及震颤,并闻及血管杂音。⑥内分泌紊乱,无力、易疲劳等。特殊检查有基础代谢率测定、甲状腺摄碘率测定、血清 T_3、T_4 含量测定、促甲状腺素释放激素(TRH)兴奋试验等。

183. ABCD 高血压危象是指收缩压高于 33.3 kPa(约 250 mmHg),持续 1 min 以上的高血压状况。嗜铬细胞瘤切除术中常见于以下情况:①麻醉诱导期。常与术前用药不适当,导致诱导前精神紧张恐惧,诱发高血压危象,另外与麻醉实施过程中的不良刺激直接相关,如静脉穿刺、硬膜外穿刺、气管内插管、体位变动均可诱发高血压发作,严重者可致高血压危象。②手术期。多与术者操作有关,如分离、牵拉、挤压肿瘤及与肿瘤相关组织时,常引起儿茶酚胺分泌增加诱发高血压危象。③当患者合并有严重缺氧或有 CO_2 蓄积时也可诱发高血压危象。

184. ABCE 创伤性休克患者早期最突出的矛盾为血容量不足,也是造成全身性生理紊乱的主要原因。纠正低血容量,维持循环稳定必须与呼吸衰竭同时处理。快速有效地恢复循环,保证组织供氧,防止低血压所致的脑缺氧、心搏骤停和肾功能损害是创伤后休克早期复苏的基本目标。对低血容量休克使用血管收缩药物以代替补充血容量是绝对禁忌的。当血压很低或测不到,而又不能及时大量快速补充液体时,为了暂时升高血压,维持心、脑血流灌注,以防心搏骤停,可以少量使用血管活性药物。

185. ABCDE 术中体温下降的因素有:①有关资料表明输注 1 单位库血或 1 000 ml 室温的液体,患者体温平均降低 0.25℃,全麻期间全身血管扩张,热量散失较快。②吸入麻醉药可抑制海马温度中枢,使其对体温反应降低。③肌肉松弛药可阻断骨骼肌收缩性产热。④室内环境温度较低与呼吸道热量丧失,以及体表暴露的面积过大,均可引起体温下降。⑤急诊患者,特别是创伤休克患者,围术期体温的变化与心输出

量有一定的相关性。⑥术中大量失血,在快速输血补液过程中未来得及加温等。

186. ABCE

187. ABCD　引起该患者心绞痛的可能原因是高血压、心动过速、胆心反射所致冠脉痉挛和心肌肥大。

188. ABCDE　①术前应充分了解病情,进行必要的检查,如测定血糖、血钾、尿糖、尿酮体等。②术前治疗的目的是纠正代谢异常,尽量恢复血糖、尿糖、水电解质正常或接近正常;防止或积极治疗酮症酸中毒;对于同时患有心血管、脑血管及肾脏等病变,应在控制血糖的同时,积极治疗并发症,改善其功能状态;增加糖原储备等。③对糖尿病患者术前血糖应达到多少目前尚无一致的意见,一般不要求控制到完全正常水平,以免发生低血糖。一般认为择期手术患者术前空腹血糖应控制在 8.3 mmol/L(150 mg/dl)以下,最高不应超过 11.1 mmol/L(200 mg/dl),或餐后血糖不超过 13.9 mmol/L(250 mg/dl);尿糖检查为阴性,24 h 尿糖在 0.5 g/dl 以下;尿酮体阴性。

189. ABCDE

190. ABCD　对于心脏病患者,麻醉时首先应该避免心肌缺氧,保持心肌氧供/需之间的平衡。麻醉实施时应特别注意以下问题:①心动过速不仅增加心肌氧需要,且会使心肌氧供减少,对有病变心脏甚为不利,应力求预防和积极针对病因处理;②避免心律失常,心律失常可使心输出量降低,并使心肌氧需增加;③保持适当的前负荷是维持血流动力学和血压稳定的基础。血压显著的升高或下降均应避免。因此,升压药与降压药的应用要及时,并注意适应证和用法用量;④避免缺氧和二氧化碳蓄积,或 $PaCO_2$ 长时间低于 4 kPa(30 mmHg);⑤及时纠正电解质和酸碱紊乱;⑥避免输血、输液过多引起心脏前负荷增加造成氧供/需失平衡和肺间质体液潴留过多影响气体交换,同时也要防止输血、输液不足造成低循环动力;⑦加强监测,及早处理

循环功能不全的先兆和各种并发症;⑧尽可能缩短手术时间并减少手术创伤。

191. ACDE　原则是无论是饮食或药物治疗,均要求患者体内既有足够的葡萄糖利用,又不使血糖升高,术前空腹血糖应在 6.1～7.2 mmol/L,尿糖阴性或弱阳性,无酮血症,尿酮阴性,并纠正酮症酸中毒,控制感染。

192. ABCDE　局部浸润麻醉对老年患者最大的好处是意识保持清醒,对全身生理功能干扰极少,麻醉后机体功能恢复迅速。但老年人对局麻药的耐量降低,使用时应减少剂量,采用最低有效浓度,避免局麻药中毒。常用于体表短小手术和门诊小手术。

193. ACE

194. ABCDE　老年人由于全身性生理功能降低,对麻醉和手术的耐受能力较差,并存其他疾病的发生率高,因而麻醉和手术的风险普遍高于青壮年者。术前对患者的全身情况和重要器官功能进行检查,对其生理和病理状态做全面评估,对原发病和并存症积极治疗,使其在最佳生理状态下实施麻醉和手术。术前估计包括患者的全身状况及心、肺、肝、肾等重要器官的功能,以及中枢神经系统和内分泌系统的改变。应详细了解患者的现在和过去病史,通过体格检查、实验室和影像检查,必要时增加一些特殊检查,对所获得的资料加以综合分析,一旦诊断明确,应及早对异常状态进行治疗。

195. ABCDE　随着年龄的增长,主动脉和周围动脉管壁增厚,硬化程度增加,对血流的阻抗增加,收缩压、脉压增加。心室壁肥厚、心肌纤维化的严重程度加重以及瓣膜的纤维钙化。老年人心脏传导系统中弹性纤维及胶原纤维增加,心外膜脂肪存积,可包围窦房结甚至参与病态窦房结的发生、发展过程。

196. BC　由于老年人对脊麻敏感性增高,麻醉作用起效快,阻滞平面扩散广,麻醉作用时间延长。

197. ABCDE

第八章　各类手术的麻醉

一、A1/A2 型题

1. D　①妊娠期孕妇血浆容积、体重、体液总量、细胞外液均增加,药物分布容积明显增加,对脂溶性药物具有重要意义。②妊娠期血浆白蛋白浓度降低,很多蛋白结合部位被内泌素等物质所占据,蛋白结合能力下降,药物游离部分增多,所以孕妇用药效力增高,药物被肝脏代谢及肾消除量增多,并能经胎盘输送给胎儿,给药时应考虑血药浓度及游离型和结合型的比例。③妊娠期肾血流量增加,肾小球滤过量增加,可使某些药物排出量增多,如尿素、肌酐、氨基酸、葡萄糖、水溶性维生素排出量增多,尿中含量较高。④妊娠期葡萄糖醛酸转移酶的活性降低,肝脏酶系统功能变化,使肝脏生物转化功能有所下降,药物代谢有所下降,易产生蓄积性中毒。

2. B　该患者年轻,身体情况良好,行门诊小手术,可不必使用任何麻醉前用药。

3. A　MRI 手术间应避免金属在磁场中运动造成电流。因此凡带有金属的如心电图导线、钢丝强化管、漂浮导管等都不宜使用。普通喉罩不含金属,可安全使用。

4. D　由于存在缺氧性肺血管收缩机制,单肺呼吸时机体可将 PaO_2 维持于约 60 mmHg(SaO_2 90%)。PaO_2 降至 60 mmHg 时每分通气量增加,$PaCO_2$ 下降。

5. A　妊娠早期基础代谢率稍下降,以后逐渐增高,妊娠末期可增高 15%~20%,氧耗量增加 20%~30%,妊娠期胰岛功能旺盛,血中胰岛素增多,孕妇空腹血糖值低,禁食后容易发生低血糖。

6. E　妊娠末期血压常受体位影响,有约 15% 的孕妇仰卧位时发生低血压、脸色苍白、恶心、呕吐,即仰卧位低血压综合征,在妊娠第 20 周时即可出现,侧卧可解除,发生时静脉回流减少,心输出量降低,也可出现子宫动脉低血压,胎盘血流减少,影响胎儿发育。

7. A　由于妊娠子宫的压迫,下腔静脉压随妊娠进程而增高,影响椎旁静脉、椎管内静脉丛及奇静脉回流,椎管静脉丛的怒张使硬膜外腔缩小,穿刺易出血及血肿的发生率增加。

8. D　椎管静脉丛的怒张使硬膜外腔和蛛网膜下腔间隙缩小,注入少量麻醉药即可获得较广泛的平面,硬膜外导管置入易出血。妊娠晚期腹压升高,腹式呼吸受限,应关注胸式呼吸的变化。肥胖影响气管插管,腹压升高使反流误吸的风险增高。

9. E　自妊娠第 6 周起,母体血容量可增多,孕 32~34 周时达高峰,约增加 40%~45%;胎儿和母体产生的激素可使孕期血浆容量升高;雌激素可升高肾素活性,从而通过肾素-血管紧张素-醛固酮系统增加钠的吸收和水的潴留;妊娠后期增大的子宫压迫下腔静脉,使下半身的血液回流受阻,静脉压升高;孕期血容量增加,血浆蛋白未增加,血液相对被稀释,血浆胶体渗透压降低,水分移向组织间隙。

10. E　A:胎儿体内无纯粹的动脉血,而是动静脉混合血。B:静脉导管、卵圆孔、动脉导管是胎儿血液循环的特殊通道。C:胎儿的脐静脉从胎盘获得氧合程度较高的动脉血,在肝门静脉处与来自下腔静脉血汇合后流入右心房,其中 2/3 的血经卵圆孔进入左心房,由左心室、升主动脉流经头部、心脏及上肢,余下 1/3 的血液与上腔静脉回流血,由右心房、右心室、动脉导管(位于肺动脉与主动脉弓之间)分流进入主动脉降支供应躯干及下肢营养。D:胎儿时期左、右循环系统都向全身供血,肺无呼吸,故只有体循环而无有效的肺循环。

11. C　娩出的新生儿因受母体中麻醉性镇痛药影响而致呼吸抑制,可以用纳洛酮拮抗,纳洛酮可通过胎盘到达新生儿,改善新生儿对二氧化碳的通气反应。

12. D　对于产程和阴道分娩时的麻醉,哌替啶是最常用的阿片类药物,可以静脉注射 10~25 mg 或肌内注射 25~50 mg,通常总量可以用到 100 mg。对母亲和胎儿呼吸抑制最显著的是静脉注射后 10~20 min 和肌内注射后的 1~3 h。所以,哌替啶通常应用于 4 h 内不会分娩的临产早期。

13. B　阿曲库铵通过 Hofmann 自行降解,还可被血中非特异性酯酶水解,在体内消除不依赖、肝肾功能,已成为肝、肾疾病和老年患者的首选肌松药。

14. B　阿曲库铵可被广泛水解以致其药代动力学不依赖于肝肾功能。

15. A　外科手术操作常可引起心律失常。例如,胆囊手术时,胆囊、胆总管区的手术刺激可导致心动过缓、室性早搏或心搏骤停。胆心反射发生时应首先暂停外科刺激,必要时给予阿托品处理。

16. E　小儿术中补液:第 1 个 10 kg,每千克体重补 4 ml/h;第 2 个 10 kg,每千克体重补 2 ml/h;剩余部分每千克体重补 1 ml/h。

17. C　颅内压增高时,机体通过减少颅内压血容量和脑脊液量来代偿,由于脑组织需要保持一定的血流量以维持其正常功能,所以以脑脊液调节为主。

18. C　硝普钠扩张冠脉,降低动脉压和冠脉灌注压,冠脉相对缺血,特别对有缺血的心肌有发生"窃流"的可能。其降低血压可反射性地引起心动过速、心肌氧耗增加,或诱发心肌缺血。三磷酸腺苷可减慢心内传导,冠脉血管扩张血流重新分配会增加心肌缺血发生的可能性。艾司洛尔可抑制心肌收缩,会引起外周血管阻力的增加,存在致心衰的风险。异氟烷可扩张全身血管,通常会引起反射性心动过速,增加心肌氧耗。硝酸甘油由于停药后仍有较长时间的血管扩张作用,停药后不发生反跳反应,并且没有毒性代谢产物产生,具有不引起心肌缺血的优点,因而适用于合并冠心病患者的控制性降压。

19. C　高颅内压危象又称脑疝综合征。

20. D　吗啡能抑制大脑呼吸中枢,易致呼吸中枢麻痹、呼吸停止至死亡。

21. A　颅内压增高患者,可视情况使用对于颅内压影响较小的吸入麻醉药,如七氟烷等。

22. D　快速大量静脉注射甘露醇可引起体内甘露醇积聚,血容量迅速增多,导致心力衰竭(尤其是有心功能损害时)。

23. E　高血糖状态与神经系统不良预后密切相关,所以应尽量避免单纯使用含糖溶液。

24. B　缺氧伴二氧化碳蓄积早期可表现为心率增

快,血压升高;严重者则可表现为循环系统抑制状态。血容量不足多表现为心率增快、血压下降。手术疼痛刺激心率、血压都是增加。麻醉过深则可表现为心率和血压的下降。

25. D　A、C 都表现为血压下降、心率减慢;B、E 表现为血压升高、心率升高。

26. E

27. B　临床应用时间:环己巴比妥 1932 年,硫喷妥钠 1934 年,丙泮尼地 1956 年,丙泊酚 1977 年,氯胺酮 1965 年。

28. E　小儿应用非去极化肌松药剂量以千克体重计,与成人相同。小儿分布容积大,肌松药到达神经肌肉接头处的浓度低,而小儿产生肌松需要的浓度比成人低,故小儿肌松药剂量以体重计与成人相同。

29. C　单侧肺通气较两侧肺通气量减少22%,SpO_2 下降 1.2%～3.6%,造成低氧血症,其机制为:①通气侧肺 VA/Q 比值异常。侧卧位受重力影响下肺部血流多,纵隔和心脏重力压迫,加之膈肌上升,肺顺应性受影响,通气量减少,形成通气不足,血流偏多,VA/Q<0.8,通气不足发生肺小叶不张,残气量减少,PaO_2 下降。②非通气侧或开胸侧肺泡通气少或无通气而萎陷,而肺血流未相应改变(减少)。

30. C　HPV 即低氧性肺血管收缩,指肺泡氧分压下降后,机体自身肺血管收缩,肺血管阻力增加的一种保护性代偿反应。表现为肺泡低氧区域肺血管收缩致使肺动脉阻力升高、血流减少,这样使得血液流向通气良好的区域。HPV 可使 V/Q 失调减轻,肺内分流减少。

31. E　为保持下侧肺充分膨胀,氧流量4～6 L/min,不宜开胸手术。

32. A　湿肺患者麻醉期间可能出现呼吸道梗阻、肺不张、感染向健侧的扩散,为防止上述情况出现,全身麻醉必须采用双腔支气管导管行肺隔离技术,避免在插管前吸引,造成不必要的感染扩散。

33. C　全麻侧卧位开胸后,由于肺内负压的消失造成上侧肺部塌陷,同时为了保证手术视野,多采用单肺通气,此时维持呼吸功能的就主要是下侧肺及其恰当的通气。

34. C　全肺切除者,应避免过度侧卧,可取 1/4 侧卧位,以预防纵隔移位和压迫健侧肺而导致呼吸循环功能障碍。

35. D　FEV_1 如小于 2 L,术后发生肺部并发症的危险大。

36. B　除前列腺外,肺是前列腺素合成和释放的重要器官之一。

37. C　异丙肾上腺素作用于心脏 $β_1$ 受体,使心收缩力增强,心率加快,传导加速,心输出量和心肌耗氧量增加,用于心脏房室传导阻滞。

38. D　乙酰唑胺对各种类型青光眼急性发作时的短期控制是一种有效地降低眼压的辅助药物,术前给乙酰唑胺的目的是为了抑制房水生成。

39. D　扁桃体摘除术后再出血可以发生在术后 24 h 内的原发性出血,且以 6 h 以内更常见,原因常常是止血或剥离不彻底;也可发生在术后 1~3 周内,常为进食不慎导致手术创面白膜剥脱所致。扁桃体摘除术后患者咽喉部多处于水肿状态,为了防止血液及分泌物堵塞气道及有困难气道的可能,因此要免用术前药。由于误吞大量创面渗血可能导致反流误吸,此类患者应当饱胃患者处理。可采用头低位快速诱导插管,尽量不要使用清醒诱导,以免插管刺激引起呛咳误吸。对大量出血的患儿再次手术要评估低血容量、贫血、插管困难等情况。

40. B　发生眼心反射时应首先暂停手术操作,通常心率会在 20 s 内恢复正常,同时判断并调整麻醉深度和通气状况。如眼心反射引起严重的心律失常,或持续存在,应静脉给予阿托品。如反复发生,可做眼外肌的局部浸润。

41. E　琥珀胆碱作用开始时可致眼外肌持续性的痉挛性收缩,使眼内压急剧升高。静脉使用一般发生在 30 s 内 IOP 升高,6~7 min 左右恢复,持续约 5 min。预防和减轻琥珀胆碱升高 IOP 的药物包括乙酰唑胺、非去极化肌松药。

42. C　在一个密闭的中耳鼓室,腔内压力在氧化亚氮吸入后 30 min 左右达到最高,停用 45 min 后恢复到麻醉前水平。但在中耳缝合前,鼓室是开放的,此时鼓室压力等于大气压,使用氧化亚氮麻醉并无大碍,但是必须在中耳缝合前 15~30 min 停止吸入。

43. B　眼心反射是指在眼科手术及操作过程中因刺激眼球或眼部组织,导致一系列心脏不良反应,最常表现为心动过缓,也可能出现其他多种心律失常,如期前收缩、二联律等,甚至可引起心肌收缩无力、心脏骤停。诱发因素为:牵拉眼外肌、压迫眼球、框内加压操作等。尽管球后神经阻滞通过阻断反射的传入支而对抗眼心反射引起的心律失常,但这种方法也可能直接引起眼心反射。

44. A　咽喉部手术时因手术操作和麻醉操作共用气道,同时与气道相关的手术操作可造成气道水肿、出血等造成通气困难,因此最主要的就是保证气道通畅和充分的通气。

45. A　去极化肌松药琥珀胆碱可升高眼压,其他选项用药均可降低眼压。

46. B　东莨菪碱的散瞳作用较强,瞳孔扩大可引起眼压升高,对于闭角型青光眼或怀疑闭角型青光眼不应使用。

47. A　儿童眼心反射发生率较高,特别是小儿斜视手术可高达 80%。

48. B　眼心反射最常见的表现就是心动过缓,也可出现其他心律失常,如期前收缩、二联律、房室传导阻滞和室颤,甚至可引起心肌收缩无力、心搏骤停。

49. B　氯胺酮应用于临床麻醉后,由于其在良好止痛效果的同时,咽部的保护性反射依然大部分存在,自主呼吸仍保留,特别适用于手术时间较短,要求止痛效果好,但又不需控制呼吸的病例,所以较常用于眼科全麻气管内不插管的儿童。为保持其呼吸道通畅,必须加强呼吸管理,密切观察通气氧合效果,及时排除潜在问题。应用氯胺酮时首次剂量 1~2 mg/kg,术中要注意临床体征的多样化和清醒期的并发症。其明显的缺点是升高眼压、颅内压和血压、噩梦及精神症状,目前已较少单独应用。为克服氯胺酮的缺点,近年将静脉麻醉剂丙泊酚与氯胺酮合用,后者仅使用亚临床麻醉剂量,可以抑制眼压升高及梦幻发生。此外,氯胺酮与利多卡因合用或与咪达唑仑合用也在临床应用。

50. C　眼肌手术的小儿术后恶心呕吐的发生率较其他眼部手术为高。诱发原因包括术前用麻醉性镇痛剂,麻醉时间过长,3 岁以上的幼儿发生率较高。

51. E　低温的目的在于降低体内重要器官尤其是脑的代谢,使耗氧量减少,从而显著延长机体耐受缺血缺氧的时间。低温在心血管手术中应用最为广泛,在体外循环手术时结合低温可减少器官血液灌流量、提高安全性。在口腔颌面外科和整形外科手术中,低温常被应用在创伤大、出血多和涉及颅脑部的手术。

52. D 颌面、颈部神经丰富,颅颌面整形手术操作易诱发不良神经反射;口腔颌面部血运丰富、止血困难,加上麻醉药物的扩血管作用,常可造成这些部位手术的失血量增多;颅颌面严重畸形整复手术也可因广泛的颅骨、面骨截断、移位等操作而导致大量失血。

53. A ①急性坏死性胰腺炎因呕吐、肠麻痹、出血、体液外渗往往并存严重血容量不足,水、电解质紊乱,应加以纠正。②胰腺酶可将脂肪分解成脂肪酸,与血中钙离子起皂化作用,因此患者可发生低钙血症,需加以治疗。③胰腺在缺血、缺氧情况下可分泌心肌抑制因子(如低分子肽类物质),从而抑制心肌收缩力,甚至发生循环衰竭,应注意预防。胰腺炎继发腹膜炎,致使大量蛋白液渗入腹腔,不仅影响膈肌活动,而且使血浆渗透压降低,容易诱发肺间质水肿,呼吸功能减退,甚至发生急性呼吸困难综合征(ARDS)。麻醉中应在血流动力学指标监测下,输入血浆代用品、血浆和全血以恢复有效循环血量,纠正电解质紊乱及低钙血症,同时给予激素和抗生素治疗。此外,应注意呼吸管理、维护肝功能,防止ARDS和肾功能不全。

54. D 腹主动脉瘤破裂由于出血量较大,极为凶险,此类患者应采取全身麻醉,方便麻醉管理。

55. B 吗啡、芬太尼可引起胆总管括约肌和十二指肠乳头部痉挛,而促使胆道内压上升达 2.94 kPa(300 mmH$_2$O)或更高,持续 15～30 min,且不能被阿托品解除,故麻醉前应禁用。

56. D 胃十二指肠手术硬膜外阻滞可经 T$_8$～T$_9$ 或 T$_9$～T$_{10}$ 间隙穿刺,向头侧置管,阻滞平面以 T$_4$～L$_1$ 为宜。为清除内脏牵拉反应,进腹前可适量给予氟芬或杜氟合剂,或哌替啶及东莨菪碱。上腹部手术的阻滞平面不宜超过 T$_3$,否则胸式呼吸被抑制,膈肌代偿性活动增强,影响手术操作。此时,如再使用较大量镇痛镇静药,可显著影响呼吸功能而发生缺氧和二氧化碳积,甚至发生意外。因此,麻醉中除应严格控制阻滞平

面外,应加强呼吸监测和管理。

57. E 腹部手术患者具有年龄范围广、病情轻重不一及并存疾病不同等特点,故对麻醉方法与麻醉药物的选择,需根据患者全身状况,重要脏器损害程度,手术部位和时间长短,麻醉设备条件以及麻醉医师技术的熟练程度作综合考虑。

58. B ①局部麻醉:适用于短小手术及严重休克患者。可用的局麻方法有局部浸润麻醉,区域阻滞麻醉和肋间神经阻滞麻醉。腹腔内手术中还应常规施行肠系膜根部和腹腔神经丛封闭。本法安全,对机体生理影响小,但阻滞不易完善,肌松不满意,术野显露差,故使用上有局限性。②脊麻:适用于下腹部及肛门会阴部手术。脊麻后尿潴留发生率较高,且禁忌证较多,故基本已被硬膜外阻滞所取代。③连续硬膜外阻滞:为腹部手术常用的麻醉方法之一。该法痛觉阻滞完善;腹肌松弛满意;对呼吸、循环、肝、肾功能影响小;因交感神经被部分阻滞,肠管收缩,手术野显露较好;麻醉作用不受手术时间限制,并可用于术后止痛,故是较理想的麻醉方法,但内脏牵拉反应较重,为其不足。④全身麻醉:随着麻醉设备条件的改善,全身麻醉在腹部手术的选用日益增加,特别是某些上腹部手术,如全胃切除、腹腔镜手术、右半肝切除术、胸腹联合切口手术以及休克患者手术。均适于选用全身麻醉。

59. E 胆囊、胆道部位迷走神经分布密集,且有膈神经分支参与,在游离胆囊床、胆囊颈和探查胆总管时,可发生胆心反射和迷走-迷走反射。患者不仅出现牵拉痛,而且可引起反射性冠状动脉痉挛,心肌缺血导致心律失常,血压下降。

60. C 牵引肾区脏器可刺激膈神经丛,反射性引起肩部酸痛不适。

61. E 胃肠道疾病,特别是恶性肿瘤患者,术前多有营养不良、贫血、低蛋白血症、水肿、电解质异常和肾功能损害。麻醉前应尽力予以调整,以提高患者对手术和麻醉的耐受性,减少术后并发症。

62. A 腹腔镜手术选用气管内插管控制呼吸的全身麻醉最为常用和安全。全麻保留自主呼吸的方法安全性较难保证,包括呼吸功能不全和呕吐、误吸,约 1/3 的死亡患者与这种麻醉方法有关。硬膜外麻醉用于输卵管结扎等妇产科腹腔

镜手术有较多报道,但要求患者一般情况好、能合作、人工气腹的腹腔内压力要尽量低、手术技术要求也高,所以仍不能作为主要的麻醉方法。胆囊手术则因为牵拉膈肌,麻醉平面要达到 $T_4 \sim T_5$,而且腹腔脏器受操作影响,往往患者有明显不适,要求镇静。高平面的硬膜外麻醉、人工气腹、镇静和特殊体位的综合影响,往往使上腹部腹腔镜手术的硬膜外麻醉应用受限。

63. B 前列腺摘除术的麻醉中要重点注意摘出前列腺后短时间内的大量快速失血,因此麻醉管理最关键应快速输血、输液。

64. E 血清胆红素大于 40 mg/dL 的严重梗阻性黄疸患者,术后肝肾综合征的发生率较高。

65. C 肝脏是多种麻醉药代谢的主要场所,而多数麻醉药都可使肝血流量减少。麻醉选择与处理的主要原则是选用其最小有效剂量.使血压维持在 80 mmHg 以上,否则肝脏将丧失自动调节能力,并可加重肝细胞损害。

66. C 肝脏为三大代谢和多种药物代谢、解毒的器官,麻醉前应重点针对其主要病理生理改变,做好改善肝功能、出血倾向及全身状态的准备。肝包囊虫病手术应预防术中囊液破裂引起的过敏性休克。

67. C Child 肝功能分级:血清白蛋白(g/L)A 级≥35,B 级 26～34,C 级≤25。

68. C

69. D 肝硬化患者的胆碱酯酶活性减弱,使用琥珀胆碱时,其作用可增强,易发生呼吸延迟恢复。

70. C

71. C 目前评判肝功能标准基本上是按照肝功能 Child 分级标准。

72. E B:摆放膀胱截石位时下肢呈外展外旋位,此时腓骨小头位置靠近托腿架,加之麻醉状态下,患者的肌张力降低、感觉障碍,容易导致腓总神经受压损伤。摆放截石位时两腿之间角度过大,小腿呈下垂位,更易导致腓总神经的损伤,表现为足下垂。D:手术结束时将下肢同时放平,导致大量血液瞬间移向下肢,从而导致有效循环血量锐减,血压下降,心率反射性增快。

73. E 妇科手术硬膜外阻滞有一点穿刺法和两点穿刺法。一点穿刺法可经 $L_2 \sim L_3$ 间隙穿刺,向头侧置管,经腹手术阻滞平面达 $T_8 \sim S_4$,经阴道

手术阻滞平面达 $T_{12} \sim S_4$ 为宜。两点穿刺法,一点可经 $T_{12} \sim L_1$ 间隙穿刺,向头侧置管;另一点经 $L_3 \sim L_4$ 间隙穿刺,向尾侧置管,阻滞平面控制在 $T_6 \sim S_4$,适用于宫颈癌扩大根治术。

74. B **75.** C

76. E 二氧化碳气腹是目前腹腔镜手术人工气腹的常规方法,其对呼吸的影响较大,包括呼吸动力学改变、肺循环功能影响、二氧化碳吸收导致的呼吸性酸中毒等。人工气腹造成的腹内高压引起膈肌上移,胸肺顺应性可减小 30%～50%,呼吸无效腔增大。人工气腹时膈肌抬高引起的功能残气量减少和气道压力上升引起的通气/血流分布异常也同时发生,对于自主呼吸的患者可引起潮气量下降。

77. B 肝肾综合征是严重肝病患者病程后期出现的以进行性少尿或无尿、血尿素氮及肌酐升高等为主要表现,但肾脏病理检查无明显器质性病变的一种进行性、功能性的肾功能不全。内毒素血症可能是严重的肝病患者发生的重要因素。

78. E 术中探查、放囊内液及搬动肿瘤等操作过程中,要严密监测,放液速度宜慢,搬出肿瘤后应立即作腹部加压.以防止因腹内压骤然消失,右心回血量突然增加,导致前负荷增高而诱发急性肺水肿;另一方面又可能因为腹主动脉的压迫突然解除,后负荷突然降低而导致血压骤降、心率增快。因此,手术中要准确判断心脏前后负荷的增减,及时调节血容量平衡。麻醉后需待呼吸循环稳定、意识清醒后,再送回术后恢复室。

79. E 巨大肿瘤可引起:①膈肌上升、活动受限,胸廓容积明显缩小,通气量受限,患者长期处于低氧和二氧化碳蓄积状态;又因肺舒缩受限,易并发呼吸道感染和慢性支气管炎。麻醉前应常规检查肺功能及动脉血气分析,必要时行抗感染治疗。②巨大肿瘤可能压迫腔静脉、腹主动脉,使回心血量减少,下肢淤血水肿,心脏后负荷增加;又因腔静脉长期受压,逐步形成侧支循环,可使硬膜外间隙血管丛扩张淤血。麻醉前应常规检查心电图、超声心动图,了解心功能代偿程度。硬膜外穿刺、置管应谨防血管损伤,用药量应减少 1/3～1/2。③巨大肿瘤压迫胃肠道,可致患者营养不良,消瘦虚弱,继发贫血、低蛋白血症和

水、电解质代谢紊乱,麻醉前应尽可能予以纠正。

80. B　**81.** C

82. E　肝脏是多种麻醉药代谢的主要场所,而多数麻醉药都可使肝血流量减少。镇静镇痛药均在肝内代谢,门脉高压症时分解代谢延迟,可导致药效增强、作用时间延长。正常人筒箭毒碱可经肾和胆汁排泄,门脉高压症患者经胆汁排出减少。

83. E　腹腔镜手术对循环功能造成影响的主要原因有气腹的影响、患者体位、高二氧化碳血症、麻醉以及迷走神经张力增高和心律失常等造成的影响。气腹压力超过 10 mmHg 者可影响循环功能,表现为心输出量下降、高血压、低血压、体循环和肺循环血管张力升高,其影响程度与压力高低有关。

84. A　氟烷使肝血流量下降约 30%,部分患者术后可有 ALT 与 AST 一过性升高,因此原有肝损害或疑有肝炎者宜禁用。

85. C　肝功能衰竭患者手术总死亡率为 78%。

86. B　凡 3 个月内接受过激素治疗的患者或需施行肾上腺手术的患者,术前均应给予激素准备。

87. E　类癌综合征病理生理改变主要由于色胺酸代谢紊乱,分泌 5-羟色胺、缓激肽、组胺等血管活性物质所造成。

88. B　门脉高压症者手术心功能正常时,为维持有效循环血量,宜使血细胞比容保持在 30% 左右,以降低血液黏滞度,保证最佳组织灌注。

89. E　吗啡、硫喷妥钠、右旋糖酐、多黏菌素 B 等,可增加肠色素颗粒细胞膜的通透性,或泵作用发生改变而促使 5-羟色胺分泌增加,故应禁用。琥珀胆碱的去极化作用,可增高腹内压;筒箭毒碱的神经节阻滞和组胺释放作用,可诱发血压严重波动和支气管痉挛,故应慎用。

90. C　妇科手术患者多为中、老年人,可能伴有循环或呼吸系统疾病,且因长期失血而常有贫血,各器官因慢性贫血可能有不同程度损害,应重视麻醉前纠正。如血红蛋白低于 70 g/L,应作认真处理,待 80 g/L 以上方可麻醉。

91. D　右半结肠切除术选用连续硬膜外阻滞时,可选 $T_{11} \sim T_{12}$ 间隙穿刺,向头侧置管,阻滞平面控制在 $T_6 \sim L_2$。左半结肠切除术可选 $T_{12} \sim L_1$ 间隙穿刺,向头侧置管,阻滞平面需达 $T_6 \sim S_4$。进

腹探查前宜先给予适量辅助药,以控制内脏牵拉反应。选择全麻使用肌松药时,应注意与链霉素、新霉素、卡那霉素或多黏菌素等的协同不良反应(如呼吸延迟恢复)。结肠手术前常需多次清洁洗肠,故应注意血容量和血钾的变化。严重低钾血症可导致心律失常,术前数小时应复查血钾,麻醉中需有心电图监测。

92. E　手术需取截石位,经腹会阴联合切口,选用连续硬膜外阻滞时宜用双管法。一点取 $T_{12} \sim L_1$ 间隙穿刺,向头置管;另一点经 $L_3 \sim L_4$ 间隙穿刺,向尾置管。先经低位管给药以阻滞骶神经,再经高位管给药,使阻滞平面达 $T_6 \sim S_4$,麻醉中适量应用辅助药即可满足手术要求。麻醉中应注意体位改变对呼吸、循环的影响,游离乙状结肠时多需采用头低位,以利于显露盆腔,此时应注意呼吸通气情况,并常规面罩吸氧。术中出血可能较多,要随时计算出血量,并给予及时补偿。

93. B　①脾脏是人体血液储存和调节器官,有清除和调节血细胞,及产生自身免疫抗体的功能。原发性或继发性脾功能亢进需行手术者,多有脾肿大、红细胞、白细胞、血小板减少和骨髓造血细胞增生。麻醉医师应在麻醉前全面了解病史及各种检查结果,估计可能出现的问题,做好相应准备。②严重贫血,尤其是溶血性贫血者,应输新鲜血。有肝损害、低蛋白血症者,应给予保肝及多种氨基酸治疗。有血小板减少、出凝血时间及凝血酶原时间延长者,应小量多次输新鲜血或浓缩血小板,并辅以维生素 K 治疗。待贫血基本纠正、肝功能改善、出血时间及凝血酶原时间恢复正常后再行手术。③原发性脾功能亢进者除有严重出血倾向外,大都已长期服用肾上腺皮质激素和 ACTH。麻醉前除应继续服用外,尚需检查肾上腺皮质功能代偿情况。④有粒细胞缺乏症者常有反复感染史,术前应积极防治。⑤外伤性脾破裂除应积极治疗出血性休克外,应注意有无肋骨骨折、胸部挫伤、左肾破裂及颅脑损伤等并存损伤,以防因漏诊而发生意外。

94. D　妇科手术一般可选用连续硬膜外阻滞和腰麻-硬膜外联合阻滞。对硬膜外阻滞有禁忌者,可选用全身麻醉。

95. E

96. C　先天性髋脱位骨盆截骨术椎管内麻醉,平面应控制于 T_{12} 以上,以防平面过低镇痛不全。

97. B　胫神经于腘窝中间最浅,伴行腘动、静脉经比目鱼肌腱弓深面至小腿,小腿上 2/3 部行走于小腿三头肌和胫后肌之间,于内踝后方穿屈肌支持带进入足底,支配小腿后侧屈肌群和足底感觉。股骨髁上骨折及膝关节脱位易损伤胫神经,引起小腿后侧屈肌群及足底内在肌麻痹,出现足跖屈、内收、内翻,足趾跖屈、外展和内收障碍,小腿后侧、足背外侧、跟外侧和足底感觉障碍。

98. D　腓总神经的损伤表现为足下垂。

99. D　对矫正脊柱弯曲的手术,应作脊髓功能监测,因为牵拉脊髓可能影响脊髓前动脉血供,导致脊髓缺血。胸椎手术可能会大量出血,应考虑采用术前自体血储备、术中血液稀释、控制性降压及红细胞回收等技术。有创动脉压和中心静脉压监测是必要的。对合并有神经肌肉病、先天性心脏病及严重肺功能不全的患者,术后可能需要 24 h 或更长时间的机械通气支持,应在 ICU 病房进行监测和镇痛。

100. E　四肢显微手术的特点为手术时间长(有时可长达十几个小时),要求手术野清晰和稳定,且要保持良好的末梢血供。为满足其需要,麻醉应注意以下几点:①麻醉作用完善,防止因疼痛而引起血管痉挛或手术野的移动;②有良好的血管扩张,有利于精确缝合以提高成功率;③麻醉时间能根据手术需要而延长;④术中循环稳定,防止低血压,忌用血管收缩药;⑤术后能有持续的镇痛效果。区域阻滞联合轻、中度镇静可满足大多数四肢显微手术的要求,并有利于患肢的血供。用 0.5% 的布比卡因进行臂丛阻滞,可维持 8~12 h。双侧上肢手术可选用全麻或颈胸段硬膜外阻滞,但后者要求较高的穿刺技术和管理经验。下肢可根据手术时间选用硬膜外阻滞或腰麻。复杂的手术(如背阔肌移植术)需用全麻。常规静脉输入低分子右旋糖酐 500 ml,既可降低血液黏滞度,又能改变红细胞膜的电荷,防止红细胞凝集。术中应注意失血补充和体液平衡。因手术时间长,应防止局部压迫引起的组织损伤、神经麻痹、关节强直和疼痛。必要时可以应用血液稀释或控制性降压,使出血减至最少以保持干燥的术野。

101. E　①呼吸系统:呼吸急促、胸闷、发绀、咳嗽,听诊可闻及水泡音,呼吸衰竭较常见;肺部 X 线检查可见典型的"暴风雪样改变"。②神经系统:表现为头痛、烦躁、精神错乱及昏迷等;MRI 检查发现沿着脑组织血管边缘有多发性点状损害。③出血点:多分布在颈部、腋窝、前胸部等皮下疏松处,眼睑和结膜也可出现。④心血管系统:心率增快,心电图显示心肌缺血和急性肺心病改变。⑤发热。⑥泌尿系统:肾脏栓塞可在尿中检查出脂肪滴,严重者可引起急性肾衰竭。

102. A　妊娠期肝血流量无变化,肝结构组织学检查亦无特殊改变,但肝功能有不少变化,大多出现于妊娠后期:血清白蛋白下降,平均为 30 g/L,球蛋白轻度增加,A/G 比值下降。从妊娠早期起碱性磷酸酶活性升高,到足月几乎增长 3 倍。正常妊娠期胆碱酯酶活性下降,较非孕妇下降 25%。血清氨肽酶显著升高,足月时为非孕妇的 3 倍。

103. A　妊娠期水的交换面积扩大,在母体与胎儿之间发生大量水及电解质代谢,其特点是总体液量增加伴随等渗的盐潴留。妊娠期水潴留主要发生在组织间隙。孕期钠为正平衡,妊娠后半期每周平均潴留钠 3 g(1.6~8.8 g),全孕期钠总潴量约 20~25 g。孕早期钾含量从 2 370 mmol 下降至 1 982 mmol,至孕末期又恢复至 2 531 mmol。孕期钠与钾含量之比向钠侧递增,是因为孕期以细胞外液增加为主。孕期钾平均值为 4.1 mmol/L,为非孕正常值的低限,可能与糖和蛋白质组成的需要有关。血清镁正常值为 1.07 mmol/L(2.6 mg/dl),于孕妇分娩前降至 0.73 mmol/L(1.78 mg/dl),由此使子宫应激性增强。镁使肌肉松弛,镁减少则肌肉应激性增强。分娩开始静脉注射硫酸镁,可使宫缩松弛,频率与强度相应减弱。肾功能减退者排镁减少,故临床应用镁前,应了解患者的肾功能。钙对维持中枢神经及自主神经系统正常功能起重要作用。整个妊娠期中约需储备钙 3.5~4.5 g,每天平均需钙 1.5 g,而一般饮食不能满足此要求。如果孕妇体内钙储备不足,或饮食缺钙,则胎儿所需的钙将取自母体骨骼组织,此时血清钙浓度影响尚不大。因此,孕妇血清钙在正常值范围,不能排除缺钙。孕期血浆中除氯以外,磷酸盐、碳酸氢盐及 NH_4^+ 均有轻度下降。妊娠末期代偿增强,尿中 NH_4^+ 排出量增高,每 24 h 为 (57 ± 25) mmol,而正常时仅 (37 ± 8) mmol。孕期酸碱平衡系统负荷加重,孕妇的过度通气使肺泡 CO_2 张力下降,血中碱储备减少,处于代偿性呼吸性碱中毒状态,血浆 HCO_3^- 处于正常值的低限,pH 轻度上升。这种情况使母儿血液的 CO_2 分压差增加,有利于母儿的气体交换。此外,分娩过程中因体力消耗,代谢增高,血中乳酸、丙酮酸等产物增加,如果产妇未进饮食,上述变化将加重,常引起代谢性酸中毒。

104. E N_2O 吸入适用于第一产程和第二产程,一般由产妇自持麻醉面罩置于口鼻部,在宫缩前 20~25 s 吸入 50% N_2O 和 50% 氧,于深呼吸 3 次后即改为 30% N_2O 与 70% 氧吸入,待产痛消失即移开面罩。由于 N_2O 的镇痛效果有 30~45 s 的潜伏期,故必须抢先在宫缩开始前吸入方称有效。吸入 N_2O 的持续时间过长,可致产妇意识消失,并出现躁动兴奋,因此,在使用前应指导产妇正确使用的方法和要求。N_2O 不影响宫缩与产程,不影响血压,只要严格控制吸入浓度和时间,避免母儿缺氧则仍称安全,但镇痛效果则不如硬膜外阻滞法。

105. A

106. C 有些医师对新生儿窒息仍应用呼吸兴奋剂,包括尼可刹米、咖啡因等。事实上,窒息时应用呼吸兴奋药弊多利少,因为新生儿复苏主要是纠正缺氧窒息。轻度窒息,呼吸延迟出现,经吸引、吹氧、叩击足底可以激发呼吸。严重窒息时复苏的关键是气管插管,正压通气,尽早供氧。应用呼吸兴奋药增加全身氧消耗量,在脑缺氧情况下可加重脑病理损害。宫内窘迫时产妇如应用呼吸兴奋药,可能激发胎儿呼吸活动,增加娩出后误吸发生率。

107. D 低血容量引起的代谢性酸中毒,应该治疗原发病,否则酸中毒无法纠正。

108. A

109. A 地西泮容易通过胎盘,静脉注射 10 mg 在 30~60 s 内,或肌内注射 10~20 mg 在 3~5 min 内即可进入胎儿。母体肌内注射 10 mg,26~40 min 后,脐静脉血平均浓度为 70 ng/ml,而母体血浆浓度仅 38 ng/ml,40 min 后母胎血内的浓度方达平衡,其后胎血浓度又复增加,与胎儿血浆蛋白对安定有较强亲和力有关。

110. E 孕妇总循环血量逐日增多,妊娠 33 周时达最高峰,平均增加 50% 左右。此后逐渐下降,但仍比正常人多,产后 2~6 周才恢复正常。增加的血容量中,血浆成分占 50%~60%,血细胞仅 10%~20%,故血液呈稀释,血细胞比容减低,血黏度降低,红细胞沉降率加快,呈生理性贫血,同时水、钠潴留。

111. C 妊娠期随子宫的体积和重量逐渐增大,膈肌被推挤上升,最大可升高 4 cm;下胸部肋骨逐渐外展,肋骨下角在妊娠末期可增大 50%,胸廓容量亦增大,胸围可增加 5~7 cm。妊娠早期潮气量即开始持续增加直至妊娠后期,可达 800 ml;妊娠后期静息通气量可上升至 11 L/min,比非孕时增加 42%,增加量与体重及体表面积无关。妊娠 24 周后,膈肌上升,补呼气量及余气量开始下降,至妊娠末期下降更为显著,可分别达 100 ml 及 200 ml,故功能余气量下降 300 ml,但孕期的过度通气可使下降的补呼气量得到代偿。因此,肺活量不论坐、卧或站立均可无大变化。

112. E 吗啡透过早产儿血脑屏障的浓度大于哌替啶,故禁用于早产。又因对母体易引起恶心、呕吐、头晕等不良反应,故目前在产科已基本弃用,而被哌替啶所替代。

113. B 胃液分泌及胃肠道蠕动,在孕期有不同程度的改变,与胎盘分泌大量孕酮引起全身平滑肌普遍松弛有关,使胃肠道张力降低,蠕动减弱,胃排空时间及肠运输时间延长,又因胃贲门括约肌松弛、胃的位置改变以及腹压增加,易导致胃内容流至食管。用电子压力测定仪测食管蠕动过程中的压力变化,正常胃肌肉的基础张力平均为 0.4~0.53 kPa(3~4 mmHg),括约肌静息压力为 0.13~2.1 kPa(1~16 mmHg);当孕妇出现胃灼热感时,少数有一过性食管张力增加 1.6~2.9 kPa(12~22 mmHg),且蠕动停止。近年对孕期胃液分泌研究的结果表明,静息胃液分泌几乎无改变,至足月妊娠时胃液分泌量略低于正常,游离酸及总酸度均平行降低。

这种生理性胃液分泌减少和低酸度至哺乳期可恢复正常。根据上述特点,特别对并存食管裂孔疝的产妇,胃内容物反流的机会更多,产科麻醉中要切实重视预防反流、呕吐及误吸意外。

114. A 麻醉性镇痛药、巴比妥类药、镇静药、吸入全麻药都极易透过胎盘,且对胎儿产生一定的呼吸抑制作用。

115. D 氧化亚氮对母体的呼吸、循环、子宫收缩力有增强作用,使宫缩力与频率增加。

116. D 产科使用的理想肌肉松弛药应具有:起效快,持续时间短,很少通过胎盘屏障,新生儿排除该药迅速等。阿曲库铵的理化特点接近上述条件,它是大分子量的季胺离子,脂溶性低,50%与蛋白结合,所以通透胎盘屏障受限。

117. D 硬膜外阻滞为近年来国内外施行剖宫产术的首选麻醉方法。止痛效果可靠,麻醉平面和血压的控制较容易,控制麻醉平面不超过 T_8,宫缩痛可获解除,宫缩无明显抑制,腹壁肌肉松弛,对胎儿呼吸循环无抑制。

118. D 妊娠 24 周后,膈肌上升,补呼气量及余气量开始下降,至妊娠末期下降更为显著,可分别达 100 ml 及 200 ml,故功能余气量下降 300 ml,但孕期的过度通气可使下降的补呼气量得到代偿。因此,肺活量不论坐、卧或站立均无大变化。

119. B

120. A 解析同第 113 题。

121. B

122. D 静脉压随妊娠月数而增高,下肢静脉压可比正常高 1～1.5 kPa(10～15 cmH$_2$O)。下腔静脉受压促使脊椎静脉丛血流增加,硬膜外间隙和蛛网膜下腔内静脉丛扩张而容积缩小,因此向该部位注入较少量局麻药,即可得到较广泛的阻滞范围。同时硬膜外穿刺出血或血肿形成的发生率亦相应地增加。

123. A 孕妇总循环血量逐日增多,妊娠 33 周时达最高峰,平均增加 50%左右。此后逐渐下降,但仍比正常人多,产后 2～6 周才恢复正常。增加的血容量中,血浆成分占 50%～60%,血细胞仅 10%～20%,故血液呈稀释,血细胞比容减低,血黏度降低,红细胞沉降率加快,呈生理性贫血,同时水、钠潴留。表现为周围性水肿,

直至分娩后始逐渐恢复。此可能与醛固酮、雌激素和孕酮等内分泌增多有关。水、钠潴留将加重循环系负荷,但尚不致引起心功能不全。

124. C 连续硬膜外阻滞:较常用于分娩止痛,有一点穿刺和两点穿刺置管两种。只要用药得当,麻醉平面不超过 T_{10},对宫缩可无影响。本法对初产妇和子宫强直收缩、疼痛剧烈的产妇尤为适用。用于先兆子痫产妇还兼有降血压和防抽搐功效,但局麻药中禁加肾上腺素。本法禁用于原发和继发宫缩无力,产程进展缓慢,以及存在仰卧位低血压综合征的产妇。禁用于合并颅内占位病变或颅内压增高等产妇。穿刺部位感染,宫缩异常,头盆不称及骨盆异常,前置胎盘或有分娩大出血可能者也应禁用。

125. E 气管插管后用 T 管及呼吸囊(容量 500 ml)行纯氧间歇正压通气,开始时吸气期正压 30～40 cmH$_2$O,肺扩张后减为 10～20 cmH$_2$O。每次加压时限<1～2 s,频率 30～40 次/分,潮气量 20～40 ml。为便于掌握通气压力,防止肺泡破裂,可在 T 管和呼吸囊之间接上水柱压力表随时观察。注意不能用氧直接吹入气管导管,以免并发气胸。当用纯氧间歇正压通气后仍存在低氧血症(PaO$_2$<70 mmHg)时,可用呼气末正压通气提高氧分压,呼气末正压不应超过 5 cmH$_2$O,一般用 1～3 cmH$_2$O。

126. B 近年证实哌替啶抑制新生儿的呼吸中枢是通过其分解产物去甲哌替啶、哌替啶酸及去甲哌替啶醇所产生,此类产物在胎儿肝内形成。

127. C 羟丁酸钠可透过胎盘预防胎儿缺氧性脑并发症。一次静脉注射 60 mg/kg,使脑血流量减少,改善脑代谢的抑制,氧耗量降低,葡萄糖消耗量减少,乳酸盐和丙酮酸盐产量下降。剖宫产时,当胎儿出现代谢性酸中毒而需快诱导时,可先注入 γ - OH 40～60 mg/kg,然后注入 2.5%硫喷妥钠 3 mg/kg 与琥珀胆碱 1 mg/kg,进行诱导插管,并以氧化亚氮及肌松药维持,可改善非机械性原因引起的胎儿心率变化。本药禁用于严重妊娠高血压综合征、先兆子痫或低钾血症产妇。

128. E 羊水栓塞抢救:(1)纠正呼吸、循环衰竭,心搏骤停者立即进行心肺脑复苏。①纠正缺氧:遇有呼吸困难与发绀者,立即加压给氧。昏迷

者立即气管插管行人工呼吸治疗。②纠正肺动脉高压:盐酸罂粟碱可直接作用于平滑肌,解除肺血管痉挛,与阿托品同时应用可阻断迷走神经反射,扩张肺小动脉。首次用量 30～90 mg,加入 5% 葡萄糖液 250 ml 内静脉点滴,山莨菪碱或阿托品可解除肺血管痉挛,松弛支气管平滑肌;α 受体阻滞剂如酚妥拉明,1 次 5～10 mg。③防治心力衰竭:使用强心利尿剂。(2)抗过敏治疗:地塞米松、氢化可的松、钙剂。(3)综合治疗休克:补足有效血容量;使用血管活性药;维持酸碱与电解质平衡。(4)DIC 与继发纤溶的治疗:①DIC 高凝期尽早使用肝素,症状发生后 10 min 内使用效果最好。用量为 0.5～1 mg/kg(1 mg＝125 U),每 4 h 1 次静脉注射。凝血时间在 15～30 min 之内,一旦出血停止,病情好转可逐步停药。禁用于继发纤溶期。②输新鲜血、新鲜冰冻血浆:适用于消耗性低凝期。输纤维蛋白原:2 g 可提高血纤维蛋白原 1 g/L,一般用 6 g。如输注凝血酶原复合物以不少于 400 U 为宜。③输血小板:当血小板降至 5 万 U,应输血小板。④冷沉淀物:因子含Ⅰ、Ⅴ、Ⅷ、Ⅻ,每单位可增加纤维蛋白原 100 mg/L,可提高Ⅷ因子水平。⑤抗纤溶期的治疗:可用抑肽酶;氨甲环酸;6-氨基己酸等。(5)肾功能衰竭的防治:少尿期未发生尿毒症前应使用利尿剂如呋塞米、甘露醇,补充有效循环血量。肾功能衰竭时如病情允许可采用透析治疗。

129. C 为预防仰卧位低血压综合征,产妇最好采用左侧倾斜 30°体位,或垫高产妇右髋部,使之左侧 20°～30°,这样可减轻巨大子宫对腹后壁大血管的压迫,并常规开放上肢静脉,给予预防性输液。

130. B 妊娠期心排血量的增加主要由于每搏量加大,其次是心率加快。每搏量虽然增多,但动脉压并不增高,周围血管阻力则降低。周围阻力降低意味着对血流急剧改变的防卫能力减弱,可以部分解释孕妇容易发生昏厥或肺水肿。妊娠末期血压的变化常受体位的影响。有 5%～10% 孕妇由于增大的子宫压迫下腔静脉,使回心血量减少,而发生仰卧位低血压综合征。当从仰卧位改成侧卧位时,心输出量可增加

22%,症状即解除。

131. E 在孕期活性显著增加者有因子Ⅶ、Ⅷ、Ⅸ、Ⅹ,因子Ⅱ仅轻度增加,而因子ⅩⅢ(纤维蛋白稳定因子)在妊娠期浓度下降。

132. B

133. C 妊娠期脂肪积存是母体储藏能量的主要方式。孕期 30 周时机体有 4 kg 脂肪储存;孕妇肠道吸收脂肪的能力增强,因而血脂增高是正常妊娠的另一特点。所有脂类包括胆固醇、胆固醇酯、磷脂、甘油三酯及游离脂肪酸均增加,且均与蛋白质结合形成脂蛋白。

134. D 小儿主要以腹式呼吸为主,潮气量(VT)小,仅 20 ml,6～7 ml/kg,无效腔量(VD)按体重计,新生儿与成人相同,均为 2.2 ml/kg,无效腔量与潮气量之比(VD/VT)亦相同(0.3),但新生儿呼吸道容量小,故麻醉时器械无效腔要小。人工呼吸时潮气量也要小,以免肺泡过度扩张。新生儿肺泡通气量(VA)按比约为成人的两倍,新生儿主要通过增加呼吸频率(而不是容量)来满足高代谢的需要,故婴儿呼吸频率较快。

135. C 局部麻醉可应用门诊小手术(如包皮环切术、皮脂囊肿切除术等),局麻药以 0.5% 普鲁卡因或 0.5% 利多卡因为常用,一次应用最大剂量普鲁卡因不超过 8 mg/kg,利多卡因 5 mg/kg,以防过量中毒。

136. B

137. D 小儿臂丛神经阻滞 1% 的利多卡因,按容积计 0.8～1.0 ml/kg。

138. A 小儿骶管腔容积很小,仅 1～5 ml,从骶管腔给药,麻醉药可向胸部硬膜外腔扩散。

139. A　140. C　141. A

142. A 6 岁以后儿童,喉头最狭窄部位在声门。

143. C

144. E 小儿硬膜外腔含脂肪组织、淋巴管及血管丛较丰富,腔内间隙相对较少,而脂肪组织较为疏松,有利于药液扩散,但椎间孔通畅,药液由此漏至椎旁间隙的量也相对增多,故小儿硬膜外脊神经阻滞节段的数量并不完全按药液量的增加而呈比例地增加。小儿硬膜外腔脊神经细,鞘膜薄,故麻醉作用较成人出现早,药物浓度也相应降低。随着年龄增长,小儿脊

神经由细变粗,神经鞘膜由薄到厚,局麻药的有效浓度也和成人相似。

145. B 1岁以下小儿,术前用药可仅用阿托品。1岁以上小儿,可加用镇痛药,哌替啶1 mg/kg或吗啡0.08～0.1 mg/kg肌内注射,其镇静镇痛作用常很满意。

146. E 目前常以咪达唑仑0.05 mg/kg、阿托品0.02 mg/kg及氯胺酮3～4 mg/kg混合后肌内注射作为小儿术前用药,可获得满意镇静效果。

147. C 小儿硬膜外阻滞常用药物是0.7%～1.5%利多卡因,按8～10 mg/kg计算剂量,0.1%～0.2%布比卡因,按1.5～2 mg/kg用药,0.1%～0.2%丁卡因,按1.2～1.5 mg/kg给药,计算总量后先注入总量的1/4,作为试验剂量,5 min后无蛛网膜下腔阻滞征象后再注入剩余量。硬膜外阻滞后可产生满意的镇痛及肌肉松弛。

148. E 小儿脊柱较为平直,穿刺点宜选用$L_{3\sim4}$间隙,以避免阻滞平面扩散过高。

149. C

150. D 新生儿已有传导痛觉的神经末梢,外周神经与脊髓背角有交通支,中枢神经系髓鞘已发育完全。胎儿及新生儿大脑皮质已有功能,怀孕28周可记录到胎儿有脑电活动变化。发育中的胎儿脊髓后角细胞含有P物质、降钙素基因相关肽、生长抑制素等与痛觉传递有关的递质,同时也存在β-内啡肽,婴儿存在精细的感觉通路和皮质内联系。新生儿对疼痛性刺激有生理及生化反应,现已确认新生儿能感知疼痛,对伤害性刺激有应激反应,故新生儿应和成人一样,手术时要采取完善的麻醉镇痛措施。

151. D

152. C 心脏骤停伴有广泛胸骨骨折,重建人工循环应不能采取作用于胸外的抢救措施,防治骨折刺伤心脏,因此应采用胸内心脏按压。

153. E 肾移植时供体肾热缺血时间最好控制在40 min,超过60 min就会引起不可逆的肾脏损伤。

154. E 肾脏移植手术采用硬膜外麻醉,局麻药均不应加肾上腺素,因局麻药加肾上腺素可使肾血流量减少25%,还可使血压增高。

155. B 阿曲库铵由Hoffman方式降解和血浆胆碱酯酶消除,因而其作用时间不受肝肾功能影响,是肾移植麻醉首选的肌松药。

156. B 丙泊酚大部分经过肝脏代谢,终末期肾功能衰竭的患者丙泊酚的药代动力学没有明显变化,对肾功能无不良影响,既可用于麻醉诱导,也可用于麻醉维持。芬太尼排出主要依靠肝脏代谢,只有约10%的原形经肾脏排出,尿毒症患者对芬太尼的药代动力学没有明显影响。

157. D 心肺联合移植术的绝对禁忌证为:急性严重感染性疾病,不能治疗的恶性肿瘤,HIV阳性,肺动脉高压(肺动脉收缩压大于70 mmHg,平均压大于60 mmHg;肺血管阻力大于6～8 U/m²),活动性消化性溃疡,严重结缔组织病,严重的糖尿病,近期脑梗死或脑出血,多器官衰竭,出血性疾病,不能配合治疗和耐受手术,服用毒品或酗酒,有精神障碍,人类淋巴细胞毒性抗体阳性者。

158. A 心脏移植麻醉诱导应选用对心血管影响小的药物如芬太尼、依托咪酯、维库溴铵等,尽量维持血流动力学稳定。

159. A 肾移植患者开放血管时,若血压偏低,给予少量多巴胺静脉滴注,必要时可追加,使血压维持在较术前血压略升高的水平。

160. D 心脏移植后常见的并发症有:感染、出血、排斥反应、移植心脏冠状动脉粥样硬化性心脏病(GCAD)、恶性肿瘤及其他免疫抑制相关性疾病。

161. D 对重度颅内压增高患者的补液需持慎重态度:①应适当限制输入水量,一般每日约1 500～2 000 ml,伴有发热、多汗和应用脱水药者,需补充额外丢失的水分。每24 h尿量应保持600 ml以上。输入水分过多容易加重脑水肿;过分限制输水量或反复应用脱水药可引起重度脱水,都应避免。②限制5%～10%葡萄糖溶液静脉内输入,因其在细胞外液与脑脊液和细胞之间形成渗透压梯度,从而使水分进入脑细胞,即构成水中毒,其结果是颅内压增高,这在血脑屏障受损者尤为显著,颅内压增高可达危险水平。③使用0.45%盐水+2.5%葡萄糖溶液,对颅内压无影响。④10%～20%右旋糖酐使未损伤的脑组织水分增多和颅内压增高;在损伤的脑组织中右旋糖酐溢至细胞间液,反而加重脑水肿。⑤对颅内压增高患者不应单独输入无盐溶液,适当的液体为 5% 葡萄糖生理盐水,或 Ringer 液加等量 10% 的葡萄糖,以减少钠和葡萄糖的输入为原则。

162. E 截瘫患者术中休克的原因有血容量减少、病变以下部位的血管收缩功能降低、血清蛋白水平降低、肾上腺皮质功能不全等。

163. C (1)休克代偿期(休克早期):休克刚开始时,人体对血容量减少有一定的代偿能力,这时中枢神经系统的反应是兴奋性提高,患者表现为精神紧张、兴奋或烦躁不安。血容量减少的症状还不是很明显,患者开始出现皮肤苍白、四肢发冷、心跳呼吸加快、尿量减少等症状。如果在休克早期能够及时诊断、治疗,休克很快就会好转,但如果不能及时有效治疗,休克会进一步发展,进入休克期。(2)休克进展期(休克中期):①血压进行性下降,心脑血管失去自身调节或血液重心分不中的优先保证,冠状动脉和脑血管灌流不足,出现心脑功能障碍,心搏无力,患者神志淡漠甚至转入昏迷;②肾血流量长时间严重不足,出现少尿甚至无尿;③皮肤发凉加重、发绀,可出现花瓣。失代偿初期经积极救治仍属可逆,但若持续时间较长则进入休克难治期。(3)休克难治期(休克晚期):①血压进行性下降,给升压药仍难以恢复。脉搏细速中心静脉压降低,中心静脉压降低,静脉塌陷,出现循环衰竭,可致患者死亡;②毛细血管无复流;③由于微循环淤血不断加重和 DIC 的发生,全身微循环灌流严重不足,细胞受损乃至死亡,心脑肺肾等脏器出现功能障碍甚至衰竭。

164. E 术前评估的目的在于确定患者耐受手术麻醉的能力,为麻醉方案的制订提供依据。术前评估应以患者病史、体格检查、实验室检查与特殊检查为基础,对患者各器官功能进行全面了解与评估。胸外科患者,尤其是接受肺切除手术的患者,术前评估的重点应集中在呼吸系统与心血管系统。呼吸系统功能评估应通过呼吸系统疾病症状、体格检查与肺功能检查全面了解呼吸功能,以评价手术效果、手术风险与术后呼吸支持的时间。体格检查中应注意患者的一般情况(有无发绀、营养不良、杵状指等)、判断气管插管的难度、观察呼吸频率与呼吸幅度。胸部 X 线检查对判断气管移位、受压的情况有帮助,还能明确肺大疱、肺脓肿、肺气肿、肺不张、肺实变等情况。

165. A

166. E 随着麻醉技术和监测设备的进展,新的全麻药和控制呼吸的应用,严重呼吸并发症已较以往减少,但呼吸系并发症仍是小儿麻醉最常见的并发症,主要由于呼吸抑制、呼吸道阻塞及氧供应不足所致,可发生于术中及术后,处理原则包括清除呼吸道分泌物,进行辅助呼吸以及增加氧供应。

167. C **168.** E **169.** A

170. C 术后镇痛是术后管理的重要部分,术后镇痛可改善患者的呼吸功能,增加通气量,还利于咳嗽排痰,减少术后肺部并发症,应采用各种有效的镇痛手段促进患者呼吸功能的恢复。静脉 PCA、胸部硬膜外镇痛、肋间神经阻滞镇痛都可发挥良好的镇痛效应,应根据临床经验选择使用。吗啡、哌替啶对呼吸都有一定的抑制作用,因此呼吸功能不全患者开胸术后如需镇痛治疗宜选用硬膜外低浓度局麻药。

171. A 湿肺患者麻醉中可能出现呼吸道梗阻、肺不张、感染向健肺的扩散,因此术前应控制感染,结合体位引流与雾化吸入促进排痰。

172. C 对咳嗽多痰者拟行支气管造影,术前准备应体位引流,以防痰液堵塞气管。

173. D

174. A 支气管镜检查术后除按照一般全麻后原则处理外,其特殊性在于气道内操作后发生术后气道梗阻的危险明显增加,气道内出血、分泌物潴留、气道黏膜损伤水肿均可导致梗阻。这些导致梗阻的因素在术后一段时间内可持续存在甚至逐步加重,所以必须继续监测和吸入纯氧,保证充足的氧供。必要时,直接喉镜下吸去上呼吸道分泌物和血液,除去支气管镜后,以面罩、咽喉通气道、喉罩或插入气管导管以保证通气满意。非去极化肌松药的残余作用应用抗胆碱酯药拮抗。活检后患者宜取病肺在下位,直至咳嗽反射完全恢复,以保护健侧肺不受污染。

175. E

176. B　麻醉后肌痛是常见的并发症,而且肌痛可能比手术本身的疼痛更加强烈,持续时间一般2～3天,也可达4天以上。术后短时间内就活动的患者肌痛发生率(66%)明显高于术后卧床休息的患者(13.9%)。非去极化肌松药美维库铵,可以取代琥珀胆碱用于气管插管,美维库铵不引起术后肌痛。

177. E　因术后并发症增加而不适于门诊手术的患者主要有:①ASA Ⅲ～Ⅳ级、严重未得到控制、有潜在危及生命的糖尿病、不稳定性心绞痛、有症状的哮喘。②病理性肥胖伴有呼吸系统或血流动力学改变。③药物治疗:单胺氧化酶抑制剂、急性药物滥用。④早产的婴儿,孕龄小于60周。⑤在手术当晚没有成人负责照顾的患者。

178. C　在手术室外患者局麻操作时常用镇静和镇痛药,以提高患者的舒适度、缓解焦虑、使检查能在患者不动的状态下完成。镇静可分为清醒镇静和深度镇静,"清醒镇静"是患者轻度的意识抑制,对外界刺激能产生反应,维持气道通畅和保护性反射。"深度镇静"是可控性较深程度的抑制患者的神志,患者可能失去气道保护性反射,有时难以维持气道通畅,另外,患者可能难以唤醒,也可能发生呼吸抑制或呼吸停止等生理变化,深度镇静更类似于全麻。专科医师可能在检查操作时给患者应用一定量的镇静药,需注意安全使用镇静药并监测镇静水平,需深度镇静则需麻醉医师完成。手术室内麻醉的基本监测标准适用于所有在手术室外用麻醉药或镇静药的患者。一般认为静脉、肌肉或吸入镇静镇痛药引起患者保护性反射消失即为麻醉。麻醉前应了解病史和体格检查,镇静或镇痛方法的选择根据患者需要、医疗条件、特殊操作及医师的经验,没有一种药物或剂量适用于所有患者,单纯镇静可能只适用于一部分患者,而其他的患者则需加用阿片类镇痛药。

179. C　单肺通气时气道峰压宜小于25 cmH$_2$O,通气功能障碍者气道峰压小于30 cmH$_2$O。

180. C　急诊患者,术前未置肠胃减压管,应按照饱胃患者处理,应采用全麻清醒插管。

181. E

182. B　与其他腹部大手术相比,肝移植患者术后对镇痛药的需求明显减少。可经静脉应用阿片制剂或曲马多行PCA,如已放置硬膜外导管,可经硬膜外导管注入局部麻醉药行PCEA,但应注意可能出现的硬膜外血肿及感染的风险。

183. E　颅脑动脉瘤麻醉处理的首要问题是防止麻醉诱导及手术过程中动脉瘤破裂,其次为预防脑血管痉挛和颅内压增高。麻醉过程力求平稳,如果血压过高,应先控制在合理水平后再开始诱导,严禁清醒插管、呛咳、屏气和呼吸道梗阻,尽可能减少气管插管心血管应激反应,因此选用气管插管全麻最为合适。

184. A　新生儿体温调节机制发育不全,皮下脂肪少,而体表面积相对较大,容易散热,故体温易下降。新生儿无寒战反应,只能通过褐色脂肪以化学方式产生热量。褐色脂肪由交感神经支配,交感神经兴奋,释放去甲肾上腺素,刺激脂肪代谢,使甘油三酯水解而产热。体温下降时全身麻醉易加深,引起呼吸循环抑制,同时麻醉苏醒延迟,术后肺并发症增加,并易并发硬肿症,故新生儿麻醉时应采取保温措施(保温毯、棉垫包绕四肢)。

185. C　全身麻醉患者一般在60～90 min当中可获得清醒,对指令动作、定向能力和术前的记忆得以恢复。若超过此时限神志仍不十分清晰,可认为全麻后苏醒延迟。苏醒时间除了与患者个体生理和病理状态有关外,还与麻醉药血/气分配系数和肺泡通气功能直接相关,患者肺泡通气不足则是苏醒延迟最常见的原因。此外,麻醉前用药,诱导和维持麻醉的药物,复合的用药如阿片类、肌松药、神经安定药的剂量和持续时间等,也是影响因素。但对苏醒延迟还应该考虑其他影响的因素,以排除电解质平衡失调、伴发疾病或并发症引起神志昏迷的可能,及时予以生命支持和纠正。

186. E　该患者为创伤性休克,病情较危重,应在抗休克的同时,立即麻醉手术行脾脏切除术。

187. E　该患者现处于低血容量休克,麻醉处理主要包括建立通畅的呼吸道,供氧,动静脉穿刺置管,输血输液等。

188. D　肠梗阻患者由于术前存在不能正常进食、进食后呕吐的情况,因此多存在血容量不足的情况。

189. D　确定二氧化碳蓄积的最简便有效的方法就是通过监护仪测定呼气末二氧化碳分压。

190. D　小儿由于呼吸系统解剖的特殊性及咽喉部黏膜脆弱,全麻气管插管后易引起喉头水肿,因此最为可能是造成术后声嘶的原因。

191. A　首先要做的是反复行气管内吸引,防止出血堵塞气管。

192. D　孕妇因胎儿巨大需行剖宫产,术中出血的发生率明显高于普通妊娠,因此应选用双上肢大静脉快速建立静脉通路。

193. C　巨大卵巢肿瘤的患者术中探查、放囊内液及搬动肿瘤等操作过程中,要严密监测,放液速度宜慢,搬出肿瘤后应立即作腹部加压.以防止因腹内压骤然消失,右心回心血量突然增加,导致前负荷增高而诱发急性肺水肿;另一方面又可能因为腹主动脉的压迫突然解除,后负荷突然降低而导致血压骤降、心率增快。因此,手术中要准确判断心脏前后负荷的增减,及时调节血容量平衡。

194. C　动脉二氧化碳分压对脑血流有明显的影响。脑血流与$PaCO_2$成正比,与PaO_2成反比。$PaCO_2$在生理范围内,脑血流对动脉CO_2的变化非常敏感;$PaCO_2$每增加$1\ mmHg$,脑血流增加约$2\ ml/(100\ g \cdot min)$。$PaCO_2$低于$25\ mmHg$或高于$100\ mmHg$,上述变化关系降低。

195. B　前列腺电切综合征(TURS)是经尿道前列腺电切术(TURP)最严重的并发症之一。TURS是指TURP术中冲洗液经手术创面大量、快速吸收所引起的以稀释性低钠血症及血容量过多为主要特征的临床综合征。临床表现为术中不明原因的高血压、低血压、心动过缓、恶心、呕吐、烦躁、胸闷、胸痛等,结合电解质检测,Na^+<$125\ mmol/L$(低钠血症),排除其他原因即可确诊。该患者双肺底闻及湿啰音,为急性左心衰的表现。

196. D　右肾上腺肿瘤切除需常规监测患者术中呼吸、循环、肾功能变化及液体出入量。

197. A　颅脑外伤急诊患者多为饱胃患者,直接或在肌肉松弛药的辅助下进行气管插管,可能会引起患者胃内容物反流误吸。

198. D　局麻药早期中毒症状与中枢神经系统有关。患者可能首先感觉舌头麻木、头晕、耳鸣,有些患者表现为精神错乱,试图坐起来并要拔掉静脉输液针,这些患者往往被误认为癔症发作。随着毒性的增加,患者可以有肌颤,肌颤往往是抽搐的前兆,病情进一步发展,患者可出现典型的癫痫样抽搐。如果血药浓度继续升高,患者迅速出现缺氧、发绀和酸中毒,随之而来的是深昏迷和呼吸停止。

199. E　低温易引起患儿出现心律失常。

200. E　①体重不足10 kg,每小时需液量为4 ml/kg×体重(kg)。②10～20 kg:每小时需要量为2 ml/kg×体重(kg)＋20 ml。③大于20 kg:每小时需液量为1 ml/kg×体重(kg)＋40 ml。

201. D　老年患者给予试验量后未出现异常表现,故可继续少量追加,观察后再决定进一步用量。

202. C　肥胖患者功能余气量减少,取仰卧位后则更减少,全麻诱导后功能余气量进一步下降。术后肠胀气、气腹、因疼痛引起的腹肌痉挛、横膈抬高等加重术后肺功能不全,所以肥胖患者术后易发生低氧血症。

203. A　术中探查、放囊内液及搬动肿瘤等操作过程中,要严密监测,放液速度宜慢,搬出肿瘤后应立即作腹部加压,以防止因腹内压骤然消失,右心回血量突然增加,导致前负荷增高而诱发急性肺水肿;另一方面又可能因为腹主动脉的压迫突然解除,后负荷突然降低而导致血压骤降、心率增快。

204. C　饱胃患者不宜采用全麻快速诱导插管,易引起胃内容物反流误吸。

205. B　行后颅凹手术时,血压显著上升、心率加快最可能的原因是手术操作刺激三叉神经。

206. A　体外循环中ACT维持在480 s,基本检测不出纤维蛋白单体。当ACT<480 s时,则须追加肝素,追加剂量视具体情况(病种、温度、流量等)而定,一般建议每相差50 s追加50～60 IU/kg。

207. B

208. B　最大可能的原因是手术中囊液外渗引起的过敏性休克。

209. D　鼻咽喉手术气道管理是一个突出问题,许多因素造成气道管理上的困难,如手术部位血供丰富,且不易止血,不利于维持气道通畅;麻醉医师离手术野相对较远,鼻咽喉和气管内手术又直接在呼吸道上操作,管理上有一定的难度;患喉癌、会厌肿瘤的成年患者,围术期已有不同程度的呼吸困难;已做喉部分切除,复发需再次行激光局部肿瘤切除术,而又未做气管造口者,气管插管难度增大;儿童喉乳头状瘤拟行激光切除者已有部分呼吸道梗阻,因顾虑气管狭窄不宜气管造口,气管插管和气道管理难度大;气管异物取出术和气管镜检查,麻醉与手术共用一个气道,临床有时反复多次将气管镜进入左右总支气管甚至达叶、段支气管,影响通气功能。

210. C　211. C

212. A　开胸后肺萎陷,肺泡通气明显减少,但开胸侧肺血流并未相应减少,造成开胸侧肺通气不足而血流灌注良好的情况,通气血流比的降低造成肺内分流。麻醉后非开胸侧肺受腹腔内容物、纵隔、重力的影响通气不良,而血流灌注相对较多,同样造成通气血流比的降低出现肺内分流。肺内分流使动脉血氧分压下降出现低氧血症。

213. A　在股骨、胫腓骨手术前先使用15～20 U/kg肝素可使深静脉血栓发生率降至6%。

214. E　导管内径(mm)=患儿年龄(岁)/4+4。

215. C　血浆胆碱酯酶可能有质和量的效果,最常用的是地布卡因耐力性胆碱酯酶缺乏。地布卡因抑制正常血浆胆碱酯酶的80%,而非典型血浆胆碱酯酶仅被抑制20%。琥珀胆碱代谢正常的患者其地布卡因指数为80。如果患者地布卡因指数为40～60,那么该患者为非典型血浆胆碱酯酶的杂合子,将发生琥珀胆碱阻滞适度延长。如果患者地布卡因指数为20,那么该患者为非典型血浆胆碱酯酶的纯合子,将发生琥珀胆碱阻滞极度延长。重要的是记住地布卡因指数表示的是质而非量的测定。因而,地布卡因指数80的患者可有琥珀胆碱阻滞延长,这与正常血浆胆碱酯酶水平降低有关。

216. C　217. D

218. C　琥珀胆碱为肌松药,不能用于防止气管拔管时哮喘发作。

219. A　氯胺酮的主要不良反应是在麻醉恢复期有幻觉、躁动不安、噩梦与谵妄等精神症状,其次

是在术中常有泪液、唾液分泌增多,血压、颅压及眼压升高;偶有一过性呼吸抑制或暂停,喉痉挛及气管痉挛,多半是在用量较大、分泌物增多时发生。

220. A　在平卧位时约有90%临产妇的下腔静脉被子宫所压,甚至完全阻塞,下肢静脉血将通过椎管内和椎旁静脉丛及奇静脉等回流至上腔静脉。因此,可引起椎管内静脉丛怒张,硬膜外间隙变窄和蛛网膜下腔压力增加。平卧位时腹主动脉也受压,从而影响肾和子宫胎盘血流灌注,妨碍胎盘的气体交换,甚至减损胎盘功能。有报道约50%产妇于临产期取平卧位时出现"仰卧位低血压综合征",表现为低血压、心动过速、虚脱和晕厥。

221. C　单胺氧化酶抑制剂与哌替啶间的相互作用可引起两型严重的不良反应。Ⅰ型呈现为兴奋性反应,患者表现为突发的激动、谵妄、头疼、低血压或高血压、肌挛缩、高热和惊厥,甚至出现昏迷和死亡。造成此反应的原因为哌替啶阻断了突触前膜对5-羟色胺的摄取,从而增强了单胺氧化酶抑制药升高脑内5-羟色胺浓度的效应,而且哌替啶分解后生成的具有致惊厥作用的代谢物——去甲哌替啶也参与了这一反应。Ⅱ型呈现抑制性反应,患者可出现呼吸抑制、心血管虚脱或昏迷。此反应尤为凶险,主要原因为MAOI对肝内代谢哌替啶的 N-脱甲基酶的抑制,使哌替啶在体内大量堆积。

222. C　七氟烷较氟烷和异氟烷对肝损害少。

223. E　由于局麻药在血液内迅速稀释和分布,所以一次惊厥持续时间多不超过1 min。处理有:①发生惊厥时要注意保护患者,避免发生意外的损伤;②吸氧,并进行辅助或控制呼吸;③开放静脉输液,维持血流动力学的稳定;④静脉注射硫喷妥钠50～100 mg(2.5%溶液2～4 ml)或其他快速巴比妥药物,但勿应用过量以免发生呼吸抑制;也可静脉注射地西泮2.5～5.0 mg。静脉注射短效的肌松药如琥珀胆碱(1 mg/kg),即可停止肌肉阵挛性收缩,但不能阻抑大脑惊厥性放电。必须有熟练的麻醉人员方可应用肌松药,且要有人工呼吸的设备。如果患者在应用巴比妥类或地西泮后仍继续惊厥,则是应用肌松药的适应证。

224. D　肺隔离的绝对指征系需要保证通气,防止健肺感染等情况,包括湿肺、大咯血、支气管胸膜瘘、单侧支气管肺灌洗等。

225. B　对于大脑中动脉瘤,拟行动脉瘤夹闭术。目前多已采用吸入异氟烷降压;对年老、体弱、心功能差的患者可用硝酸甘油降压,速率为0.02~0.04 mg/(kg·h)。

226. E

227. D　颈动脉窦是颈内动脉起始处的梭形膨出,在窦壁内富含感觉神经末梢,称之为压力感受器。甲状腺手术刺激该部位时,可引起血压降低,心率变慢,甚至心搏骤停。术中为了避免该严重并发症发生,可采用局麻药少许在颈动脉窦周围行浸润阻滞,否则一旦出现,则应暂停手术并立即静脉注射阿托品,必要时采取心肺复苏措施。

228. C　**229.** D

230. B　气管插管全麻下行腹腔镜下胆囊切除术,术中监护仪突然显示心电图波形消失,首先应做摸颈动脉搏动,判断患者是否发生心脏骤停。

231. C　**232.** B

233. A　胆心反射(迷走神经反射)是指胆道手术时由于牵扯胆囊,或探查胆道时所引起的心率减慢、血压下降,严重者可因反射性冠状动脉痉挛导致心肌缺血、心律失常,甚至心搏骤停等现象,已处于休克或低血压状态下的患者更易发生,应采取积极措施(局部神经封闭,静脉辅助用药如哌替啶、阿托品)加以防范。

234. B　所有长骨骨折的患者都会产生不同程度的肺功能障碍,但临床上出现明显脂肪栓塞症状者仅占10%~15%,表现为低氧血症、心动过速、意识改变以及在结膜、腋下、上胸部有出血点。在尿中查出脂肪滴还不能诊断脂肪栓塞,而当胸片检查显示肺浸润者基本可诊断为脂肪栓塞。

235. C　治疗脊麻后头痛的措施包括镇静、卧床休息及补液、静脉或口服咖啡因、硬膜外生理盐水输注、硬膜外充填血。

236. E　行回肠膀胱成形术,选择低位硬膜外麻醉并不能满足麻醉要求,防止牵拉肠管引起的镇痛不全。

237. B　眼心反射(oculocardiac reflex, OCR)是指在压迫、刺激眼球或眼眶,牵拉眼外肌引起的由迷走神经中介的心动过缓或心律失常。此反射弧的传入支为三叉神经的睫状长、短神经,传出支为迷走神经心支和心内神经节。眼心反射产生心动过缓的个体差异较大,有的患者可在心电图上无明显变化,而严重者心率减慢可达基础值的50%以上,甚至心搏骤停。眼心反射在小儿斜视手术中最易发生,视网膜手术、眶内手术及眼球摘除术也时有发生。

238. D

239. B　喉切除创伤大、范围广、刺激强。部分患者伴有气道梗阻和喉解剖上的异常,给气管插管带来困难。术前应做纤维喉镜或间接喉镜检查。对预计插管困难者不宜快速诱导,有些病例麻醉前无气道梗阻,但使用镇静及诱导药物后,可立即出现明显梗阻,应有所准备。对于有气道梗阻的病例,全麻前先于局麻下气管造口,经造口气管插管,采用静吸复合全麻。导管妥善固定。术毕需更换用于气管造口的专用导管,但因这种导管多不能与麻醉机相接,故更换前呼吸功能应恢复完全,必要时拮抗残余肌松作用。喉切除患者多长期吸烟或患有慢性支气管炎,术中应及时吸除气道分泌物,换管前应吸净残血,注意吸引时间不宜过长。对于手术操作压迫颈动脉窦引起心动过缓和低血压时应立即停止手术操作。

240. B　低血压是脊麻最常见的并发症,由交感神经广泛阻滞,静脉回流减少,使心输出量降低所致。静脉回流减少的程度同交感神经阻滞的范围及患者的体位相关。麻醉前进行血管内扩容,麻醉后调整患者的体位可能改善静脉回流,从而增加心输出量和动脉血压。脊麻时输注500~1 000 ml晶体或胶体液可对抗其血管扩张导致的血容量相对不足。如果血压仍不能维持,可试用5°~10°的头低位以改善静脉回流而又不影响麻醉平面。进行扩容和调整体位后血压仍不升,应使用血管加压药,麻黄碱是最常用的药物,它兼有α及β受体兴奋作用,可收缩动脉血管以升高血压,也能加快心率,一次常用量为5~10 mg,但反复使用可能导致快速耐受性。

241. C　气管异物取出术麻醉,患者多为儿童,手术操作占用呼吸道,使麻醉中气道控制难度增大。自喷射通气应用以来,这一问题得以较好解决。目前多采用全凭静脉麻醉,经气管镜外法的优点是通气不依赖气管镜独立进行,灵活性大。

242. D 外伤性肝破裂造成失血性休克,应该边纠正休克边手术。

243. D 全脊麻的主要特征是注药后迅速发展的广泛的感觉和运动神经阻滞。由于交感神经被阻滞,低血压是最常见的表现。如果 C_3、C_4 和 C_5 受累,可能出现膈肌麻痹,加上肋间肌也麻痹,可能导致呼吸衰竭甚至呼吸停止。随着低血压及缺氧,患者可能很快意识不清、昏迷。如用药量过大,症状典型,诊断不难,但须与引起低血压和昏迷的其他原因进行鉴别开来,如迷走-迷走昏厥。当用药量较少时(如产科镇痛),可能仅出现异常高平面的麻醉,这往往就是误入蛛网膜下腔的表现。

244. B 该患者现处于低血容量休克,故采用全麻较好术中麻醉管理及输血输液管理。

245. B 静脉注射咪达唑仑 5 mg 可对患者循环系统有抑制作用。

246. B

247. E 对于长期高血压、心肌缺血的患者行急诊手术,术前、术中的心功能监测是最基本的。

248. E 胫腓骨骨折的患者术后可发生肌筋膜间隙综合征,术后镇痛可掩盖其早期症状(剧痛、麻木、无力),因而使用术后镇痛应谨慎,并密切注意患肢的情况变化。复杂的全膝关节置换术、足外翻矫形术、高位胫骨截骨术等术后有可能发生腓总神经损伤,早期发现可通过屈曲膝关节、变换包扎方式的方法避免或减轻神经损伤,而术后镇痛有时可延误诊断,造成永久性神经损害。

249. B 对施大手术或骨折,或心脏病患者手术时,突然出现胸痛、咯血,不明原因的气急、窒息感,并出现严重休克和意识障碍,或在充分供氧和通气下,患者仍呈进展性发绀、低血压,应考虑有发生肺栓塞的可能。临床表现为急性呼吸困难、咳嗽和胸痛,肺部可无有阳性体征。

250. C

251. B 高位灌肠不可作,也不能让患者用力排便,以免颅内压骤然增高,可用轻泻剂来疏通大便。

252. B 甘露醇为强力脱水利尿药,其缩小脑容积和降低颅内压的效果迅速且持久,是当前应用最广的降颅压药。

253. E 目前临床上多数将高渗性脱水药甘露醇与呋塞米联合应用,可提高降颅压效果,减少不良反应,延长降压时间,减少反跳现象。

254. B 腰椎穿刺减压禁用于阻塞性脑积水、脑挫伤性水肿等患者,否则因椎管内压力下降可引起枕骨大孔疝。

255. C 抢救枕骨大孔疝最有效的急救措施是快速颅内钻孔穿刺脑室额角,行脑脊液外引流术,宜在伤后 72 h 以后进行,此时脑水肿开始消退,而脑脊液产量增多、脑脊液动力学障碍,脑室扩大,颅内压增高较早期更甚。

256. B 甘露醇为强力脱水利尿药,其缩小脑容积和降低颅内压的效果迅速且持久,是当前应用最广的降颅压药。抢救成人幕上脑疝时应首选 20% 甘露醇 250 ml 快速静脉滴注。

二、A3/A4 型题

257. B 硫喷妥钠肌内注射可产生呼吸循环抑制、喉痉挛等并发症。

258. C 患儿出现轻度喉痉挛,此时应暂停操作,避免刺激,同时给予吸氧。

259. D 喉痉挛是小儿麻醉期间常见并发症,多因浅麻醉下局部刺激(机械性或分泌物)所致,经吸氧或加深麻醉而缓解,此时应采用气管内插管全麻下完成手术;气管内插管保留自主呼吸,局麻下完成手术;鼻导管吸氧,局麻下完成手术;严密监护,局麻下完成手术。

260. C 饱胃患者出现误吸应首先选用粗大的吸引管经气管导管快速清理气道,以免呕吐物进一步堵塞气道引起呼吸道梗阻,继以纯氧机械通气,并加用呼气末正压。

261. A 饱胃患者呕吐后出现呼吸困难最可能的原因是误吸。

262. D

263. B ①使患者处于头低足高位,并转为右侧卧位,因受累的多为右侧肺叶,如此则可保持左侧肺有效的通气和引流。②迅速用喉镜检查口腔,以便在明视下进行吸收清除胃内容物。如为固体物可用手法直接清除,咽部异物则宜用 Magil 钳夹取。若气道仅呈部分梗阻,当患者牙关紧闭时,可通过面罩给氧,经鼻腔反复进行吸引,清除反流物。亦可采用开口器打开口腔,或纤维光导支气管镜经鼻腔导入进行吸引。此时不宜应用肌松药,因喉反射的消失有进一步扩大误吸的危险。

264. D　术后急性肺不张治疗主要目的是消除呼吸道梗阻的原因,积极预防感染,并使萎陷的肺复张。处理包括:①积极鼓励患者咳嗽排痰,或诱导发生呛咳;②施行纤维光导支气管镜检查,不仅可明确梗阻的部位和原因,且可进行分泌物的吸引和异物的钳取;③若患者存在明显低氧血症,可用机械性正压通气(FiO₂≤0.6),附以 PEEP(10～15 cmH₂O),有助于肺泡的复张;④其他如雾化吸入,祛痰药,支气管扩张药,激素等应用有助于改善通气的功能;⑤根据痰液细菌培养结果和药敏实验,选用有效的抗生素。

265. D　**266.** A　**267.** D

268. C　小儿颈部手术多采用全麻气管插管,有利于术中呼吸管理。

269. D

270. C　患者存在心肌缺血、高血钾的症状,故采用气管内插管全麻可利于麻醉期间管理。

271. A　**272.** C　**273.** A　**274.** B　**275.** A

276. D　D 项最不合适,会耽误救治时机。

277. B　**278.** E　**279.** D　**280.** D

281. B　该患者为糖尿病酮症酸中毒,术前检查除常规外,还应检查血糖、尿糖、尿酮体。

282. E　围术期血糖的控制可明显降低手术并发症,改善术后效果。高血糖可加重缺血引起的脑损害及伤口愈合不良。因此,应积极治疗糖尿病。在病情允许的情况下,应抓紧时间做必要的术前准备和处理,尽可能在术前纠正酮症酸中毒和高渗性昏迷,血糖控制在 8.3～11.1 mmol/L(150～200 mg/dl)左右,尿酮体消失、酸中毒纠正后方可手术。如病情需要立即手术,应边控制病情、边施行麻醉和手术。处理措施包括:注射胰岛素,补充液体,纠正水电解质和酸碱失衡,但也要注意避免随后出现的低血糖。

283. C

284. B　患者近月一直禁食,可能引起电解质紊乱,术前应特别注意血清电解质检查。

285. ABCDE　实施麻醉术前麻醉药量需酌减,诱导用药时需谨慎缓慢,首选气管内插管全麻,术中仍需观察体温的变化,宜使用短效、对循环影响小的药物。

286. E　该患者在麻醉中不宜使用的药物是羟丁酸钠,低血钾的患者或大量、重复给药时可诱发心律失常,应酌情补钾。

287. E　老年患者术前需常规查看病历,了解患者营养状况,体格及其他检查了解患者心肺功能、肝肾功能。

288. D　**289.** B　**290.** D　**291.** E　**292.** E

293. E　全麻诱导和气管插管造成血流动力学波动、麻醉维持中的高血压、低血钾均可加重该患者的心律失常。

294. D　**295.** E　**296.** D　**297.** D　**298.** B

299. A　**300.** C　**301.** B

三、X 型题

302. BCE

303. AC　①通过呼吸机施行过度通气,使 PaCO₂ 降低,可使脑血管收缩、脑血流量减少和脑血容量降低,从而降低颅内压。②高压氧可使脑血管收缩,脑血流和脑血液容积减少,从而使颅内压降低。

304. ABCD　①脱水治疗,根据病情,选用脱水药物,目前常用 20% 甘露醇、呋塞米。可辅以浓缩血清白蛋白,脱水降压效果好。②梗阻性脑积水导致脑积水性脑水肿,行侧脑室持续引流,减少脑脊液量,达到减压和清除脑水肿的目的。③对脑细胞损害可应用激素等药物,大剂量应用激素尚缺乏统一意见。自由基清除剂有一定治疗作用。④促进脑血流灌注,改善微循环,降低血脑屏障通透性,可应用钙通道阻滞剂如尼莫地平。

305. ABCDE　①脑外伤患者多为饱胃,甚至有酗酒史,易发生呕吐、呼吸道阻塞、误吸。②丘脑、脑干等系统的损伤或脑疝形成后,患者常出现生命体征不稳定,随时可能发生呼吸、心跳停止。③可能伴全身多器官的严重损伤,如肺水肿。

④多伴有低氧血症及凝血功能障碍。

306. ABCDE 坐位手术中容易出现的并发症有空气栓塞,气颅(坐位姿势利于脑脊液自颅内引出,同时也利于空气进颅,特别当采取外科减压术和使用利尿剂及过度换气等情况下,更容易促使空气进颅),外周神经损伤(可出现四肢瘫痪或轻瘫,机制不清楚,可能与颈部过度前屈致静脉回流受阻、长期低血压造成脊髓缺血有关。故应保持颈静脉回流通畅。还可能出现压迫性损伤,如坐骨神经牵拉损伤,臀部皮肤压迫性缺血等)。

307. ABDE 对脑缺血病例施行脑功能保护,主要采用药物治疗,包括:①巴比妥类药,通过抑制神经元电活动,最低限度降低脑代谢率,当 EEG 呈等电位时,可获得最大的保护作用,可促使局灶性或不完全性脑缺血的神经功能恢复。常用量为 $10\sim20$ mg/(kg·h)。②吸入性全麻药如异氟烷,可以使 $CMRO_2$ 降低,但达到 EEG 等电位的麻醉深度,对全脑缺血并无益处。③浅低温,利用轻度低温($33\sim35$℃)可明显降低 $CMRO_2$,并降低缺血后各种有害物质的产生。过去常采用中度或深低温保护,容易发生循环呼吸严重抑制,出现心律失常、组织低灌注和凝血障碍等并发症,后者的危险性高于脑保护作用。④控制高血糖,高血糖可加重缺血后脑损伤,葡萄糖无氧代谢可产生过多的乳酸,从而加重细胞内酸中毒。因此应控制血糖在正常水平。⑤钙通道阻滞剂,常用尼莫地平,能改善中风的预后,减轻全脑缺血后的低灌注,并对蛛网膜下腔出血后的脑血管痉挛有缓解作用,常用量为 0.5 μg/(kg·min)静脉持续泵注。⑥类固醇激素用于大多数脑卒中(中风)或严重脑外伤病例,经研究并未证实其有利效应。但大剂量甲泼尼龙对急性脊髓损伤后的神经功能恢复有轻度促进作用,应强调在损伤后 8 h 内开始用药。

308. ABCDE (1)药物性降低颅内高压以渗透性脱水药最为常用。当前应用最广的高渗性降低颅压药物首推甘露醇,其次为甘油。山梨醇的作用与甘露醇类似。近来有人试用高渗盐水和羟乙基淀粉治疗顽固性颅内高压。其他尚有利尿脱水药、激素类药等可资利用。(2)生理性降低颅内压,如:①过度通气,通过呼吸机施行过度通气,使 $PaCO_2$ 降低,可使脑血管收缩、脑血流量减少和脑血容量降低,从而降低颅内压;②高压氧疗法:高压氧可使脑血管收缩,脑血流和脑血液容积减少,从而使颅内压降低;③气管内吹气法、低温疗法、脑室外引流:多用于严重急性脑外伤,宜在伤后 72 h 以后进行,此时脑水肿开始消退,而脑脊液产量增多、脑脊液动力学障碍,脑室扩大,颅内压增高较早期更甚。引流管高度不应低于 $180\sim200$ mm,以免引起脑室塌陷而出现颅内血肿。

309. ABCDE 长期颅内高压、频繁呕吐、不能进食、有脱水及电解质紊乱者,术前应尽量纠正,同时采取降颅压、高营养及纠正电解质紊乱,待衰竭状态改善 $3\sim5$ 天、病情稳定后再开颅手术。由于中枢介导的内分泌紊乱,例如垂体肿瘤合并血糖增高、颅咽管瘤合并尿崩等,应分析病情对症处理。

310. ABCDE 内、外环境中氧、二氧化碳、血液和脑脊液酸碱以及血液和脑脊液离子等各种化学因素对脑血管均具有影响。

311. ABCDE

312. ABCDE 喉切除创伤大,范围广,刺激强。部分患者伴有气道梗阻和喉解剖上的异常,给气管插管带来困难。术前应做纤维喉镜或间接喉镜检查。对预计插管困难者不宜快速诱导,有些病例麻醉前无气道梗阻,但使用镇静及诱导药物后,可立即出现明显梗阻,应有所准备。对于有气道梗阻的病例,全麻前先于局麻下气管造口,经造口气管插管,采用静吸复合全麻。导管妥善固定。手术操作如压迫颈动脉窦可引起反射性心动过缓和低血压,断喉操作时要维持足够的麻醉深度。术毕需更换用于气管造口的专用导管,但因这种导管多不能与麻醉机相接,故更换前呼吸功能应恢复完全,必要时拮抗残余肌松作用。喉切除患者多长期吸烟或患有慢性支气管炎,术中应及时吸除气道分泌物,换管前应吸净残血,注意吸引时间不宜过长。

313. ABCDE 二氧化碳激光能穿透组织达 200 μm,适于喉及声带手术。这类手术多于支撑喉镜下完成。特点是手术时间较短,对咽喉部刺激强,术毕要求尽早清醒。全凭静脉麻醉下喷射通气,可选用较细带套囊导管获得较好通气,喷射通气时注意二氧化碳蓄积。术中出血时要保证呼吸道的通畅。对于术中心血管反应剧烈的病例,必要时加用血管扩张剂、钙通道阻滞剂或肾上腺素能受体阻滞剂。手术将结束时,减浅麻醉。使用喷射通气者自主呼吸恢复之初,减小驱动压行并行通气,直至完全撤除。

314. ABC 鼻咽腔手术时咽部纱条填塞,可促使集聚在咽部的液体进入胃内,使失血量难以估计,局部刺激引起患者不适。

315. ABCD 术前除检查耳鼻喉科情况外,还要了解全身状态。对伴上感者施行全麻时,麻醉并发症发生率较正常明显增高,择期手术应暂停。老年患者常并存呼吸、循环及内分泌系统病变,应了解病变的进展情况,尽量改善全身情况。鼾症、肿瘤、再次手术者,发育畸形者应进行气道困难程度估计,做好技术和设备上的准备。拟经鼻气管插管者行术前鼻道检查。拟行气管异物取出术者明确气管异物的性质,有无肺不张、气胸。扁桃体手术出血再手术患者出血量、有无凝血功能障碍等均应考虑。

316. ABC

317. ABCD ①耳鼻喉科疾病大部分局限于头颈部,各部分系为黏膜组织覆盖,因而部分手术可采用表面麻醉或神经阻滞麻醉来完成。②气道管理的难度很大。鼻咽喉手术气道管理是一个突出问题,许多因素造成气道管理上的困难,如手术部位血供丰富,且不易止血,不利于维持气道通畅;麻醉医师离手术野相对较远,鼻咽喉和气管内手术又直接在呼吸道上操作,管理上有一定的难度;患喉癌、会厌肿瘤的成年患者,围术期已有不同程度的呼吸困难;已做喉部分切除,复发需再次行激光局部肿瘤切除术,而又未做气管造口者,气管插管难度增大;儿童喉乳头状瘤拟行激光切除者已有部分呼吸道梗阻,因顾虑气管狭窄不宜气管造口,气管插管和气道管理难度大;气管异物取出术和气管镜检查,麻醉与手术共用一个气道,临床有时反复多次将气管镜进入左右总支气管甚至达叶、段支气管,影响通气功能。③鼻咽部纤维血管瘤和上颌骨摘除手术出血多且急,常需控制性降压术。④控制中耳及鼻旁窦

压力改变。中耳的鼓室通过咽鼓管与大气连通,鼻窦开口于鼻腔,当这些腔隙的开口阻塞时,其压力便不能与外界大气平衡。此时若吸入氧化亚氮麻醉,由于氧化亚氮的血/气分配系数是氮气的34倍,氧化亚氮便大量进入这些腔隙,使腔内压急剧升高,甚至使鼓膜穿破。而当术毕停用氧化亚氮时,腔隙内的氧化亚氮又很快进入血液内,使中耳腔内压力下降,这种压力改变将影响中耳成型手术的效果,甚至使手术失败。⑤全麻苏醒期患者由麻醉状态转至清醒,但仍存在不同程度镇静,应加强呼吸道管理,尤其是对鼾症和鼻咽部手术、肥胖患者及儿童,最好先送术后恢复室,以防转送过程中发生意外。

318. CD 术前用药常选颠茄类以抑制腺体分泌,保持呼吸道干燥,小儿阿托品 0.02 mg/kg。对于情绪紧张患者给予地西泮(安定)肌注或用少许水口服,有抗焦虑和顺行性遗忘作用。1 周岁以内婴儿和已有气道阻塞患者一般不用阿片类术前药。严重气道梗阻或扁桃体出血再次手术者暂不给术前药,送至手术室后视病情给予颠茄类药。

319. ABCDE   320. ABCDE

321. ABCE 口腔颌面肿瘤患者中发生气道困难较为多见。舌体、舌根、口底、软腭、会厌和颌面部等处肿瘤的占位、组织浸润和粘连固定,可造成气道部分阻塞、通气面罩漏气、喉镜放置困难、声门暴露不佳、视线被阻挡等。当肿瘤侵犯颞下颌关节、翼腭窝、咬肌、颞肌时,可引起张口困难。在头面部严重疤痕挛缩病例中,因小口畸形、颈胸粘连所致的气管插管困难处理十分棘手,成为围术期麻醉管理的突出问题。术中,由于手术野在气道入口处,异物、分泌物和血液有误入气道的危险,加上患者头部位置多变动和麻醉医师远距离操作,可给气道管理带来不利。术后,因口咽部组织肿胀、血液或分泌物堵塞、动脉结扎线头脱落、失去颌骨支撑、颌间结扎固定以及多层敷料包扎等因素影响,易在拔管后发生气道梗阻,应注意加强管理。口腔颌面外科和整形外科手术要求麻醉平稳、镇静镇痛完全,多不需要有足够的肌肉松弛效果。

322. ABCDE

323. ABCDE　小儿尤其是新生儿对药物的反应与许多因素有关,包括身体组成(脂肪、肌肉、水含量)、蛋白结合、体温、心输出量的分布、血脑脊液屏障、肝肾功能等。新生儿体液总量、细胞外液量和血容量与体重之比大于成人,应用水溶性药物时由于分布容积较大,故新生儿按体重给药需较大剂量以达到需要的血液药物浓度(如抗生素、琥珀胆碱)。体内脂肪及肌肉含量随年龄增长而增加,新生儿及婴儿脂肪及肌肉相对较少,应用依赖再分布至脂肪而终止其作用的药物(如硫喷妥钠)时,临床作用时效较长。同样,应用再分布至肌肉的药物(如芬太尼),其作用时间也延长。虽然新生儿肝体积占体重的4%,但酶系统未发育,故药物的血浆半衰期较长,新生儿肝脏清除药物的能力仅为成人的20%～30%,至婴儿及儿童,肝体积仍占体重4%,但酶系统已成熟,故药物的血浆半衰期较短。大多数药物及其代谢产物最终都经肾脏排泄。新生儿肾小球滤过率低,影响药物的排泄。随着年龄增长,肾小球滤过率增高。

324. CE　新生儿体液总量、细胞外液量和血容量与体重之比大于成人,应用水溶性药物时由于分布容积较大,故新生儿按体重给药需较大剂量以达到需要的血液药物浓度(如抗生素、琥珀胆碱)。小儿呼吸频率快,心脏指数高,大部分心排血量分布至血管丰富的器官,加上血气分配系数随年龄而有改变,故小儿对吸入麻醉药的吸收快,麻醉诱导迅速,但同时也易于过量。

325. CD　正常主动脉瓣口面积3～4 cm²,孔径2.5 cm。严重的狭窄是指瓣口面积<1.0 cm²。主动脉瓣狭窄可因风湿、先天畸形或老年退变而引起。风湿炎症使瓣叶与结合处融合,瓣沿回缩僵硬,瓣叶两面出现钙化结节,使瓣口呈圆形或三角形,在狭窄的同时多数伴有关闭不全。瓣口狭窄后,左室与主动脉压差>0.66 kPa(系正常值);随着狭窄加重,压差也增大,重者可>6.6 kPa。由于左室射血阻力增加,左室后负荷加大,舒张期充盈量上升,心肌纤维伸展、肥大、增粗呈向心性肥厚,心脏重量可增达1 000 g,致心肌耗氧增加,但心肌毛细血管数量并不相应增加。因左室壁内小血管受到高室压及肥厚心肌纤维的挤压,血流量减少;左室收缩压增高

而舒张压降低,可影响冠状动脉供血,严重者可因心肌缺血而发生心绞痛。当左室功能失代偿时,心搏量和心排出量下降,左室与主动脉间压差减小,左房压、肺毛细血管压、肺动脉压、右室压及右房压均相应升高,临床上可出现低心排综合征。如果伴发心房纤颤,心房收缩力消失,则左室充盈压下降。主动脉瓣狭窄的病理生理特点为排血受阻,左室压超负荷,心输出量受限;左室明显肥厚或轻度扩张;左室顺应性下降;心室壁肥厚伴有心内膜下缺血;心肌做功增大,心肌需氧增高。

326. DE　①血压下降时,可用血管收缩药维持安全的血压水平;②除非血压严重下降,避免应用正性肌力药;③避免心动过缓,需维持适当的心率以保证冠脉血流灌注;④避免心动过速,否则增加心肌氧需而形成氧债;⑤保持足够血容量,但忌过量;⑥对心房退化或丧失窦性心律者应安置起搏器。

327. BD　有资料表明,非心脏手术的手术患者围术期心肌缺血的发生率可高达24%～39%,冠心病患者中可高达40%。如果发生心肌梗死的范围较广,势必影响到心肌功能,输出量锐减,终因心泵衰竭而死亡。尤其是新近(6个月以内)发生过心肌梗死的患者,更易于出现再次心肌梗死。据文献报告,手术时间历1 h的发生率为1.6%,6 h以上则可达16.7%。

328. ABCDE　(1)重点保护心肌功能,保证心肌氧供需平衡,避免心绞痛发作。常用药物有:①硝酸酯类,如硝酸甘油;②钙通道阻滞剂,如硝苯地平、尼卡地平、尼莫地平、地尔硫䓬、维拉帕米等;③β受体阻滞剂,如普萘洛尔、美托洛尔、艾司洛尔等。(2)术前对中、重度高血压患者应采取两种以上降压药治疗,包括利尿药、β受体阻滞剂、钙通道阻滞剂、血管紧张素转换酶抑制剂、α受体阻滞剂等,应一直用到手术前,不宜突然停药,否则反可诱发心肌缺血、高血压反跳和心律失常。(3)对冠心病患者必须尽量做到减轻其恐惧不安心理,给予安慰和鼓励,以防血压升高、心率加快甚至诱发心绞痛。术前晚睡前应给催眠药。(4)严重患者应常规安插漂浮导管监测血流动力学,需依靠辅助循环措施,以减少心脏做功,提高全身和心肌供血,改善心脏

功能。

329. BC　Adamkiewicz 动脉（AKA），又称根最大动脉，直径 $0.8 \sim 1.3\ mm$,发出的位置多在 $T_8 \sim L_3$ 之间；脊髓前动脉综合征临床特点为脊髓前动脉分布区域受累，引起肢体瘫痪、痛觉、温觉障碍、直肠膀胱括约肌障碍。

330. CDE　麻醉前估计：充分估计患者的情况，尤其是呼吸和循环功能。手术的种类：在急性期进行的手术多为脊髓本身的手术或合并的其他脏器损伤的手术。围术期移动患者一定要温柔、轻搬轻放，保持脊柱处于水平位，防止错位而加重脊髓损伤。术前适当扩容，并给予阿托品，有利于防止麻醉后低血压和心动过缓。麻醉选择：以气管插管全麻为首选。对于高颈段损伤一定要防止头部仰，为保证颈部肌张力存在，最好选用清醒气管插管或给予镇静药后保留呼吸插管。麻醉诱导药物宜选择对循环干扰小的依托咪酯、羟基丁酸钠、咪达唑仑等。必要时采用纤维光导喉镜或带光源盲插引导器。麻醉维持可以选用吸入、静脉或复合麻醉。若采取俯卧位手术，膈肌运动受限制，更易发生低血压、呼吸困难等。这类患者对麻醉药都较敏感，耐受性差，用药量应比一般患者减少。手术区若在麻木区内，麻醉药的用量可适当减少。加强监测：对于危重患者，除了常规的血压、心率、心电图、脉搏血氧饱和度、体温监测外，留置直接动脉压、中心静脉压、漂浮导管很有必要。体感或运动诱发电位监测对于指导手术操作有一定的价值。瘫痪患者常并存血钾升高，应避免用琥珀胆碱，否则易发生严重心律失常甚至心搏骤停的危险。这类患者以选用非去极化肌松药为妥，或少用肌松药。高位截瘫患者的产热和散热中枢传出和传入通路有可能被横断，体温调节功能低下，应注意人工调节。

331. ABC　腹腔镜用于诊断时，可采用局麻。腹腔镜下手术，多选用全身麻醉或硬膜外麻醉。

332. ABCDE　循环呼吸功能稳定者，可选用连续硬膜外阻滞。已发生休克经综合治疗无效者。应选用对心血管系统和肝肾功能无损害的全身麻醉。麻醉中应针对病理生理特点进行处理：①因呕吐、肠麻痹、出血、体液外渗往往并存严重血容量不足，水、电解质紊乱，应加以纠正。②胰腺酶可将脂肪分解成脂肪酸，与血中钙离子起皂化作用，因此患者可发生低钙血症，需加以治疗。③胰腺在缺血、缺氧情况下可分泌心肌抑制因子（如低分子肽类物质），因此抑制心肌收缩力，甚至发生循环衰竭，应注意预防。④胰腺炎继发腹膜炎，致使大量蛋白液渗入腹腔，不仅影响膈肌活动，而且使血浆渗透压降低，容易诱发肺间质水肿，呼吸功能减退，甚至发生急性呼吸窘迫综合征（ARDS）。麻醉中应在血流动力学指标监测下，输入血浆代用品、血浆和全血以恢复有效循环血量，纠正电解质紊乱及低钙血症，同时给予激素和抗生素治疗。此外，应注意呼吸管理、维护肝功能，防治 ARDS 和肾功能不全。

333. CE　止血带使用超过 $2\ h$ 或压力过大会产生神经损害。上止血带 30 min 内神经传导就会中断，说明轴索缺氧或止血带下面的神经过度受压。为了减少神经损伤，必须在每 $90 \sim 120$ min 内放松和重新充气。另外，当患者收缩压在 $90 \sim 100$ mmHg 时，止血带的压力可以降低到 250 mmHg，止血压带和收缩压之间的压力梯度为 150 mmHg。这样既可以完全阻断肢体的血流，也减轻了对神经的压迫损伤。

334. ABCDE　急性脊髓损伤（SCI）的病理生理变化呈动态过程。临床上分为 4 期。①急性期：损伤后的 48 h 内。若为脊髓横断伤，立即出现脊髓休克综合征，表现为损伤平面以下内脏和躯体感觉完全消失，肌肉松弛性麻痹，反射消失，尿便潴留，同时伴有血压下降、心动过缓和心律失常。发生心血管异常的机制可能是由于颈胸段脊髓损伤，阻断了高级中枢对心脏的交感调节，不能够反射性引起心率、心肌收缩力和心输出量增加，代偿能力降低。SCI 早期脊髓的血管常发生痉挛，血液供应有不同程度的障碍，进一步加重脊髓的继发性损伤。由于呼吸肌麻痹、反流误吸、腹胀、伴发胸部损伤等原因，呼吸衰竭是急性 SCI 患者早期死亡的主要原因之一。②亚急性期：损伤后 48 h 至脊髓休克开始恢复，$1 \sim 12$ 周不等。感染、消化道出血等并发症可能出现。③中间期：脊髓休克恢复期。逐渐出现躯体反射恢复、亢进，甚至痉挛。损伤平面在 T_7 以上的患者，$2 \sim 3$ 周后，损伤平面以下的反射部分恢复,一旦该区域有较强的皮肤或内脏刺激(如尿潴留、排便、分娩等)可能引发自主反射亢进(automatic hyper-reflexia),表现为阵发性高血压、心律失常、短暂意识丧失或癫痫,损伤平面以下血管收缩,平面以上血管扩张,严重时可发生脑出血、视网膜出血、心衰等。由于反射亢进和肌肉兴奋,患者的血钾可能升高。④慢性期:损伤后3个月以上,为痉挛期。表现为反射亢进、肌肉痉挛、骨质疏松、高钙血症等。

335. ABDE　颈椎损伤结果造成肋间肌麻痹,正常人肋间肌换气量占60%,当颈髓损伤肋间肌瘫痪由膈肌来代偿其功能,C_4水平以上的损伤,使膈肌的活动受影响,可出现呼吸困难、肺部感染、肺水肿、肺栓塞等呼吸系统疾病。

336. ABCDE

337. ABCDE　呼吸道阻塞在小儿麻醉时很常见,舌后坠及分泌物过多是上呼吸道阻塞的常见病因。小儿即使施行气管内麻醉,仍有呼吸道阻塞的潜在危险,因导管可能扭曲,导管腔也可被稠厚分泌物结痂所阻塞,故吸入麻醉气体应加以湿化,使分泌物易于吸出,从而避免痂皮形成。

338. ABCD　肺牵张反射由肺扩张或缩小而反射地引起吸气抑制或加强效应。包括两部分,最常见为肺充气时引起吸气抑制效应,称肺充气反射;其次为肺放气时所引起的吸气效应,也称肺放气反射,此反射当用力呼气时才发生。黑-伯反射的感受器位于支气管和细支气管的平滑肌层中,称为牵张感受器,主要刺激为支气管和细支气管的扩张。传入纤维为迷走神经的有髓鞘的A类纤维,传导速度约35~50 m/s,中枢为延髓呼吸中枢,作用为调节呼吸频率,并与脑桥呼吸调整中枢配合以维持呼吸节律性。这些结果皆取自对哺乳动物的观察。有的学者认为,当人体平静呼吸时,潮气量不太大,肺充气反射不起什么作用;当潮气量增加至800 ml,迷走神经传入冲动频率增加,才引起吸气动作抑制,认为在清醒人体,延髓吸气中枢的兴奋值较高。充气的肺牵张反射的生理意义在于防止肺扩张的过度。

339. CD

340. ABCDE　①镇静或全麻均可用于MRI,如选用镇静则与CT相同,由于MRI扫描时间较CT长,通常需开放静脉便于间断或持续加用镇静药。②由于患者扫描时几乎处于无法接近的情况,气道管理较困难,多选择全麻气管内插管或放置喉罩,从而减少由于深度镇静、气道管理困难所致的气道梗阻和通气量降低。应用喉罩的缺点是在导向活瓣中的一个小金属弹簧会影响图像质量。③无论选择镇静或全麻,最好在MRI室外进行诱导,远离磁场的影响,因大多数麻醉设备带有铁磁性物质,可受磁性的影响。在室内进行喉镜检查时必须使用锂电池和铝垫片。④开放静脉后,患者麻醉诱导平稳、气道通畅,即可转运入扫描室,患者的监护应同一般手术室内监护一样,但许多电子监护仪均受磁场干扰,使用前必须确认监护仪适用于MRI。

341. ABCDE

342. ABCD　术中镇痛、镇静或全麻的深浅必须恰当,既要预防心动过速、高血压和心功能改变,又要避免分流增大、高碳酸血症和低碳酸血症。过度心肌抑制、前后负荷改变、液体平衡或过度刺激均可致分流增大影响诊断的准确性。氯胺酮会增加全身氧耗,但不会影响诊断的准确性,婴儿较常使用。

343. ABCDE

344. ABCDE　理想的门诊麻醉方法应该是起效迅速平稳、能在手术中提供遗忘和镇痛、恢复期短、不良反应少。待麻醉完全消失、患者完全恢复方能离院。

345. AB　地氟烷和七氟烷是新型的卤族吸入全麻药,血气分布系数低,摄取和消除迅速,门诊麻醉使用方便、易于调节麻醉深度,术后恶心、呕吐发生率低。七氟烷和地氟烷更适合门诊麻醉使用,是目前门诊手术理想的全麻药。

346. ABCDE　食管镜检查中的主要问题为梗阻病灶近端可能有液体、血液和固体食物的储积,有可能产生反流误吸,麻醉处理时应足够重视,术前成人、小儿均要用足量的阿托品。成人食管镜检查绝大多数可在表面麻醉加适当镇静下完成,静脉注射镇静药咪达唑仑,气管及食管上端进行表面麻醉。全麻可用快速诱导,压迫环状软骨防止反流,但需注意压迫环状软骨并不能有效控制内容物反流,而且在浅麻醉时这一操作本身有可能引起内容物的反流。偶尔需要全侧卧位,以减少插入气管导管前食管内液体或固体物质反流误吸。

347. ABCD 诊断性检查麻醉前应做到:①麻醉前需解除患者的紧张恐惧心理,尽力避免引起交感-肾上腺髓质系统的一过性兴奋。②术前应对患者的主要病理生理改变和并存的疾病有全面的了解。③麻醉医师应熟悉各种检查的主要操作步骤,麻醉深度的维持与检查步骤相结合,适时调整麻醉深度以适应手术要求,并力争术后快速清醒。④常规检测及备好急救设施和药物。

348. ABCDE 决定患者能否安全离开医院的标准包括生命体征稳定,定向力恢复,可以活动而不感到头晕、疼痛,PONV 轻微和手术部位的出血很少。

349. ABCDE 小儿麻醉中常见的并发症是呼吸系统并发症以及药物过量和液体过量。

350. ABCDE ①颈部富含血管、神经和感受器,手术刺激或牵拉常导致循环和呼吸功能紊乱,麻醉期间应密切监测并采取有效措施防治。②某些颈部疾病可伴随其他器官功能障碍,麻醉管理期间还必须考虑这些疾病对全身的影响。例如甲状腺功能亢进时常伴有心血管、代谢、精神等系统功能障碍,手术前应对患者进行系统的内科治疗,同时术中、术后应预防甲状腺危象的发生。③颈前部手术时很容易发生呼吸道梗阻致患者呼吸困难或窒息,注意保持呼吸道通畅。④要注意手术体位特殊应防止心脏骤停。

351. ACDE 腔镜手术麻醉时并发症包括 CO_2 皮下气肿、高碳酸血症、纵隔气肿、气胸、心包积气、气管导管进入支气管、气栓、血管损伤、呕吐、反流误吸等。

352. ABCE 快通道心脏手术麻醉实施技术要点:①芬太尼总量通常为 $10\sim20$ $\mu g/kg$,一般不超过 30 $\mu g/kg$。②用苯二氮䓬类消除术中记忆。③根据需要用吸入七氟烷维持麻醉和降压。④围术期合理使用液体,CBP 应超滤。⑤避免肌松药过量,术后 $1\sim6$ h 可拔除气管导管。⑥足够的术后镇痛。⑦早期活动,早期出院。

353. ABCDE

354. ABE 腰麻后头痛是常见的并发症,由于脑脊液通过硬膜穿刺孔不断丢失,使脑脊液压力降低所致,发生率在 $3\%\sim30\%$。典型的症状为直立位头痛,而平卧后则好转。处理措施有:①镇静、卧床休息及补液:$80\%\sim85\%$脊麻后头痛患者,5 天内可自愈。补液的目的是增加脑脊液的量,使其生成量多于漏出量,脑脊液的压力可逐渐恢复正常。据报道脊麻后头痛的患者,50%的人症状轻微,不影响日常生活,35%的人有不适,需卧床休息,15%的人症状严重,甚至不能坐起来进食。②静脉或口服咖啡因:脊麻后头痛是机体为了恢复颅内容量,代偿性扩张颅内血管的结果,咖啡因为缩血管药,可用于治疗脊麻后头痛。在 1 000 ml 乳酸林格氏液中加入 500 mg 咖啡因进行静脉滴注,80%的患者可改善症状,口服 300 mg 咖啡因同样可以改善症状。③硬膜外生理盐水输注:硬膜外输注生理盐水也可用于治疗脊麻后头痛,单次注射生理盐水并不能维持较高的硬膜外压力,以防止脑脊液漏,需大剂量(至少 24 h 滴注,$15\sim25$ ml/h)才有效。④硬膜外充填血:经上述保守治疗 24 h 后仍无效,可使用硬膜外充填血疗法。通过硬膜外充填血以封住脊膜的穿刺孔,防止脑脊液外漏。置针于原穿刺点附近的硬膜外间隙,无菌注入 $10\sim20$ ml 自体血,这种方法有效率达 $90\%\sim95\%$。如疼痛在 24 h 后未减轻,可重复使用。如经 2 次处理仍无效,应重新考虑诊断。硬膜外充填血可能会引起背痛等不适,但与其有关的严重并发症尚未见报道。

355. ABCDE 氯胺酮对各器官毒性作用小,可以重复用药,已广泛应用于小儿麻醉。氯胺酮使唾液及呼吸道分泌物增加,麻醉前必须应用颠茄类药物。氯胺酮适用于浅表小手术、烧伤换药、诊断性操作的麻醉以及全麻诱导。氯胺酮诱导时有暂时性心血管兴奋作用,使血压、心排血量、脉搏均升高,中心静脉压及外周血管阻力也增加。氯胺酮麻醉引起的呼吸抑制,必须高度重视,麻醉时应给氧,最好能监测 SpO_2。休克及低心排量小儿用氯胺酮后,由于其负性肌力作用,可引起血压下降,甚至心搏骤停。国内外文献均已有报道,故休克患儿不宜用氯胺酮麻醉。氯胺酮无肌松作用,也不抑制内脏反射,腹部手术不宜单独应用。氯胺酮增加脑血流及脑氧耗,增高颅内压,神经外科麻醉时应慎用。氯胺酮麻醉后恶心呕吐发生率高(33%～44%),术后苏醒延迟,有时呈烦躁不安,是其缺点。术后幻觉及噩梦在小儿少见,如与咪达唑仑或地西泮同用,发生率还可下降。

356. CE ①人工气腹造成的腹内高压引起膈肌上移,胸肺顺应性可减小30%～50%,为保证足够的肺泡通气量,必须相应提高通气压,但是,人工气腹建立并稳定后,胸肺顺应性一般不会再受头低位和调节潮气量的影响。②人工气腹时膈肌抬高引起功能残气量减少和气道压力上升,通气/血流分布异常也同时发生。③硬膜外麻醉用于输卵管结扎等妇产科腹腔镜手术有较多报道,但要求患者一般情况好、能合作、人工气腹的腹腔内压力要尽量低、手术技术要求也高,硬膜外阻滞需控制麻醉平面在$T_4 \sim S_2$。④妇科腹腔镜手术中易出现气胸和皮下气肿。

357. ABCDE 腹腔镜手术麻醉时注意人工气腹引起腹内压过高、高碳酸血症、上半身高血压反应、冠心病患者心肌缺氧加重、下腔静脉回流减少。

358. ACD 弥散性缺氧是发生在用N_2O作为成分之一的吸入麻醉清醒过程中发生的血氧分压降低的现象。在不溶性的N_2O快速流出时,取代肺泡中的氧而发生缺氧。所以,所有患者在停止吸入麻醉和快速苏醒阶段都应给氧。

359. ABCDE 婴幼儿喉头黏膜下组织脆弱、疏松,呼吸道阻塞在小儿麻醉时很常见,舌后坠及分泌物过多是上呼吸道阻塞的常见病因。小儿即使施行气管内麻醉,仍有呼吸道阻塞的潜在危险,因导管可能扭曲,导管腔也可被稠厚分泌物结痂所阻塞,故吸入麻醉气体应加以湿化,使分泌物易于吸出,从而避免痂皮形成。消毒液的化学刺激、导管不洁或感染及插管动作粗暴都可引起。

360. ABCD 婴儿头部及舌相对较大,颈短。鼻孔大小约与环状软骨处相等,气管导管如能通过鼻孔,一般均能进入气管。婴儿鼻腔较狭窄,易被分泌物或黏膜水肿所阻塞。由于婴儿主要经鼻腔呼吸,因此鼻腔阻塞可产生呼吸困难。鼻咽部淋巴组织丰富,腺样体增大,但不影响经鼻腔气管插管。婴儿喉头位置较高,位于第3～4颈椎平面(成人第5～6颈椎平面),且较向头侧

及向前,其长轴向下向前,而会厌软骨较大,与声门成45°角,因此会厌常下垂,妨碍声门显露。婴儿有时需用直型喉镜片作气管插管。婴儿喉头最狭窄部位是环状软骨处,该处呈圆形,气管导管通过环状软骨后行控制呼吸或肺脏扩张时,可无明显漏气,故婴幼儿一般不需用带套囊的气管导管。但6岁以后儿童,喉头最狭窄部位在声门,而声门并不呈圆形,为防止控制呼吸或张肺时漏气,应该用带套囊的导管。

361. ABCDE **362.** ACDE

363. ABCDE 口腔颌面部手术的特点有面颊部缺损,张口困难或小口畸形,多存在困难气道,常需经鼻插管;手术较为精细,术中多需完善的麻醉和良好的肌肉松弛;手术医师与麻醉共用气道,麻醉多需远离操作等。

364. BCDE 口腔颌面外科手术术后与麻醉相关的并发症多为气管插管造成,如鼻咽腔黏膜损伤出血、鼻咽腔黏膜大片坏死脱落、咽喉水肿、术后上颌窦炎等。

365. ABCDE **366.** ABCDE

367. ABCE 颈部大静脉损伤,虽亦可致大量出血,但更大的风险是易发生空气栓塞。大量空气进入心脏,可引起心跳立即停止;而少量空气进入肺动脉,则可致患者胸痛,呼吸急促等。对于怀疑或诊断为颈部大静脉损伤者,应立即将患者置于头低位,选择气管内全身麻醉,行正压通气而增加胸内压以减少空气吸入。必要时可试行经中心静脉压导管抽吸空气而抢救患者生命。

368. ABDE

369. ABE 胸腹部动脉瘤的患者,术前肾功能不全可高达14%,手术前应适当补充液体,维持心输出量和排尿量,不用或少用对肾脏有毒性的药物。麻醉诱导以芬太尼等镇痛药为主,给药方法宜少量多次。在有创性动脉压测得前可先用无创方法监测动脉血压,但要注意患者上肢有无大血管狭窄或受压情况,如左锁骨下动脉或无名动脉正常血流受阻而缺血,一方面得不到准确的血压,而且可能由于血压带压迫引起肢体更加缺血或神经损伤。

370. ABCE 开胸前,胸腔两侧压力相等,纵隔位于胸腔中间。开胸后,开胸侧胸腔变为正压,而非开胸侧胸腔仍为负压,结果使纵隔移向非开胸

侧胸腔。吸气时非开胸侧胸腔负压增加,纵隔向非开胸侧胸腔移位更明显。呼气时非开胸侧胸腔压力增加超过开胸侧胸腔压力,使纵隔向开胸侧胸腔移位。因此,纵隔随呼吸的变化在两侧胸腔之间交替移动,称为纵隔摆动。开胸后纵隔摆动造成大血管扭曲。腔静脉扭曲造成回心血量减少,心输出量降低。动脉扭曲造成血压下降。所以开胸后易出现低血压。血压下降造成心肌灌注减少,加上开胸后对呼吸的不良影响可能出现缺氧或二氧化碳蓄积,因而易引起心律失常。手术对纵隔结构的刺激也是心律失常的常见原因。手术中应实施严密的心电监护,保证血容量,维持循环功能稳定。

371. ABCDE　心脏病患者进行胸腹部手术,包括胸腹主动脉瘤手术,采用联合麻醉只要配合恰当,用药合理,并注意容量调整,确有优点可取。对缓和术中应激反应,稳定心率和血流动力学有益,麻醉操作并不困难,术后且可保留硬膜外导管供术后镇痛,可降低危重患者术后呼吸和循环系统并发症。已知支配心脏的交感神经激活引起冠状血管收缩是引起心肌缺血的主要因素。硬膜外阻滞,尤其是高位硬膜外阻滞不仅可消除外科手术带来的伤害性刺激引起的交感肾上腺系应激反应,且可不同程度地阻滞支配心脏的交感活动,消除冠状动脉反射性的血管收缩。在高血压和冠心病患者采用联合麻醉,虽然麻醉和手术期间低血压机会增多,但血

压波动尤其是高血压机会少见,只要及时补充、调整容量,采用血管活性药预防和处理,麻醉管理一般并不困难。

372. ABCD　小儿心导管检查的麻醉原则是:按全麻对待,术前给予抗胆碱药,开放静脉,局部加用局麻,可使用氯胺酮麻醉。故 E 错误。

373. AD　反常呼吸吸气时胸内压下降,胸壁内陷,呼气时相反。

374. BCDE　胸壁反常呼吸为多发性肋骨骨折引起连枷胸的特点。依气体进入胸腔的速度和积存气量的多寡,以及肺受压的程度,表现出不同的临床症状和体征。轻度的可无症状,若超过1/5肺组织丧失通气功能,即可出现呼吸急促和困难,发绀,心动过速等。血压开始可无明显的变化,随着病情进展以纵隔移位,缺氧加重,则出现低血压,甚至休克。在全身麻醉下首先发现的体征可能是心动过速和低血压而不易与麻醉过深或低血容量相区别。但由于受压肺的顺应性下降,进行人工呼吸时会感到气道阻力的增加,需提高气道压方能保持通气。同时可能出现有皮下气肿。对比性两侧胸部叩诊,患侧可呈反响过强。两侧性张力性气胸不仅通气显著减弱,呈喘鸣和两侧胸部叩诊均反响过强。动脉血气分析呈 PaO_2 显著下降和 $PaCO_2$ 的升高,胸部 X 线检查则可明确诊断。

375. ABCE　胸腔镜不适用于年龄<6 个月,体重<8 kg 的幼儿。

第九章　麻醉苏醒与麻醉并发症

一、A1/A2 型题

1. D　硝普钠是一种硝基氢氰酸盐,是直接作用于动静脉血管床的强扩张剂。该药对阻力和容量血管都有直接扩张作用,对后负荷的作用大于硝酸甘油,故可使患者的左室充盈压减低,心排血量增加。对慢性左室衰竭患者的急性失代偿,硝普钠比呋塞米收效更快,更强。由于硝普钠主要作用于冠状动脉循环中阻力血管,故可引起冠状动脉窃血。硝普钠可使心肌和肺的动静脉分流增加,

故总血流量的增加,未必表现为灌注情况获得改善的那部分血流增加。其每搏血量的增加可抗衡末梢血管阻力的减低,故动脉血压不会有很大下降。心率一般不增加,甚至可因血流动力学的改善而减低。其作用机制与硝酸酯类相同,能使血管内皮细胞释放 NO 及激活鸟苷酸环化酶,增加细胞内 cGMP 水平,扩张血管。临床上,血流动力学改变的具体类型及内在病变基础,可能有助于对药物的选择。泵功能明显失常、左室充盈压增高而末梢血管阻力显著增加,出现心输出量减

低而动脉压正常或增高的患者,选用硝普钠短期静脉滴注为宜。

2. B   3. A

4. D   局麻药能促进去极化期间的钠传导,增强心肌兴奋性。利多卡因用于急性心肌梗死后室性期前收缩和室性心动过速,亦可用于洋地黄类中毒、心脏外科手术及心导管引起的室性心律失常。静脉注射 1～1.5 mg/kg(50～100 mg)作首次负荷量,必要时每 5 min 后重复 1～2 次,但 1 小时之内的总量不得超过 300 mg;静脉滴注,1～4 mg/min。

5. C   6. E

7. C   全身麻醉包括吸入性、静吸复合、全静脉麻醉。在停止给药后,患者一般在 60～90 min 当可获得清醒,对指令动作、定向能力和术前的记忆得以恢复。若超过此时限神志仍不十分清晰,可认为全麻后苏醒延迟。苏醒时间除了与患者个体生理和病理状态有关外,还与麻醉药血/气分配系数和肺泡通气功能直接相关,患者肺泡通气不足则是苏醒延迟最常见的原因。麻醉前用药,诱导和维持麻醉的药物,复合用药如阿片类、肌松药、神经安定药的剂量和持续时间等也是影响因素。但对苏醒延迟还应该考虑其他影响的因素,以排除电解质平衡失调、伴发疾病或并发症引起神志昏迷的可能,及时予以生命支持和纠正。因此,其原因是混合性的。

8. E   因为临床上易于误诊或漏诊,所以对施大手术或骨折,或心脏病患者手术时,突然出现胸痛、咯血,不明原因的气急、窒息感,并出现严重休克和意识障碍,或在充分供氧和通气下,患者仍呈进展性发绀、低血压,应考虑有发生肺栓塞的可能。临床表现为急性呼吸困难、咳嗽和胸痛,肺部可无有阳性体征。心动过速为最常见或是唯一的体征。P₂亢进,偶尔在肺动脉瓣区可听到收缩期或持续性杂音。正常的心电图表现为 $S_1 Q_{III} T_{III}$,即 Ⅰ 导联 S 波变深,Ⅲ 导联 Q 波出现和 T 波倒置。心动过速和 ST 段下移最为常见,但其他类型心律失常也可发生。动脉血气分析主要为低氧血症。

9. E   先前曾认为酰胺类局麻药如利多卡因禁用于 MH,因为它可增加肌浆网 Ca^{2+} 的释出,使病情更加恶化。但目前已证实这种作用是微弱的,只当利多卡因的剂量达 2 g 左右才使 SR 释出毫摩尔(mmol)级的 Ca^{2+}。Kalow 等曾报道应用利多卡因治疗 MH 可能是有效的。曾对 MH 易感患者采用酰胺类局麻药进行神经阻滞麻醉,也未见不良反应。

10. C   鱼精蛋白不是造成体外循环低血压的主要原因。

11. E

12. D   硝西泮有安定、镇静及显著催眠作用。服药后偶有头痛,服药同时避免饮酒小儿忌用。久服会对肝肾功能造成一定的伤害;同时也会产生耐药性。较大剂量服用时应定期检查肝肾功能。

13. E   14. D

15. D   普萘洛尔不良反应:①窦性心动过缓、房室传导阻滞、低血压,诱发及加重心力衰竭;②加剧哮喘与慢性阻塞性肺部疾患,精神抑郁、乏力、低血糖、血脂升高,可见嗜睡、头晕、失眠、恶心、腹胀、皮疹、晕厥、低血压等,须注意;③长期大量使用可出现严重抑郁,甚至有自杀企图;④加剧降糖药的降血糖作用,并掩盖低血糖症状。禁忌证:①可引起支气管痉挛及鼻黏膜微细血管收缩,故禁用于哮喘及过敏性鼻炎患者;②禁用于窦性心动过缓、重度房室传导阻滞、心源性休克、低血压症患者;③本品有增加洋地黄毒性的作用,对已洋地黄化而心脏高度扩大、心律又较不平稳的患者禁用。

16. C   舌后坠可完全没有气流、没有鼾声。

17. D   脊麻致肋间肌麻痹不属外呼吸道阻塞,属于呼吸肌麻痹。

18. B   支气管痉挛属于急性下呼吸道梗阻。

19. D   β受体阻滞剂禁忌证:①支气管哮喘;②心源性休克;③心传导阻滞(Ⅱ～Ⅲ度房室传导阻滞);④重度或急性心力衰竭;⑤窦性心动过缓;⑥对本品过敏者。

20. E   麻醉过深不会诱发急性下呼吸道梗阻。

21. C   平面过高,容易呼吸抑制。

22. A

23. C   参见题 9 解析。

24. D

25. B   甲状腺肿大压迫气管造成呼吸道梗阻术前尽量不要使用或使用小剂量镇静药,因会加重患者呼吸抑制。

26. B

27. E　气管内插管即时并发症包括插管后呛咳、插管损伤、心血管系统交感反应、脊髓和脊柱损伤、气管导管误入食管、误吸胃内容物、喉痉挛。

28. F　依托咪酯对心血管功能影响轻微。在临床常规剂量下,心脏病患者和普通患者的心率、平均动脉压、平均肺动脉压、肺毛细血管楔压、中心静脉压、心脏每搏量、心脏指数、肺血管阻力及外周血管阻力几乎无变化。

29. D

30. D　增加分钟通气量,可以提高吸入麻醉药的量。

31. B　高血压血压应≥140/90 mmHg。

32. B　气栓一般发生在人工气腹建立时,多为注气针误入血管所致,可能为误入腹壁血管,也有误穿内脏的可能,尤其在有既往腹腔手术史的患者。也有报道气栓发生在手术后期。气栓的诊断对及时处理是非常关键的,少量气栓(0.5 ml/kg 空气)可引起心脏多普勒声音改变和肺动脉压力升高,大量气栓(2 ml/kg)可出现心动过速、心律失常、低血压、中心静脉压升高、心脏听诊有"磨坊"样音、发绀、右心扩大的心电图改变等,气体可能撑开卵圆孔进入左心,尤其是体循环栓塞。经食管超声或胸前多普勒、肺动脉漂浮导管对诊断有主要价值。发现气栓后应立即停止充气、气腹放气;采取头低左侧卧位,使气体和泡沫远离右心室出口,减少气体进入肺动脉;停吸氧化亚氮改用纯氧,以提高氧合并防止气泡扩大;增加通气量以对抗肺泡无效腔增加的影响;循环功能支持;必要时插右心导管或肺动脉导管抽气,已有体外循环用于治疗大量气栓成功的报道,可疑脑栓塞者建议高压氧舱治疗。

33. A

34. A　家族遗传因素与诱发因素相结合时才会发生,易于诱发恶性高热的药物,最常见的为氟烷和琥珀胆碱。此外,还有地氟烷、异氟烷、安氟烷、七氟烷、环丙烷和乙醚等。就易感患者而言,其他某些药物仍有诱发恶性高热的可能。同时与麻醉时间长短、麻醉前用药,以及麻醉前交感神经系统的状态如精神紧张、焦虑亦有相关。其他因素如刚从事体力活动或运动,气温高或伴发感染引起体温升高者,均促使发病迅速而险恶。恶性高热患者或家族内其他成员常存在有

肌肉性疾患,如先天性骨骼肌畸形,因肌力失衡而引起的脊柱侧弯、前凸、后凸,以及肌肉抽搐、睑下垂和斜视等。

35. C　阻塞性睡眠呼吸暂停综合征是以睡眠时出现上呼吸道塌陷、阻塞而引起严重打鼾甚至呼吸暂停(中止 10 s 以上)为特征的一组症候群。引起 OSAS 的病因较为复杂,其中,上呼吸道结构狭窄是最重要的病因。有些患者可因口底或舌根肿瘤侵犯、下颌骨退缩、颞下颌关节强直等而引发 OSAS。还有些患者可因肥胖造成咽周围脂肪沉积增加而引发 OSAS。据统计,OSAS 患者中约有 70% 是肥胖患者。但临床发现,更多的 OSAS 患者并未见明显的病理损害,仅表现为正常人群中的颅面比例不协调。口腔颌面外科中,常有 OSAS 患者为解除上呼吸道阻塞而施行手术。对于这类患者的气道高危性和可能伴有的复杂病症,麻醉医师应有充分的认识。

36. B　麻醉过浅时手术的强烈刺激可引起抗利尿激素的释放,会使冠脉血管收缩。

37. D　应停止吸入,并加大氧流量排除吸入药。

38. D　心肺联合移植术后主要死亡原因是移植肺感染。

39. D　如果在硬膜外注射试验量后,患者立刻主诉头昏、头痛、心慌,为局麻药误入血管的可能,应后退导管少许至回抽无血,轻微的反应可自行缓解或消除。

40. D　抗胆碱酯酶药用量有封顶效应,最大药量新斯的明为 0.07 mg/kg。

41. C　该患者为发生了胆心反射,胆心反射(迷走神经反射)是指胆道手术时由于牵扯胆囊,或探查胆道时所引起的心率减慢、血压下降,严重者可因反射性冠状动脉痉挛导致心肌缺血、心律失常,甚至心搏骤停等现象,已处于休克或低血压状态下的患者更易发生,最好的处理方法为胆囊三角区神经局麻药封闭。

42. D　**43.** D

44. E　弥散性缺氧是发生在用 N_2O 作为成分之一的吸入麻醉清醒过程中发生的血氧分压降低的现象。不溶性的笑气快速流出时,会取代肺泡中的氧而发生缺氧。所以,所有患者在停止吸入麻醉和快速苏醒阶段都应给氧。

45. C　气管导管误入食管一般得不到正常的呼气

末波形,数值也低。

46. D　氯胺酮使颅内压进一步加重,会升高血压、颅内压、眼内压,同时会引起呼吸抑制。

47. A

48. A　硬膜外麻醉致死的主要原因是平面过高,呼吸抑制。

49. D　手术麻醉过程中,患者体温骤升(>40℃),触其皮肤感到热烫,可能是首先发现的体征。

50. C

51. E　吸氧情况下氧分压仍低,不应拔出气管内插管。

52. C

53. B　支气管痉挛属下呼吸道。

54. D　小儿麻醉中行气管内插管,容易使黏稠分泌物在气管插管内结痂,仍可能发生呼吸道梗阻。

55. E

56. C　术中一过性低血压一般不会引起大的不良后果。

57. E　**58. C**

59. D　反复吸痰会加重支气管痉挛。

60. C　**61. B**

62. D　普萘洛尔用于治疗多种原因所致的心律失常,如房性及室性早搏(效果较好)、窦性及室上性心动过速、心房颤动等,但室性心动过速宜慎用。锑剂中毒引起的心律失常,当其他药物无效时,可试用本品。此外,也可用于心绞痛、高血压、嗜铬细胞瘤(手术前准备)等。治心绞痛时,常与硝酸酯类合用。可提高疗效,并互相抵消其不良反应。对高血压有一定疗效,不易引起体位性低血压为其特点。

63. C　维拉帕米属Ⅳ类抗心律失常药,为一种钙离子内流的抑制剂(慢通道阻滞剂),静脉注射适用于治疗快速室上性心律失常,使阵发性室上性心动过速转为窦性,使心房扑动或心房颤动的心室率减慢。

二、A3/A4 型题

64. C　硬膜外血肿表现为在 12 h 内出现严重背痛,短时间后出现肌无力及括约肌功能障碍,最后发展到完全性截瘫。如感觉平面恢复正常后又重新出现或更高的感觉阻滞平面,则应警惕椎管内血肿的发生。

65. B　腰麻平面过高引起心率血压下降可以用麻黄碱。

66. E　65 岁,进行性排尿困难,急性尿潴留,前列腺增大,可考虑良性前列腺增生。

67. D

68. B　TURP 综合征是因为 TURP 术中冲洗液经手术创面大量、快速吸收所引起的以稀释性低钠血症及血容量过多为主要特征的临床综合征。主要表现为循环系统和神经系统的功能异常,出现烦躁、恶心、呕吐、呼吸困难、低血压、少尿、惊厥和昏迷。

69. C　治疗主要是针对低钠血症和低血压。原则是利尿、纠正低血钠、保护心脏、防止和治疗肺水肿和脑水肿以及纠正电解质紊乱和维持酸碱平衡等。

70. A　预防上应:①降低冲洗液的吸收;②缩短手术时间;③出现意识障碍、呼吸异常等症状时要立即终止手术;④合理应用冲洗液:甘露醇、葡萄糖液、复方液等;⑤定期观察患者。

71. A　胸腔闭式引流一般不会引起低氧血症。

72. D　给予大剂量镇静镇痛药会导致呼吸抑制。

73. E　**74. A**

75. B　吗啡可引起胆绞痛发作。

76. E

77. D　阻滞平面上升过高,心脏交感神经阻滞引起心动过缓。

第十章　疼痛治疗

一、A1/A2 型题

1. D　D 选项说法以偏概全,其余选项均为疼痛治疗中的基本含义。

2. D　小儿疼痛治疗时应用布比卡因时,一次用量一般用量为 1 mg/kg,最多不超过 2 mg/kg。

3. E　吗啡用于疼痛治疗时,常见的不良反应包括恶心、呕吐、便秘、皮肤瘙痒、尿潴留,大剂量可致瞳孔缩小、呼吸抑制。

4. D 当丁哌卡因持续输注浓度小于或等于0.125%,可以产生良好的镇痛效果,仅有轻度的肌肉软弱无力,所以它被广泛应用于产科硬膜外镇痛和疼痛治疗。

5. D D项说法明显错误,并不是所有的患者都需要使用麻醉前的镇痛药物,说法以偏概全。一种药物列入常规药物需要大量的循证医学及国家相关医药管理法律支持。

6. D 肺炎、肺不张及胸膜炎均不会导致呃逆与右上腹疼痛症状,故排除 A、B、C。患者为阑尾炎穿孔行阑尾切除术后,考虑手术中脓肿清理不彻底,脓液滞留于膈下。又因膈下脓肿常继发于脏器穿孔、炎症等腹膜炎的并发症故选 D。

7. C 长期胃溃疡病史,本次发病诊断为胃溃疡穿孔,为彻底治疗并防止其癌变,理想手术为胃大部切除术。其余选项对于该患者效果均不理想,因为复发可能性均很大。此类题目,问理想手术,答案基本为脏器的切除,因为此种治疗最为彻底。

8. E 经皮肝穿刺胆道造影发现胆总管内多个充盈缺损,此为胆总管结石的特征性表现。

9. E 哌替啶适应证:①各种剧痛的止痛,如创伤、烧伤、烫伤、术后疼痛等。②心源性哮喘。③麻醉前给药。④内脏剧烈绞痛(胆绞痛、肾绞痛需与阿托品合用)。⑤与氯丙嗪、异丙嗪等合用进行人工冬眠。

10. A 吗啡可透过胎盘屏障进入胎儿血液,抑制器呼吸。

11. A 分娩时肌注哌替啶镇痛应在新生儿娩出前1小时内。

12. E 罗哌卡因是产科患者硬膜外阻滞用于分娩镇痛时的首选局麻药物,其剂量为 0.062 5%~0.1%。

13. D 麻醉镇痛法用于分娩镇痛主要有宫颈旁阻滞、硬膜外阻滞、骶管阻滞、阴部神经阻滞,其中最常用的为硬膜外阻滞。

14. E

15. D 骨折的疼痛主要是由于骨折断端活动刺激骨膜上的神经血管导致的,故良好的制动是减轻四肢骨折疼痛的最有效措施。

16. A 阿托品的药理作用:①阿托品在治疗量时可使患者心率减慢(阻断心脏 M_2 受体本该使心率

加快);②大剂量阿托品可舒张外周血管、改善微循环,用于治疗休克。

17. D D项给予大剂量镇静镇痛药会导致患者中枢系统麻痹,呼吸抑制加重低氧血症。其余选项均是正确的。

18. C 吗啡不良反应形式多样,常见的有:瞳孔缩小如针尖、视力模糊或复视,便秘,排尿困难,直立性低血压,嗜睡、头痛、恶心、呕吐等。少见的有:呼吸抑制、幻觉、耳鸣、惊厥、抑郁、皮疹、支气管痉挛和喉头水肿等。

19. B B项说法明显错误。其余选项均正确。

20. D N_2O 俗称笑气,用于分娩镇痛是一般在宫缩前 50 s 开始吸入。

21. B

22. A 数据记忆类题型。布比卡因用于硬膜外术后镇痛和癌性止痛的常用浓度范围是常用 0.125%~0.15%,一般不超过 0.25%。

23. D 数据记忆类题型。

24. C 可乐定产生镇痛作用的同时应当能够降低血压,而不是升高血压。

25. D 有感染性炎症时,严禁在硬膜外腔注入吗啡。

26. B 蛛网膜下腔阻滞疗法适应证:①下腹部、盆腔、下肢、肛门及会阴部位的手术。②单纯肾切除术需用折刀式的侧卧位,腰椎间盘切除术需用头、足低腰背突出的俯卧位者。

27. E 术中并发症:①低血压;②恶心、呕吐;③神经根、脊髓损伤和脊髓动脉损伤。术后并发症:①头痛;②尿潴留;③腰、背痛;④上下肢运动功能损伤;⑤膀胱直肠功能障碍。

28. D 癌痛的治疗应为三级阶梯式治疗,D项不符合治疗原则,故错误。

29. E E项是不需要行神经破坏治疗的患者。

30. A 带状疱疹虽为传染性疾病,但患者不必隔离,应避免与易感儿及孕妇接触。

31. E E 选项是带状疱疹可出现的症状,但并不是神经痛的特点。

32. B B项说法太过绝对。其余选项均正确。

33. E E 项说法与本体题干无关,催乳素分泌减少是由于疼痛引起交感神经兴奋抑制其释放。

34. C

35. E 传统给药方式用于术后镇痛操作简便、易于实施,但不灵活、不及时,安全性和可控性差,而且会使患者产生依赖性。故 E 选项错误。

36. D　D 选项说法明显错误,如果产妇处于充分的镇静、催眠和遗忘,使产妇进入深睡眠状态,那么胎儿是无法顺利分娩的。

37. E　椎管内注射分娩镇痛的适应证包括:①能够正常分娩,但患者要求分娩镇痛者;②宫缩较强、疼痛剧烈或有胎儿窘迫者;③痛阈较低的产妇;④产妇有心脏病或肺部疾病不宜过度屏气者。

38. A　A 项属于适应证,其余选项均为禁忌证。

39. B　B 项吗啡常用于术后镇痛,并且吗啡能够透过胎盘屏障而抑制新生儿呼吸。

40. E

41. C　纳洛酮为吗啡受体拮抗剂,用于吗啡类复合麻醉药术后,解除呼吸抑制及催醒。

42. C

43. C　NRS(数字分级法)评分:数字分级法用 0～10 代表不同程度的疼痛,0 为无痛,10 为剧痛。应该询问患者:你的疼痛有多严重? 或让患者自己圈出一个最能代表自身疼痛程度的数字。疼痛程度分级标准为:0 无痛;1～3 轻度疼痛;4～6 中度疼痛;7～10 重度疼痛。

44. C　1 天后无尿死亡只能说明治疗是未纠正低血容量,血容量严重不足。故选 C 项。

45. D　急诊处理原则,应当先处理会危及患者生命的症状,故先行胸腔闭式引流术。

46. C　患者为输血后突然出现寒战、高热、腰背酸痛,并血红蛋白尿,故考虑输血后免疫反应,因此应当停止输血。

47. B　上腹部疼痛同时有咽喉部及胸骨后疼痛的急性胃炎是腐蚀性,单纯性胃炎不会向上放射,感染性及化脓性胃炎有全身症状,出血性胃炎有呕血、便血症状。

48. D　胃溃疡节律性疼痛的特点餐后 0.5～2 h 痛;十二指肠溃疡节律性疼痛的特点是空腹痛,半夜痛。

49. D　餐前上腹疼痛判断为十二指肠溃疡。全身症状严重,中性粒细胞 78%,判断为十二指肠穿透性溃疡。

50. B　"上腹突发刀割样疼痛,很快波及全腹,腹部呈板状腹"即发展为腹膜炎体征;肝浊音界消失,肠鸣音消失,提示胃肠穿孔气体进入腹膜。故判

断为胃、十二指肠溃疡穿孔。

51. E　肛门缘圆形肿块,呈紫色,疼痛剧烈,为血栓外痔的典型表现,治疗首选血栓外痔剥离术。

52. D　有近期服用 NSAID 史、严重疾病状态或大量饮酒患者,如发生呕血和(或)黑便,应考虑急性糜烂出血性胃炎的可能,确诊有赖急诊胃镜检查。

53. B　急性胰腺炎呕吐后腹痛不会缓解,这是鉴别急性胰腺炎和慢性胰腺炎的关键。

54. C　暴饮暴食后心窝部突然疼痛,伴恶心、呕吐 2 天,全身症状重,判断为急性胰腺炎。治疗原则:禁食补液、解痉、止痛、抑肽酶,应用抗生素治疗。

55. B　急性胰腺炎腹痛的特点:呕吐排空胃内容后,腹痛不缓解。故选 B。

56. D　饱餐后上腹剧痛,伴恶心、呕吐 6 h。由此即可判断为急性胰腺炎。血清淀粉酶 4 000 U/L,血钙 1.5 mmol/L,为出血坏死性胰腺炎的典型实验室检查特点,选项选择 D。

57. C

58. C　卡马西平或苯妥英钠是治疗原发性三叉神经痛的最佳治疗药物。

59. A　卡马西平是治疗原发性三叉神经痛的首选药物,苯妥英钠为次选药物。

60. B　肋骨骨折由于其特殊性,呼吸会刺激肋间神经,故镇静、止痛是治疗的首选。

61. B　多发肋骨骨折无法进行牵引固定,临床采用胸带固定。故选择 B。

62. E　其余选项对于冠脉再通、缩小心肌梗死面积均无效,静脉点滴硝酸甘油仅能起到扩血管作用,口服阿司匹林起到抗凝作用,但起效时间对于短期内的冠脉再通缩小心肌梗死面积无效。E 项为临床常用方法。

63. B　急性心肌梗死发生肺水肿,应首选吗啡以止痛,减轻心肌氧耗,其他各项也是治疗急性肺水肿的药物,但非首选。

64. C　选项中能引起谵妄和不安的只有东莨菪碱,选 C。

65. A　内脏痛的特征:①对切割、烧灼不敏感;②对缺血敏感;③定位不清晰;④疼痛区域广泛。

66. E　吗啡可以透过胎盘屏障进入新生儿体内,抑制新生儿呼吸。故吗啡不用于分娩时镇痛。

67. D　D 项说法太过绝对,并不是所有的药物都

是,例如 β 受体阻滞剂、ACEI 和 ARB 类、钙通道阻滞剂。

68. C 患者是社会人群中与医疗卫生系统发生关系的那些有疾病行为,求医行为和治疗行为的社会人群。虽有疾病行为,但是没有与医疗系统发生联系也不能称之为患者。

69. D 记忆类题目。

70. C 据患者典型的三叉神经分布区的发作性剧痛,查体无阳性神经系统定位体征,患者为左三叉神经痛。

71. D 三叉神经为混合神经,既有感觉成分也有运动成分,当其继发性受损时有感觉症状和运动症状,三叉神经支配区的感觉障碍、角膜反射消失、患侧咀嚼肌瘫痪、咬合无力、张口时下颌向患侧偏斜。

72. B 一侧面部短暂的反复发作性剧痛、扳机点、查体无阳性体征可确诊为三叉神经痛。

73. E 右侧动眼神经支配的是右侧瞳孔及右上睑。故选择 E。

74. B 题目描述为"三偏"综合征,反映的是右侧内囊损伤。

75. B 右腰 4～5 棘突旁压痛,右侧拉赛格(Lasegue)征阳性,提示腰椎间盘突出症。选 B。

76. C 发作性左侧鼻孔及鼻背部电击样疼痛提示三叉神经痛,左耳聋、耳鸣病史 10 年,故考虑继发性三叉神经痛。选 C。

77. C 左季肋部电击样疼痛,常夜间痛醒此为胆石症的典型体征。心绞痛的疼痛位置不会在右 T_6 棘突旁。椎管狭窄的典型体征是间歇性跛行。故选 C。

78. C 左侧面部发作性剧痛,疼痛自上唇始,延至外眦下方,此为原发性三叉神经痛的典型体征。故选择 C。

79. E 左侧面部发作性剧痛,每次持续 10～20 s,此为原发性三叉神经痛的典型体征。故选择 E。

80. A 左侧面颊部反复发作性剧烈性疼痛 3.5 年,每次持续数秒,提示为三叉神经痛,首选药物卡马西平。

81. A 左侧面部疼痛,每次发作约 1～2 min 后疼痛缓解,为原发性三叉神经痛的典型体征。故选 A。

82. D 面部疼痛觉及角膜反射是否正常,是检测三叉神经痛的主要步骤。

83. C 右侧瞳孔对光反应消失,上睑下垂,眼球上下及内侧运动不能,提示右侧动眼神经受损。故选择 C。

84. D 目前,肋间神经阻滞是肋骨骨折后最有效的镇痛方法,也是最直接的方法。故选择 D。

二、A3/A4 型题

85. B 按照癌痛的三级阶梯治疗原则。当非甾体抗炎药不能止痛时,吗啡制剂是治疗癌性痛的下一阶梯。

86. E 吗啡的不良反应包括呼吸抑制、恶心呕吐、便秘、尿潴留、耐受现象以及大剂量长期使用的成瘾现象。

87. D 风湿患者的疼痛治疗首选非甾体抗炎止痛药。

88. E　89. B

90. E 非甾体抗炎药止痛,疼痛缓解不明显,故下一步可选用弱阿片类镇痛药曲马多。

91. D

92. B 当消炎镇痛剂、肌肉松弛剂和理疗的镇痛作用不显著时,加用神经阻滞疗法是必要之举。

93. D 神经阻滞治疗的并发症有局麻药中毒、神经性休克、出血、血肿、感染及穿刺致周围组织损伤和永久性神经损伤。

94. D 严重驼背畸形,无法行胸段硬膜外穿刺置管的患者首选胸椎旁神经阻滞治疗带状疱疹疼痛。

95. E

96. D 眼部疱疹继发感染,无法行眶上神经和滑车神经阻滞。故只能选择颈胸神经节阻滞。

97. A

98. C 根据第 99 题题干可知本题选择芬太尼透皮贴剂。

99. C 芬太尼透皮贴剂的不良反应有恶心、呕吐、便秘或呼吸抑制、血压下降、心率减慢、骨髓抑制、凝血障碍以及肾功能损害。故选择 C。

100. B

101. A 下一步应首选三叉神经半月神经节射频热凝术,此为治疗三叉神经痛的基本步骤。

102. D 眼支疼痛首选射频热凝或无水乙醇眶上神经毁损治疗。

103. E   **104.** C

105. E   肩胛上神经阻滞的并发症包括肩胛上神经痛、气胸和出血。

106. B   带状疱疹的治疗首选肋间神经阻滞。

107. D   **108.** C

109. A   梨状肌综合征的疼痛治疗首选右侧坐骨神经阻滞。

110. B   明确梨状肌与坐骨神经的关系,此类题型便迎刃而解。坐骨神经阻滞的不良反应有阻滞侧足下垂,股后侧、小腿后外侧、足跟和足底麻木,跟腱反射减弱或消失,阻滞后患肢的疼痛减弱或消失。B项属于脊髓受压症状。

第十一章 危重病医学

一、A1/A2 型题

1. E   这是一道理解、记忆题。考查学生对流行性出血热低血压原因的认识,特别是早期低血压的原因。预测错误率较高。常见错误:①选答"A",说明学生对继发细菌感染是流行性出血热多尿期引起低血压原因的情况不熟悉;②选答"B",流行性出血热早期可有小动脉痉挛,但不是早期低血压的主要原因;③选答"C",高热、大汗、呕吐所致血容量下降可以是流行性出血热的临床表现,但不是早期低血压的主要原因;④选答"D",严重腔道出血可以是流行性出血热低血压的原因之一,但不是早期低血压的主要原因。要通过复习流行性出血热的发病机制,了解流行性出血热早期的病理改变为毛细血管的感染中毒性损伤,原发性低血压的原因主要是血管通透性增加,血浆外渗于疏松组织,使血容量下降所致。

2. A   这是一道理解、记忆题。考核学生对钩端螺旋体病的病理损害基本特点的掌握。预测有一定的错误率。常见错误:①选答"D",与肾综合征出血热全身广泛性小血管损伤的病理损害混淆;②选答"B"和"E",说明对钩端螺旋体病发病机制中病理损害的基本特点为毛细血管损伤所致的严重功能紊乱没有掌握。要重点复习钩端螺旋体病的病理损害,其基本特点为毛细血管损伤所致的严重功能紊乱。

3. D   这是一道理解、记忆题。考核学生对血吸虫病病理解剖的认识。预测错误率不高。常见错误:①选答"A",肝脏是日本血吸虫病损害的部位之一,应复习日本血吸虫病肝脏病变的病理解剖。血吸虫的成虫一般不寄生于肝脏,肝脏的损害主要是由于沉积于结肠壁黏膜下的虫卵经门静脉流至肝内引起;②选答"B","肠壁"的概念较含糊,肠壁有小肠壁和结肠壁,成虫不寄生于小肠壁,应复习血吸虫的生活史。要点:日本血吸虫成虫主要寄生于肠系膜下静脉与直肠痔上静脉内。

4. C   这是一道理解、记忆题。考核学生日本血吸虫病病理解剖的认识。预测错误率不高。常见错误:选答"A"或"B",肝脏和结肠是日本血吸虫病病理损害的器官之一,选答其中一个都不全面。要点:日本血吸虫主要寄生于肠系膜下静脉与直肠痔上静脉内。虫卵沉积于肠壁黏膜下层,顺门静脉血流至肝脏分支,故病变以肝脏和结肠最显著。

5. E   急性重型肝炎患者因凝血机制太差,不经常进行肝活检。死后尸检光镜下有两种组织模式,一是由病毒或药物引起的大块肝细胞坏死(坏死面积≥肝实质的 2/3)或亚大块坏死,或大灶性的肝细胞坏死伴肝细胞的重度水肿,几乎无残留肝细胞。残留的肝细胞形态也异常,网状支架塌陷,有不同程度的变性及淤胆;另一种是酒精性肝炎。Reye's综合征等诱导的急性重型肝炎以肝细胞空泡状脂肪变性为特征。两种组织学类型均可能有波及全小叶的炎性细胞浸润。

6. D   流脑是由脑膜炎双球菌引起的化脓性脑膜炎,主要临床表现有发热,头痛、呕吐、皮肤瘀点及颈项强直等脑膜刺激征,脑脊液呈化脓性改变。皮肤瘀点多由于细菌及内毒素引起的小血管栓塞性炎症,并不是外毒素引起的。

7. D   肠阿米巴病主要位于盲肠、升结肠,其次为乙状结肠、直肠,严重者累及整个结肠及回肠下段。

基本病变是以组织溶解坏死为主的变质性炎症。肉眼观,早期在黏膜表面形成灰黄色略凸的针头大小的点状坏死或浅溃疡,有时有出血。而后滋养体继续繁殖并向纵深发展,进入黏膜下层,造成组织明显液化性坏死,形成口窄底宽、具有诊断价值的"烧瓶状溃疡",内充满明胶状的坏死组织。

8. E 肾综合征出血热又称流行性出血热、朝鲜出血热,是一种源于动物的急性病毒性传染病,病原体是汉坦病毒。潜伏期为2～4星期,可短至数日。症状有发热、头痛、眼眶痛、腰痛以及面、颈、胸部皮肤潮红;随后有出血现象及肾功能受损,排尿量少,甚至休克。

9. B 休克分期:①休克Ⅰ期(微循环缺血性缺氧期):是休克发展的早期阶段。此时微循环变化的特点是以缺血为主,故又称微循环缺血期。组织少灌少流,灌少于流。②休克Ⅱ期(微循环淤血性缺氧期):本期病情进行性恶化,故又称可逆性失代偿期。此时微循环变化的特点是淤血,故又称微循环淤血期。组织灌而少流,灌多于流。③休克Ⅲ期(微循环衰竭期):本期是休克发展的晚期,又称休克难治期。此时微血管麻痹,对血管活性物质失去反应。组织不灌不流。

10. B 多数患者有交感神经兴奋症状,患者神志尚清,但有烦躁、焦虑、神情紧张、面色和皮肤苍白、口唇和甲床轻度发绀、肢端湿冷。可有恶心、呕吐。尿量减少。心率增快,呼吸深而快,血压尚正常或偏低,脉压小。眼底和甲微循环检查可见动脉痉挛。随着休克发展,患者烦躁或意识不清,呼吸浅速,心音低钝,脉搏细速,按压稍重即消失。表浅静脉萎陷,血压下降,收缩压降低至10.6 kPa(80 mmHg)以下,原有高血压者,血压较基础水平低20%～30%,脉压小。皮肤湿冷、发绀,尿量更少,甚或无尿。故此题判断为感染性休克。

11. C 患者为血液透析治疗后出现的全身严重症状,血象升高,故首先考虑透析时感染所致的感染性休克。

12. C 暴发休克型流脑多见于儿童,但成人亦非少见。以高热、头痛、呕吐开始,但中毒症状严重,精神极度萎靡,可有轻重不等的意识障碍,有时出现惊厥。常于短期内(12 h内)出现遍及全身

的广泛瘀点、瘀斑,且迅速扩大,融合成大片皮下出血,或继以坏死。休克是本型的重要表现之一,出现面色苍灰,唇及指端发绀,四肢厥冷,皮肤花斑,脉搏细速,血压明显下降,脉压缩小,不少患者血压可下降至零。

13. B 肾综合征出血热低血压休克期治疗原则为积极补充血容量,注意纠正酸中毒和改善微循环功能。

14. D 流行性乙型脑炎的病理改变为神经细胞不同程度的变性、肿胀、坏死。血管内淤血、附壁血栓及出血灶,血管套形成,胶质细胞增生。蛛网膜下腔有脓性渗出物是化脓性脑膜炎的病理改变。

15. C 解析见上题。

16. D

17. E 在麻疹患者早期鼻咽分泌物找多核巨细胞及尿中检测包涵体细胞有益早期诊断。

18. D 因为流行性出血热早期小血管通透性增加,导致大量血浆外渗而产生休克。

19. D 流行性脑脊髓膜炎败血症患者皮肤瘀点的主要病理基础是小血管炎致局部坏死及栓塞。

20. B 全身散在大小不等瘀斑是流行性脑脊髓膜炎早期典型特点,主要由于小血管炎致局部坏死及栓塞导致。

21. B 该患者表现为急性起病,畏寒高热、呕吐、腹痛、腹泻,腹泻共8次,开始为稀水样便,继之便中带有黏液和脓血,首先考虑普通型痢疾。轻型一般表现为低热或不发热。腹泻有黏液而无脓血。中毒型一般有休克或神志改变等情况。

22. E 霍乱弧菌由口入胃,如未被胃酸杀死则进入小肠,靠活泼的鞭毛动力,穿过小肠黏膜表面的黏液层并黏附于上皮细胞刷状缘的微绒毛上,在这里大量繁殖并产生强烈的外毒素——霍乱肠毒素。霍乱肠毒素与宿主肠黏膜上皮细胞受体结合,使细胞分泌功能增强,大量分泌水及电解质,导致水及电解质大量丧失,可引起血液浓缩、低血容量性休克,水及电解质紊乱,代谢性酸中毒。由于胆汁分泌减少及肠液分泌量大,严重者出现米泔水样排泄物。

23. D 虫卵引起的病变是血吸虫病最主要的病变,即虫卵肉芽肿。

24. D 日本血吸虫病理改变的特征是由虫卵沉着

组织中所引起的虫卵结节,即虫卵肉芽肿反应。

25. A　斯氏狸殖吸虫所致的皮下包块为典型的嗜酸性肉芽肿。

26. E

27. E　阿米巴结肠炎引起的溃疡病理特点结肠大面积烧瓶状溃疡。

28. D　流行性脑脊髓膜炎败血症期患者皮肤瘀点的主要病理基础是小血管炎及局部坏死及栓塞,是由细菌及内毒素引起的败血症所致。

29. A　30. C

31. B　不看题干,感染性休克的病原菌首先考虑大肠杆菌。

32. C　细菌性痢疾的病理改变:①病变主要在结肠,以乙状结肠和直肠病变最显著;②急性期病变为弥漫性纤维蛋白渗出性炎症,结肠黏膜可覆盖灰白色假膜,患者表现为患者反复有便意,但又有排不尽的坠胀感,称为里急后重;③慢性期病变为,肠黏膜溃疡形成与组织修复交替进行。溃疡较急性时深,多达肌层,底部凹凸不平,溃疡边缘黏膜常过度增生而形成息肉。由于病变反复进行,致使肠壁增厚、变硬,严重者可引起肠腔狭窄。

33. A　根据题干描述患者处于休克早期,故此时以抗休克治疗为主。

34. D　赫氏反应:患者表现为高热、大汗、盗汗、恶心及呕吐症状,皮肤病变扩大、恶化等;甚至出现体温骤降、四肢厥冷,诱发肺弥漫性出血。

35. D　中毒性菌痢多见于小儿,其特点为:①全身中毒症状严重,发病后数小时即可出现中毒性休克,脑组织微循环障碍可致脑缺氧,继而引起脑水肿和颅内压增高,甚至脑疝形成。②肠道病变和症状轻,仅有轻度卡他性炎症或滤泡性结肠炎,故消化道症状不明显。

36. D　肝硬化患者表现为休克症状,故判断为肝硬化并感染性休克。

37. D　①暴发型:多见于儿童,起病急骤,病情凶猛,如不及时抢救可于 24 h 内死亡。坏死性紫癜,炎性血管内血栓形成,皮肤深部溃疡。②休克型:严重毒血症,大片坏死性紫癜,顽固性休克,弥散性血管内凝血(DIC),脑膜刺激征多缺如,脑脊液多正常,血培养阳性。③脑膜脑炎型:脑实质损害严重,昏迷,抽搐,脑疝形成(枕骨大孔疝,天幕裂孔疝)。呼吸衰竭(周围性、中枢性),局限性神经系统定位体征。CSF 典型改变呈化脓性。④混合型:严重全身毒血症症状,顽固性休克、大片瘀斑。脑实质损害(抽搐、昏迷、呼衰、脑疝)。预后极差。⑤轻型流脑:仅有瘀点瘀斑,低热。⑥老年流脑(不典型):上呼吸道症状多、病程长、病情重、并发症多,预后差,病死率高,WBC 可不高。⑦慢性败血症型:少见,多为成人。病程迁延,以间歇性发热、皮疹或瘀点、多发性关节疼痛为特征。

38. C　既往有胆囊炎病史,判断为慢性胆囊炎。持续高热伴右上腹痛 4 天,加重伴巩膜黄染 3 天入院,故考虑慢性胆囊炎急性发作。

39. A　经由淋巴液和血液扩散至全身血管系统内,导致大量细胞破损、出血。血管壁细胞破损后,血管通透性增强,血液渗出,在皮肤上表现为皮疹,即小血管炎及血管周围炎。

40. C　停服抗菌药物后,连续 2 天粪便培养(如无粪便,可用肛拭子从直肠取粪便)未检出霍乱弧菌解除隔离。

41. D　四肢及躯干皮肤有大片瘀点、瘀斑,呈花斑状为流行性脑脊髓膜炎典型病变。面色苍白、四肢末端厥冷、发绀,为休克早期表现,故判断为流行性脑脊髓膜炎败血症休克型。

42. D　甘露醇进入人体内后能提高血浆渗透压,使组织脱水,可降低颅内压和眼内压,从肾小球滤过后,不易被肾小管重吸收,使尿渗透压增高,带出大量水分而脱水;强效利尿药呋塞米有增加肾脏血流量和降压等作用,两者均无对钠、钾、氯的提高作用,故机体呈现低钠、低钾、低氯血症。

43. B　临床上不单用晶体液治疗休克的主要原因是导致血浆胶体渗透压降低,而胶体渗透压是对维持血浆与组织间液之间的水盐平衡起作用的,至关重要。

44. D　长期服用利尿剂的患者,题中选项均会降低,但最重要的是 K^+,因为会导致人体内酸碱平衡失调、代谢紊乱、心律失常,且伴有心血管系统功能障碍。

45. D　血浆的缓冲物质包括 $NaHCO_3/H_2CO_3$,是连接连接电解质与酸碱平衡的桥梁。

46. E

47. C　肝功能障碍时常发生电解质紊乱,可能出现水潴留、低钠血症、低钾血症、低钙血症、低磷血症。

48. C　有休克症状出现的患者，当以抗休克治疗为首要治疗。

49. E　术中失血多，快速输库血 1 200 ml 时创面渗血加重，血压下降，尿液呈红色，考虑为输血后溶血反应，此时进行强心治疗不会缓解病情，反而会加大对机体各个器官的损害。

50. B　同时存在水、电解质和酸碱平衡失调，应当调节容量不足，以防止低血容量型休克。

51. D　肾上腺皮质功能减退的患者，尿钾量增加。

52. E

二、X 型题

53. ABC

54. ABCDE　所给 5 个选项均为其治疗要求。

55. ABCDE　5 个选项都会导致新生儿出血。

56. ABC　登革病毒与机体产生的抗登革病毒抗体形成免疫复合物，激活补体系统，导致血管通透性增加。同时病毒可抑制骨髓，导致白细胞、血小板减少和出血倾向；恙虫病是由恙虫病立克次体引起的急性传染病。

57. ABCDE　**58.** BC　**59.** ABD

60. BCDE　吸入 100% 的纯氧，会对脑干呼吸中枢有直接抑制作用，引起中毒乃至死亡。

61. ABDE　休克肾由于微循环障碍，血容量大部分丧失，此时血钾浓度相对增高，故 C 错误。

62. ABCDE　ARDS 即休克肺，肺内功能分流量增加，为了对抗肺内动静脉短路大量开放，目前使用呼气终末加压呼吸及反比通气进行治疗。

63. ACDE　CVP 是上、下腔静脉进入右心房处的压力，通过上、下腔静脉或右心房内置管测得，它反映右房压，是临床观察血流动力学的主要指标之一，它受心功能、循环血容量及血管张力 3 个

因素影响。CVP 明显大于膈下下腔静脉压。

64. BD　引起神经性休克的最重要原因是手术麻醉，尤其是高位硬膜外麻醉；深度麻醉也是常见原因之一。

65. ABCDE　休克早期，在原发症状体征为主的情况下出现轻度兴奋征象，如意识尚清，但烦躁焦虑、精神紧张、面色、皮肤苍白、口唇、甲床轻度发绀、心率加快、呼吸频率增加、出冷汗、脉搏细速、血压可骤降，也可略降，甚至正常或稍高，脉压缩小，尿量减少。

66. BC　感染性休克的病原菌多数为革兰氏阴性杆菌，比其他类型的休克更容易发生心力衰竭，多为低排高阻型，少数为高排低阻型。

67. BC　**68.** BCDE　**69.** ABCD

70. ABC　失血性休克患者首先应进行恢复血容量；感染性休克患者，除积极控制感染外，应针对休克的病理生理给予补充血容量、纠正酸中毒、调整血管舒缩功能、消除血细胞聚集以防止微循环淤滞以及维护重要脏器的功能等。

71. BCD　缩血管药物在休克通过补液不能纠正时可暂时使用；或者用于高动力型休克及过敏性休克。

72. ABCE　休克后使用高浓度缩血管药会加重肾的缺血，进一步损害肾脏。

73. ABCDE　题目中所给 5 个选项都会引起休克后肾功能不全。

74. ACDE　三羟甲基氨基甲烷为碱性药物。

75. AB　应当先补充晶体液，后补充胶体液。早期使用血管收缩药会加重休克症状。

76. ABCD

77. BCDE　高渗氯化钠输注可以使心输出量增加，减慢心率从而增加平均动脉压，改善微循环。

78. ABCDE　题中 5 个选项均为合并心血管疾病患者术前应该做的必要准备。

第十二章　临床常见疾病

一、A1/A2 型题

1. B

2. E　风湿性心脏瓣膜病的常见并发症有心力衰竭、肺部感染、感染性心内膜炎、房颤及栓塞。

3. A

4. C 风湿性心脏病二尖瓣狭窄最严重的并发症是左心衰导致的急性肺水肿。

5. B 15 岁,发热,双膝关节红肿痛判断为风湿热,心尖区闻及舒张期隆隆样杂音为二尖瓣病变常见疾病,杂音半年后消失故不是器质性疾病,排除二尖瓣狭窄。最终判断风湿热二尖瓣炎。

6. A 心律完全不规则判断为房颤,首选毛花苷丙进行治疗。

7. B 由题干判断为风湿性心脏病、二尖瓣狭窄,最有效的治疗为经皮球囊二尖瓣成形术。

8. A 主动脉瓣区闻及舒张期吹风样杂音提示主动脉瓣关闭不全。两周来发热,全身症状出现提示感染。结合选项判断主动脉瓣关闭不全合并感染性心内膜炎。

9. D

10. C 突然失语跌倒,右侧肢体瘫痪,判断风湿性心脏病二尖瓣处赘生物脱落,进入脑内小动脉,故判断为脑栓塞。

11. E

12. B 肾动脉狭窄常引起肾血管性高血压,这是由于肾缺血刺激肾素分泌,体内肾素-血管紧张素-醛固酮系统(RAAS)活化,外周血管收缩,水钠潴留而形成,部分肾动脉狭窄患者腹部或腰部可闻及血管杂音(高调、粗糙收缩期或双期杂音)。

13. E 多见于中青年患者,可由缓进性高血压发展而来,也可起病即为恶性高血压。血压显著升高,舒张压可达 130 mmHg 以上。其临床表现进展迅速,很快出现蛋白尿、血尿、氮质血症或尿毒症,短期内出现心力衰竭,视力迅速下降,无视乳头水肿。

14. D

15. D 高血压影响心、脑、肾的结构与功能,导致功能衰竭,大量脑出血可危及患者生命。

16. E 酚妥拉明是竞争性、非选择性 α_1 和 α_2 受体阻滞剂,主要用于血管痉挛性疾病,通过阻断胞突接合后血管中 α_1 和 α_2 受体,因而引起血管扩张和血压降低,以小动脉为主,静脉次之,结果使体循环和肺循环阻力下降,动脉压降低;通过阻滞 α_2 受体,则可增加去甲肾上腺上腺素释放,引起心肌收缩力增强和心动过速。酚妥拉明还可降低肾灌注压,引起水钠潴留。它亦能对去甲肾上腺上腺素和肾上腺素引起的血管收

缩反应产生拮抗作用。

17. A

18. D 原发性醛固酮增多症典型表现:①高血压与低血钾;②肌无力及周期性瘫痪甚为常见,肢端麻木,手足搐搦;③肾小管上皮细胞呈空泡变形,浓缩功能减退,伴多尿,尤其夜尿多,继发口渴、多饮,常易并发尿路感染;④心律失常较常见者为阵发性室上性心动过速,最严重时可发生心室颤动。

19. A

20. B 原发性醛固酮增多症主要临床表现高血压和低钾血症。

21. D

22. B 管腔直径减少 70%～75%会严重影响血供。

23. C 心肌梗死后综合征于心肌梗死后数周至数月出现,可反复发生,表现为心包炎、胸膜炎或肺炎,有发热、胸痛等症状,可能为集体对坏死物质的过敏反应。患者症状体征符合急性心肌梗死后综合征。

24. A 急性心肌梗死并发症有:乳头肌功能失调或断裂、心脏破裂、室壁膨胀瘤、栓塞(多见于起病后 1～2 周)、心肌梗死后综合征和其他(如呼吸道或其他部位的感染、肩-手综合征等)。其中乳头肌功能失调或断裂主要因缺血、坏死引起,可造成二尖瓣关闭不全,心尖区有响亮的吹风样收缩期杂音,但经过抗缺血治疗,症状可以改善。

25. E 心绞痛疼痛时间短,一般在 1～5 min 或 15 min 以内。急性心肌梗死疼痛时间长,数小时或 1～2 天。

26. C 变异型心绞痛特点心绞痛的发作与活动无关,疼痛发生在安静时,发作时心电图 ST 段抬高,发作过后 ST 段下降,不出现病理 Q 波。

27. D 急性心肌梗死时,肌钙蛋白是最敏感的指标,发病 3～6 h 开始增高,于 11～14 天恢复正常。

28. E

29. C 75%～95%的心肌梗死患者有心律失常,而且多发生在起病 1～2 天内,而以 24 h 内最多见,因而也成为导致急性心肌梗死患者早期(24 h 内)死亡的主要原因。其余亦为心肌梗死患者死亡的原因,但多在以后时期发生。

30. E 肺源性心脏病表现为慢性咳嗽、咳痰、气急,

活动后心悸、呼吸困难、乏力和劳动耐力下降,无疼痛感。

31. C　心绞痛的疼痛性质为胸骨后压迫性疼痛。

32. E　乳头肌功能失调是心肌梗死的常见并发症之一,乳头肌断裂或乳头肌功能失调的发生率达50%。左心室乳头肌因缺血、坏死而引起收缩功能障碍,使二尖瓣脱垂并关闭不全,心尖区出现收缩中晚期喀喇音和收缩晚期杂音。

33. D　急性冠脉综合征包括急性ST段抬高型心肌梗死、急性非ST段抬高型心肌梗死和不稳定型心绞痛。初发劳力性心绞痛和变异性心绞痛均属于不稳定型心绞痛。

34. B

35. A　冠心病的危险因素主要是:老年、高血压、糖尿病、高脂血症、吸烟、冠心病家族史等,故选项A不属于冠心病危险因素范畴。

36. A　下肢水肿,双肺底可闻及湿啰音,提示全身血液循环障碍,大部分液体进入组织间隙,全身电解质紊乱,导致肾素-血管紧张素-醛固酮系统激活,促进肾小管和集合管对钠离子的重吸收和钾离子的分泌,维持血钠和血钾含量的平衡。

37. D　劳力型心绞痛常发生于劳累与情绪激动时,此点与变异型心绞痛的常发生于安静休息时鉴别。

38. D　在心前区胸骨左缘可以闻及突然出现的粗糙的全收缩期杂音,并且触及震颤,杂音可以向左腋下或者心尖部传导,为室间隔破损的特征性表现。

39. C

40. C　心动过速发作突然开始与终止,持续时间长短不一,症状包括心悸、焦虑不安、眩晕、晕厥、心绞痛,甚至发生心力衰竭与休克,体检时心尖区第一心音强度恒定,心律绝对规则为阵发性室上性心动过速的典型表现。

41. B　前负荷是心肌收缩之前所遇到的阻力,而后负荷是心肌收缩之后所遇到的阻力。故二尖瓣狭窄可引起右心室后负荷增加。

42. D

43. C　颈静脉怒张提示可能上腔静脉回流受阻,可能为:①右心房内压力升高;②上腔静脉阻塞综合征。双下肢不肿排除第一种可能,所以本题为上腔静脉阻塞综合征。

44. B　右锁骨上淋巴结肿大提示肺癌转移,故本题为癌性胸腔积液。

45. B　痰细胞学和纤维支气管镜检查是确诊确诊肺癌最可靠的依据。

46. E　淋雨,次日出现寒战、高热,继之咳嗽,咳少量黏液脓性痰,伴右侧胸痛。查体体温39℃,急性病容,口角和鼻周有疱疹。心率110次/分,律齐。以上均为大叶性肺炎典型的症状和体征。根据病史、症状、体征及实验室检查血白细胞$11×10^9$/L,可以明确诊断为肺炎链球菌肺炎。

47. B　葡萄球菌肺炎起病多急骤,寒战,高热,体温多高达39～40℃,胸痛,痰脓性,量多,带血丝或呈脓血状。早期可无体征,其后可出现两肺散在性湿啰音。外周血白细胞计数明显升高,中性粒细胞比例增加。胸部X线检查显示肺段或肺叶实变,可形成空洞,或呈小叶状浸润,其中有单个或多发的液气囊腔。本例患者有感冒诱因、典型症状、体征及实验室检查,X线胸片检查显示双肺中下斑片状实变阴影,并有多个脓肿和肺气囊肿,故可诊为葡萄球菌肺炎。

48. D　支原体肺炎大多起病不急,有发热、厌食、咳嗽、畏寒、头痛、咽痛、胸骨下疼痛等症状,以发热和咳嗽为主要表现。

49. D　患者属于青少年,突然起病,带哮鸣音的呼气性呼吸困难,咳嗽,听诊两肺满布哮鸣音,符合支气管哮喘的特点。而慢性支气管炎病史需2年以上,本病不支持。急性支气管炎一般无胸闷气急,且肺部听诊无哮鸣音。心源性哮喘一般为老年人心衰后表现。气胸可出现胸闷气急,但肺部无哮鸣音体征。

50. A　①Ⅰ型呼吸衰竭血气分析特点是$PaO_2 < 60$ mmHg,$PaCO_2$降低或正常。主要见于肺换气障碍(通气/血流比例失调、弥散功能损害和肺动-静脉分流)疾病,如严重肺部感染性疾病、间质性肺疾病、急性肺栓塞等;②Ⅱ型呼吸衰竭,血气分析特点是$PaO_2 < 60$ mmHg,同时伴有$PaCO_2 > 50$ mmHg。多由肺泡通气不足所致,常见于慢性阻塞性肺疾病(COPD)、上呼吸道阻塞、呼吸肌功能障碍等。

51. E　患者为老年女性,咳嗽、咳痰15年,动脉血气分析$PaCO_2$ 50 mmHg,PaO_2 45 mmHg。考虑为慢性阻塞性肺疾病,吸氧后呼之不应,查动脉血

气分析示 $PaCO_2$ 90 mmHg, PaO_2 75 mmHg,考虑为二氧化碳潴留致出现昏迷,此为慢性阻塞性肺疾病导致的肺性脑病。

52. E　呼吸困难、发绀、烦躁、双肺呼吸音低提示出现肺性脑病,此时肌注苯巴比妥会进一步抑制呼吸系统,加重缺氧症状。

53. D　抗胰蛋白酶缺乏时,肺组织容易受到蛋白酶的破坏,早期出现肺气肿。

54. C　肺气肿是由于有害刺激引起终末细支气管远端的气道弹性减退、过度膨胀、充气和肺容量增大,有桶状胸、呼吸运动减弱、触觉语颤减弱或消失、叩诊过清音,以及听诊呼吸音减弱、心音遥远、肺泡弹性回缩力减退及合并气流阻塞时,呼气相延长。而由肺实变所产生的管状呼吸音不可能是肺气肿的体征。

55. D　慢性支气管炎临床以咳嗽、咳痰为主要症状,每年发病持续3个月,连续2年或2年以上。体重患者反复咳嗽,咳白色黏液样痰10年,每年冬季加重,故最可能为慢性支气管炎。

56. A　我国制定的哮喘防治指南及全球哮喘防治的创意(GINA)指出,支气管哮喘是由嗜酸性粒细胞、肥大细胞和T细胞等多种炎症细胞参与的气道慢性炎症。这种炎症可以引起气道的高反应性,可造成气道的痉挛、狭窄、水肿、黏液栓形成、气道重塑,临床表现为反复发作性的喘息、呼吸困难、胸闷、咳嗽等症状。其特点是反复发作,可以自行(脱离刺激因素)或经治疗缓解。由于是小支气管的狭窄,其表现为呼气性的呼吸困难,在双肺可以听到哮鸣音,以呼气相多见。

57. E　急性梗阻性化脓性胆管炎临床表现:①多有胆道疾病或胆道手术史,出现腹痛、发热、黄疸等急性症状。②由于严重胆道化脓性炎症、胆道高压、内毒素血症、脓毒败血症,患者表现为持续弛张热型,黄疸日渐加重,表示肝功能受到损坏,神志改变,脉快而弱,有中毒症状。③病情向严重阶段发展,微循环障碍,水、电解质及酸碱平衡失调,患者表现为感染性休克,血压下降,少尿,内环境稳态逐渐失去代偿,各主要脏器发生功能障碍。④主要为多器官系统衰竭,肝、肾、心、肺、胃肠、凝血等相继或交替出现功能受损,构成严重的组合。

58. C　肝硬化患者突然出现剧烈腹痛,腹水迅速增

加,脾增大首先考虑门静脉血栓形成。

59. A　原发性肝癌的并发症主要有肝性昏迷、上消化道出血、癌肿破裂出血及继发感染,而食管静脉曲张破裂所导致的上消化道出血是原发性肝癌晚期最常见的致死并发症。

60. D　放射免疫法测定持续血清 AFP≥400 $\mu g/L$,并能排除妊娠、活动性肝病等,即可考虑肝癌的诊断。

61. A　急诊胃镜检查是探查肝硬化后出血的首选检查方法。

62. A　氢氯噻嗪、硫唑嘌呤、促肾上腺皮质激素以及促肾上腺皮质激素都会引起急性胰腺炎。氢氧化铝为制酸和收敛药,主要用于胃酸过多、胃及十二指肠溃疡等。

63. D　胆汁的成分如胆汁酸盐、结合胆红素及胆固醇等反流入血,随着血液循流至全身,胆红素使皮肤、巩膜黄染,胆汁酸盐淤积于皮下并刺激末梢神经,引起皮肤瘙痒。

64. E　寒战高热提示感染症状严重,选项中只能选胆总管结石合并感染。

65. E

66. D　肝癌出现液化在体征和影像上和肝脓肿相似,故易混淆。

67. C

68. D　单纯性甲状腺肿的甲状腺功能是正常的。

69. D

70. A　锁骨下淋巴结转移属于淋巴转移。

71. B　乳管内乳头状瘤属良性,但6%～8%的病例可发生恶变。一般无自觉症状,常因乳头溢液污染内衣而引起注意,溢液可为血性,暗棕色或黄色液体。肿瘤小,常不能触及,偶有较大的包块。大乳管乳头状瘤,可在乳晕区扪及直径为数毫米的小结节,多呈圆形、质软、可推动,轻压此包块,常可从乳头溢出血性液体。

72. E　急性乳腺炎即产褥期乳腺炎是产褥期的常见病,常常继发于乳头皲裂、乳房过度充盈、乳腺管阻塞。

73. D　急性乳腺炎最常见于妊娠期妇女、产后哺乳期妇女及乳头凹陷妇女,即产褥期妇女。

74. B

75. B　骨软骨瘤是一种良性肿瘤。单纯骨软骨瘤有1%发生恶变。多见于长骨的干骺端,如股骨

下端、胫骨上端和肱骨上端。

76. B 伸直型桡骨下端骨折表现为:伤后局部疼痛、肿胀,可出现典型畸形姿势,即侧面看呈"银叉"畸形,正面看呈"枪刺样"畸形。检查局部压痛明显,腕关节活动障碍。X线拍片可见骨折远端向桡、背侧移位,近端向掌侧移位,因此表现出典型的畸形体征。图示如下:

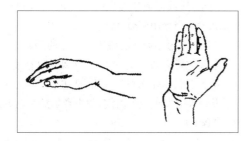

77. D 老年女性,不慎摔倒,右髋部着地,局部剧痛,不能站立。查体:右下肢缩短,外旋畸形。具备右股骨颈骨折的典型临床表现,可诊断为右股骨颈骨折。

78. D 对比较稳定的股骨干骨折,软组织条件差者,可采用非手术疗法。持续骨牵引8～10周,儿童则采取手法复位,小夹板固定,皮肤牵引治疗,允许较小畸形及2 cm以内重叠。

79. A "扳机点"亦称"触发点",常位于上下唇、鼻翼、齿龈、口角、舌、眉等处,为三叉神经痛患者敏感区,轻触或刺激扳机点可激发疼痛发作。

80. B

81. A 中毒型细菌性痢疾是急性细菌性痢疾的危重型。起病急骤,突然高热、反复惊厥、嗜睡、迅速发生休克、昏迷、本型多见于2～7岁健壮儿童,病死率高,必须积极抢救。

82. D 突起高热,皮肤黏膜瘀点或瘀斑,与流行性脑脊髓膜炎临床表现较为相符。

83. C 全身皮肤可见散在出血点是流行性脑脊髓膜炎典型体征。流行性乙型脑炎发病季节多在7～9月,脑实质损害严重,昏迷、惊厥多见,皮肤一般无瘀点;中毒型细菌性痢疾主要见于儿童,发病季节在夏秋季,短期内有高热、惊厥、昏迷、休克、呼吸衰竭等症状,但无瘀点。

84. D 患儿最大可能是脑内出血、脑水肿所致枕骨大孔疝形成,压迫生命中枢。

85. B 化脓性脑膜炎,是由各种化脓菌引起的脑膜炎症,系细菌性脑膜炎中的一大类。为颅内的严重感染之一,常为化脓性脑炎与脑脓肿并存。常见致病菌为3种类型,即流感嗜血杆菌B型、脑膜炎奈瑟菌和肺炎链球菌。

86. D 突起高热、头痛、呕吐,皮肤黏膜瘀点、瘀斑(尤其在病程中迅速扩大者,其他病少见),颈项强直及其他脑膜刺激征,判断为脑膜脑炎型流脑。

87. D 食管癌患者首选根治性手术切除,但患者心肺功能差,无法耐受手术,故次选放射治疗。

88. D 加重伴双下肢水肿半年说明回心血流受阻,未闻及杂音,故瓣膜正常,心影周围可见钙化影,可能为慢性缩窄性心包炎。

89. A 胸骨左缘3～4肋间粗糙的吹风样收缩期杂音为典型的室间隔缺损体征。

90. C 彩色多普勒超声心动图检查是明确心脏瓣膜病变情况的最有价值的检查。

91. E 先天性心脏病未发病,应当随诊观察病情进展,确定治疗方案。

92. C 胸骨左缘3、4肋间可闻及3/6级收缩期杂音提示室间隔缺损,心率198次/分,双肺中、小水泡音,肝肋下3.0 cm,双足背轻度水肿,提示全心衰竭。

93. A

94. C 循环特点及出生后的主要改变:①具有2条脐动脉和1条脐静脉。待胎儿出时,胎盘循环中断,肺循环开始。脐动、静脉的大部分随胎盘与脐带一起脱落,在体内的一段也逐渐萎缩,形成韧带。②左、右心房间隔上有卵圆孔,使两心房相沟通,血液可自右心房经卵圆孔流入左心房。胎儿出生后,由于肺循环的回流急剧增加,左心房的压力大大超过右心房,致使卵圆孔封闭,于出生后1年左右完全闭合。③在主动脉与肺动脉之间有动脉导管连接,来自上腔静脉的含代谢废物较多的静脉血,进入肺动脉后,大部分经由动脉导管注入降主动脉,以保证重要器官得到较新鲜血液。在胎儿降生后,动脉导管退变成韧带。故选C。

95. B

96. D 主动脉夹层瘤不会有血块的脱落,其致死原因是主动脉破裂导致胸腔内大出血。

97. A ①戒烟,吸烟是导致慢阻肺的主要病因之

一,戒烟后咳嗽、咳痰等症状会减轻,也能延缓
FEV逐年减退的速度。②使用抗生素、祛痰剂
和支气管扩张剂等,积极治疗并发症。③维护
肺功能。使用的药物有支气管扩张剂、β₂激动
剂、抗胆碱药物、甲基黄嘌呤类等。④积极进行
康复治疗。

98. D　慢性阻塞性肺疾病是一种具有气流阻塞特
征的慢性气道炎症性疾病,故其主要特点是气
道阻塞。

99. B　**100.** C

二、A3/A4 型题

101. E　肾动脉狭窄系各种原因所致肾动脉管腔狭
小,血流减少的肾疾病,以高血压为主要临床特
征,且多以舒张压增高为主。使用一种或多种
降压药物其高血压仍难以控制或病情加重。实
验室表现为轻度蛋白尿、氮质血症、肾功能下降
和低钾血症。

102. A　内科药物治疗上主要是降血压,可以使用
钙通道阻滞剂等药物。

103. B　诊断上可以行肾动脉造影明确诊断。

104. B　患者自控镇痛术后少尿主要是由于吗啡引
起尿潴留。

105. C　**106.** D　**107.** E

108. A　该患者为中年男性,具有心力衰竭、心律失
常和心脏扩大,无高血压和糖尿病病史,最可能
诊断是扩张型心肌病。

109. D　超声心动图是确诊心脏疾病的首要检查
方法。

110. C　根据抗心律失常自疗指南,该患者有心力
衰竭、心房颤动和频发室早,抗心律失常治疗首
选胺碘酮。

111. D　栓塞是扩张型心肌病的特征之一,该患者有
典型的"5P"征,故考虑附壁血栓脱落致左下肢
动脉栓塞,选答案D。

三、X 型题

112. ABCDE

113. ABDE　急性肺水肿的治疗主要为病因治疗,
缓解和根本消除肺水肿;其次是维持气道,充分

供氧和机械通气治疗,纠正低氧血症。降低肺
血管静水压,提高血浆胶体渗透压,改善肺毛细
血管通透性。保持患者镇静可用咪达唑仑或丙
泊酚,预防和控制感染。体位应该采取坐位,双
腿下垂。

114. ABDE　硝酸甘油可直接松弛血管平滑肌,特
别是小血管平滑肌,使周围血管舒张,外周阻力
减小,导致低血压,患者血压 90/60 mmHg,故
此时应当禁用硝酸甘油。C 项错误。

115. ABCE　冠心病非心脏手术患者的手术与麻醉
危险主要取决于患者冠状动脉受阻程度以及
患者心肌坏死面积的大小,即患者当前心功能
状况及心肌梗死的时间,与患者年龄关系不大。

116. ABCDE

117. ABCD　高血压、糖尿病会导致眼底动脉硬化,
慢性呼吸系统疾病易影响氧气交换,致血管壁
供氧不足而机化,影响眼底动脉,故 ABCD 均
可与眼科老年患者并存。

118. ABCDE　肺高压易导致右心衰竭。正常情况
下左室射血分数为≥50%,右心室射血分数为
≥40%,若小于此值即为心功能不全,易导致
心力衰竭。本题 EF<0.4,其余选项也均为易
并发心力衰竭的疾病。

119. ABC　两者均会使心率加快,外周阻力增加与
血压升高,冠心病、二尖瓣狭窄及主动脉狭窄患
者均表现为心肌供血不足,此时增加心率与外
周阻力,会进一步加重心肌缺血症状,导致心肌
梗死甚至心力衰竭。

120. ABCE　舒张末压与容量的关系应当为舒张功
能。其余选项均正确。

121. ABE　根据右冠状动脉对心肌的供血可知其梗
死可引起房性心律失常、三度房室传导阻滞及
病窦综合征。

122. ABCDE

123. BDE　酸中毒会导致全身微循环血管收缩,增
加肺循环阻力;C 选项描述过于笼统,有些受体
激动剂可增加肺循环阻力,有些则降低。故本
题选 BDE。

124. ABE　二尖瓣关闭不全多伴有房颤。由于关闭
不全导致血液反流,所以左室容量超负荷。麻
醉处理应防止高血压。

125. BCD　缩窄性心包炎患者心脏的舒张与收缩功

能降低,故前负荷降低,回心血量减少,每搏输出量减少,血浆容量和红细胞容量代偿增加,循环时间普遍延长,循环总血量不变。心率的改变对心输出量有明显影响。

第十三章 基 本 操 作

一、A1/A2 型题

1. A

2. B 急性胰腺炎的病理分型分为急性水肿型(镜下可见间质水肿、充血、散在点状脂肪坏死和炎症细胞浸润,无明显胰实质坏死和出血)与急性坏死型(可见胰腺红褐色或灰褐色,分叶结构消失,并有新鲜出血区),故选 B。

3. B 胰十二指肠上动脉由胃十二指肠动脉经十二指肠上部、胃幽门后方到下缘分出。

4. C 胰腺位于腹上区和左季肋区,胃和腹膜后面约平第 1 腰椎椎体处,横卧于腹后壁,为一长条状腺体。

5. B 服用丙硫氧嘧啶控制甲亢症状恢复到正常或接近正常,然后加服两周左右碘剂,才能进行手术。

6. E 7. D

8. A 呼吸机相关性肺炎是指机械通气后 48 h 至拔管后 48 h 内出现的肺炎,防止呕吐物吸入是最关键的措施。

9. D 只有解除呼吸道梗阻才能有效地解除患者的窒息症状。

10. D 患者存在有时呼吸暂停的体征,故选用同步间歇指令通气模式。

11. D 人工呼吸机并不能增加心脏的舒张功能与中心静脉压,故对回心血量没有影响。

12. A 口对口人工呼吸的第一步是清除口咽分泌物,保持呼吸道通畅。

13. D 徒手心肺复苏时心脏按压与人工呼吸的频率比例为 30∶2,此比率不能换算为 15∶1。

14. E 复苏、通气、止血、包扎、固定、搬运是创伤常用的六大急救技术。

15. E 电击除颤是在判断患者存在房颤、室颤等心律失常的前提下考虑的。

16. D 室颤患者的首选抢救方法为非同步直流电除颤。

17. D 在牙齿发育期间,特别是 8 岁以下儿童或孕妇,如果服用四环素类药物(如四环素、土霉素、多西环素等),则易引起牙齿变色,称为四环素牙。

18. B 青霉素为以下感染的首选药:①溶血性链球菌感染,如咽炎、扁桃体炎、猩红热、丹毒、蜂窝织炎和产褥热等;②肺炎链球菌感染,如肺炎、中耳炎、脑膜炎和菌血症等;③不产青霉素酶葡萄球菌感染;④炭疽;⑤破伤风、气性坏疽等梭状芽孢杆菌感染;⑥梅毒;⑦钩端螺旋体病;⑧回归热;⑨白喉等。

19. A 羧苄西林和庆大霉素虽然两者可以协同应用于抗铜绿假单胞菌,但由于混合使用可导致 MIC(最低抑菌浓度)升高,而出现药效降低的现象,因此不能混合使用。

20. C 气管套囊压力应维持在 15~25 cmH$_2$O 而无漏气最理想。

21. A 按照药物对胎儿影响可将药物分为 5 类,选项中只有青霉素钠为 A 类。

22. C 灰黄霉素的禁忌证:(1)对青霉素及其衍生物过敏的患者对本品亦可过敏。(2)对胚胎有毒性,可致畸胎,孕妇禁用。(3)下列情况应慎用:①肝功能衰竭;②红斑狼疮;③卟啉病。急性间歇性卟啉症是绝对禁忌;其他类型的卟啉症也应避免使用。肝功能不全者慎用。

23. A

24. C 母体服用地高辛后,乳汁中含量甚微;服用酒精、异烟肼及甲硝唑等药物后,乳汁中含量较高。

25. E 头孢噻肟钠为第三代半合成头孢菌素,对革兰氏阳性菌的作用不如头孢唑林,肠球菌对本品耐药,对耐青霉素的肺炎球菌无效,对革兰氏阴性菌有强大的杀菌活性,对大肠杆菌、流感杆菌、肺炎杆菌、奇异变形杆菌、沙门氏菌属的抗菌作用较头孢哌酮强,对脆弱拟杆菌作用弱或耐药,铜绿假单胞菌、阴沟肠杆菌对本品不敏感。

26. E 用单次颤搐刺激监测时,实施气管插管,至少应待颤搐抑制达95%。

二、X 型题

27. ABCDE 中枢抗胆碱药的不良反应包括:①常见口干、心悸、瞳孔散大、视力模糊、皮肤干燥、体温升高及尿潴留等。②剂量过大,有中枢神经兴奋症状如烦躁不安、谵妄,以致惊厥。兴奋过度转入抑制,呼吸困难,可致死亡。③青光眼、前列腺肥大所致排尿困难、严重心脏病、器质性幽门狭窄或麻痹性肠梗阻患者禁用。乳幼儿、小儿慎用。④不可骤然停药,否则可引起头昏、呕吐等。

28. ABCDE 对困难气管插管的患者,题中所给5个选项均为可行之举。

29. ABCDE 气管插管操作时的并发症有:①口腔组织损伤;②刺激迷走神经导致的高血压、心动过速以及颅内高压;③反流误吸和吸入性肺炎;④喉、支气管痉挛。

30. ABCDE 31. ABCDE 32. ABCDE

33. BCDE 麻醉过深会导致患者中枢系统麻痹,危及生命。故 A 选项错误,其余选项均正确。

34. ABCD 抗肿瘤药、锂制剂、抗甲状腺药以及喹诺酮类均可大量进入乳汁,对幼儿的发育造成影响。

35. ABCE 硫酸镁治疗子痫,对宫缩及胎儿无不良影响,也不会加重已有的胎儿宫内窘迫。

第十四章　模拟试卷一

一、A1/A2 型题

1. E 最大频移即最大速度受脉冲重复频率的限制($f_z = PRF/2$),当被检测目标的运动速度,即频移超过 $PRF/2$ 时,回声信号被截断为两部分,即发生频谱混叠或倒错。

2. A 纵向分辨力又称轴向分辨力,指在声束长轴方向上分辨细小目标的能力。

3. D 胆囊腺瘤是真性肿瘤,有恶变倾向,尤其是乳头状腺瘤被认为是癌前病变。

4. A 肝外胆管癌直接征象有:①扩张胆管的远端显示乳头状软组织肿块;②扩张胆管远端突然截断或狭窄,胆管壁不规则增厚,走行僵硬。

5. C 超声显示胰头肿大伴有胆管、胰管扩张,尽管也有可能是其他疾病,但作为医生,首先要考虑的是胰头癌。

6. E 腹部超声应包括对所列的项目和层次进行超声图像观察和分析。

7. A 心肌造影剂从末梢静脉注入,造影气泡直径<5 μm,可进入冠状动脉在心肌的小分支。

8. C A 型超声提供的诊断信息是以横坐标表示时间,纵坐标表示振幅。

9. E 多囊肝是一种先天性疾病,常有遗传性和家族史,多在中年以后发病。囊肿散布于全肝或主要密集于肝的一叶。

10. E 超声检查主动脉与降主动脉的连接采用的切面是胸骨上窝主动脉弓长轴切面。

11. E 附睾头为等回声,附睾体、尾为弱回声。

12. E 结节性甲状腺常可见囊性变,可表现为囊性或囊实混合性团块。

13. C 三尖瓣下移畸形多为三尖瓣的隔叶附着点低于二尖瓣瓣叶的附着点,两者相距 1.5 cm 以上,则有肯定的诊断价值。三尖瓣前叶多呈冗长改变。

14. E 第一段称十二指肠上段,在肝十二指肠韧带内,自胆总管起始部至十二指肠上部上缘为止,此段沿肝十二指肠韧带右缘内走行,胆总管切开探查引流术即在此段进行;第二段称十二指肠后段,位于十二指肠上部的后面,向下内方行于下腔静脉的前方,门静脉的后方;第三段称胰腺段,弯向下外方,此段上部多由胰头后方经过,下部被一薄层胰腺组织所覆盖,位于胆总管沟中;第四段称十二指肠壁段,斜穿十二指肠降部中份的后内侧壁与胰管汇合略呈膨大,形成肝胰壶腹,又称 Vater 壶腹,壶腹周围及其附近有括约肌并向肠腔突出,使十二指肠黏膜隆起形成十二指肠大乳头。

15. B　房颤伴血流动力学改变首选同步电击除颤。

16. B　等渗葡萄糖液代谢后可留下水分,造成脑水肿,在神经外科手术中应尽量避免使用。

17. E　由于鼻咽部丰富的血供,及鼻咽血管瘤切除术本身就有术中出血的风险,如何减少术中出血和保持清晰的内镜视野是麻醉实施过程中应关注的问题,因此此类手术适宜选用全麻复合控制性降压。

18. E　口腔颌面外科和整形外科患者中,气道困难较为常见而严重。较易发生气道困难的疾患有先天性颅颌面畸形、口腔颌面肿瘤、颞下颌关节强直、OSAS、烧伤后瘢痕粘连致小口畸形或颏胸粘连、外伤、感染、肿瘤造成口腔颌面畸形或缺损、手术或放疗引起气道附近解剖结构改变、颌颈部肿瘤压迫致气管移位等,其他的如肥胖颈短、颈椎病变、小下颌、门齿前突或松动、高喉头、巨舌等也会给麻醉后插管带来困难,常需经鼻插管。口腔颌面外科和整形外科手术要求麻醉平稳、镇静镇痛完全,多需要有足够的肌肉松弛效果。

19. B　医疗机构应当对麻醉药品和精神药品处方进行专册登记,加强管理。麻醉药品处方至少保存 3 年,精神药品处方至少保存 2 年。

20. C　21. D　22. C　23. D　24. E

25. E　医德原则、医德规范、医德评价、医德教育都是时代的产物,都不能脱离时代。反映社会对医学的需求、为医学的发展导向、为符合道德的医学行为辩护是医学伦理学的任务。

26. B

27. C　①强心苷对瓣膜病、高血压、先天性心脏病等所引起的慢性心力衰竭(CHF),可改善心肌收缩性能、降低心脏前后负荷,增加心输出量,因而疗效良好。②对继发于严重贫血、甲亢及维生素 B_1 缺乏症的 CHF 则疗效较差。因这些情况下,心肌能量生产已有障碍,而强心苷又不能改进能量的生产。对肺源性心脏病、严重心肌损伤或活动性心肌炎如风湿活动期的 CHF,强心苷疗效也差。因为此时心肌缺氧,既有能量产生障碍,又易发生强心苷中毒,使强心苷中毒,使药量也受到限制,难

以发挥疗效。③对心肌外机械因素引起的 CHF,包括严重二尖瓣狭窄及缩窄性心包炎,强心苷疗效更差甚至无效,因为此时左室舒张充盈受限,搏出量受限,难以缓解症状。

28. B　维拉帕米适应证:①各种类型心绞痛,包括稳定型或不稳定型心绞痛,以及冠状动脉痉挛所致的心绞痛,如变异型心绞痛;②房性早搏,预防心绞痛或阵发性室上性心动过速;③肥厚型心肌病;④高血压病。

29. D　对休克的治疗应强调综合治疗措施,其治疗原则包括:①有效控制病因;②输液、纠酸、扩容,补充有效循环血容量;③增强心功能,改善微循环;④纠正异常代谢;⑤器官支持疗法等。

30. D　休克患者以代谢性酸中毒为主,虽然代谢性酸中毒最终有赖于组织灌注的改善,但组织长时间缺氧并有严重酸中毒存在时,为阻断休克时的恶性循环,并保障患者的生命安全,可考虑使用碱性药物,以减轻酸中毒对机体的危害。常用的碱性药物为 5% 的碳酸氢钠溶液。

31. E　一般把普鲁卡因和氯普鲁卡因划为短效局麻药,利多卡因、甲哌卡因和丙胺卡因属于中效,布比卡因、丁卡因、罗哌卡因和依替卡因则属于长效。

32. A　0.5% 丁卡因为等比重液,其他选项为重比重液。

33. C　开胸后肺萎陷,肺泡通气明显减少,但开胸侧肺血流并未相应减少,造成开胸侧肺通气不足而血流灌注良好的情况,通气血流比的降低造成肺内分流。麻醉后非开胸侧肺受腹腔内容物、纵隔、重力的影响通气不良,而血流灌注相对较多,同样造成通气血流比的降低出现肺内分流。因此,由于上述血液分流,血液中麻醉药浓度上升减慢。

34. A

35. D　完全性房室传导阻滞,亦称三度房室传导阻滞,是指由于房室传导系统某部分的传导能力异常降低,所有来自心房的激动都不能下传而引起完全性房室分离,临床表现为心率减慢多小于 45 次/分,且对运动、阿托品不敏感。

36. D

37. A　吸入麻醉药是目前神经外科手术最常用的麻醉维持用药。吸入麻醉药扩张脑血管的作用

使颅内容积增加,从而升高 ICP,这在颅内占位或脑水肿的患者中表现尤为明显。七氟烷刺激性弱,对 ICP 影响轻微,可用于颅内压增高者。

38. B 巨大肿瘤促使患者难以平卧,如属良性囊肿,麻醉前可试行囊肿穿刺缓慢放液,同时经静脉补血浆或代血浆,然后选用清醒气管内插管,氟芬合剂、咪达唑仑、氧化亚氮等吸入麻醉药与肌松药复合麻醉,全程施行机械辅助呼吸,避免发生呼吸、循环骤变或其他并发症。

39. D 脾手术时无明显出血倾向及出凝血时间、凝血酶原时间已恢复正常者,可选用连续硬膜外阻滞。麻醉操作应轻柔,避免硬膜外间隙出血。凡有明显出血者,应弃用硬膜外阻滞。选择全麻时需根据有无肝损害而定,可用静脉复合或吸入麻醉。气管插管操作要轻巧,防止因咽喉及气管黏膜损伤而导致血肿或出血。麻醉手术处理的难度主要取决于脾周围粘连的严重程度。游离脾脏、搬脾、结扎脾蒂等操作,手术刺激较大,有发生意外大出血的可能,麻醉医师应提前防治内脏牵拉反应并做好大量输血准备。巨大脾脏内储血较多,有时可达全身血容量的 20%,故麻醉中禁忌脾内注射肾上腺素,以免发生回心血量骤增而导致心力衰竭危险。

40. C 对于年龄不大,一般状况较好、术前无严重并发症的全髋关节置换术患者可选择连续硬膜外阻滞或蛛网膜下腔阻滞,近年来多选用腰-硬联合阻滞或蛛网膜下腔阻滞,有助于减少术中及术后并发症的发生。

41. C 婴儿喉头位置较高,位于第 3～4 颈椎平面。

42. E EEG 检查用于监测麻醉深度、因脑血流量(CBF)不足引起的脑缺血阈值、癫痫灶切除术中的定位引导、颈内动脉内膜切除术等对防止脑缺血及维持合理脑灌注压等都有指导意义。EEG 与脑在头皮定位相关,术中导联的设置主要是围绕大脑前动脉、大脑中动脉的供血区。EEG 监测有一定的敏感性和特异性,对仅有一次癫痫发作患者的 EEG 调查发现,12%～50%的患者首次 EEG 记录到了 IEDs,6%～45%记录到了非特异性异常,32%～74%的患者 EEG 为正常。

43. E 输血适应证有:①急性出血。急性出血为输血的主要适应证,特别是严重创伤和手术出血。一次失血量低于总血容量 10%(500 ml)时,临床上无血容量不足的表现,可以不输血。失血量低于总血容量 20%(500～800 ml)时,应根据有无血容量不足的临床症状及严重程度,同时参考血红蛋白和血细胞比容(Hct)的变化选择治疗方案。一般首选输注晶体液、胶体液或少量血浆增量剂,不输全血或血浆。当失血量超过总血容量 20%(1 000 ml)时,应及时输注适量全血。②贫血或低蛋白血症。常因慢性失血、红细胞破坏增加或清蛋白合成不足引起。手术前如有贫血或低清蛋白血症,应予纠正。贫血而血容量正常的患者,原则上应输注浓缩红细胞;低蛋白血症者可补充血浆或清蛋白液。③重症感染。全身严重感染或脓毒血症、恶性肿瘤化疗后所致严重骨髓抑制继发难治性感染者,可通过输血提供抗体和补体,以增加抗感染能力。④凝血功能障碍。根据引起患者凝血功能障碍的原发疾病,输注相关的血液成分加以矫正,如血友病患者应输注凝血因子或抗血友病因子,凝血因子 I 缺乏症患者应补充凝血因子 I 或冷沉淀制剂,也可用新鲜全血或血浆替代。

44. D 中心静脉压高,血压低提示心功能不全或血容量相对不足。

45. D

46. A MAC 即最低肺泡有效浓度,是指吸入麻醉药在 1 个大气压下与纯氧同时吸入时能使 50%患者在切皮时不发生摇头、四肢运动等反应时的最低肺泡浓度。MAC 愈小,麻醉效能愈强。

47. E V_d 即表观分布容积,系指给药后,体内总药量(X_0)与零时间血药浓度(C_0)的比值。V_d 是表观数值,不是实际的体液间隔大小,除少数不能透出血管的大分子药物外,多数药物的 V_d 值均大于血浆容积。V_d 值越大,表示该药在体内的分布越广。V_d 小,毒性就比较小,而治疗剂量往往较大。

48. A DIC 约 95%的病例都有血小板减少,一般低于 $100×10^9/L$。当外源系统因子 II、V、VII、X 大量消耗,血浆中纤维蛋白原降解产物及抗凝物质增多,凝血酶原时间即明显延长,阳性率可达 90%以上。约 70%左右的 DIC 病例,纤维蛋白原低于 200 mg/dl。

49. B Leven.thal 预测评分方法包括 4 个严重性分

级指标:①重症肌无力的病史超过 6 年(12 分);②有与重症肌无力无直接关系的慢性呼吸系统疾患(10 分);③术前 48 h 每日服用溴吡斯的明的剂量超过 750 mg(8 分);④术前患者肺活量小于 2.9 升(4 分)。这些危险因素按其严重性进行评分,凡总计达 10 分或 10 分以上的患者则术后一般需进行 3 h 以上的机械通气。

50. B　24 h 尿量少于 400 ml 或者每小时尿量少于 17 ml 为少尿,见于心、肾疾病和休克患者。

51. A　术中血压持续 190/110 mmHg 采用泵注硝普钠效果最好。

52. B　颈部手术主要包括颈部肿瘤、甲状腺和甲状旁腺疾病、颈部淋巴结、先天性畸形、外伤等手术。这些手术部位主要在颈前方,虽然手术范围不太广泛,但因毗邻气管、颈部大血管和神经,因此颈前部手术时很容易发生呼吸道梗阻,致患者呼吸困难或窒息。

53. E　椎管内注药行分娩镇痛禁用于原发和继发宫缩无力、产程进展缓慢以及存在仰卧位低血压综合征的产妇。穿刺部位感染、宫缩异常、头盆不称及骨盆异常、前置胎盘或有分娩大出血可能者也应禁用。

54. D　地西泮为弱安定类药,作用于脑边缘系统,对情绪反应有选择性抑制,解除恐惧和焦虑心理,从而引导睡眠和遗忘,作用极为良好,同时有抗惊厥和中枢性肌松作用,可减少非去极化肌松药和琥珀胆碱的用药量。

55. C　行臂丛神经阻滞、肋间神经、椎旁神经阻滞时伤及胸膜时可造成张力性气胸,轻度的可无症状,若超过 1/5 肺组织丧失通气功能,即可出现呼吸急促和困难,发绀,心动过速等。血压开始可无明显的变化,随着病情进展如纵隔移位,缺氧加重,则出现低血压,甚至休克。

56. E　窦房结为心肌细胞自律性最强的。

57. C

58. D　引起低钾血症的原因不外三大类,即摄入不足、丢失增加和分布异常。(1)摄入不足:见于不能进食、偏食和厌食的患者,每天丢失的钾不能从饮食中得到补充,时间长即发生低钾血症。(2)丢失增多:钾的排出途径主要为肾脏,但消化道、皮肤、唾液也可排钾。①消化道丢失:正常人粪便中约含 8~10 mmol/L 的钾,但消化道每天分泌的消化液多达 6 000 ml,其中钾含量为 10 mmol/L,故严重呕吐和腹泻者从大便中丢失的钾很多。长期胃肠减压、胆道引流、服用泻药等都可使胃肠丢钾增多。②肾脏丢失:肾脏钾丢失的疾病很多,包括肾小管疾病、肾上腺皮质激素分泌过多和其他渗透性利尿(葡萄糖、甘露醇、山梨醇和尿素)。③皮肤丢失:高温作业出汗过多,钾未得到补充,血容量不足引起继发性醛固酮增多也是钾丢失的因素。(3)钾分布异常:即细胞外钾移入细胞内,体内总体钾并不缺乏。见于低钾性周期性麻痹、Graves 病、治疗高钾血症时胰岛素用量过大等。

59. D　该患者发生了急性溶血性输血反应,治疗措施包括:①停止输血;②保持尿量在 75~100 ml/h 以上(大量静脉补液维持 CVP 10~14 cmH$_2$O,必要时在 5~10 min 内快速滴注甘露醇 12.5~50 g。如果补液和输注甘露醇无效,则采用呋塞米 20~40 mg 静脉注射);③碱化尿液,通常采用碳酸氢钠滴注,40~70 mmol 碳酸氢钠可以将尿 pH 提高至 8,复查尿 pH 以指导是否需要进一步补充碳酸氢钠;④测定血浆和尿血红蛋白浓度;⑤测定血小板计数、KPTT、纤维蛋白原含量测定;⑥将未完的血送至血库重新作交叉配血试验;⑦将患者血尿样送至血库检查;⑧防止低血压,保证充足的尿量。

60. D　慢性贫血患者手术中出血时,应慢速输血、输液,补充血容量。

61. E　消化道肿瘤、溃疡或食管胃底静脉曲张可继发大出血。除表现为呕血、便血外,胃肠道可潴留大量血液,失血量难以估计。麻醉前应根据血红蛋白、血细胞比容、尿量、尿比重、血压、脉率、脉压、中心静脉压等指标补充血容量和细胞外液量,并做好大量输血的准备。肥胖、严重腹胀、大量腹水、巨大腹内肿瘤患者,当术中排出大量腹水,搬动和摘除巨大肿瘤时,腹内压容易骤然下降而发生血流动力学及呼吸的明显变化。因此,麻醉医师应依据病情做好防治,并避免发生缺氧、二氧化碳蓄积和休克。腹内手术中牵拉内脏容易发生腹肌紧张、鼓肠、恶心、呕吐和膈肌抽动,不仅影响手术操作,且易导致血流动力学剧变和患者痛苦。因此,良好的肌肉松弛是腹部手术麻醉不可忽视的问题。呕吐误吸或反流误吸是腹部手术麻醉常见的死亡原因。胃液、血液、胆汁、肠内容物都有被误吸的可能。一旦发生，可导致急性呼吸道梗阻、吸入性肺炎或肺不张等严重后果，麻醉时应采取有效的预防措施。腹腔内脏器官受交感神经和副交感神经双重支配，内脏牵拉反应与此类神经有密切关系。

62. A

63. C　麻醉前用药要根据甲状腺功能亢进症状控制的情况和将采用的麻醉方法综合考虑，一般来说，镇静药用量较其他病种要大。

64. C　慢性阻塞性肺疾病(COPD)是具有气流阻塞特征的慢性气道炎症性疾病，部分具有可逆性，可伴有气道高反应性。

65. C　对糖尿病患者术前血糖应达到多少目前尚无一致的意见，一般不要求控制到完全正常水平，以免发生低血糖。一般认为择期手术患者术前空腹血糖应控制在 8.3 mmol/L(150 mg/dl) 以下，最高不应超过 11.1 mmol/L(200 mg/dl) 或餐后血糖不超过 13.9 mmol/L(250 mg/dl)；尿糖检查为阴性，24 小时尿糖在 0.5 g/dl 以下；尿酮体阴性。

66. A

67. E　从医学伦理方面来看，该医师没有处理好医学决策与伦理判断之间的矛盾，是有着严重的伦理问题的。

68. C

69. E　CT 上示两肺上叶结节状影，双肺野弥漫性网状病变。

70. A　淋巴瘤早期常无明显症状，肿大淋巴结在 MRI 上等 T1 稍高 T2 信号，结节病临床表现轻微，且可以自愈，淋巴结肿大具有对称性且以肺门为主。转移性淋巴结多有原发病灶，且肿大淋巴结多为一侧，多见于老年患者。肺癌肿大淋巴结多位于肺门。胸腺瘤一般低 T1 稍高 T2 信号。

71. B　肺大疱为肺内腔隙病理性扩大所致，透光区周围壁较薄，周围无实变影，腔内可有或无液平面。

72. E　气胸可合并皮下气肿和纵隔气肿。

73. E　周围型肺癌的主要征象有分叶征、毛刺征、强化征和胸膜凹陷征。次要征象有结节征、空泡征、支气管充气征、空洞征和血管集束征。

74. A　纵隔神经源性肿瘤多位于后纵隔脊柱旁，良性者形态规则、边缘光滑，少数可囊变、钙化，内部密度大致均匀，多数神经鞘瘤因含较多的脂肪，而总体密度比肌肉低。恶性少见。

75. A　支气管胸膜瘘是指肺泡、支气管与胸膜间相互交通而形成的瘘管，是肺结核、脓气胸、肺叶切除术后等的并发症，患者可咳出胸水样痰、不同程度发热、呼吸困难等，CT 可见到瘘口。

76. B　有肺门肿块及相应阻塞支气管的阻塞性肺不张，有胸闷、咳痰、咯血等临床表现，可诊断为右肺中央型肺癌。

77. A　胸片示左肺门处肿块影，癌肿侵犯喉返神经可使声带麻痹、声音嘶哑。患者有长期吸烟史，故肺癌可能性大。

78. B　CT 上表现为前纵隔不规则软组织影，无增强，结合临床，患者有胸部隐痛伴眼睑下垂 2 个月余，可知患者有重症肌无力，胸腺瘤与重症肌无力关联较大。

79. A　急性脊髓炎可见于任何年龄，但以青壮年居多，在 10～19 岁和 30～39 岁有两个发病高峰。急性脊髓炎的临床表现为急性起病，起病时可有低热、病变部位神经根痛、肢体麻木乏力和病变节段束带感；亦可无其他任何症状而直接发生瘫痪。大多在数小时或数日内出现受累平面以下运动障碍、感觉缺失及膀胱、直肠括约肌功能障碍和运动障碍。早期为脊髓休克表现，一般持续 2～4 周后，肌张力逐渐增高，腱反射活跃，出现病理反射。周期性瘫痪的肢体瘫痪双侧对称，近端为重，亦可仅波及双下肢，波及四肢时一般也以下肢为重。有时颈肌无力，抬头困难。肢体瘫痪程度不等，可由轻瘫至全瘫。肌无力一般于数小时内达高峰，检查时发现肌张力降低，腱反射降低或消失。本病无感觉障碍，无锥体束征，脑神经支配肌肉一般不受累及。格林-巴利综合征四肢呈对称性下运动神经元性瘫痪，且常自下肢开始，逐渐波及双上肢，也可从一侧到另一侧。感觉障碍常为首发症状，以主观感觉障碍为主，多从四肢末端的麻木、针刺感开始。脊髓亚急性联合变性是由于维生素 B_{12} 缺乏引起的神经系统变性疾病，其临床表现以脊髓后索和侧索损害出现深感觉缺失、感觉性共济失调及痉挛性瘫痪为主，常伴周围神经损害而出现的周围性感觉障碍。脊髓压迫症的急性脊髓损害早期表现为脊髓休克,2~4周后表现为痉挛性瘫痪。慢性脊髓损伤,当单侧锥体束受压时,引起病变以下同侧肢体痉挛性瘫痪;双侧锥体束受压,则引起双侧肢体痉挛性瘫痪。初期为伸直性痉挛瘫,后期为屈曲性痉挛瘫。

80. E 临床浓度吸入全麻药能对 Na^+ 电流产生抑制;大多数全麻药也可使 Na^+ 通道去极化稳态活动曲线和超极化稳态失活曲线移位,但在临床麻醉浓度,这种移位是非常微小的,对神经轴突的传导基本不受影响。故一般认为,电压门控 Na^+ 通道对吸入全麻药不敏感。

81. C 依托咪酯的静脉全麻诱导剂量为 0.2~0.6 mg/kg,一般剂量为 0.3 mg/kg。

82. C 嗜铬细胞瘤切除术中高血压危象常见于以下情况:①麻醉诱导期,常与术前用药不适当,导致诱导前精神紧张恐惧,诱发高血压危象,另外与麻醉实施过程中的不良刺激直接相关,如静脉穿刺、硬膜外穿刺、气管内插管、体位变动等均可诱发高血压发作,严重者可致高血压危象。②手术期,多与术者操作有关,如分离、牵拉、挤压肿瘤及与肿瘤相关组织时,常引起儿茶酚胺分泌增加诱发高血压危象。③当患者合并有严重缺氧或有 CO_2 蓄积时也可诱发高血压危象。

83. B 颅脑手术中应限制 5%~10% 葡萄糖溶液静脉内输入,因其在细胞外液与脑脊液和细胞之间形成渗透压梯度,从而使水分进入脑细胞,即构成水中毒,其结果是颅内压增高,这在血脑屏障受损者尤为显著,颅内压增高可达危险水平。

84. E 记忆类题目,应对各种情况的局麻药首选进行记忆产科患者硬膜外阻滞用于分娩镇痛时,局麻药首选 0.0625%~0.1% 罗哌卡因。

85. E 本法禁用于原发和继发性宫缩无力,产程进展缓慢,失血较多,循环功能不稳定以及存在仰卧位低血压综合征的产妇。本法用于第二产程时,因腹直肌和提肛肌松弛,产妇往往屏气无力,由此可引起第二产程延长,或需产钳助产。

86. B 维拉帕米属Ⅳ类抗心律失常药,为一种钙离子内流的抑制剂(慢通道阻滞剂),在心脏,钙离子内流受抑制使窦房结和房室结的自律性降低,传导减慢,影响收缩蛋白的活动,使心肌收缩减弱,心脏做功减少,心肌氧耗减少,但很少影响

心房、心室。静脉注射适用于治疗快速性室上性心律失常,使阵发性室上性心动过速转为窦性,或使心房扑动和心房颤动的心室率减慢。

87. A 琥珀胆碱引起去极化作用使 K^+ 由肌纤维膜内向膜外转移导致血钾升高,琥珀胆碱升高血钾一般为 0.5 mmol/L 左右。在静脉注射琥珀胆碱前先给小量氯筒箭毒碱、加拉碘铵等非去极化肌松药可减少血钾升高的幅度,但不能完全防止血钾升高。因此对已有高钾血症的患者或肾衰竭致血钾升高时,则琥珀胆碱易使血钾升至危险水平,如术前血钾已达 5.5 mmol/L 时,就不应再选用琥珀胆碱。

88. B ASA 分级标准:Ⅰ级,患者心、肺、肝、肾、脑、内分泌等重要器官无器质性病变;Ⅱ级,有轻度系统性疾病,但处于功能代偿阶段;Ⅲ级,有明显系统性疾病,功能处于早期失代偿阶段;Ⅳ级,有严重系统性疾病,功能处于失代偿阶段;Ⅴ级,无论手术与否,均难以挽救患者的生命。

89. A 肾上腺素反应常见症状是头晕、头痛、口唇苍白、血压上升、脉搏快而有力。

90. D 配合型输血是指供血者配血相同,而非供血者血型完全相同。在紧急情况下,贫血或失血可能危及生命,而暂时无法提供与患者 ABO 血型或 Rh 血型相同的血液时,就必须采用配合型输血,即只要供/受者交叉配型结果相同,就证明受者体内没有针对供者红细胞的血型抗体。

91. A 该患者既往患有睡眠呼吸暂停综合征病史,且存在困难气道及硬膜外穿刺困难的风险,麻醉诱导过程中最重要的是预防缺氧的发生。

92. E 胆心反射(迷走神经反射)是指胆道手术时由于牵扯胆囊,或探查胆道时所引起的心率减慢、血压下降,严重者可因反射性冠状动脉痉挛导致心肌缺血、心律失常,甚至心搏骤停等现象,已处于休克或低血压状态下的患者更易发生,应采取积极措施(局部神经封闭、静脉辅助用药如哌替啶、阿托品)加以防范。

93. B 与其他腹部大手术相比,肝移植患者术后对镇痛药的需求明显减少。可经静脉应用阿片制剂或曲马多行 PCA,如已放置硬膜外导管,可经硬膜外导管镇痛,但应注意可能出现的硬膜外血肿及感染的风险。

94. A 首先要反复行气管内吸引,以防血液堵塞支

气管及感染的发生。

95. A 唇腭裂手术邻近气道操作,为提高安全性,目前这类手术均采用气管内插管全麻。

96. B 在硬膜外麻醉下施行全子宫切除术,术后镇痛采用硬膜外注射小剂量吗啡效果较好。

97. A 癌痛治疗第一阶梯:轻度至中度癌痛患者应采用非阿片类镇痛药,可采用非甾体抗炎药。

98. B 急性呼吸窘迫综合征(ARDS)是指由心源性以外的各种肺内外致病因素导致的急性、进行性缺氧性呼吸衰竭。症状表现为呼吸频数和窘迫,进行性呼吸困难,吸氧治疗难以缓解,烦躁不安,发绀和心率增速。早期肺部体征不明显,或可闻肺泡呼吸音减低和干湿啰音,后期出现肺突变体征,病情严重者可伴有多脏器功能障碍(衰竭)的表现。感染性休克患者可因化脓性感染使细菌毒素或细胞破溃产物进入肺循环。在内毒素作用下,体内释放出血管活性物质,如5-羟色胺、组胺、乙酰胆碱、儿茶酚胺等,能使毛细血管通透性增加。感染还可以转移至肺部,从而并发肺功能衰竭。

99. C 绞窄性肠梗阻的腹胀多不对称,腹部可触及压痛的肠襻。

100. D 患者有肝硬化病史,查体全腹痛、腹膜刺激征、尿量减少,考虑肝硬化并发自发性腹膜炎。

101. E 急性硬膜外血肿多数伤后昏迷时间较短,少数甚至无原发昏迷,说明大多数脑原发损伤比较轻,有原发昏迷者伤后短时间内清醒,后血肿形成并逐渐增大,颅内压增高及脑疝形成,出现再昏迷,两次昏迷之间的清醒过程称为"中间清醒期",各种颅内血肿中,急性硬膜外血肿患者"中间清醒期"最为常见。

102. B 重症脑出血首选的治疗原则是控制脑水肿,减低颅内压。

103. D "4"字试验如果阳性表明可能存在骶髂关节病变、腰椎间盘突出症、股骨头坏死强直性脊柱炎及膝关节疾病等。

104. C 自发性血气胸的治疗,应根据出血量的多少,以及是否为进行性出血而定。一般来讲,小量自发性血胸,可让其自然吸收,不需做穿刺抽液处理。如积血量较多,应尽早行胸膜腔穿刺,尽可能将积血抽净,促进肺膨胀,以改善呼吸功能。如临床观察判断有病情继续恶化,休克症状逐渐加重,胸腔内有进行性出血时,应在积极抗休克及输全血的同时,果断进行紧急开胸止血术。

105. C ACEI类药物具有改善胰岛素抵抗和减少尿蛋白的作用,对肥胖、糖尿病和心脏、肾脏靶器官受损的高血压患者具有相对较好的疗效,特别适用于伴有心力衰竭、心肌梗死后、糖耐量减退或糖尿病肾病的高血压患者。高血钾症、妊娠妇女和双侧肾动脉狭窄患者慎用。钙通道阻滞剂可用于合并糖尿病、冠心病或外周血管病患者,长期治疗时还有抗动脉粥样硬化作用。虽然糖尿病不是使用β受体阻滞剂的禁忌证,但它增加胰岛素抵抗,还可能掩盖和延长降糖治疗过程中的低血糖症,使用时应加以注意。利尿剂适用于轻、中度高血压,在盐敏感性高血压、合并肥胖或糖尿病、更年期女性和老年人高血压有较强降压效应。α_1受体拮抗药对轻、中度高血压有明确疗效。

106. C 再灌注治疗是急性ST段抬高心肌梗死最主要的治疗措施。在发病12 h内开通闭塞冠状动脉,恢复血流,可缩小心肌梗死面积,减少死亡。越早使冠状动脉再通,患者获益越大。"时间就是心肌,时间就是生命"。因此,对所有急性ST段抬高型心肌梗死患者就诊后必须尽快做出诊断,并尽快做出再灌注治疗的策略。

107. B 所有溶栓剂都是纤溶酶原激活剂,激活体内的纤溶酶原形成纤溶酶,使纤维蛋白降解,达到溶解血栓的目的。

108. C

109. D 饱胃患者严禁采用缓慢诱导气管插管,因为有增加误吸的风险。

110. A

111. D 重症肌无力是神经-肌肉接头部位因乙酰胆碱受体减少出现传递障碍的自身免疫性疾病,此时再用筒箭毒碱这样的非去极化肌松药,继续阻断乙酰胆碱受体,不让Ach与本来就少的AchR结合,骨骼肌会更容易疲劳、松弛,严重时影响延髓肌使之麻痹,会加重病情。

112. E 静脉给药易发生呼吸抑制,不安全;皮下给药疗效不稳定;直肠给药不易被患者接受;口服给药无法用于术后早期患者;肌内注射比较痛苦。经硬膜外给药镇痛不良反应少、作用确切。

研究发现:在高危手术患者,术后采用硬膜外阿片类药物镇痛,患者术后并发症发生率、感染率、拔管时间以及住院的花费均较低。

113. D

114. C 口腔内这类手术操作多在头面部进行,气道管理显得十分重要。术后,应严格掌握拔管指征,密切注意拔管后有无呼吸道梗阻、呕吐误吸、通气不足等情况。对估计拔管后难以维持气道通畅者,则需预先作气管造口术。

115. B 用丙泊酚与芬太尼全静脉复合麻醉会加重休克患者的血压下降。

116. B 1992 年美国心脏协会(AHA)提出了"生存链"的概念,包括对心脏骤停患者需要采取的 4 个紧急行动环节,即:①尽早对心脏骤停患者识别和启动 EMS;②尽早得到"第一目击者"的 CPR 救助;③尽早得到电击除颤救治;④尽早进行高级生命支持。

117. B 近 2 个月有反酸,饥饿时上腹部不适,近几天来黑便。故患者的上消化道出血最可能是由于十二指肠球部溃疡。

二、A3/A4 型题

118. A 目前,酚妥拉明主要用于诊断嗜铬细胞瘤;控制嗜铬细胞瘤切除术中的高血压。

119. D A:醛固酮增多症一般为发展缓慢的良性高血压,表现为中等程度的血压增高,且有低血钾、肾功能异常等表现。B:原发性高血压主要表现在血压升高,肾上腺及儿茶酚胺不会有变化。C:皮质醇增多症多表现为向心性肥胖,中等程度高血压。D:嗜铬细胞瘤患者典型表现为阵发性高血压,血压骤升可达 200～300/130～180 mmHg;高水平肾上腺素可引起基础代谢率增高致发热、消瘦,血儿茶酚胺升高。故本题应选 D。

120. C 该患者为嗜铬细胞瘤,手术麻醉过程中应密切观察血压、脉搏、心电图的变化,一旦血压升高超过原水平的 1/3 或达到 26.7 kPa (200 mmHg)时,除分析与排除诱发原因外,应采取降压措施,根据情况采用酚妥拉明 1～5 mg 静脉注射或配成 0.01%的溶液静脉滴注以控制血压,也可用硝普钠 50 mg 溶于 5%的葡萄糖液 500 ml(100 μg/ml)中静脉滴注以控制血压,或用微量泵输入,先从 0.5～1.5 μg/(kg·min)的剂量开始,根据血压高低再随时调整,获得满意效果为止。其他药物如硝酸甘油、乌拉地尔、拉贝洛尔、卡托普利等也可应用。

121. D 慢性呼吸衰竭是在原有肺部疾病基础上发生的,最常见病因为 COPD,早期可表现为 I 型呼吸衰竭,随着病情逐渐加重,肺功能愈来愈差,可表现为 II 型呼吸衰竭。

122. E 缺氧和二氧化碳潴留均可影响呼吸功能,出现发绀、低血压,严重者可出现明显的精神神经症状。动脉血气分析对于呼吸衰竭诊断较为准确。

123. B 呼吸衰竭的临床表现包括原发病的临床表现和缺氧、二氧化碳潴留所致的各脏器损害。因此治疗也主要在于纠正缺氧及二氧化碳潴留。

124. B 肌松药造成的缺氧,多表现为潮气量不足,呼吸频率慢,与此患者表现不同。

125. E 此患者在吸入氧浓度 95%的情况下 SpO2 仍为 90%,此时应继续观察,采取对症处理,不应拔出气管导管。

126. D 二度 II 型房室传导阻滞其特征是一个心房激动突然不能下传,PR 间期固定,每隔一个或数个心动周期出现一个或数个心室漏搏,下传心动周期的 PR 间期可正常或延长,QRS 时间延长。

127. E 二度 II 型房室传导阻滞的阻滞部位最可能在束支水平(80%)。

128. C 该患者 V1 导联 T 波呈深倒置,一度房室传导阻滞的部位最可能在右束支。

129. C 心电图显示窦性心律,PR 间期由 0.16 s 缩短为 0.10 s,QRS 波群时限由 0.08 s 增宽到 0.13 s,QRS 波群起始部有 σ 波,为间歇性预激图形。

130. C 图中为心动过速发作时心电图,心室率约为 170 次/分,RR 间距绝对规则,RP′间期<P′R 间期,食管导联 RP′间期为 110 ms,V1 导联 RP′间期为 150 ms,显示左心房激动早于右心房激动,应诊断为顺向型房室折返性心动过速(左侧旁路)。

131. B 心电图显示患者晕厥的原因为心室颤动。

132. B 这是 1 例典型的 Brugada 综合征患者。成功除颤后显示典型的 Brugada 波特征,即 $V_1 \sim V_3$ 导联出现 J 波、ST 段抬高和 T 波倒置,应诊断为 Brugada 综合征。

133. A Brugada 综合征患者发生心室颤动的电生理机制是 2 相折返。

134. B Brugada 综合征患者其发病的离子机制是复极早期内向钠电流减少和瞬时外向钾电流增加,因此应禁用阻止钠离子内流的Ⅰ类抗心律失常药,如普鲁卡因胺、氟卡尼、异丙胺、普罗帕酮等;β 受体阻滞剂因减慢心率,使 Brugada 波更加明显,因而也不宜使用;Ⅲ类抗心律失常药胺碘酮可阻止钠离子、钙离子内流,也不宜使用。β 受体激动剂异丙肾上腺素可增加钙离子内流,减轻复极期内、外向离子流的失衡,可使抬高的 ST 段恢复正常,因此对中止 Brugada 综合征患者发生心律失常电风暴有效。

135. C 目前植入 ICD 是预防 Brugada 综合征患者发生猝死的唯一有效的治疗措施。

136. A 阿托品有使交感神经兴奋导致心动过速的不良反应,故术前不宜应用。

137. D 一旦血压升高超过原水平的 1/3 或达到 26.7 kPa(200 mmHg)时,除分析与排除诱发原因外,应采取降压措施,根据情况采用酚妥拉明 1～5 mg 静脉注射或配成 0.01% 的溶液静脉滴注以控制血压,也可用硝普钠 50 mg 溶于 5% 的葡萄糖液 500 ml(100 μg/ml)中静脉滴注以控制血压,或用微泵输入,先从 0.5～1.5 μg/(kg·min)的剂量开始,根据血压高低再随时调整,获得满意效果为止。

138. D 降压药硝普钠有刺激血浆肾素活性的作用。停止硝普钠输注后,肾素仍维持在相当高的水平,它可引起血管收缩,从而使血压升高。预防硝普钠所致的反跳性血压升高可在术前给予卡托普利,血管紧张素转化酶抑制剂抑制血管紧张素Ⅰ转化为血管紧张素Ⅱ。降压过程中,硝普钠的用量将减少至原来的 1/5,且更易保持稳定的血压,停药后不会发生反跳反应,血将中的氰化物浓度较低,不易发生毒性反应。

139. C 术中有意识的预防性扩容可以降低血管扩张后的低血压发生率与程度。一般多于丢失量

的 500～1 000 ml,有些患者需要量更大。有部分患者需根据肿瘤分泌儿茶酚胺的成分比例给予相关的血管活性药物,尤其是合并有儿茶酚胺性心肌病者会表现出顽固性低血压,通常需使用去甲肾上腺素 0.1～0.2 mg 推注或将 1 mg 去甲肾上腺素溶于 5% 的葡萄糖溶液 250 ml 中,经静脉持续点滴,根据血压水平调整滴速,可延续到术后的一段时期,帮助心肌对儿茶酚胺依赖的戒断,直至心功能完全恢复正常。酚妥拉明为防治高血压危象的用药,可降低血压。

140. E 急性外伤性脾破裂,拟行剖腹探查术应按照饱胃患者处理,放置鼻胃管;同时患者多存在失血性休克,应速配血型,快速输血输液初步纠正休克;同时可给予抗生素抗感染治疗。

141. C 失血性休克患者 ST 段改变多考虑为心肌缺血。

142. E ①重建气道:使患者处于头低足高位,并转为右侧卧位;迅速用喉镜检查口腔,以便在明视下进行吸收清除胃内容物。如为固体物可用手法直接清除,咽部异物则宜用 Magil 钳夹取。若气道仅呈部分梗阻,当患者牙关紧闭时,可通过面罩给氧,经鼻腔反复进行吸引,清除反流物。亦可采用开口器打开口腔,或纤维光导支气管镜经鼻腔导入进行吸引。此时不宜应用肌松药,因喉反射的消失有进一步扩大误吸的危险。②支气管冲洗:适用于气管内有黏性分泌物,或为特殊物质所堵塞。在气管内插管后用生理盐水 5～10 ml 注入气管内,边注边吸和反复冲洗,或用双腔导管分别冲洗两侧支气管。③纠正低氧血症:用一般方式吸氧,不足以纠正低氧血症和肺泡-动脉血氧分压差的增大,需应用机械性通气以呼气末正压通气(PEEP) 0.49～0.98 kPa(5～10 cmH_2O),或 CPAP 以恢复 FRC 和肺内分流接近生理学水平,避免或减轻肺损害的严重性。④激素早期应用有可能减轻炎症反应,改善毛细血管通透性和缓解支气管痉挛的作用;虽不能改变其病程,也难以确切的说明激素对预后的最终影响,但在临床上仍多有应用。一般要早期应用并早期停药,如静脉内给予氢化可的松或地塞米松。

143. E 对于烧伤患者应及时进行液体复苏,纠正

酸碱及电解质平衡;对于存在呼吸道烧伤的患者,应及时吸氧,严重者可给予气管切开;严重烧伤常导致肌红蛋白尿,进而出现急性肾衰,应及时导尿,观察尿量,同时碱化尿液。

144. D　局麻下行气管切开时患者躁动不安可能原因为镇痛不全、缺氧、低血压、局麻药中毒等。

145. B　此患者本身由于呼吸道烧伤存在呼吸功能受损,芬太尼可进一步抑制呼吸,加重患者缺氧。

146. D　肾上腺素直接作用于肾上腺素能 α、β 受体,产生强烈快速而短暂的兴奋 α 和 β 型效应,对心脏 β₁ 受体的兴奋,可使心肌收缩力增强,心率加快,心肌耗氧量增加。同时作用于血管平滑肌 β₂ 受体,使血管扩张,降低周围血管阻力而减低舒张压。为心肺复苏首选用药。

147. D　气管造口未遂,立即恢复通气的措施采用面罩加压给氧最为有效。

148. B

149. C　吗啡有抑制呼吸的作用,因此行硬膜外吗啡镇痛应监测氧饱和度。

150. C　瘙痒是硬膜外使用阿片类药物时常见的不良反应,可以使用抗组胺药物缓解。

三、X 型题

151. ABCD　氯胺酮的麻醉体征与传统的全麻药不同。单独注射氯胺酮时不像其他全麻呈类自然睡眠状,而呈木僵状。麻醉后眼睛睁开,虽然各种反射如角膜反射、咳嗽反射与吞咽反射依然存在,但无保护作用。对麻醉与手术失去记忆,但遗忘作用不如苯二氮䓬类药显著。神志完全消失,但肌张力增强、眼球呈凝视状或震颤,外观似浅麻醉,但镇痛效果好,尤其体表镇痛明显。上述现象曾被描述为分离麻醉。此药虽有良好的镇痛作用,但对内脏的镇痛效果差,腹腔手术时牵拉内脏仍有反应。麻醉中有的患者流泪和唾液分泌增多,并且膝反射、跟腱反射和 H 反射(脊髓传入反射)亢进。诱发电位的研究结果表明,视觉冲动和躯体感觉冲动仍可从末梢到达皮质感觉区,但因脑不能解读这些传入信息,因而无法对光刺激和皮肤切口的疼痛刺激做出恰当的反应。麻醉期,患者颈部和肢体骨骼肌的张力增强,少数有牙关紧闭和四肢不自主活动。这种表情淡漠、意识消失、眼睛睁开、深度镇痛和肌张力增强的麻醉现象,一般称为类僵强状态或木僵状,是氯胺酮麻醉的特征。

152. ABD　局麻药溶液只有同时存在有不带电荷的碱基和阳离子时,才能发挥较好的麻醉效能。阳离子是不能透过神经膜的;当不带电荷的脂溶性的碱基通过神经膜之后,处于水相状态又可离解,使阳离子能迅速与轴膜结合而阻滞神经的传导,所以认为它是发生麻醉效能的主要因素。膜膨胀学说:由于相对疏水性局麻药分子与脂膜相互作用,引起膜脂质结构形态的改变,膜膨胀使钠通道变窄,阻止钠的传导和抑制去极化。实验表明,通过增高周围的压力可逆转无电荷局麻药分子的局麻作用,而带电荷的局麻药如利多卡因的季铵衍生物能抵御这种压力的逆转作用。因此,这一学说只限于解释中性局麻药苯佐卡因的作用机理。

153. ABCDE　硬膜外追加局麻药的时机可参照:距上次给药时间,一般为 30～40 min 间隔;骨骼肌松转紧;阻滞平面下移;手术部位由无痛转为有痛;内脏牵拉反应由轻变重。

154. ABCD　对患者同时或先后实施静脉全麻技术和吸入全麻技术的麻醉方法称为静脉-吸入复合麻醉技术,简称静吸复合麻醉。其方法多种多样,如静脉麻醉诱导,吸入麻醉维持;或吸入麻醉诱导,静脉麻醉维持;或者静吸复合诱导,静吸复合维持。由于静脉麻醉起效快,诱导平稳,而吸入麻醉易于管理,麻醉深浅易于控制,因此静脉麻醉诱导后采取吸入麻醉或静吸复合麻醉维持在临床麻醉工作中占主要地位。

155. AB　控制性降压过程中,脑和心肌最易受损,适当的动脉血压对于脑循环尤其重要。正常体温患者,控制 MAP 安全低限度为 50～55 mmHg,此范围内脑血流量(CBF)的自身调节能力仍然保持,一旦 MAP 下降低于此限度,CBF 将随动脉血压而平行的下降,有可能产生脑缺血,影响脑功能。

156. ABCD　心电图的继发改变不属于先天性心脏病患者术前评估的主要内容。

157. ABC　合理参数包括: IPPV + PEEP 3.5～7.5 mmHg、FiO₂≤0.5、PaO₂ 90～100 mmHg。

158. **BCDE** 一旦发生非溶血性发热反应后,应首先立即停止输血,并缓慢输注生理盐水保持静脉通路。将受血者血样及剩余血液制品一起送输血科(血库)进行有关方面实验室检查。倘若无其他禁忌证,受血者可给予阿司匹林口服;倘若伴有血小板减少症,可给予醋胺酚口服;小儿受血者适当减量。此外,须注意给受血者保暖。严重寒战者可用哌替啶肌肉或皮下注射以缓解寒战。高热严重者给予物理降温。

159. **AB** 老年人由于全身性生理功能降低,对麻醉和手术的耐受能力较差,并存其他疾病的发生率高,因而麻醉和手术的风险普遍高于青壮年患者。

160. **ABCDE** 针对单肺通气时发生低氧血症的原因,单肺通气时采用以下措施可减少低氧血症的发生:①单肺通气应维持足够的潮气量和较快的呼吸频率;②提高吸入气氧浓度;③对萎陷肺采用间断膨胀、高频通气或低压 PEEP 的方法可增加功能残气量,增加动脉氧合;④充分的肌松使下侧肺与胸壁顺应性增大,防止通气侧肺的肺内压、气道压过高而减少血流;⑤保持通气侧肺导管管腔和气道通畅,有分泌物、血液与组织碎屑时应及时清除;⑥避免使用影响缺氧性肺血管收缩的血管活性药物;⑦阻断开胸侧肺动脉及其分支。对上述方法不能奏效的低氧血症采用纯氧短暂双肺通气可迅速纠正低氧血症,必要时心肺转流。

161. **ABCDE** 合并心血管疾病患者围术期处理原则:①心动过速不仅增加心肌氧需要,且会使心肌氧供减少,对有病变心脏尤为不利,应力求预防和积极针对病因处理;②避免心律失常,心律失常可使心排血量降低,并使心肌氧需增加;③保持适当的前负荷是维持血流动力学和血压稳定的基础。血压显著的升高或下降均应避免。因此,升压药与降压药的应用要及时,并注意适应证和用法用量;④避免缺氧和二氧化碳蓄积,或 $PaCO_2$ 长时间低于 4 kPa;⑤及时纠正电解质和酸碱紊乱;⑥避免输血、输液过多引起心脏前负荷增加造成氧供/需失平衡和肺间质体液潴留过多影响气体交换,同时也要防止输血、输液不足造成低循环动力;⑦加强监测,及早处理循环功能不全的先兆和各种并发症;⑧尽可能缩短手术时间并减少手术创伤。

162. **ABCD** 口腔颌面外科患者术毕拔除气管导管要确认患者已完成清醒并且没有肌松参与,潮气量和每分通气量基本正常,吸空气时血氧饱和度在 95% 以上。

163. **BCDE** 为预防仰卧位低血压综合征,产妇最好采用左侧倾斜 30° 体位,或垫高产妇右髋部,使之左侧倾斜 20°~30°,这样可减轻巨大子宫对腹后壁大血管的压迫,并常规开放上肢静脉,给予预防性输液。

164. **ABCD** 嗜铬细胞瘤切除术的术前准备:①不论哪一型嗜铬细胞瘤,术前准备或治疗中均会用到肾上腺素能抑制药,目的是调节和维持围术期循环系的稳定。短效的 α 受体阻滞剂常用的有酚妥拉明,起效快,作用时间短,用于嗜铬细胞瘤的诊断及控制突发高血压或危象。长效的 α 受体阻滞剂有酚苄明,作用时间较长,主要用于术前准备以解除末梢血管床的张力、控制高血压。另外,在外周血管张力缓解情况下可补充血容量,使因血管痉挛引起的体液相对不足得以纠正和改善,并对术中肿瘤切除后儿茶酚胺分泌骤降的低血压有一定预防作用。其他使用的药物还有乌拉地尔等,可根据病情与个人的临床经验选用。②β 受体阻滞剂主要用于控制心动过速、心律失常等。因多数嗜铬细胞瘤以分泌去甲肾上腺素为主,β 受体阻滞剂并非需常规使用,只在 α 受体阻滞剂发挥作用后,而 β 受体处于相对兴奋,表现为心动过速或心律失常时使用。往往从小剂量用起,如普萘洛尔 1~2 mg 即可有效,短效的 β 受体阻滞剂艾司洛尔也是突发心动过速的应急药物。术前准备中 α、β 受体阻滞剂通常是相互配合使用,使用剂量及期限以循环功能稳定为标准。这类患者不仅在术前、术中心律较稳定,而且术中降压也较容易。③嗜铬细胞瘤患者除少数血压升高不明显外,多数以分泌去甲肾上腺素为主,合并有严重高血压,长期血压升高导致外周血管收缩,血管床缩小,循环血容量一般比正常减少 20%~50%,临床表现为血液浓缩、血细胞压积及血红蛋白增加。为降低术中肿瘤切除后的低血压,术前对患者的体液容量准备也非常重要,体重逐步增加往往是准备有效的一个指征。④为减少麻醉诱导时患者的紧张、焦虑及气道分泌物增加的目的,人们常在术前合理使用一些药物,镇静抗焦虑药可用苯二氮䓬类如地西泮、咪达唑仑等,它们对大脑边缘系统及间脑均有作用,可消除患者的紧张与恐惧。为减少对循环系统干扰,阿片类药物可选择吗啡。阿托品因有使交感神经兴奋导致心动过速的不良反应,最好使用东莨菪碱。药量应根据病情给予,目的是获得良好的镇静状态。

165. ABDE　二尖瓣狭窄患者手术麻醉管理原则包括:①防止心动过速,否则舒张期缩短,左室充盈更减少,心输出量将进一步下降;②防止心动过缓,因心输出量需依靠一定的心率来代偿每搏量的不足,若心动过缓,血压将严重下降;③避免右侧压力增高和左侧低心排,否则心脏应变能力更小,因此对用药剂量或液体输入量的掌握必须格外谨慎;④除非血压显著下降,一般不用正性肌力药,否则反而有害;有时为保证主动脉舒张压以维持冠脉血流,可适量应用血管加压药;⑤房颤伴室率过快时,应选用洋地黄控制心率;⑥保持足够的血容量,但又要严控输入量及速度,以防肺水肿;⑦患者对体位的改变十分敏感,应缓慢进行;⑧术后常需继续一段时间呼吸机辅助通气。

166. ABCDE　喉肌属横纹肌,其作用是运动喉的软骨和关节,进而紧张或松弛声带,开大或缩小声门裂,并可缩小喉口。包括环甲肌、环杓后肌、环杓侧肌、甲杓肌和杓肌。

167. BD　ASA Ⅳ级为重度系统性疾病,终身需要不间断的治疗。A 选项为 ASA Ⅴ级;C 选项为 ASA Ⅱ~Ⅲ级;E 项为 ASA Ⅱ级。

168. ABCDE　肥胖患者特别是病理性肥胖患者气道管理困难是围手术期死亡率高的原因之一。麻醉前应常规吸氧、监测血氧饱和度。气管插管的主要困难在于喉镜不能显露声门,故麻醉诱导前必须详细评估气管插管困难的程度及风险,应备好困难气管插管所需的器具,如大号氧气面罩、口咽通气道、鼻咽通气道、导管芯、枪式喷雾器、多种型号的喉罩、各种型号的咽喉镜片及纤维喉镜等。

169. ABCDE　误吸、肺栓塞、支气管痉挛、张力性气胸、急性心梗均为全身麻醉期间的严重并发症。

170. ABCDE　恶性高热的处理有:①立即停用一切麻醉药和终止手术,用纯氧进行过度通气,排出 CO_2;②积极降温包括体表冷却降温,若是开腹或开胸手术,可用冷却的生理盐水反复进行胸腹腔冲洗;更有效的方法是行体外循环,利用变温器进行血液降温。为了避免意外的低温,体温保持在 38~39℃ 即可;③纠正代谢性酸中毒,可先给以 5% 碳酸氢钠溶液 2~4 ml/kg,待进一步动脉血氧分析的结果后做进一步用药;④补充液体和利尿,可在 45~60 min 内静脉输入冷却的乳酸钠复方生理盐水 1 500~2 500 ml,并用 20% 甘露醇或呋塞米静脉输入,尿量保持在 2 ml/(kg·h) 以上。⑤应用较大剂量的地塞米松或氢化可的松。⑥应用拮抗骨骼肌挛缩的药物——丹曲林,目前对其诱发肌肉松弛的真正机制还不完全了解,但仍是治疗 MH 肌挛缩最有效的药物。它的作用是减少自 SR 释出 Ca^{2+},并拮抗受累肌肉 Mg^{2+} 抑制作用的降低。⑦加强观察和监测,如体温,心电图,CVP,动脉压,动脉血气分析,呼吸和呼气末 CO_2,以及电解质和凝血的检查。注意尿量和肌红蛋白尿的出现可能。⑧其他支持疗法和预防感染。

171. ABE　①阴道分娩硬膜外麻醉时除非为了试验剂量,加入肾上腺素是不必要的,因为局麻药用量很小且不足以阻滞运动神经,被吸收的肾上腺素所致的全身作用可能引起短暂的子宫收缩力降低。②连续硬膜外阻滞抑制子宫收缩,减慢宫口扩张速度,使第一、第二产程延长,因此禁用于原发及继发宫缩无力;③注药时要避免在宫缩时或产妇屏气时,否则可能引起麻醉平面过高等。

172. ABCE　术后疼痛引起的病理生理改变是机体对手术刺激的一系列动态反应过程,其结果对患者术后恢复产生了众多的不良影响,也是术后并发症和病死率增多的重要因素之一,许多术后呼吸和循环系统的并发症都可能与术后伤口疼痛和应激反应有关。术后镇痛减轻或防止了机体一系列应激反应,无疑有利于患者术后恢复过程。因此,为了提高麻醉质量和围术后期患者的安全性和生活质量,十分有必要在临床常规开展术后镇痛。

173. ABCDE　5个选项均为感染性休克扩容治疗要求达到的指标。

174. AB　维拉帕米禁用于充血性心力衰竭患者;地尔硫卓有负性肌力作用,并可减慢窦房结和房室结的传导,禁用于心衰患者。

175. ABCE　高血压合并的靶器官损伤多为心脏、大脑、肾脏、眼底的损伤,如高血压性心脏病、冠心病、肾功能不全、脑梗死、眼底出血、心衰等。

第十五章　模拟试卷二

一、A1/A2 型题

1. B　**2.** A　**3.** D　**4.** E

5. D　目前,我国的卫生法律文件包括卫生部和地方政府制定的法规。

6. B　依照对医疗机构执业要求的规定,医疗机构义务不包括必须承担相应的医疗卫生知识的宣传普及工作。

7. A　在局麻药溶液中加用肾上腺素,以减慢吸收和延长麻醉时效。

8. E　半数苏醒肺泡气浓度(MAC-awake50),为亚MAC范围,是50%患者对简单的指令能睁眼时的肺泡气麻醉药浓度。MAC-awake95指95%患者对简单的指令能睁眼时的肺泡气麻醉药浓度,可视为患者苏醒时脑内麻醉药分压。MAC-awake=0.4MAC,不同麻醉药的MAC-awake与MAC的比值均为0.4。

9. D

10. D　Mendelson综合征是指少量高酸性胃液(pH<2.5)引起的急性吸入性肺水肿,呈现急性哮喘样发作,明显发绀,甚至造成死亡。

11. B　湿肺指伴有大量脓痰或分泌物的肺疾患。常见的疾患有支气管扩张、肺脓肿、肺囊肿、部分肺结核大出血的患者。麻醉诱导一般采用静脉复合诱导的方法,诱导力求平稳,避免出现呛咳。

12. E　发绀性心脏病术中出现低氧血症其机制并不清楚,通常的解释为由于漏斗部肌肉发生痉挛或者体环阻力降低导致肺血流突然减少所致。

13. E　A、B、C、D均为先心病患者术前估计应考虑的主要病理生理。

14. B

15. B　吗啡可引起胆总管括约肌和十二指肠乳头部痉挛,而促使胆道内压上升达2.94 kPa(300 cmH₂O)或更高,持续15~30 min,且不能被阿托品解除,故麻醉前应禁用。阿托品可使胆囊、胆总管括约肌松弛,麻醉前可使用。

16. C　麻醉中一旦发生缓激肽危象而导致严重低血压时,应禁用儿茶酚胺类药,后者可增加缓激肽合成,低血压可更加严重。必要时应选用甲氧明、间羟胺或高血压素。

17. D　安泰酮对严重肝功能不全患者及孕妇禁用。

18. D　由于随年龄增长肺弹性硬蛋白发生质量恶化,老年人肺的弹性回缩力进行性下降,肺的静态顺应性增加,但也因此使扩张肺泡和小气道的负压减少,影响吸入气的恰当分布,肺低垂部小气道的闭合倾向增大,这种倾向又因气道松软而加强。余气量渐进增加而肺活量逐渐降低。闭合气量呈进行性增大,当气道闭合发生在功能余气量以上时(可能在45岁以上发生),则在潮气量呼吸时肺底部即可发生气道闭合。随年龄增加胸壁的僵硬程度亦渐增加,这主要是由于肋骨及其关节的纤维化、钙化所致。此种僵硬减少呼吸"风箱"的有效性,并在一定程度上限制肺的机械活动,肺的动态顺应性和总顺应性降低或变化不大。老年人的呼吸做功因此需要增加。为达到同样通气水平,59岁比20岁者约需增加做功30%。而老年人呼吸肌萎缩,呼吸肌的收缩强度和收缩速率均渐进下降,最大通气时胸内正负压的变化幅度均减少;在呼气末膈肌变平,膈肌收缩时所能产生的张力较小,可见呼吸的机械效能降低。老年人可能不能进行有效的咳嗽,甚至膈肌在工作水平时出现疲劳而致呼吸衰竭。任何增加呼吸肌负担或降低其能量供应的因素均可使老年人受到呼吸衰竭的威胁。概括起来,胸壁僵硬、呼吸肌力变弱、肺弹性回缩力下降和闭合气量增加是造成老年人呼吸功能降低的主要原因。

19. D　**20.** A　**21.** A

22. E　①可以避免经血液传播的疾病,如肝炎、艾滋病、梅毒、疟疾等;②不需检测血型和交叉配合试验,可避免同种异体输血产生的抗体抗原免疫反应所致的溶血、发热和过敏反应;③可避免同种异体输血引起的差错事故;④反复放血,可刺激红细胞再生,使患者术后造血速度比术前加快;⑤自体输血可以缓解血源紧张的矛盾。

23. E　输血反应如溶血反应等也可在全身麻醉的情况下发生,但大部分症状都可被掩盖,此时由于溶血引起的弥散性血管内凝血所致的手术切开部位以及黏膜难以控制的出血可能是唯一的征象。

24. C　全脊麻的主要特征是注药后迅速发展的广泛的感觉和运动神经阻滞。由于交感神经被阻滞,低血压是最常见的表现,属于心源性休克。

25. E　支气管冲洗适用于气管内有黏稠性分泌物,或为特殊物质所堵塞。在气管内插管后用生理盐水 5～10 ml 注入气管内,边注边吸和反复冲洗,或用双腔导管分别冲洗两侧支气管。

26. D　D 项不是门诊麻醉后的离院标准。

27. C　中枢兴奋作用最明显的药物是麻黄碱,其较大剂量能兴奋大脑皮质和皮质下中枢,引起精神兴奋、失眠、不安和肌肉震颤等症状。对血管运动中枢和呼吸中枢也略有兴奋作用。

28. D　机械通气可降低回心血量、减少心肌供血。

29. B　前置胎盘初次流血量一般不多,偶尔亦有第一次出血量多的病例。随着子宫下段不断伸展,出血往往反复发生,且出血量亦越来越多。阴道流血发生时间的早晚、反复发生的次数、出血量的多少与前置胎盘的类型有很大关系。腹部检查:子宫大小与停经月份相符,由于胎盘覆盖宫颈内口影响胎先露入盆,胎先露部多高浮。

30. A　少量气栓(0.5 ml/kg)可引起心脏多普勒声音改变和肺动脉压力升高,大量气栓(2 ml/kg)可发生心动过速、心律失常、低血压、中心静脉压升高、心脏听诊有"磨坊"样音、发绀、右心扩大、心电图改变等,虽然经食道超声或胸前多普勒、肺动脉漂浮导管对诊断有主要价值,但在腹腔

镜患者很少作为常规使用。SpO_2 可发现缺氧,$PETCO_2$ 可因肺动脉栓塞、心排血量减少和肺泡无效腔增加而下降。

31. B　严重低血压是由于儿茶酚胺的分泌随肿瘤切除迅速降低,引起外周血管扩张,再加上血容量不足,导致低血压甚至休克。另外,麻醉药及硬膜外阻滞的影响、心脏代偿功能不全、肾上腺素能阻滞剂的作用等均可诱发及加重低血压。通常在肿瘤血管被阻断时即开始。是肿瘤切除后严重并发症,可致死。

32. E　静脉压随妊娠月数而增高,下肢静脉压可比正常高 10～15 cmH_2O。子宫阵缩时经子宫流出血量约为 250～300 ml,由此可使右房压升高。下腔静脉受压促使脊椎静脉丛血流增加,硬膜外间隙和蛛网膜下腔内静脉丛扩张而容积缩小,因此向该部位注入较少量局麻药,即可得到较广泛的阻滞范围。

33. D　肥胖患者气管插管操作时,易将导管误插入食管,有时因胸壁脂肪肥厚,通过听诊法很难做到及早发现。如果采用呼气末 CO_2 分压监测,则可早期发现导管误入食管。

34. A　喉罩与硬腭接触前,必须使喉罩完全展开,然后再逐步送入咽腔。若喉罩在舌后遇到阻力时,不可强插,其罩端导管处不能打折,以防造成损伤。因此常遇到插入喉罩 1 次不到位,但经 1～2 次调整后即可到位。

35. E　经硬膜外给药镇痛不良反应少、作用确切。研究发现:在高危手术患者,术后采用硬膜外阿片类药物镇痛,患者术后并发症发生率、感染率、拔管时间以及住院的花费均较低。

36. A　心脏移植麻醉中应采用小潮气量(5～8 ml/kg)、快频率(15～20 次/分)的通气模式,避免气道压过高导致影响回血量,升高肺动脉压加重右心衰。麻醉诱导应选用对心血管影响较小的药物,如芬太尼、依托咪酯、维库溴铵等,尽量维持血流动力学稳定。麻醉维持可选择静吸复合麻醉或全凭静脉麻醉,以麻醉性镇痛药为主。吸入麻醉药异氟烷可降低外周血管阻力,有助于维持心排血量,还有一定的心脏保护作用。

37. B　颈椎骨折伴高位截瘫患者常有呼吸功能障碍和循环功能低下,以及水、电解质紊乱。麻醉

应以安全平稳为主,气管内插管全麻为首选,特别是行后路手术的患者,机械通气可以防止患者胸廓顺应性下降,保持有效通气。但诱导插管时应特别注意,避免患者头颈部过度后仰或扭曲,以防继发性神经损伤,或严重意外发生。颈椎骨折伤及脊髓可影响膈神经($C_{3\sim5}$),膈肌运动部分消失,又因肋间肌麻痹可出现呼吸困难,保证呼吸道通畅和维持有效通气量是主要问题。根据高位截瘫患者存在心血管代偿功能减弱的特点,加之饮食受限、脱水治疗等因素,血容量相对或绝对不足,不能耐受失血,甚至体位改变亦可造成严重低血压。因此麻醉前常规开通两条静脉,建议条件许可时行锁骨下静脉或颈内静脉穿刺置管监测中心静脉压,充分补足血容量。高位截瘫患者因自主神经功能失调易引发心律失常,为此术中亦应注意患者心电图变化。

38. B

39. A 下肢挤压伤可引起脂肪栓塞,故最容易发生肺栓塞。

40. E

41. C 全髋关节置换术的麻醉以椎管内麻醉为首选。

42. A 呼吸道异物取出术患者多为儿童,手术操作占用呼吸道,使麻醉中气道控制难度增大。这类患儿对缺氧耐受差,麻醉诱导前应充分吸氧,完善表麻,诱导不宜应用肌松药,以防面罩加压通气改变异物位置及气管镜放入困难带来的通气障碍,目前多采用全静脉麻醉。

43. B 一般说来,袖带的宽度应为上臂长度的$1/2\sim2/3$。

44. E 小儿脊髓终止于$L_3\sim L_4$,因此穿刺间隙应为$L_3\sim L_4$。

45. E 休克患者麻醉前用药取决于休克程度。循环尚稳定患者处理与常人相同,只是休克患者动脉血压常常依赖增高的交感张力维持,一旦术前用药对抗了交感张力,本来对血压心率影响很小的苯巴比妥、麻醉性镇痛药和苯二氮䓬类药物也有可能导致循环抑制。已经合并心肺功能不全患者,合并应用苯二氮䓬类药物和麻醉性镇痛药可以产生循环波动和呼吸抑制,引起或加重低氧血症。因此对休克患者通常减少

术前药用量,或等建立静脉通路后在输液支持下应用术前药。可静脉给予阿托品防止麻醉诱导引起患者心率下降。

46. C **47.** C **48.** D **49.** E

50. C 工商行政管理部门对该药品经营企业的行政处罚措施应高于受贿金额。

51. C **52.** B

53. B M型超声是沿声束传播方向各目标位移随时而变化的一种显示方式。各光点亮度相应于该目标回波信号的幅度,也是一种采用辉度调制的显示方式。

54. A 肾积水可以单侧发生,也可以双侧出现,常见原因是肾盂输尿管连接部狭窄梗阻。

55. B 黄体囊肿可以发生在月经中、后期和妊娠早期。

56. D 卵巢无性细胞瘤属于中等恶性的生殖细胞肿瘤,占卵巢恶性肿瘤的$3\%\sim5\%$。常见于儿童及青年妇女,彩色显示血流较丰富,血管主要分布在分隔上,呈高速低阻型。

57. A 腹膜后肿瘤的超声表现特征是越峰征阳性和肿瘤悬吊征阳性。越峰征:腹膜后肿瘤位置较深,随呼吸和体位变换活动幅度比腹腔脏器小。悬吊征:膝-肘俯卧位时,腹腔肿瘤多因重力作用压迫腹壁,腹膜后肿瘤受后腹膜限制不易移动。

58. B 双腔管的位置一端应在主支气管,另一端在气管。

59. D FEV_1/FEC 正常值是80%以上,低于70%为异常,提示有阻塞性肺疾患,当低于60%时施行麻醉宜谨慎。

60. E $1.3MAC$相当于麻醉药的AD_{95}与ED_{99}。

61. A

62. A 蛛网膜下腔有无数蛛丝小梁,内含脑脊液,在L_2以下,内无脊髓,而且蛛网膜下腔前后径较宽,穿刺安全,且较易成功。小儿脊髓终止位置较低,在L_3下缘。

63. D 经鼻导管容易在鼻后孔位置出现曲折不通,处理困难。为此,对导管的质地应事先检查,先用坚韧而有弹性、不易折屈和压扁的导管。

64. B 该患者可能发生了张力性气胸,表现为突然出现发绀、SpO_2下降、双侧胸廓运动不佳,对比性两侧胸部叩诊,患侧可呈反响过强。两侧性张力性气胸不仅通气显著减弱,呈喘鸣和两侧胸部

叩诊均反响过强。

65. C 肝脏是多种麻醉药代谢的主要场所,而多数麻醉药都可使肝血流量减少。麻醉选择与处理的主要原则是选用其最小有效剂量.使血压维持在 80 mmHg 以上,否则肝脏将丧失自动调节能力,并可加重肝细胞损害。应充分估计和准备术中失血和输血,维持有效循环血量,维护血液氧输送能力,补充凝血因子。肝包囊虫病手术应预防术中囊液破裂外渗引起的过敏性休克。

66. B 前列腺摘除术麻醉管理最关键点是摘除后短时间内大量快速出血,一旦发生应立即输液、输血。

67. B 前列腺电切综合征(TURS)是经尿道前列腺电切术(TURP)最严重的并发症之一。TURS 是指 TURP 术中冲洗液经手术创面大量、快速吸收所引起的以稀释性低钠血症及血容量过多为主要特征的临床综合征。临床表现为术中不明原因的高血压,低血压,心动过缓、恶心、呕吐,烦躁,胸闷、胸痛等,结合电解质检测,$Na^+ <$ 125 mmol/L(低钠血症),排除其他原因即可确诊。

68. C 该患者现为患者下颌骨粉碎性开放骨折,舌、口底、咽腔和扁桃体严重撕裂伤,口腔中的血液有可能会造成患者误吸,进而梗阻呼吸道,为困难气道,不适宜气管插管,且患者现已出现呼吸困难,因此最重要的措施就是在清理口腔、给氧的同时紧急行气管切开。

69. B 该患者现为失血性休克状态,应边纠正休克边准备手术。

70. B 实质性脏器破裂多存在应激性血糖升高,因此术中输液暂不用葡萄糖溶液。

71. C 老年患者对于麻醉药较为敏感,麻醉诱导后出现血压下降,此时可给予静脉推注麻黄碱升压。

72. E 琥珀胆碱应用于大面积烧伤、软组织损伤、严重腹腔感染、破伤风、闭合性颅脑损伤、脑血管意外、脊髓或神经损伤都可能引起严重高血钾症。其原因是肌纤维失去神经支配致接头外肌膜受体大量增生,这些异常受体遍布肌膜表面,致对去极化肌松药非常敏感,静脉注射琥珀胆碱后可引起严重高血钾症。烧伤或创伤 1 周～ 2 个月内应用琥珀胆碱引起高钾血症的发生率最高。

73. D 尼卡地平可降低人体外周血管阻力,使血压下降,可降低轻、中度高血压患者的收缩压与舒张压。

74. B 400 mg 利多卡因为成人最大用量,因此不能在追加利多卡因,否则可能会引起局麻药中毒。

75. D 咪达唑仑为镇静安定药,具有一定呼吸抑制的作用,因此不能用于该患者,以免引起进一步缺氧。

76. E 由于导管要放置到心腔内,在检查中经常发生室性或室上性心律失常,要监护并及时处理心肌缺血和心律失常。一般心律失常持续时间短无血流动力学显著改变,而心肌缺血或应用造影剂后可能继发室性心律失常或室颤。球囊扩张时,循环被阻断,会导致严重的低血压,由于患者比较衰弱,球囊放气后不能立即恢复,可能需要使用正性肌力药和抗心律失常药,静脉输液改善前负荷。在球囊充气时,可能会导致对迷走神经的刺激,需用阿托品治疗。

77. B

78. A 1 岁以内小孩选择 ID 3.5 或 4.0 不带气囊导管较为合适。

79. E 单肺通气下行肺减容术,麻醉过程中可能发生的并发症有潮气量不足、肺大泡破裂、低氧血症、CO_2 蓄积等。

80. E 无肝期以阻断下腔静脉和门静脉作为开始,下腔静脉阻断可引起回心血量的突然减少,导致心输出量急剧下降;门静脉及股静脉充血导致肾脏灌注压下降、凝血功能障碍。

81. D 全脊麻的主要特征是注药后迅速发展的广泛的感觉和运动神经阻滞。由于交感神经被阻滞,低血压是最常见的表现。如果 C_3、C_4 和 C_5 受累,可能出现膈肌麻痹,加上肋间肌也麻痹,可能导致呼吸衰竭甚至呼吸停止。

82. D 出现了二氧化碳蓄积正确的处理方法为增加分钟通气量。

83. D 留置中心静脉导管的患者突然出现发绀、面颈部静脉怒张、恶心、胸骨后和上腹部痛、不安和呼吸困难,继而低血压、脉压变窄、奇脉、心动过速、心音低远,都提示有心包填塞的可能。由于病情进展迅速,在心搏停止前常难以作出正确的诊断。因此,遇有上述紧急情况应:①立即中断静脉输注;②降低输液容器的高度,使之低于患者的心脏水平,利用重力尽量吸出心包腔或纵隔内积血或液体,然后慢慢地拔出导管;③如经由导管吸出的液体很少,病情未得到改善,应考虑做心包穿刺减压;④严密观察患者,防止心包积血再现。

84. C 甲亢患者术前若未能有效控制基础代谢率和心率增快,需使用较大量镇静药,但需避免使用阿托品,改用东莨菪碱。

85. D 利血平可消耗体内儿茶酚胺的储存,使服用该药的患者对麻醉药的心血管抑制作用非常敏感,术中很容易发生血压下降和心率减慢,故需特别警惕。采用椎管内阻滞麻醉时,低血压反应则更为普遍,且程度也较为严重。一旦服用利血平的患者在手术中出现低血压,在选用药物治疗时应格外慎重。若使用直接作用的拟交感神经药(如肾上腺素、去甲肾上腺素等),可发生增敏效应和引起血压骤升,而使用间接作用的拟交感神经药(如麻黄碱)升压效应却往往并不明显。有人推荐使用甲氧明进行治疗,小剂量分次给药,每次0.25 mg,以提升血压至满意水平。

86. A 休克前期或轻度休克时应在输血输液基础上,可选用小剂量硬膜外阻滞;中度或重度休克,经综合治疗无好转者,应酌情选用局麻或全麻。如患者尚合作或严重休克,可先在局部浸润麻醉下进腹止血,经补充血容量待休克好转后再给安定、氟芬合剂和氯胺酮复合麻醉。

87. C 风湿性心脏病二尖瓣狭窄血流动力学障碍的结果是左心房扩大,右心室肥厚扩大,左房压升高,故最常发生的是房性心律失常,尤以房颤最常见。

88. B 正常成年女性Hb值为110~150 g/L。

89. A 仰卧位低血压综合征的发生因为在平卧位时约有90%临产妇的下腔静脉被子宫所压,甚至完全阻塞,下肢静脉血将通过椎管内和椎旁静脉丛及奇静脉等回流至上腔静脉。因此可引起椎管内静脉丛怒张、硬膜外间隙变窄和蛛网膜下腔压力增加。

90. D 使用硫喷妥钠后的患者的明显精神活动损害可持续达5 h,不适合用于门诊手术。

91. A 该患者术后急性肺水肿造成了急性呼吸衰竭,肺大疱不属于其肺脏病理表现。

92. E 所有采用麻醉方法镇痛都要常规进行监护且要严格无菌原则,应在疼痛门诊或诊疗室进行,不能在病房进行。

93. B 这类患者最为突出的问题是因颞下颌关节强直、张口极度受限造成气管插管困难。通常选用经鼻径路插管,但有的患者同时存在鼻腔畸形,因此最好的方法为纤维支气管镜下插管。

94. E 低血压、血容量不足导致右向左分流,交感神经刺激或外科操作刺激导致肺动脉漏斗部痉挛都可造成法洛四联症患儿急性缺氧。可在补充血容量的情况下,静脉注射去氧肾上腺素1~2 mg或麻黄碱10~15 mg,一般随血压升高,血氧饱和度也可升高。

95. A 患者为老年男性,一般情况差,根据生命体征判断已存在休克征象。急性肠梗阻或肠坏死无继发中毒性休克的患者,可选用连续硬膜外阻滞。有严重脱水、电解质、酸碱失衡、腹胀、呼吸急促、血压下降、心率增快的休克患者,以选择气管内插管全麻为安全。麻醉诱发及维持过程中应预防呕吐、反流误吸;同时抗休克治疗,维护心、肺、肾功能,预防呼吸困难综合征、心力衰竭和肾衰竭。输血输液时,应掌握剂量与速度,胶体与晶体比例,以维持生理需要的血红蛋白与血细胞比积。麻醉后需待患者完全清醒,呼吸交换正常、循环稳定、血气分析正常,方停止呼吸治疗。

96. B 主动脉瓣狭窄患者不宜使用降低前负荷(如硝酸甘油)及降低后负荷(钙通道阻滞剂)的药物,以防心搏骤停。利多卡因适用于因急性心肌梗死、外科手术、洋地黄中毒及心脏导管等所致急性室性心律失常,包括室性早搏、室性心动过速及室颤。美托洛尔适应证为室上性快速型心律失常,预防和治疗确诊或可疑急性心肌梗死患者的心肌缺血、快速性心律失常和胸痛。

97. B

98. A 骨盆为固定侧卧姿势的主要部位,其次是胸部,可以在骨盆或胸部前后以支架和软垫固定,也可以在骨盆腹侧置一沙袋,用束带固定。不能在胸腹壁的前后侧挤塞沙袋,以免限制呼吸时胸廓的扩张,引起限制性的呼吸困难。

99. E 多巴胺小到中等剂量(每分钟按体重2~

10 μg/kg),能直接激动 β₁ 受体及间接促使去甲肾上腺素自储藏部位释放,对心肌产生正性应力作用,使心肌收缩力及心搏量增加,最终使心输出量增加、收缩压升高、脉压可能增大,舒张压无变化或有轻度升高,外周总阻力常无改变,冠脉血流及耗氧改善。为心脏手术后发生低心排综合征首选药。

100. E

101. B　该患者怀疑患有冠心病,因此术前检查心电图最重要。

102. E　非肾功能不全性少尿多因血容量不足引起,因此需补充血容量;由心源性休克导致的少尿,还需纠正心功能。呋塞米主要用于肾性少尿。

103. E　颈丛神经阻滞的麻醉效果较局部浸润麻醉优良,一般可获得较好的麻醉效果,但仍未摆脱局部麻醉的缺点,如手术牵拉甲状腺时患者仍感不适。此外,若手术时间较长,麻醉作用逐渐消退,需要加用局部浸润麻醉或重新神经阻滞等。颈部硬膜外阻滞能提供最完善的镇痛效果,同时因阻滞心脏交感神经更利于甲状腺功能亢进患者,可用于防治甲状腺危象,更适应于手术前准备不充分的患者。术中可适量辅以镇痛药及镇静药,如芬太尼及氟哌利多等,以减轻术中牵拉甲状腺所致的不适反应。手术中可能因硬膜外阻滞平面过广、静脉辅助药作用等出现呼吸抑制。故麻醉期间需严密观察患者呼吸功能变化,避免呼吸道梗阻及窒息发生,同时准备气管插管用具。

104. C　肝动脉血管床的压力-血流自身调节功能有限,门静脉循环本身无调节功能。控制性降压期间易发生肝脏血流灌注不足与肝细胞缺氧。所以,低血压期间,必须尽力维护心输出量,必要时给予药物,例如小剂量多巴胺支持心血管功能。同时应注意,手术的应激或外源性血管加压药物可降低肝脏血流。

105. B　①局部麻醉包括神经丛及神经阻滞。可酌情选用,但必须防止麻醉不全,因疼痛、挣扎,既增加氧耗量,又不能满足手术要求和避免各种不良反射,特别在高原低氧环境下更增添危险性。换言之,在高原环境中采用局部麻醉技术,并非绝对安全可靠。②硬脊膜外麻醉或蛛网膜

下腔麻醉要严格控制阻滞平面,平面过高抑制呼吸和循环的危险性远胜于平原地区,对此应有足够的认识。应强调在不具备有效给氧的条件下,不宜选用此类麻醉。③全身麻醉以气管内插管、静吸复合麻醉多用,适用于高原大手术患者,尤其对体弱、休克、病情复杂、并存有高原疾病的患者较为安全。

106. D　吗啡作用于脊髓、延髓、中脑和丘脑等痛觉传导区阿片受体而提高痛阈,对伤害性刺激不再感到疼痛。作用于边缘系统影响情绪的区域的受体,消除由疼痛所引起的焦虑、紧张等情绪反应,甚至产生欣快感。吗啡作用于延髓孤束核的阿片受体,抑制咳嗽;作用于极后区化学感受器,可引起恶心、呕吐。

107. A　γ-氨基丁酸(γ-aminobutyric acid, GABA)受体是巴比妥类最可能的作用点。

108. A　室间隔缺损的特点:小型缺损时胸骨左缘第 3～4 肋间听到响亮粗糙的全收缩期杂音,P₂ 稍增强;大型缺损时心前区隆起,心界增大,心尖冲动弥散,胸骨左缘第 3～4 肋间可闻及 Ⅲ～Ⅴ级粗糙的全收缩期杂音,传导广泛,杂音最响部位可触及震颤。肺血流量大于体循环 1 倍以上时,在心尖区听到舒张期杂音(系二尖瓣相对狭窄所致),P₂ 亢进。

109. A　高血压合并既往心肌梗死患者应选用ACEI 或 β 受体阻滞剂,预防心室重构。尽可能选择长效制剂。美托洛尔可降低心率,降低血压,预防心绞痛,改善心梗患者预后,减少病死率,降压作用持续时间较长,为长效制剂。

110. B　高血压脑病是指在高血压病程中因血压急剧、持续升高导致的急性脑循环障碍综合征。任何类型高血压只要血压显著升高,均可引起高血压脑病,但临床上多见于既往血压正常而突然发生高血压者,如急性肾小球肾炎、妊娠中毒症等,也好发于急进型或严重缓进型高血压伴明显脑动脉硬化的患者。除血压突然升高外,常伴剧烈头痛与神志改变,有时还出现肢体活动障碍,眼底检查有局限性或弥漫性视网膜小动脉痉挛,但不一定有出血、渗出或水肿,降压治疗后可迅速恢复。

111. A　缺血性心肌病的发病基础主要是由于冠状动脉粥样硬化性狭窄闭塞、痉挛甚至心肌内毛

细血管网的病变,引起心肌供氧和需氧之间的不平衡而导致心肌细胞变性、坏死心肌纤维化心肌瘢痕形成,出现心力衰竭、心律失常和心腔的扩大,表现为充血性心肌病样的临床综合征,另外有少部分缺血性心肌病患者主要表现为心室肌舒张功能改变,心室壁僵硬度异常。

112. E　快慢综合征在治疗上有一定的困难。经食管或心脏起搏对中止室上性心动过速有效,对心房扑动效果较差,对心房颤动无效。电复律应慎重。抗心律失常药物的使用需避免引起严重心动过缓,这是非常困难的。例如洋地黄可使心动过速被控制,但可发生明显的心动过缓,甚至发生晕厥、阿-斯综合征。所以对反复发作的心动过缓-心动过速综合征的患者,应安置心脏起搏器。

113. E　114. E

115. A　针对甲亢有3种疗法,即抗甲状腺药物,^{131}I和手术治疗。抗甲状腺药物的作用是抑制甲状腺合成甲状腺激素,是甲亢的基础治疗,常用的抗甲状腺药物分为硫脲类和咪唑类。适应证为:①病情轻、中度患者;②甲状腺轻、中度肿大者;③年龄<20岁;④孕妇、高龄或由于其他严重疾病不适宜手术者;⑤手术前和^{131}I治疗前的准备;⑥手术后复发且不适宜^{131}I治疗者。由于患者年龄<20岁,应首选抗甲状腺药物治疗。

116. A　此患者现出现双侧气胸,多为支气管或肺广泛裂伤。

117. C　硝苯地平可舒张冠脉,也舒张外周小动脉,主要用于心绞痛、高血压、肺动脉高压的治疗。卡托普利尤其适用于合并有糖尿病及胰岛素抵抗、左心室肥厚、心力衰竭、急性心肌梗死后的高血压患者。高血钾症、妊娠妇女和双侧肾动脉狭窄患者禁用。普萘洛尔用于各种程度的原发性高血压,可作为抗高血压的首选药单独应用,对高血压伴有心绞痛、偏头痛、焦虑症等选用β受体拮抗药较为合适。普萘洛尔降低血流量及肾小球滤过率,高血压伴有肾病及老年患者应用时应适当减量。氢氯噻嗪是治疗高血压的基础用药之一,多与其他降压药合用。

二、A3/A4 型题

118. A　该患者腹痛且有黑便史,应首先怀疑胃部疾患,应采首选检查为胃镜。

119. C

120. A　十二指肠溃疡,HP(+),应采用根治幽门螺杆菌的三联疗法:PPI+克拉霉素+阿莫西林。

121. D　122. C

123. C　地布卡因抑制正常血浆胆碱酯酶的80%,而非典型血浆胆碱酯酶仅被抑制20%。琥珀胆碱代谢正常的患者其地布卡因指数为80。如果患者地布卡因指数为40~60,那么该患者为非典型血浆胆碱酯酶的杂合子,将发生琥珀胆碱阻滞适度延长。如果患者地布卡因指数为20,那么该患者为非典型血浆胆碱酯酶的纯合子,将发生琥珀胆碱阻滞极度延长。重要的是记住地布卡因指数表示的是质而非量的测定。因而,地布卡因指数80的患者可有琥珀胆碱阻滞延长,这与正常血浆胆碱酯酶水平降低有关。

124. E　患者呼出气有"烂苹果"味,则为高血糖引起酮症酸中毒的特征性表现。

125. C　126. B

127. E　治疗的原则是针对纠正内分泌代谢紊乱,去除诱因,阻止各种并发症的发生。必须快速补充足量液体,恢复有效循环血量,及时使用胰岛素控制血糖,纠正酸中毒与电解质紊乱。

128. D

129. D　断腕再植术首选臂丛神经阻滞。

130. E　单次臂丛阻滞局麻药可首选罗哌卡因30~40 ml,能维持麻醉4~6 h。

131. A　给予静脉镇痛镇静药后最应关注的就是呼吸道管理,防止呼吸抑制。

132. D　疼痛、输液输血反应、缩血管药、局麻药中毒都会引起血管痉挛,影响吻合口血流通畅。

133. D　三叉神经痛是三叉神经一支或多支分布区的典型神经痛。其特点是:发作性疼痛,每次发作持续时间为若干秒或数分钟,间歇期无痛或仅有轻微钝痛,面部可有触发点或触发带,疼痛局限于一侧三叉神经区,不超过中线;一般无感觉减退或过敏。原发性三叉神经痛又称特发性三叉神经痛,是指无明显病因的三叉神经痛,但现已知道常常是三叉神经受血管压迫所致，也有三叉神经系统的损害。而继发性三叉神经痛主要由多发性硬化和脑肿瘤所致。

134. A　此患者药物治疗效果不佳，根据患者目前情况，最有效和最安全可行的治疗方法是射频三叉神经热凝治疗。在药物治疗及上述治疗方法无效，或出现了不能耐受的不良反应时，可考虑外科治疗。

135. C　下牙槽、下唇、颏部、耳颞部的电击样疼痛主要为第三支病变。

136. B　对于长期吸烟者，术前应尽可能地戒烟，越早越好。慢性呼吸道疾病患者，为防止肺部感染，术前3天常规应用抗生素。指导患者进行呼吸锻炼，自主深呼吸、咳嗽等手段有助于分泌物的排出及增加肺容量，降低术后肺部并发症的发生率。此外还要积极改善机体营养状况，有利于术后恢复。

137. E　对于长期吸烟者，术前应尽可能地戒烟，越早越好。术前戒烟6～12周较为理想。

138. A　肺功能检查有助于了解肺部疾患的性质、严重程度以及病变是否可逆。当年龄>60岁，有肺部疾病，吸烟史以及拟行肺叶切除的患者需要常规行肺功能检查。

139. D　通过血气分析可了解pH、PaO_2、$PaCO_2$、BE等重要指标，反映了呼吸循环功能的变化和酸碱平衡，对呼吸循环的管理有很大的指导意义。

140. C　半清醒插管可引起患者血压进一步升高。

141. C　血卟啉病是由于先天性卟啉代谢紊乱，如尿卟啉原合成酶缺乏，使卟啉前体或卟啉在体内聚集所致。临床表现有腹痛、神经精神症状、肝功能损害及光感性皮肤损害等。

142. A　巴比妥类药物可增加卟吩胆色素，这是由于细胞色素P_{450}的诱导作用，细胞中，细胞色素P_{450}主要分布在内质网和线粒体内膜上，作为一种末端加氧酶，参与了生物体内的甾醇类激素合成等过程。

143. C　目前可能安全的药物有丙泊酚、氧化亚氮、琥珀胆碱、维库溴铵、阿托品、新斯的明、芬太尼、哌替啶、吗啡、纳洛酮、丁哌卡因、普鲁卡因、咪达唑仑、氟哌利多等。

144. D　阿托品会引起患者心动过速，舒张期缩短，

左室充盈更减少，心输出量将进一步下降。

145. A　并发症包括心律失常、血管穿刺部位出血、导管造成心腔或大血管穿孔、血管断裂或血肿形成以及栓塞。球囊扩张时，循环被阻断，会导致严重的低血压。

146. E　由于导管要放置到心腔内，在检查中经常发生室性或室上性心律失常，要监护并及时处理心肌缺血和心律失常。一般心律失常持续时间短无血流动力学显著改变，而心肌缺血或应用造影剂后可能继发室性心律失常或室颤。球囊扩张时，循环被阻断，会导致严重的低血压，由于患者比较衰弱，球囊放气后不能立即恢复，可能需要使用正性肌力药和抗心律失常药，静脉输液改善前负荷。在球囊充气时，可能会导致对迷走神经的刺激，需用阿托品治疗。

147. C　由于患者有房颤史，引起脑栓塞的栓子来源于各种心脏病，风湿性心脏病伴心房纤维颤动脑栓塞位居首位，栓子随血流进入脑动脉或供应脑的颈部动脉，使血管腔急性闭塞，引起局部脑血流中断，造成局部脑组织缺血、缺氧甚至软化、坏死，故而出现急性脑功能障碍的临床表现。

148. A　氯胺酮引起噩梦和幻觉等精神反应多伴有兴奋、精神错乱、欣快和恐惧感，在成人中10%～30%的发生率。

149. A　采用苯二氮䓬类药如地西泮或咪达唑仑治疗，可减轻或消除此急性精神反应。

150. C　交感神经系统功能耗竭和儿茶酚胺不足时氯胺酮对心肌的抑制特别明显。禁用于甲亢或嗜铬细胞瘤手术。高血压、颅内压升高、心肌供血不全和癫痫患者不宜应用。

三、X型题

151. ACD　非处方药是有较高的安全性，不会引起药物依赖性、耐药性或耐受性，也不会在体内蓄积，不良反应发生率低。经过长期应用、确认有疗效、质量稳定、非医疗专业人员也能安全使用的药物。

152. BE　Ⅱ相阻滞的特征：①出现强直刺激和4个成串刺激的肌颤搐衰减。②强直刺激后单刺激出现肌颤搐易化。③多数患者肌张力恢复延

迟。④Ⅱ相阻滞的发生与琥珀胆碱的用量、维持时间、用药方式和伍用药物等因素有关。静脉滴注琥珀胆碱总量超过1 g容易发生Ⅱ相阻滞,如用量控制在0.5 g以下,则发生Ⅱ相阻滞机会较少。

153. ABCDE 硬膜外穿刺时经历依次为:皮肤、皮下组织、黄韧带、棘间韧带及棘上韧带。

154. BD

155. ABCDE 低温麻醉指在全麻作用下,用物理降温法将患者的体温下降到一定程度,使机体代谢率降低,提高组织对缺氧及阻断血流情况下的耐受能力,适用于心血管手术,神经外科手术,脑外科手术,创伤大、出血多的手术,恶性高热。

156. ABCDE ①急性呼吸道梗阻:无论固体或液体的胃内容物,均可引起气道机械性梗阻而造成缺氧和高碳酸血症。如果当时患者的肌肉没有麻痹,则可见到用力地呼吸,尤以呼气时更为明显,随之出现窒息。同时血压骤升、脉速;若仍未能解除梗阻,则两者均呈下降。由于缺氧使心肌收缩减弱、心室扩张,终致室颤。有的患者因吸入物对喉或气管的刺激而出现反射性心搏停止。②Mendelson综合征:即在误吸发生不久或2~4 h后出现"哮喘样综合征",患者呈发绀,心动过速,支气管痉挛和呼吸困难。在受累的肺野可听到哮鸣音或啰音。肺组织损害的程度与胃内容物的pH直接相关外,还与消化酶活性有关。胸部X射线的特点是受累的肺野呈不规则、边缘模糊的斑状阴影,一般多在误吸发生后24 h才出现。③吸入性肺不张:大量吸入物可使气道在瞬间出现堵塞,而完全无法进行通气,则后果严重。若只堵塞支气管,又由于支气管分泌物的增多,可使不完全性梗阻成为完全性梗阻,远侧肺泡气被吸收后发生肺不张。肺受累面积的大小和部位,取决于发生误吸时患者的体位和吸入物容量,平卧位时最易受累的部位是右下叶的尖段。④吸入性肺炎:气道梗阻和肺不张导致肺内感染。有的气道内异物是可以排出的,但由于全身麻醉导致咳嗽反射的抑制和纤毛运动的障碍,使气道梗阻不能尽快地解除,随着致病菌的感染,势必引起肺炎,甚至发生肺脓肿。

157. ABCDE 开胸前,胸腔两侧压力相等,纵隔位于胸腔中间。开胸后,开胸侧胸腔变为正压,而非开胸侧胸腔仍为负压,结果使纵隔移向非开胸侧胸腔。吸气时非开胸侧胸腔负压增加,纵隔向非开胸侧胸腔移位更明显。呼气时非开胸侧胸腔压力增加超过开胸侧胸腔压力,使纵隔向开胸侧胸腔移位。因此,纵隔随呼吸的变化在两侧胸腔之间交替移动,称为纵隔摆动。开胸后纵隔摆动造成大血管扭曲。腔静脉扭曲造成回心血量减少,心排血量降低。动脉扭曲造成血压下降。所以开胸后易出现低血压。血压下降造成心肌灌注减少,加上开胸后对呼吸的不良影响可能出现缺氧或二氧化碳蓄积,因而易引起心律失常。手术对纵隔结构的刺激也是心律失常的常见原因。手术中应实施严密的心电监护,保证血容量,维持循环功能稳定。

158. ABCE 产科麻醉的原则是:确保母子安全,满足手术要求,加强术中检测管理,防止呕吐误吸,防止术后并发症。

159. ABCD 椎管内麻醉对循环和呼吸容易产生抑制,而老年人的代偿调节能力差,特别是高平面和广范围的阻滞,容易出现明显的低血压,因此阻滞的平面最好控制在T_8以下,以不超过T_6为宜。麻醉平面越高,对呼吸、循环的影响越大。老年人的硬膜外间隙随增龄而变窄,容积减少;椎间孔闭锁,局麻药向椎旁间隙扩散减少。因而老年人对局麻药的需要量普遍减少,其实际需要量与患者的体格、年龄、手术部位、阻滞范围密切相关。老年人脊椎钙化和纤维性退变,常使硬膜外穿刺、置管操作困难,遇棘上韧带钙化直入法难以成功时,改用旁入法往往顺利达到目的。

160. ABCDE 防止创伤患者全麻诱导时反流误吸可采取:置入硬质的粗胃管(直径为7 mm),通过吸引以排空胃内容物,细而软的胃管难以吸出固体食物的碎块。采用机械性堵塞呕吐的通道,如带有套囊的Macintoch管或Miller-Abbott管等。抗恶心呕吐、抗酸和抑制胃液量和减少误吸的危险。处平卧位的患者,在诱导时可把环状软骨向后施压于颈椎体上,以期闭合食管来防止误吸。恰当选用诱导药物,如应用氧化亚氮-氧-氟烷诱导,让患者保持自主呼吸和咽反射,直至麻醉深度足以插管,则发生呕吐和反流的机会较少。

161. ABC 嗜铬细胞瘤患者在术中最易发生低血压危象、高血压危象、心律失常、低血糖。

162. ACE ①维持有效循环血量:通过心电图、血压、脉搏、SpO_2、中心静脉压、尿量等监测,维持出入量平衡,避免血容量不足或过多,预防低血压和右心功能不全,维护肾功能。输液时不可大量使用乳酸钠林格氏液或生理盐水,否则钠负荷增加可导致间质性肺水肿;伴肾功能损害者尤需避免。此外,麻醉中可通过血气分析和电解质检查,及时纠正水、电解质和酸碱失衡;如有可能,宜测定血浆及尿渗透浓度,有指导价值。②保持血浆蛋白量:低蛋白血症患者麻醉时应将白蛋白提高到 25 g/L 以上,不足时应补充白蛋白,以维持血浆胶体渗透压和预防间质水肿。③维护血液氧输送能力:须保持血容量、每搏量、血细胞比积、血红蛋白及氧离解曲线的正常。心功能正常者,为保持有效循环血量,宜使血细胞比积保持在 30% 左右,以降低血液黏滞度,保证最佳组织灌流。为确保氧的输送能力,对贫血者可输浓缩红细胞。④补充凝血因子:麻醉前有出血倾向者,应输用新鲜血或血小板。缺乏由维生素 K 合成的凝血因子者,可输给新鲜血浆。麻醉中一旦发生异常出血,应即时查各项凝血功能,作针对性处理。⑤处理大量出血:门脉高压分流术中,出血量在 2 000 ml 以上者并非少见,可采用血液回收与成分输血,适量给予血浆代用品。输血、输液时应注意补充细胞外液、纠正代谢性酸中毒、充分供氧及适量补钙。⑥保证镇痛完善,避免应激反应。

163. ABCDE 手术创伤的刺激将引起儿茶酚胺、皮质醇、生长激素的释放增加,导致胰岛素分泌的相对不足,葡萄糖利用率下降,结果形成高血糖,故一般不用其作为术中补液,主要用于纠正高钠血症和因胰岛素治疗而致糖尿病患者血糖偏低的情况。术前空腹的儿童,尤其是婴幼儿,术前低糖饮食或者应用胰岛素者,术前应用 β 受体阻滞剂或钙通道阻滞剂,以葡萄糖为主的静脉高营养患者,嗜铬细胞瘤切除术后及有低糖倾向者都适用于术中输注葡萄糖。

164. BCD 围术期保证肾的组织灌注和供需氧平衡是保证术后肾功能正常的一个关键因素。在移植过程中既要避免心脏抑制和(或)血管扩张出现的低血压,又要防止交感神经活动亢进而导致的肾血管过度收缩。术中最好将血压维持在术前水平,特别是在血管吻合完毕开放血流前,不宜低于术前血压的 85%。在术中应尽可能减少晶体液用量,适量输入全血。在移植肾恢复血流前,应常规给予甲泼尼龙,开放血流时,马上给予呋塞米 60～100 mg。一般在术后给予抗排异药物。

165. BCDE 神经阻滞疗法中的利多卡因或布比卡因等局麻药物是对神经系统有亲和性的麻醉药,它可以阻断疼痛的恶性循环,使神经系统得到休息和调整,能保护神经系统。它又有很强的镇痛作用,可以阻断局部病变发出的疼痛信号。大多数软组织疼痛多由于局部的无菌性炎症及软组织充血水肿刺激神经系统所致。利多卡因等麻醉药物合并类固醇药物(激素)可以改变局部的血液循环,减少炎性渗出,促进局部代谢产物的排出,从而消除局部炎性水肿,促进炎症吸收,并缓解肌肉痉挛。

166. ABCDE DIC 不是一个独立的疾病,而是众多疾病复杂病理过程中的中间环节,其主要基础疾病或诱因包括:严重感染、恶性肿瘤、病理产科、手术及外伤等。除原发病临床表现外,尚有 DIC 各期的临床特点,故临床表现复杂且差异很大。DIC 早期高凝状态期,可能无临床症状或轻微症状,也可表现血栓栓塞、休克;消耗性低凝期以广泛多部位出血为主要临床表现;继发性纤溶亢进期:出血更加广泛且严重,难以控制的内脏出血;脏器衰竭期可表现肝肾功能衰竭,呼吸循环衰竭是导致患者死亡的常见原因。按代偿情况分为代偿期、失代偿期、过度代偿期;按病程分为高凝期、消耗性低凝期、继发性纤溶亢进期;按发生快慢分为急性型、亚急性型、慢性型。

167. ABCDE ①各类危重患者、循环功能不全,体外循环下心内直视手术,大血管外科及颅内手术等患者,均需连续监测周围动脉内压力。②严重低血压、休克和需反复测量血压的患者,以及用间接法测压有困难或脉压狭窄难以测出时,采用直接动脉内测压,即使压力低至 30～

40 mmHg,亦可准确地测量。③术中血流动力学波动大,患者需用血管收缩药或扩张药治疗时,连续监测动脉内压力,不但可保证测压的准确性,且可及早发现使用上述药物引起的血压突然变化,如嗜铬细胞瘤手术。④术中需进行血液稀释、控制性降压的患者。⑤染料稀释法测量心排血量时,由周围动脉内插管连续采取动脉血样分析染料的浓度。⑥需反复采取动脉血样作血气分析和 pH 测量的患者,为减少采取动脉血样的困难,以及频繁的动脉穿刺引起的不适和损伤,一般也主张作动脉内插管,既可对循环动力学进行监测,又可在患者稳定状态下采样,提高测量数据的准确性。

168. ABCDE　5 个选项均为理想的静脉全麻药物的特点。

169. ABCDE　心肌梗死的患者,择期手术应尽量安排在急性心梗发作后 6 个月进行,待心绞痛、心衰、心律失常症状消失,同时要维持电解质平衡,保持血清尿素氮低于 17.85 mmol/L,血钾高于 3 mmol/L。

170. ADE　①老年人对各种麻醉药物的耐受性和需要量均降低,因此老年人一般用量要减少。②理想的麻醉前用药效果是:麻醉前用药发挥最高药理效应(安静、欲睡状态)的时刻,恰好是送患者进入手术室的时间。③术前用药由麻醉医师在访视患者后开出。

171. ABCDE　气管插管拔管后的延迟性并发症有喉水肿、声门下水肿、声带麻痹、感染、气管炎、咽喉痛等。

172. ABCDE　间接引起肺部损害的因素:脓毒症,休克,胸部以外的多发性创伤,大面积烧伤,心肺复苏时输液过度,大量输入库存血,体外循环,弥散性血管内凝血,神经源性损害(见于脑干或下丘脑损伤等)。其他如急性重症胰腺炎、肝功能衰竭、尿毒症、糖尿病性酮症酸中毒等也可引起肺部损害。

173. ABCDE　治疗心源性哮喘的药物有强心、利尿、扩血管药物,如异丙肾上腺素、毛花苷丙、氨茶碱等。

174. ABCD　疼痛评定方法:①视觉模拟量表(VAS):10 cm 长的直线,一端表示无痛(0),另一端表示最严重的疼痛(10)。被测者根据其感受程度,在直线上相应部位作记号,从无痛到记号之间的距离即为痛觉评分;②语言评价量表(VRS)是将疼痛用"无痛""轻微痛""中度痛"和"极度痛"表示;③数字评价量表(NRS)是将疼痛程度用 0~10 这 11 个数字表示,0 表示无痛,10 表示最痛,被测者根据个人感受在其中一个刻度上作出标记;④疼痛问卷表根据疼痛的生理感觉、患者的情感因素和认识成分等多方面因素设计而成,能较准确地评价患者疼痛的强度和性质。

175. ABDE　子宫次全切除术者,术前无明显心肺功能障碍,可行 $L_2 \sim L_3$ 间隙硬膜外麻醉,$L_3 \sim L_4$、$T_{12} \sim L_1$ 双间隙硬膜外麻醉,$L_3 \sim L_4$ 腰麻及全身麻醉。

第十六章　模拟试卷三

一、A1/A2 型题

1. C

2. C　有资格参加执业医师资格或执业助理医师资格考试的必须经过相关机构考核合格并推荐。

3. B

4. D　本试题是对医学伦理学原则的记忆和理解考题。目前,国内外比较公认的医学伦理学原则有不伤害、有利、公正和尊重,克已不属于医学伦理学的原则而是医师的美德。显而易见。但是,有 51% 的应考者却选择了 A,这是混淆了医学伦理学原则和医师美德之间的界限。

5. E　6. E　7. B　8. D　9. D

10. C　随着年龄的增长,主动脉和周围动脉管壁增厚,硬化程度增加,对血流的阻抗增加,收缩压、脉压增加。

11. B　吗啡有显著的呼吸抑制作用,表现为呼吸频率减慢。潮气量变化则依给药途径而异:静脉注射后一般都减少;其他途径给药时先增加后减少。呼吸频率减慢但潮气量增加时,分钟通气量仍可正常;而潮气量减少时,则分钟通气量亦随之下降。呼吸抑制程度与剂量相关,大剂量可导致呼吸停止,这是吗啡急性中毒的主要致死原因。吗啡对呼吸的抑制,主要在于延髓呼吸中枢对二氧化碳的反应性降低;其次在于脑桥呼吸调整中枢受抑制。此外,吗啡还降低颈动脉体和主动脉体化学感受器对缺氧的反应性。

12. D　易于诱发恶性高热的药物,最常见的为氟烷和琥珀胆碱。此外,还有地氟烷、异氟烷、恩氟烷、七氟烷、环丙烷和乙醚等。就易感患者而言,其他某些药物仍有诱发恶性高热的可能。

13. A　无论先天性心脏病还是后天性心脏病,麻醉时首先应该避免心肌缺血,保持心肌氧供和氧需之间的平衡。

14. D　气管插管困难即一个经过正规训练的麻醉医师使用常规喉镜试插 3 次以上才获成功且插管时间超过 10 分钟,或经 3 次尝试仍不成功者。

15. D　束臂试验,又称毛细血管抵抗力试验,或毛细血管脆性试验,不用于了解肝脏患者的凝血功能。

16. D　由于老年人痛觉感觉较为迟钝,因此不常发生阻滞不全。

17. B　大面积烧伤伴有明显呼吸困难、梗阻者常选用气管切开人工通气支持。

18. B　肝移植术中失血量最大。

19. B　前臂手术需阻滞 $C_{5\sim8}$ 和 T_1 神经根形成臂丛所有分支,以锁骨下入路为最佳选择,因为局麻药可在神经束平面阻滞所有的神经,也易于阻滞腋部的肋间臂神经,有助于缓解上肢手术不可少的止血带所引起的痛苦,而其他入路不能达此效果。

20. A　①发生惊厥时要注意保护患者,避免发生意外的损伤;②吸氧,并进行辅助或控制呼吸;③开放静脉输液,维持血流动力学的稳定;④静脉注射硫喷妥钠 50~100 mg(2.5% 溶液 2~4 ml)或其他快速巴比妥药物,但勿应用过量以免发生呼吸抑制;也可静脉注射地西泮 2.5~5.0 mg。静脉注射短效的肌松药如琥珀胆碱(1 mg/kg),即可停止肌肉阵挛性收缩,但不能阻抑大脑惊厥性放电。必须有熟练的麻醉人员方可应用肌松药,且要有人工呼吸的设备。如果患者在应用巴比妥类或地西泮后仍继续惊厥,则是应用肌松药的适应证。

21. B　血液代用品能提高血浆胶体渗透压将组织间隙水分回吸入血管内,可迅速、有效、长时间地维持有效血容量及心排血量,降低血管阻力,改善和恢复组织器官及微循环的灌注和氧转运。

22. C

23. E　严重输血最常见的并发症为发热反应,发生率为 2%~10%。

24. E　当怀疑有急性溶血性输血反应发生时,立即停止输血,将血样和尿样送实验室检查,包括重新作交叉配血,测定血浆血红蛋白浓度,进行直接抗球蛋白试验等。

25. B　丙泊酚的主要优点是起效快,作用时间短,苏醒快而完全。

26. D

27. C　根据抗休克药物的机理,可将抗休克药物分为下列 10 类:①加强心肌收缩力的药物;②扩血管药物;③缩血管药物;④生物膜稳定剂;⑤代谢性治疗药物;⑥花生四烯酸代谢抑制剂;⑦高渗溶液;⑧钙通道阻滞剂;⑨某些新型抗休克药物如细胞因子拮抗剂、内毒素拮抗剂、抗自由基药物、NO 合成底物及 NOS 抑制剂。此外,抑肽酶、抗组织胺药、拟胆碱药也有一定的抗休克作用;⑩抗休克药物的中草药。

28. D　休克早期微循环的变化主要由交感-肾上腺髓质系统兴奋、儿茶酚胺增加所致,对休克有一定的代偿意义。①有利于维持动脉血压:机体通过自身输血和自身输液作用增加回心血量,缓解血容量的绝对或相对不足;同时心输出量增加、外周阻力升高。通过上述调节,休克早期血压无明显变化。②血液重新分布有利于心、脑血液供应:休克早期,腹腔内脏、皮肤、骨骼肌和肾等器官血管收缩,血流量显著减少,而心、脑血管不发生收缩,血流量基本正常,加之此时动脉血压变化不明显,所以在全身循环血量减少的情况下,有利于优先保证重要生命器官如心、脑的血液供应。

29. E　高血压患者术前应该应用抗高血压药至当天,控制血压于适当水平,否则术中、术后心肌缺血的机会增多。

30. C

31. D　除非患者有急性疼痛,否则不推荐常规使用麻醉性镇痛药作为术前用药,其可增加术后恶心呕吐发生率,导致门诊术后出院延迟。如果目标是减轻焦虑,应当使用镇静抗焦虑药物。

32. E　坐位后颅窝手术易发生空气栓塞,普勒超声检查是监测气栓最敏感而快速的手段,可测出肺动脉腔内的气体容积,同时可以施行有效的抽气及心血管支持,由此可挽救患者的生命。

33. B

34. D　①肌内注射或皮下注射作为脊椎麻醉和硬脊膜外麻醉的辅助用药以预防低血压。②包括以上两种麻醉所用局部麻醉药在内的局部麻醉药中毒已出现低血压时,可用该品 10～30 mg 静脉注射。③鼻炎时鼻窦症状可用 0.5% 滴鼻以消除鼻黏膜充血和肿胀。④用于防治轻度支气管哮喘,也常与止咳化痰药配成复方用于痉挛性咳嗽。⑤缓解荨麻疹和血管神经性水肿等过敏反应的皮肤黏膜症状。⑥滴眼可扩瞳,对调节的影响不大,不增加眼压。⑦严重肾病水肿患者口服该品,可迅速消除水肿。

35. E

36. D　细菌污染血液反应表现为患者突然病重、恐惧、严重不安、剧烈寒战、高热、头胀、全身性肌痛、呼吸困难、发热、腹绞痛、腹泻、呕吐、低血压和顽固性休克。暖休克型呈现皮肤潮红和干燥,呕吐物和粪中可带血或潜血。白细胞计数和中性粒细胞猛增。可以出现血红蛋白尿和急性肾衰竭,病死率高。

37. E　溶血性输血反应是输血最严重的并发症,有即发性和延迟性溶血性输血反应。表现为发热、发冷、恶心呕吐、呼吸急促、心动过速、血压降低、贫血、血红蛋白尿、血红蛋白下降、血浆呈红色、尿隐血试验阳性,手术区渗血,黄疸,胸背痛。

38. C　大多数产科手术属急诊性质,麻醉医师首先应详细了解产程经过,对母胎情况做出全面估计,了解既往病史,药物过敏史及术前进食、进饮情况。产妇一旦呕吐而发生误吸,将给母胎造成致命后果,故必须重视预防。对妊娠中毒症、先兆子痫、子痫及引产期产妇或有大出血可能的产妇,麻醉前应总结术前用药情况,包括药物种类、剂量和给药时间,以避免重复用药的错误,并

做好新生儿急救及异常出血处理的准备。麻醉方法的选择应依据母胎情况、设备条件以及麻醉者技术掌握情况而定。避免使用对胎儿有抑制作用的药物,麻醉方法力求简单、安全。

39. C　先天性髋脱位骨盆截骨术行椎管内麻醉,要完全阻滞腰骶神经丛,患者才不会有牵拉反应。

40. E　骨盆各骨主要为松质骨,盆壁肌肉多,邻近又有许多动脉丛和静脉丛,血液供应丰富,盆腔与后腹膜的间隙又系疏松结缔组织构成,有巨大空隙可容纳出血,因此骨折后可引起广泛出血,发生失血性休克。

41. A　吗啡禁用于下列情况:①支气管哮喘;②上呼吸道梗阻;③严重肝功能障碍;④伴颅内高压的颅内占位性病变;⑤诊断未明确的急腹症;⑥待产妇和哺乳妇;⑦1 岁以内婴儿。

42. D　此患者的症状为洋地黄中毒,因此首先应停用地高辛并检测其血中浓度。

43. C　老年人对药物的耐受性和需要量均降低,尤其对中枢性抑制药如全麻药、镇静催眠药及阿片类镇痛药均很敏感。其次老年人一般反应迟钝,应激能力较差,对于手术创伤带来的强烈刺激不能承受,其自主神经系统的自控能力不强,不能有效地稳定血压,甚或造成意外或诱发存症突然向恶性发展。因此,麻醉方法的选择首先应选用对生理干扰较少,麻醉停止后能迅速恢复生理功能的药物和方法。其次在麻醉、手术实施过程能有效地维持和调控机体处于生理或接近生理状态(包括呼吸、循环和内环境的稳定),并能满足手术操作的需要。再者还应实事求是地根据麻醉医师的工作条件、本身的技术水平和经验,加以综合考虑。事实上任何一种麻醉方法都没有绝对的安全性,对老年患者而言,也没有某种固定的麻醉方法是最好的。选择的关键在于对每种麻醉方法和所用药物的透彻了解,结合体格状况和病情加以比较,扬长避短,才有可能制定最佳的麻醉方案。实施时严密监测,细心观察,精心调控,即使十分复杂、危重的患者,往往也能取得较满意的结果。

44. D　小儿麻醉机衔接管无效腔要小,应用 15 mm 塑料螺纹管替代麻醉机上的 22 mm 橡胶螺纹管。

45. C

46. A　蛛网膜下隙穿刺成人常选用在 $L_2 \sim L_3$ 以下,此处的蛛网膜下隙最宽(终池),脊髓至此形成终丝。小儿的脊髓终止于在 $L_3 \sim L_4$ 以下的间隙。

47. D　治疗药物可根据病情酌情使用,如洋地黄、正性肌力药及利尿药可用到手术前日,以控制心率、血压和改善心功能。除抢救手术或特殊情况外,应常规应用麻醉前用药,包括术前晚镇静安眠药。手术日晨最好使患者处于嗜睡状态,以消除手术恐惧。麻醉前用药不足的患者其交感神经处于兴奋状态,可导致心动过速等心律失常,同时后负荷增加和左心负担重,严重者可因之诱发急性肺水肿和心绞痛,从而失去手术机会。一般麻醉前可用吗啡 0.2 mg/kg,东莨菪碱 0.3 mg;如若患者心率仍快,麻醉后可再给东莨菪碱。氯胺酮可兴奋循环,促进心脏收缩及血压升高,增加心肌氧耗,尽量不要使用氯胺酮作诱导麻醉。麻醉中应防止低氧血症,增加心肌氧耗。

48. C　弯喉镜片可以避免直接压迫会厌,避免刺激喉上神经支配区域,减少诱发喉痉挛和支气管痉挛的概率。

49. E　术前应用阿托品可减少儿童眼心反射的程度,但对年长者则不明显。球后阻滞有预防作用,但其本身也可引发眼心反射。当出现眼心反射时应暂停手术刺激,加深麻醉,静脉注射阿托品。如伴低血压,应加用血管收缩药,可选麻黄碱静脉注射。

50. E　经口明视气管插管术最关键是尽量显露声门,在明视下把气管导管插入气管内。

51. D　水中毒根据病史及临床表现一般多可诊断,一般血清钠低于 125 mmol/L 时出现恶心,不适,低于 120 mmol/L 时则出现抽搐、意识障碍、昏迷等。由于血液稀释,实验室检查可发现红细胞计数、血红蛋白、血细胞比容和血浆蛋白量均有降低,血清钠、氯测定也降低。

52. B　妇科患者以中老年妇女为多,常可并存有高血压、冠心病、糖尿病、慢性支气管炎等疾病,或继发贫血、低蛋白血症和电解质紊乱,麻醉前应予治疗和纠正。麻醉方法和药物的选择应根据心肺功能代偿能力全面权衡。

53. D　普萘洛尔抗心律失常的机制有:①降低自律性:对窦房结、心房传导纤维及浦肯野纤维都能降低自律性,在运动及情绪激动时作用明显。也能降低儿茶酚胺及强心苷所致的迟后除极幅度而防止触发活动。②减慢传导速度:阻断 β 受体所需的高浓度(10 倍以上)则有膜稳定作用,明显减慢传导速度,使单向阻滞发展成双向阻滞,停止折返激动。对某些必须应用大量普萘洛尔始能见效的病例,这种膜稳定效应可能起了一定作用。③不应期:低浓度不影响 APD 和 ERP,高浓度则因膜稳定而缩短 APD,当血药浓度大于 100 ng/ml 时,则有膜稳定作用,对房室结 ERP 有明显的延长作用。

54. E

55. D　死胎的声像表现与胎儿死亡时间的长短有关系,死亡时间短,仅表现为胎心搏动消失,死亡 1 周左右才表现为胎头变形、皮肤水肿和羊水少等。

56. A　腹主动脉瘤细窄的起始部的流速较快,彩色多普勒显示为花色血流信号,血流频谱通常为高速湍流。

57. D　转移癌缺乏营养血管,在较大的肿瘤中心部位容易发生坏死液化,肿瘤从中心到边缘形成特有的"无回声-强回声-弱回声"三层同心圆结构。

58. E　胆囊内桑椹状或类圆形略强回声结节,体积 >1.0 cm 者被认为是癌前病变,如胆囊腺瘤、小结节型腺癌。

59. D　心脏前负荷即心脏的容量负荷,静脉输入过多的生理盐水使心脏前负荷增加。

60. B　彩色多普勒能量显像显示的信号不受探测角度因素的影响,可以显示平均速度为零的灌注区,不受 Aliasing 现象的影响,但是不能够显示血流性质和血流方向。

61. B　人体组织内水分愈多,声衰减愈低。血液是人体中含水分最多的组织,比脂肪、肝、肾、肌肉等软组织更少衰减。但是,血液因蛋白含量高,故比尿液、胆汁、囊液等衰减程度高,后方回声增强程度远不及尿液、胆汁、囊液显著。

62. E

63. C　静脉曲张型支气管扩张 CT 可表现为串珠状征象,内可见液平。

64. C　肺气囊是金黄色葡萄球菌肺炎的特征表现,

可在发病 1~2 天内出现,并可一日数变,囊壁薄,一般无液面。

65. D 胸内甲状腺多为颈部甲状腺向胸骨后的延伸,一般无临床症状,X 线示突出软组织影与颈部肿物相连,并可随吞咽而上下移动,胸腺瘤多为前纵隔肿瘤,若病变为囊性,X 线上可见病变为上窄下宽。中心性肺癌重要的临床表现为间断性痰中带血。X 线上常显示肺门肿块阴影,并有支气管阻塞征象,阻塞型肺不张与肿块影形成特征性的反"S"征。淋巴瘤为全身性恶性肿瘤,有恶性肿瘤临床表现。畸胎瘤较小时无临床症状,发生支气管瘘时可出现咳嗽、咯血,典型者可咳出毛发和钙化物。

66. E 钩端螺旋体病临床特点为起病急骤,早期有高热、全身酸痛、软弱无力、结膜充血、腓肠肌压痛、表浅淋巴结肿大等钩体毒血症状;中期可伴有肺弥漫性出血、心肌炎、溶血性贫血、黄疸、全身出血倾向、肾炎、脑膜炎、呼吸功能衰竭、心力衰竭等靶器官损害表现;晚期多数病例恢复,少数病例可出现后发热,眼葡萄膜炎以及脑动脉闭塞性炎症等多与感染后的变态反应有关的后发症。

67. D 支气管扩张的 CT 表现:①柱状支气管扩张:表现为支气管壁增厚,管腔增宽,使得正常时不能的距胸膜下 3 cm 的肺周边部内也可见到支气管,当扩张的支气管走行和 CT 扫描平行时表现为"轨道征",当它和扫描平面垂直时则表现为厚壁的。此时扩张的支气管与伴行的肺动脉形成有特征性的"印戒征"。正常时,肺动脉直径稍大于伴行的同级支气管直径,当这种大小关系发生倒转时,可靠地指出有支气管扩张。②囊状支气管扩张:表现为一组或一束多发性含气的囊

肿。若囊内充满液体呈一串葡萄状,囊内出现气液平面是囊状扩张较好具特异性的征象。③静脉曲张状支气管扩张:表现为支气管管壁不规则增厚,可呈"念珠状"。

68. C 肺吸虫病多为生食含有肺吸虫囊蚴的螃蟹或蝲蛄引起,多有咯血或咳果酱样痰。CT 为多发边缘模糊斑片状影,无特异性。

69. A CT 可显示肺脓肿病变实变阴影内坏死后液化,同时判断脓腔周围情况,增强扫描脓肿壁明显强化,临近胸膜增厚。

70. A 大叶性肺炎实变的肺叶体积与正常相符。

71. C 图中右肺门呈残根状,并可见右主肺动脉中一低密度阴影,为血栓,结合临床,患者突发呼吸困难,可诊断为右主肺动脉栓塞。

72. A 原发性肺结核最多见于儿童,常表现为原发综合征,包括肺部原发病灶、局部淋巴管炎和所属淋巴结炎;其次还表现为胸内淋巴结结核。

73. D 上三角征为下肺不张的 X 线征。下叶肺不张时,患侧上纵隔旁呈现三角形中等密度阴影,与纵隔相连,尖端指向肺门,基底位于锁骨上方,称上三角征。此阴影代表移位的前上纵隔软组织,残留的胸腺和淋巴组织等,正常应位于中线,在下叶肺不张时,向患侧偏移。例如在右下叶肺不张时,则表现为右上纵隔旁出现一底部在上,尖端指向肺门的三角形阴影,称右上三角征。

74. A 患者在行支架植入术中,突然出现胸痛、呼吸困难、血压下降、心脏扩大等,应首先考虑有可能存在导丝通过病变处或支架释放时冠状动脉破裂导致心脏压塞的可能。

75. E 双重性混合性酸碱平衡紊乱特点(见下表)。

类　型	pH	HCO$_3^-$	H$_2$CO$_3$
酸碱一致型			
代谢性酸中毒合并呼吸性酸中毒	↓↓	↓	↑
代谢性碱中毒合并呼吸性碱中毒	↑↑	↑	↓
酸碱混合型			
代谢性碱中毒合并呼吸性酸中毒	不定	↑	↑
代谢性酸中毒合并呼吸性碱中毒	不定	↓	↓
代谢性酸中毒合并代谢性碱中毒	不定	不定	不定

该患者有肺心病病史,血 pH 降低,HCO_3^- 增多,$PaCO_2$增高,考虑为代谢性碱中毒并呼吸性酸中毒。呼吸性酸中毒对机体的危害性极大,因此,除需尽快治疗原发病因外,还须采取积极措施改善患者通气功能。代谢性碱中毒必要时可补充盐酸精氨酸,碱中毒时几乎同时存在低钾血症,须同时补给氯化钾,在患者尿量超过 40 ml/h 才可开始补钾。碱中毒关键是解除病因,碱中毒很易彻底治愈。

76. C ①单肺通气应维持足够的潮气量和较快的呼吸频率。为保证通气肺的完全膨胀,减少通气血流比值失调,单肺通气时潮气量应接近双肺通气时的潮气量,呼吸频率与双肺通气时的频率相同。②提高吸入气氧浓度,甚至吸入纯氧可提高通气侧肺动脉血氧分压使血管扩张,通气侧肺血流增加不仅降低通气血流比值失调,还有利于更多地接受非通气侧肺因缺氧性肺血管收缩而转移过来的血流。③对萎陷肺采用间断膨胀、高频通气或低压 PEEP 的方法可增加功能残气量,增加动脉氧合。④充分的肌松使下侧肺与胸壁顺应性增大,防止通气侧肺的肺内压、气道压过高而减少血流。⑤保持通气侧肺导管管腔和气道通畅,有分泌物、血液与组织碎屑时应及时清除。⑥避免使用影响缺氧性肺血管收缩的血管活性药物。

77. E 关键在于及时发现和采取有效的措施,以免发生气道梗阻窒息和减轻急性肺损伤,包括:①重建通气道;②支气管冲洗;③纠正低氧血症;④激素;⑤气管镜检查;⑥其他支持疗法:如保持水和电解质的平衡,纠正酸中毒。进行血流动力学、呼气末 CO_2、SpO_2 和动脉血气分析,及心电图的监测,必要时给以变力性药物和利尿药;⑦抗生素的应用:以治疗肺部继发性感染。

78. C　79. B　80. A

81. C 根据此患者临床表现,及上消化道钡餐检查怀疑为胃癌,首选检查为胃镜和病理学检查。

82. B 侧支循环的开放是门脉高压症的独特表现,食管静脉曲张对门脉高压症具有确诊价值。

83. B 钙通道阻滞剂用于治疗变异性心绞痛是重大进展,可明显改善预后。钙通道阻滞剂阻断 Ca^{2+} 内流,降低平滑肌细胞内 Ca^{2+} 浓度,从而使冠状动脉扩张。

84. D 急性心肌梗死并发症包括:①乳头肌功能失调或断裂:②二尖瓣乳头肌因缺血、坏死等使收缩功能发生障碍,造成不同程度的二尖瓣脱垂并关闭不全;③心脏破裂:常在心肌梗死 1 周内出现,多为心室游离壁破裂,造成心包积血引起急性心脏压塞而猝死;④栓塞:左心室附壁血栓脱落所致,引起脑、肾、脾或四肢等动脉栓塞;⑤心室壁瘤:主要见于左心室,体格检查可见左侧心界扩大,心脏搏动范围较广;⑥心肌梗死后综合征:心肌梗死后数周至数月内出现,可反复发生,表现为心包炎、胸膜炎或肺炎,有发热、胸痛等症状,可能为机体对坏死物质的过敏反应。

85. E 导管的尖端位于肺动脉的小分支,气囊充气膨胀直接损伤肺血管引起破裂出血,多见于有肺动脉高压的患者。临床表现为突然发生咳嗽、大量咯鲜红色血液。

86. E

87. E 本题 5 个选项均为糖皮质激素的药理作用,但是对于疼痛治疗主要运用的是其抗炎和免疫抑制作用。

88. C 拔除气管导管前必须具备下列条件:①拔管前必须先吸尽残留于口、鼻、咽喉和气管内分泌物;拔管后应继续吸尽口咽腔内的分泌物;②肌肉松弛药的残余作用已被满意逆转,呼吸空气时血氧饱和度达 90% 以上;③麻醉性镇痛药的呼吸抑制作用已消失;④咳嗽、吞咽反射活跃,自主呼吸气体交换量恢复正常。

89. C 骶管阻滞是经骶裂孔穿刺,注局麻药于骶管腔以阻滞骶脊神经,是硬膜外阻滞的一种方法,适用于直肠、肛门会阴部手术,也可用于婴幼儿及学龄前儿童的腹部手术。两骶角连线的中点,即为穿刺点。硬膜囊的尖端达第 2~3 骶孔的高度,约有 20% 正常人的骶管呈解剖学异常,骶裂孔畸形或闭锁者占 10%,如发现有异常,不应选用骶管阻滞。

90. D 心脏收缩释放的能量(做功)是心肌纤维长度(心室舒张末期容积,EDV)的函数,即 Frank-Starling(FS)心脏定律。前负荷主要受静脉回心血量和室壁顺应性的影响,一般用左心室舒张末期压作为前负荷的指标,故前负荷增加反映舒张末期容量增多,心室做功增加。

91. A 导致 DIC 的直接原因包括:血管内皮损伤和

组织创伤;大量促凝物质进入血液循环:大量红细胞、血小板及白细胞的破坏或损伤,红细胞及血小板破坏后释放类似组织因子的磷脂类物质,红细胞破坏后还释出红细胞素,有类似组织凝血活酶活性,血小板破坏后也可释出一系列促凝活性物质。

92. B 尿液分析可评估患者肾功能,为选择合适的麻醉用药做准备。

93. C 腹腔内脏器官受交感神经和副交感神经双重支配,内脏牵拉反应与此类神经有密切关系。因此可采取行阑尾根部系膜封闭减轻牵拉反射。

94. C 中心静脉压仅反映右心室的功能情况,当左心室由于疾病、缺氧和毒素等影响而功能不全为主时,患者出现肺水肿而中心静脉压可仍正常甚或偏低,但此时肺毛细血管楔压已有相应的升高,因此用中心静脉压判断、预防肺水肿颇受限制。

95. E 行肺癌根治术为方便手术操作及麻醉管理,应尽量使用全身麻醉并采用隔离通气技术。

96. E 纵隔镜手术可采用的麻醉方法包括局部麻醉与全身麻醉。麻醉方法的选择考虑手术医师的习惯、患者意愿以及患者病情。由于纵隔镜手术潜在大出血的可能,选用全身麻醉更可靠。本病例患者年龄较大,且存在心血管疾病,因此采用气管插管全麻也有利于患者全身血流动力学稳定,方便麻醉管理。

97. A 氯胺酮可使眼内压升高,禁用于青光眼患者。

98. C 安氟烷易致惊厥,禁用于癫痫患者。

99. D 该患者年轻,身体各方面情况况良好,行右侧桡骨切开复位内固定术,首选臂丛神经阻滞。

100. D 对不能配合麻醉和手术的小儿患者,可行连续硬膜外阻滞与静脉全麻复合麻醉,方便手术操作及麻醉管理。

101. C 经尿道前列腺电切术行硬膜外麻醉应达到的麻醉平面为 $T_{10} \sim S_4$。

102. D 对于拟行脾切除及门脉断流术患者,术前肝功能、凝血多存在异常,宜在脾切除后,输新鲜血液、红细胞或新鲜冰冻血浆。

103. B 饱胃患者全身麻醉应采用清醒气管内插管,有利于出现误吸后的处理。

104. A 该患者应按照急诊饱胃患者处理,可静脉注射甲氧氯普胺 10 mg,置入硬质粗胃管,吸引胃内容物,还可静脉注射西咪替丁 200 mg,抑制胃酸分泌,防止应激性胃溃疡。此外,骨盆骨折患者多存在失血性休克,此时应快速补液进行抗休克治疗,血压回升后进行麻醉诱导。

105. B 术中患者突然出现体动、呛咳、心率增快、血压上升,首先考虑麻醉过浅,此时应加深麻醉,首先给予丙泊酚,起效较快。

106. E 此患者为腰麻麻醉平面过高引起的血流动力学改变,此时可静脉注射麻黄碱即可。

107. D 小儿患者拔除气管导管有时可产生拔管喉痉挛,故拔管前应清除咽喉部分泌物,并拔除食管听诊器及测温探头,以减少刺激性。拔管后可让病儿自主呼吸,不能用强烈的加压呼吸,否则反而引起喉痉挛。浅麻醉下行吸痰等操作也会造成喉痉挛。

108. D 上呼吸道三轴线自口腔或鼻腔至气管之间存在 3 条解剖轴线,彼此相交成角。口轴线(AM):自口腔(或鼻腔)至咽后壁的连线。咽轴线(AP):从咽后壁至喉头的连线。喉轴线(AL):从喉头至气管上段的连线。

109. A 老年人调节和维持恒定体温的能力很差,术中进行体温监测和处理十分必要。监测CVP可指导老年人术中输血输液,防止容量超负荷的发生。

110. D 肿瘤切除后可引起低血压,主要原因是儿茶酚胺的分泌随肿瘤切除迅速降低,引起外周血管扩张,再加上血容量不足,导致低血压至休克。另外,麻醉药及硬膜外阻滞的影响、心脏代偿功能不全、肾上腺素能阻滞剂的作用等均可诱发及加重低血压。通常在肿瘤血管被阻断时即开始,是肿瘤切除后的严重并发症,可致死。因此,血压必须控制在正常水平以下是错误的。

111. B 肝脏手术患者选用麻醉药和方法需要了解:①所患肝脏疾病;②肝脏在药物解毒中的作用;③药物对肝脏的影响。麻醉者必须亲自了解肝病类型、肝细胞损害程度以及其他可使手术复杂的因素,特别是那些促进出血的因素存在。

112. B 无肝期以阻断下腔静脉和门静脉作为开始,下腔静脉阻断可引起回心血量的突然减少,导致心排血量急剧下降；门静脉及股静脉充血导致肾脏灌注压下降；无肝期再灌注之前可发生电解质紊乱高血钾、酸中毒。

二、A3/A4 型题

113. D　该患者存在凝血机制不良，禁止使用椎管内麻醉，以防止硬膜外血肿。静吸复合或全凭静脉麻醉日益受到重视，可应用于长时间的各种手术，使静脉全麻的适应范围显著扩大，成为全身麻醉的两种主要方法之一。其最突出的优点在于此法诱导快，麻醉过程平稳，无手术室空气污染之虑，苏醒也较快，是一种较好的麻醉方法。

114. E　肝硬化患者术中补血至少每 3 个血有 1 个新鲜血（贮存于血库不超过 24 h）。

115. D　肝硬化患者的胆碱酯酶活性减弱，使用琥珀胆碱时，其作用可增强，易发生呼吸延迟恢复，此时应采取的措施是继续行机械通气，等待肌松药代谢完全。

116. D　心电图示窦性心律，右束支阻滞，$V_1 \sim V_4$ 导联见病理性 Q 波及 ST 段弓背抬高，符合急性前壁 Q 波型心肌梗死的诊断。

117. B　急性前壁或前间壁心肌梗死，通常为左前降支闭塞所致。

118. E　心电图示第 1 个心搏为室性期前收缩，第 8 个 QRS 波群变窄，其前有窦性 P 波，QRS 形态介于正常窦性搏动和室性期前收缩之间，为室性融合波。患者为前壁 Q 波型心肌梗死，如果为频率依赖性右束支阻滞，当 V_1 导联 QRS 形态转为正常时，应该有病理性 Q 波。

119. B　急性心包炎的心电图典型演变可分四期：①ST 段呈弓背向下抬高，T 波高。一般急性心包炎为弥漫性病变，故出现于除 aVR 和 V_1 外所有导联，持续 2 天至 2 周左右。V_6 的 ST/T 比值≥0.25。②几天后 ST 段回复到基线，T 波减低、变平。③T 波呈对称型倒置并达最大深度，无对应导联相反的改变（除 aVR 和 V_1 直立外）。可持续数周、数月或长期存在。④T 波恢复直立，一般在 3 个月内。病变较轻或局限时可有不典型的演变，出现部分导联的 ST 段、T 波的改变和仅有 ST 段或 T 波改变。

120. D　因炎症累及和心包渗液压迫心外膜下心肌，产生损伤和缺血。

121. B　推测为心包渗液的电短路作用。如抽去心包渗液仍有低电压，应考虑与心包炎症纤维素的绝缘作用和周围组织水肿有关。

122. B　早期复极综合征可出现 ST-T 改变，要与急性心包炎的 ST-T 改变相鉴别。

123. D　该患者的心电图可见 QT 间期明显延长达 0.64 s。青年男性患者有反复发作晕厥史，无基础心脏疾病，晕厥时动态心电图记录到尖端扭转型室性心动过速，应诊断为先天性长 QT 间期综合征。

124. A　该患者常规心电图 QT 间期明显延长，T 波形态呈低振幅、有切迹，为先天性 LQT2 型。治疗时应避免使用伊布利特、索他洛尔等 I_{kr} 阻滞剂。LQT2 型可选用 β 受体阻滞剂治疗，补钾对治疗 LQT2 型亦可能有益。

125. A　LQT2 型离子流改变为 I_{kr} 外流缓慢。

126. D　胸骨后剧烈疼痛，大汗淋漓，血压下降，心率增快，面色苍白，四肢冰冷；心电图示急性广泛前壁心肌梗死。考虑为广泛前壁心梗引起心排血量急剧下降，导致心源性休克。

127. C　漂浮导管可测定左室舒张末压增高为休克提供证据。

128. E

129. B　室上性阵发性心动过速常常表现为突然发作，心率增快至每分钟 150～250 次，可能持续数秒、数小时或数日，心悸可能是唯一的症状，但如有心脏病基础或心率超过每分钟 200 次，可能表现无力、头晕、心绞痛、呼吸困难或昏厥。

130. E　阵发性室上性心动过速的诱因包括运动、过度疲劳、情绪激动、妊娠、饮酒或吸烟过多等。此患者年轻，且一般情况良好，检查心脏不大，律整，无杂音，双肺（一）。心电图检查 QRS 波群正常，P 波不明显。所考虑最可能的诊断是正常心脏。

131. A　可采用刺激迷走神经的方法，包括用压舌板刺激悬雍垂诱发恶心呕吐；深吸气后屏气，再用力作呼气动作或深呼气后屏气，再用力作吸气动作；颈动脉窦按摩；压迫眼球。

132. D　全麻复合硬膜外麻醉下行肺癌根治术术后患者需要禁饮食、卧床休息，因此采用 PCA 患者自控镇痛较为合适。

133. B 该患者于全麻复合硬膜外麻醉下行肺癌根治术,已经有留置硬膜外导管,且 PCEA 镇痛效果好,有利于改善肺功能,因此术后止痛首选硬膜外 PCA。

134. D 硬膜外镇痛既可以选用利多卡因、布比卡因或罗哌卡因等局麻药物,也可选用吗啡类镇痛药物。局麻药与阿片类药物联合使用时具有协同作用,因此,这个配方的镇痛效果很好。芬太尼的脂溶性很强,主要通过与原位的脊髓阿片类受体结合发挥药效,而不是随脑脊液扩散,所以镇痛效果主要位于硬膜外穿刺部位周围。

135. D 确定 PCEA 的单次剂量及锁定时间时需要考虑的因素包括:药物的脂溶性、药物的起效时间及药物镇痛的持续时间。

136. A

137. C 硬膜外镇痛的缺点是有导管脱落和感染等问题发生的风险。

138. D 留置中心静脉导管的患者突然出现发绀、面颈部静脉怒张、恶心、胸骨后和上腹部痛、不安和呼吸困难,继而低血压、脉压变窄、奇脉、心动过速、心音低远,都提示有心包填塞的可能。

139. D 由于病情进展迅速,在心搏停止前常难以作出正确的诊断。因此,遇有上述紧急情况应:①立即中断静脉输注;②降低输液容器的高度,使之低于患者的心脏水平,利用重力尽量吸出心包腔或纵隔内积血或液体,然后慢慢地拔出导管;③如经由导管吸出的液体很少,病情未得到改善,应考虑做心包穿刺减压;④严密观察患者,防止心包积血再现。

140. D 由于心包填塞确诊难、抢救难以及时,病死率又高,因此预防就显得特别重要。其措施是:①选用适当硬度尖端柔软的导管;②导管插入不要过深,管端位于上腔静脉或右心房入口处已足够;③防止导管移动深入,应在皮肤入口处缝固导管;④经常检查中心静脉导管,观察回血情况,以及测压水柱液面是否随呼吸波动和压值是否显著异常;⑤有怀疑时可经导管注 2~5 ml X 线显影剂以判断导管尖端的位置。

141. C 据国外文献报道上 34 例心包填塞统计,其中 78% 死亡。

142. E 降低输液容器高度低于患者心脏水平,其作用是利用重力尽量吸出心包腔或纵隔内积血或液体。

143. E 冠心病的危险因素包括可改变的危险因素和不可改变的危险因素。了解并干预危险因素有助于冠心病的防治。可改变的危险因素有:高血压、血脂异常(总胆固醇过高或 LDL 过高、甘油三酯过高、HDL 过低)、超重/肥胖、高血糖/糖尿病,不良生活方式包括吸烟、不合理膳食(高脂肪、高胆固醇、高热量等)、缺少体力活动、过量饮酒以及社会心理因素。不可改变的危险因素有:性别、年龄、家族史。此外还与感染有关,如巨细胞病毒、肺炎衣原体、幽门螺杆菌等。

144. E 急性心肌梗死患者择期手术一般应推迟至 6 个月以后。

145. E 麻醉操作及手术刺激、术中缺氧都会加重患者心肌氧耗,引起心律失常加重。

146. E 冠心病患者术中要维持血流动力学稳定,保证心肌氧供需平衡,选用全身麻醉较合适。

147. A 依托咪酯起效甚快,患者可在一次臂-脑循环时间内迅速入睡。诱导期安静、舒适、平稳、无兴奋挣扎且有遗忘现象。对血流动力学影响较小,适合于冠心病患者麻醉诱导。

三、X 型题

148. ABCDE

149. ABCD 实施静吸复合麻醉时应根据患者自身情况选择合适的用药方法。

150. ACD 局麻药注入硬膜外间隙后,沿硬膜外间隙进行上下扩散,部分经过毛细血管进入静脉;一些药物渗出椎间孔,产生椎旁神经阻滞,并沿神经束膜及软膜下分布,阻滞脊神经根及周围神经;有些药物也可经根蛛网膜下腔,从而阻滞脊神经根;尚有一些药物直接透过硬膜及蛛网膜,进入脑脊液中。所以目前多数意见认为,硬膜外阻滞时,局麻药经多种途径发生作用,其中以椎旁阻滞、经根蛛网膜绒毛阻滞脊神经根以及局麻药通过硬膜进入蛛网膜下腔产生"延迟"的脊麻为主要作用方式。

151. ABE　误输异型血、快速输血及大量输血、输入大量右旋糖酐干扰凝血功能都会引起异常出血。

152. ABCDE　①二氧化碳气腹是目前腹腔镜手术人工气腹的常规方法,其对呼吸的影响较大,包括腹内压过高、呼吸动力学改变、肺循环功能影响、二氧化碳吸收导致的呼吸性酸中毒、高碳酸血症等。②气腹压力超过 10 mmHg 者可影响循环功能,表现为心输出量下降、高血压、体循环和肺循环血管张力升高、下腔静脉回流减少,可使冠心患者心肌缺氧加重,其影响程度与压力高低有关。

153. ABCDE　急腹症患者特点是发病急、病情重、饱胃患者比例大,继发感染或出血性休克者多,麻醉前准备时间紧,难以做到全面检查和充分准备。麻醉危险性、意外发生率及麻醉手术后并发症均较择期手术高。

154. ABCDE　①重点保护心肌功能,保证心肌氧供需平衡,避免心绞痛发作。常用药物有硝酸酯类、钙通道阻滞剂、β 受体阻滞剂等。②术前对中、重度高血压患者应采取两种以上降压药治疗,包括利尿药、β 受体阻滞剂、钙通道阻滞剂、血管紧张素转换酶抑制药、α 受体阻滞剂等,应一直用到手术前,不宜突然停药,否则反可诱发心肌缺血、高血压反跳和心律失常。③用于冠心病手术的麻醉药应具备以下特点:不干扰血流动力学、不抑制心肌、不引起冠状动脉收缩、不经肺肝肾脏排出、无毒性,麻醉起效快、消失也快,兼有术后镇痛作用,但目前尚无完全符合上述特点的麻醉药。因此,需严格掌握冠心病麻醉特点(即保持氧供耗平衡,避免氧供减少,氧耗增加),采取合理复合用药原则来完成手术。④患者手术应保温、面罩吸氧,常规检测心电图、脉搏氧饱和度、桡动脉测压、中心静脉压等监测。严重患者应常规安插漂浮导管监测血流动力学。

155. ABCDE　当填充骨黏合剂时须密切注意血压和心电图的变化,并注意以下几点:①填充骨黏合剂前需维持收缩压在 90 mmHg 以上,必要时用升压药;②避免低血容量;③严密观察患者;④吸入纯氧;⑤为预防血压突然下降,可静脉缓慢滴注多巴胺,维持血压平稳,出现心动过缓时,分次静脉注射阿托品。

156. ABCDE　氯胺酮禁用于高血压、颅内高压和严重心功能不全的患者;曲马多会加重镇痛药、酒精、安眠药或精神药品中毒患者的中毒症状;可乐定椎管内给药可引起低血压和心动过缓;阿米替林可作为慢性疼痛治疗的辅助用药;严重心脏病、青光眼、前列腺肥大及尿潴留患者严禁使用阿米替林。因此 5 项均正确。

157. ABCD　E 选项与本题无关。

158. AD　羟丁酸钠麻醉后,若无外界刺激,血压稍下降,心率明显减慢,脉搏有力,心排血量无改变或略减少。麻醉浅时心率增快,血压明显升高,心排血量亦增多。此药对心肌无明显影响,可改善心肌对缺氧的耐受力。给药后心律失常不常见。依托咪酯对心血管功能的影响很小,静脉注射 0.3 mg/kg,可使动脉压轻度下降,末梢阻力稍减小,心输出量和心脏指数稍增加,心率略减慢,dp/dt_{max} 轻微升高,其最大效应发生在注药 3 min 时。

159. BDE　氟烷对循环系统有较强的抑制作用,主要表现在抑制心肌和扩张外周血管,降低外周血管阻力。氟烷直接抑制心肌,使心排出量中等度减少;又有轻度神经节阻滞作用,使外周血管扩张,回心血量减少,心输出量也随之下降。氟烷能增加心肌对肾上腺素、去甲肾上腺素的敏感性,给氟烷麻醉的大静脉注射肾上腺素后可产生室性心动过速。

160. BCE　椎管内麻醉系将局麻药注入椎管内的不同腔隙,使脊神经所支配的相应区域产生麻醉作用,包括蛛网膜下腔阻滞麻醉和硬膜外阻滞麻醉两种方法,后者还包括骶管阻滞。

161. ABDE　**162.** ACD

163. ABCD　前列腺电切综合征(TURS)是经尿道前列腺电切术(TURP)最严重的并发症之一。TURS 是指 TURP 术中冲洗液经手术创面大量、快速吸收所引起的以稀释性低钠血症及血容量过多为主要特征的临床综合征。预防措施主要有:①采用低压灌洗,灌洗高度＜70 cmH₂O,另外可行耻骨上膀胱造瘘术放置引流管使灌洗液的吸收减少;②手术时间尽量控制在1～1.5 h 内;③术中尽量避免损伤静脉窦和前列腺包膜,减少灌洗液的吸收;④术中严密观察,及时处理。

164. ABCD　糖尿病不是原发性高血压的并发症。

165. AE　大叶性肺炎主要是由肺炎链球菌引起,病变累及一个肺段以上肺组织,以肺泡内弥漫性纤维素渗出为主的急性炎症。病变起始于局部肺泡,并迅速蔓延至一个肺段或整个大叶,X线胸片显示实变阴影。

166. ABE　鼾症手术是将悬雍垂、软腭、扁桃体切除或部分切除,并加以腭咽成型,以改善睡眠状态下气道梗阻。手术刺激强,气道困难病例较多,血流动力学波动大。患者多肥胖,血黏滞度增高,并伴有高血压和心肌缺血、劳损。术前会诊应全面了解和正确估计循环与呼吸代偿能力,术前镇静药和麻醉诱导药物应减量,术前还应对气道困难作出估计。手术操作可使导管扭曲打折,应密切观察。术中应及时吸除残血,术毕止血要完善。尽管术毕患者清醒,但麻醉药和肌松药的残余及手术创伤,压迫造成的水肿,对于插管困难者仍可能造成拔管后的急性气道梗阻及死亡,有的病例甚至在拔管并送回病房后发生。因此必须在患者完全清醒后方可拔管,同时做好再插管和气管切开准备,并送入麻醉恢复室观察。

167. ABCD　严重颏胸瘢痕粘连患者应按照困难气道处理,造成插管困难的原因主要是患者由于颈部不能后仰,造成口、咽、喉三轴线不能重叠,声门不能很好暴露。此类患者有发生面罩通气困难的危险,宜采用表面麻醉下清醒插管。严重颏胸瘢痕粘连患者多由烧伤引起,患者可能存在气道狭窄的可能,因此在置入纤维光导喉镜的时候有发生完全性气道梗阻的危险。

168. ABCDE

169. CDE　二尖瓣狭窄患者根据患者的精神状态给予适当的术前药,以消除患者术前紧张。一般可给吗啡 $0.1\sim0.2$ mg/kg,术前 30 min 肌注。抗胆碱能药以东莨菪碱为佳,因不易引起心率增快并且还具有镇静作用,成人用量一般不超过0.3 mg。对心率偏快的患者,可以不用抗胆碱能药。如心功能较好,可谨慎使用小剂量复合芬太尼诱导。对心功能不全、肺循环高压患者,应以大剂量芬太尼辅以小剂量咪达唑仑诱导,也可用依托咪酯与芬太尼诱导。心功能较好的患者麻醉维持可以吸入麻醉药为主,辅以小量芬太尼维持麻醉。心功能不全患者宜用大剂量麻醉性镇痛药维持麻醉,辅以低浓度吸入麻醉药。

170. ABC

住院医师规范化培训内容与标准
——麻醉科培训细则

麻醉学是一门涉及面广、整体性强的临床医学,它与临床各学科关系密切,更是临床各学科特别是外科手术医疗的基础。麻醉学科根据医疗技术特点分为:普通外科麻醉、心胸外科麻醉、神经外科麻醉、小儿麻醉、妇产科麻醉、口腔麻醉、眼耳鼻咽喉科麻醉、骨科麻醉、手术室外麻醉、重症监测治疗、疼痛诊疗和体外循环等亚专业。麻醉科住院医师不仅要掌握麻醉科医师必须具备的监测、调控和支持人体基本生命功能的基本理论、基本知识和基本技能,而且需要了解相关学科的基本医疗知识。

一、培训目标

通过全面、正规、严格的培训,能够打下扎实的麻醉科临床工作基础,基本正确地运用常规麻醉方法,掌握麻醉学相关的基本理论、基本知识、基本技能;掌握各科室手术常用的麻醉方法的实施和管理及常见麻醉后并发症的处理原则,能够基本正确和独立地实施 ASA 分级I~II级手术患者的临床麻醉;掌握心肺脑复苏术。了解麻醉学国内外理论新进展、前沿监测与治疗技术。培训结束时,能够具有良好的职业道德、人际沟通能力、应急能力和团队精神,具有独立从事麻醉科临床工作的能力。

二、培训方法

采取在麻醉科各亚专业和非麻醉科室轮转的方式进行。通过管理患者、参加门急诊工作和各种教学活动,完成规定的病种和基本技能操作数量,学习麻醉科的专业理论知识,认真填写《住院医师规范化培训登记手册》;规范书写病历;低年资住院医师参与见习/实习医生的麻醉科临床教学工作,高年资医师指导低年资医师。

麻醉科轮转应包括麻醉科所有亚专业的基本训练。非麻醉科室轮转由各基地根据实际情况安排在普通外科、神经内科、神经外科、胸心外科、呼吸内科、心血管内科、内分泌科、小儿内科、急诊科、心电图室、影像科等科室中任选 2~3 个科室,各轮转 2~3 个月,合计不能少于 6 个月。轮转科室及时间安排如表 1 所示。

轮转时间和顺序由各培训基地根据具体情况适当调整,但不能缺项。33 个月的基本培训后可以有 3 个月的机动培训时间,建议安排非临床麻醉的轮转(超声技术、疼痛诊疗、教学、科研等)。轮转科级时间安排见下表。

轮 转 科 室	时间(月)
非麻醉科室 　(普通外科、神经内科、神经外科、胸心外科、呼吸内科、心血管内科、内分泌科、儿科、急 诊科、心电图室、影像科,任选 2~3 个科室)	6
麻醉学亚专业	
普外科麻醉	3
骨科麻醉	1
泌尿外科麻醉	1
眼科和耳鼻咽喉科麻醉	2
口腔外科麻醉	1
神经外科麻醉	2
胸心血管外科麻醉	3
妇产科麻醉	2
小儿外科麻醉	3
门诊和手术室外麻醉	1
麻醉恢复室	1
疼痛治疗(疼痛门诊和疼痛病房)	4
重症监护(ICU)	3
合计	33

三、培训内容和要求

(一) 基本要求

1. 基本麻醉技能要求

操作技术名称	最低例次
全身麻醉	250
椎管内麻醉(含硬膜外麻醉)(其中鞍麻、骶管、腰硬联合不得少于各 10 例)	100
各种局部神经阻滞	30
监测下的麻醉管理(MAC)	40

2. 麻醉学各亚专业麻醉种类及例数要求

名　　　称	最低例次	名　　　称	最低例次
普通外科麻醉(含泌尿、骨科和烧伤)	200	眼耳鼻咽喉科麻醉	80
神经外科麻醉	60	普胸麻醉	40
心血管麻醉	20	妇产科麻醉	80
口腔外科麻醉	30	小儿外科麻醉	120
门诊和(或)手术室外麻醉	100	院内急救	10
麻醉恢复室(PACU)	无	疼痛门诊和(或)病房	无

3. 特殊麻醉技能要求

技术操作名称	最低例次	技术操作名称	最低例次
动脉穿刺置管	30	中心静脉穿刺置管	20
纤维支气管镜	5	喉罩	30
双腔支气管插管	10	经口或经鼻盲插气管插管	2
经鼻明视气管插管	2	自体血回输	10

4. ICU 技能

技术操作名称	最低例次	技术操作名称	最低例次
呼吸机管理	50	快速气管切开造口	2
胸穿	2	腹穿	2
腰穿	2	外科换药	10

5. 理论学习方式及要求

教学内容	时间	3 年参加的总要求
病例讨论会	每次 45 分钟,每周至少 1 次	90 个病例
晨课(密切结合临床的小讲课)	每次 30 分钟,每周至少 1 次	90 次
住院医师理论课(包括临床合理用血知识和血液保护技术讲座)	每次 120 分钟,每周至少 1 次	50 次
杂志俱乐部等	(建议参加)	

　　3 年培训期间,住院医师必须完成至少 50 次的住院医师理论课学习,包括在其他临床学科轮转时所参加的学习。参加内容和具体要求如下表所示:

1. 麻醉前评估与准备
2. 麻醉通气系统
3. 血流动力学监测及临床意义
4. 心肺脑复苏指南
5. 非麻醉患者镇静镇痛原则
6. 麻醉与脑血流、脑代谢
7. 麻醉与呼吸
8. 麻醉与循环
9. 麻醉与血液
10. 麻醉与肾脏
11. 麻醉与肝脏
12. 麻醉与内分泌
13. 麻醉与应激
14. 水电解质平衡及失调
15. 酸碱平衡及失调
16. 围术期的液体治疗
17. 围术期输血指征
18. 静脉全身麻醉药
19. 吸入全身麻醉药
20. 局部麻醉药和局部麻醉
21. 肌松药及肌松监测和拮抗
22. 作用于肾上腺素受体的药物
23. 拟胆碱和抗胆碱药物
24. 血管扩张药和强心药
25. 吸入全身麻醉
26. 全身静脉麻醉(包含 TCI)
27. 气管插管和肺隔离术
28. 困难气道处理

（续表）

29. 麻醉期间的呼吸管理	30. 麻醉期间的循环管理
31. 全身麻醉期间严重并发症	32. 椎管内麻醉和治疗
33. 低温和控制性降压	34. 麻醉恢复室和苏醒期并发症
35. 日间手术的麻醉	36. 术后恶心、呕吐防治指南
37. 术后镇痛的处理原则	38. 心脏病患者非心脏手术的麻醉
39. 老年患者的麻醉	40. 儿科麻醉

（二）较高要求

1. 教学能力培养

建议教学医院的住院医师担任助教工作和在第3年时担任见习带教工作。

（1）住院医师每年至少应有1周时间担任专业基地内部教学的助教工作，协助任教医师搞好教学工作（包括病例讨论、杂志俱乐部、科研讨论会、住院医师理论课和晨课等）。

（2）助教职责：提前1周与任教医师讨论学术周的计划和方案，准备杂志俱乐部读书报告2篇，所选文献应为具有科学意义和临床意义且设计较佳的文献，鼓励用英文讲解文献。主动征求任教医师的要求。如果发现第2周的任何一次教学活动因某种原因而不能实现，应立即向主管老师汇报并提前做好安排，以确保每项活动正常进行。在病例讨论过程中应详细记录讨论要点，并在讨论会后将方案整理存档。若该周科内有特殊专家讲座或其他任何麻醉与危重医学教研室主持或参与的学术活动（包括周末），当周助教应协助活动的正常开展（见下表）。

名　称	数量	名　称	数量
病例讨论助教	2次	杂志俱乐部助教	2次
科研讨论会助教	2次	急救与复苏教学	2小时
晨课助教	2次	助教工作日	21天

2. 科研能力训练

鼓励在3年期间向专业杂志投稿，包括临床病例报道1篇和综述1篇。鼓励住院医师利用晚上、周末和补休时间在学校攻修临床医学研究生专业学位课程；在麻醉学研究室或其他研究室完成学位论文的实验室工作；在临床工作中完成学位论文的临床部分。

附录二

麻醉科住院医师规范化培训结业
理论考核大纲

大纲一级	大纲二级	大纲三级	大纲四级	掌握程度
公共理论	1. 政策法规	1. 卫生法基本理论		了解
		2. 医疗机构管理法律制度		了解
		3. 执业医师法律制度		了解
		4. 医疗事故与损害法律制度		了解
		5. 母婴保健法律制度		了解
		6. 传染病防治法律制度		了解
		7. 药品及处方管理法律制度		了解
		8. 血液管理法律制度		了解
		9. 突发公共卫生事件的应急处理条例		了解
	2. 循证医学与临床科研设计			掌握
	3. 医学伦理学	1. 医学伦理学的理论基础和规范体系		了解
		2. 医患关系伦理		了解
		3. 临床诊疗中的伦理问题		了解
		4. 死亡医学伦理		了解
		5. 生命科学发展中的伦理问题		了解
		6. 健康伦理		了解
		7. 医学道德的评价、监督和修养		了解

(续表)

大纲一级	大纲二级	大纲三级	大纲四级	掌握程度
专业理论	1. 麻醉学基础理论知识	1. 麻醉设备	常用设备的原理和使用、相关概念定义	了解
		2. 麻醉解剖	①椎管内麻醉、神经阻滞相关的局部解剖;②呼吸系统解剖;③心血管系统解剖;④中心静脉、外周动脉解剖;⑤手术相关部位毗邻的关键血管神经等	掌握
		3. 麻醉生理	①内环境、组织、器官等生理功能评估和调节;②麻醉与内环境、组织、器官等生理功能的相互影响	掌握
		4. 麻醉药理	①药物代谢动力学和效应动力学基本理论;②麻醉常用药物的适应证、用法、作用机制、不良反应;③麻醉与围术期治疗用药的相互作用和注意事项	掌握
		5. 相关疾病	围术期常见合并病症的发病机制、病理生理、诊断、评估和防治(高血压、糖尿病、冠心病、心脏瓣膜病、先心病、心律失常、脑缺血疾病、血栓栓塞疾病、哮喘、COPD、肺心病、病理妊娠、肾功能衰竭、感染性休克、甲状腺、甲状旁腺、肾上腺功能异常等内分泌疾病)	掌握
			呼吸系统感染、睡眠呼吸紊乱、心力衰竭、心肌病、血管疾病、血液病、遗传病、精神类疾病、神经肌肉疾病、肝硬化、免疫性疾病等	了解
	2. 麻醉学基础临床知识	1. 麻醉方法	①全身麻醉;②椎管内麻醉;③神经阻滞麻醉;④局部麻醉;⑤复合麻醉	掌握
		2. 麻醉监测原理	①循环功能监测;②呼吸功能监测;③麻醉气体监测;④内环境监测;⑤心脏电生理;⑥麻醉深度监测	掌握
		3. 围术期输液、输血	①体液治疗的基础知识;②麻醉期间的液体治疗;③输血;④血液保护	掌握
		4. 急慢性疼痛	①急性创伤后(包括手术后)疼痛;②分娩痛	掌握
			①疼痛基本知识;②常见慢性非癌痛;③癌痛	了解
		5. 危重病的病理生理与诊断	①水电解质、酸碱平衡失常;②休克	掌握
			①脏器功能不全和衰竭;②多器官功能障碍	了解

（续表）

大纲一级	大纲二级	大纲三级	大纲四级	掌握程度
专业理论	3. 麻醉学（临床麻醉、疼痛医学、危重病医学）	1. 胸部外科手术的麻醉	①胸科手术麻醉的特点与处理；②常见胸科手术的围术期麻醉管理；③单肺通气	掌握
			开胸和体位对呼吸、循环的影响	了解
		2. 心脏及大血管手术的麻醉	①直视心脏及大血管手术的麻醉；②非直视心脏及大血管手术的麻醉；③体外循环；④快通道心脏手术的麻醉	了解
		3. 神经外科手术的麻醉	①神经外科麻醉的特点；②常见神经外科手术的围术期麻醉管理；③脊髓手术的围术期麻醉管理；④颅内高压	了解
		4. 眼科手术的麻醉	①眼科手术的麻醉特点；②常见眼科手术的围术期麻醉管理	掌握
		5. 耳鼻喉科手术的麻醉	①耳鼻喉科手术的麻醉特点；②常见耳鼻喉可手术的围术期麻醉管理	掌握
		6. 骨科手术的麻醉	①骨科手术的麻醉特点；②常见骨科手术的围术期麻醉管理	掌握
		7. 泌尿外科手术的麻醉	①泌尿外科手术的麻醉特点；②常见泌尿外科手术的围术期麻醉管理	掌握
		8. 普通外科手术的麻醉	①普通外科手术的麻醉特点；②常见普通外科手术的围术期麻醉管理	掌握
		9. 整形外科手术的麻醉	①整形外科手术的麻醉特点；②常见整形外科手术的围手术期麻醉管理	了解
		10. 妇科手术的麻醉	①妇科手术的麻醉特点；②常见妇科手术的围术期麻醉管理	掌握
		11. 产科手术的麻醉	①孕产妇生理变化；②麻醉药对母体及胎儿的影响；③产科手术的围术期麻醉管理；④新生儿窒息与急救	掌握
		12. 口腔颌面外科患者的麻醉	①口腔颌面外科患者的手术特点；②常见口腔颌面外科手术的围术期麻醉管理	了解
		13. 烧伤患者的麻醉	①烧伤患者的病理生理变化；②烧伤患者的麻醉特点和围术期麻醉管理	掌握
		14. 内分泌患者的麻醉	①甲状腺及甲状旁腺疾病的围术期麻醉管理；②糖尿病的围术期麻醉管理；③嗜铬细胞瘤的围术期麻醉管理；④皮质醇增多症的围术期麻醉管理；⑤原发性醛固酮增多症的围术期麻醉管理	了解
		15. 合并呼吸系统严重疾患患者的麻醉	①病情特点与麻醉前评估；②合并呼吸系统严重疾患患者的围术期麻醉管理	掌握

(续表)

大纲一级	大纲二级	大纲三级	大纲四级	掌握程度
专业理论	3. 麻醉学(临床麻醉、疼痛医学、危重病医学)	16. 心血管疾患者非心脏手术的麻醉	①缺血性心脏病患者的麻醉;②高血压病患者的麻醉	掌握
			①瓣膜性心脏病患者的麻醉;②先心病患者的麻醉;③其他心脏病患者围术期麻醉管理	了解
		17. 小儿麻醉	①解剖、生理与药理特点;②常见小儿手术的围术期麻醉管理	掌握
		18. 老年患者的手术麻醉	①老年患者病理生理及用药特点;②老年患者的围术期麻醉管理	掌握
		19. 血液病患者的麻醉	①血液病患者的麻醉特点;②血液病患者的围术期麻醉管理	了解
		20. 严重创伤患者的麻醉	①严重创伤患者的病情估计与麻醉特点;②常见严重创伤患者的围术期麻醉管理	掌握
		21. 肥胖患者的麻醉	①肥胖患者的病理生理学;②肥胖患者麻醉的特殊问题	掌握
		22. 高原地区患者的麻醉	①高原环境对人体生理的影响;②高原地区手术的麻醉	了解
		23. 腔镜手术的麻醉	①腔镜手术操作对生理的影响;②腔镜手术的围术期麻醉管理	掌握
		24. 门诊、诊断性检查及介入性诊断与治疗的麻醉	①门诊患者的麻醉;②诊断性检查及介入性诊断与治疗的麻醉	掌握
		25. 急诊手术的麻醉	①常见急诊手术患者的特点;②常见急诊手术的围术期麻醉管理	掌握
		26. 器官移植手术的麻醉	①器官移植围术期相关问题;②肾移植手术的围术期麻醉管理;③肝移植术的围术期麻醉管理;④心脏、肺等器官移植手术的围术期麻醉管理	了解
		27. 麻醉恢复室	麻醉恢复期及并发症的管理	掌握
		28. 全身麻醉严重并发症的防治	①呼吸道梗阻;②呼吸抑制;③低血压与高血压;④心肌缺血;⑤心律失常;⑥体温升高或降低;⑦肺栓塞;⑧术中知晓和苏醒延迟;⑨咳嗽、呃逆、术后呕吐、术后肺部感染;⑩恶性高热	掌握
		29. 分娩镇痛	①椎管内阻滞镇痛;②药物镇痛;③非药物性分娩镇痛	掌握
		30. 急性创伤后(包括手术后)疼痛治疗	①椎管内阻滞镇痛;②神经阻滞镇痛;③阿片类药物镇痛;④其他药物镇痛	掌握

（续表）

大纲一级	大纲二级	大纲三级	大纲四级	掌握程度
专业理论	3. 麻醉学（临床麻醉、疼痛医学、危重病医学）	31. 癌痛治疗	①WHO 三阶梯用药原则；②癌痛药物治疗原则；③常用癌痛治疗药物	掌握
			癌痛介入治疗	了解
		32. 慢性非癌痛治疗	①手术后慢性疼痛；②颈肩痛；③腰腿痛；④神经病理性疼痛；⑤偏头痛；⑥三叉神经痛	了解
		33. 脏器功能衰竭的治疗	①急性心衰；②急性呼衰；③ARDS；④急性肾衰；⑤急性肝衰	掌握
			多器官功能障碍综合征	了解
		34. 抗休克治疗	①失血性休克；②感染性休克；③过敏性休克；④心源性休克	掌握
		35. 脓毒症	①发病机制；②脓毒症的防治	了解
		36. 呼吸机治疗和氧疗	①呼吸机治疗；②氧疗	了解
基本技能	临床技能应用基础	1. CPR	①识别和启动应急系统；②胸外按压；③人工呼吸；④除颤方法；⑤复苏药物应用；⑥小儿 CPR	掌握
		2. 气道管理	①面罩通气；②气管插管；③喉罩通气；④困难气道	掌握
		3. 椎管内麻醉	①硬膜外麻醉；②腰麻；③腰硬联合麻醉	掌握
		4. 神经阻滞	①上肢神经阻滞；②下肢神经阻滞	掌握
			①躯干神经阻滞；②超声、神经刺激仪引导神经阻滞	了解
		5. 动脉穿刺置管	①桡动脉穿刺；②股动脉穿刺；③足背动脉穿刺	掌握
		6. 中心静脉穿刺置管	①颈内静脉穿刺；②锁骨下静脉穿刺；③股静脉穿刺	掌握
		7. 临床麻醉监测	无创血压、脉搏氧、体温、心电、尿量、动脉血气、麻醉深度（脑电）肌松、心输出量、脑氧饱和度	掌握

麻醉科住院医师规范化培训结业
实践技能考核指导标准

考站设计	考核内容	考核形式与方法	时间（分钟）	分值（分）		合格标准	备注
第一站：辅助检验及检查资料判读	血常规	书面考试或人机对话（统一考试或分站）	20	20	2	12	每项检验检查随机抽取一份报告（给出参考值），共8份，用于判读。考核形式与方法由各考核基地酌情决定。
	生化检查（肝肾功能）				2		
	心电图				3		
	血气				3		
	电解质与酸碱平衡				3		
	凝血功能				2		
	胸部X线				2		
	心脏超声报告				3		
第二站：麻醉前访视及麻醉计划（体现人文沟通）	病史采集总结	病例分析/软硬件或SP(口试)	20	20	3	12	采用ASA Ⅰ～Ⅱ级拟行择期1～3级手术的患者病例。各考核基地至少建立50份病案库，注意点面结合，不宜雷同。查体部分采用软硬件模拟；有条件的考核基地可全部采用SP模式。
	重点查体				3		
	麻醉计划拟定				2		
	知情同意书签署				2		
	麻醉管理要点				10		
第三站：心肺复苏	病情判断和CPR前准备	模拟器械＋口试	20	20	3	12	单人考核为宜，以便均衡各站考查时间。考查标准可参照美国2015心肺复苏指南。考核要点在于实践操作，能模拟操作的不宜以口试代替。
	胸外心脏按压				5		
	开放气道与人工通气（口咽通气道、面罩）				4		
	电除颤				5		
	血管活性药物应用						
	复苏评估与不同阶段要点				3		

（续表）

考站设计	考核内容	考核形式与方法	时间（分钟）	分值（分）		合格标准	备注
第四站：人工气道辅助通气	声门下辅助通气（气管插管）	模拟器械＋口试	20	20	12	12	考核要点在于实践操作，能模拟操作的不宜以口试代替。
	声门上辅助通气（喉罩）				8		
第五站：椎管内麻醉	椎管内麻醉模拟操作＋相关知识	模拟器械＋口试	20	20		12	考核要点在于实践操作，能模拟操作的不宜以口试代替。
合计	——	——	100	100		60	——

1. 考站设计，考核内容等可根据基地实际情况进行调整。

2. 以上任何一站不通过，均视为不通过。